Gudrun Silberzahn-Jandt
Esslingen am Neckar im System von Zwangssterilisation und »Euthanasie« während des Nationalsozialismus
Strukturen – Orte – Biographien

ESSLINGER STUDIEN

Schriftenreihe

Band 24

Herausgegeben vom
Stadtarchiv Esslingen am Neckar

Schriftleitung: Joachim J. Halbekann

Jan Thorbecke Verlag

Gudrun Silberzahn-Jandt

ESSLINGEN AM NECKAR IM SYSTEM VON ZWANGSSTERILISATION UND »EUTHANASIE« WÄHREND DES NATIONALSOZIALISMUS

Strukturen – Orte – Biographien

Jan Thorbecke Verlag

Die vorliegende Publikation wurde unterstützt von:
Dr. Fritz Landenberger-Stiftung, Esslingen am Neckar

FSC
www.fsc.org
MIX
Papier aus verantwortungsvollen Quellen
FSC® C022176

Für die Schwabenverlag AG ist Nachhaltigkeit ein wichtiger Maßstab ihres Handelns. Wir achten daher auf den Einsatz umweltschonender Ressourcen und Materialien.

Bibliografische Information der Deutschen Nationalbibliothek
Die Deutsche Nationalbibliothek verzeichnet diese Publikation in der Deutschen Nationalbibliografie; detaillierte bibliografische Daten sind im Internet über http://dnb.d-nb.de abrufbar.

www.thorbecke.de

Redaktion/Lektorat: Dr. Joachim J. Halbekann, Iris Sonnenstuhl-Fekete
Korrektorat: Dr. Frauke Velden-Hohrath
Umschlaggestaltung: Finken & Bumiller, Stuttgart
Umschlagabbildung: Spielende Kinder am Beutaubrunnen. Im Hintergrund das Gebäude Mittlere Beutau 11 mit Hakenkreuzfahne. StAE Fotosammlung 3713
Druck: Memminger MedienCentrum, Memmingen
Hergestellt in Deutschland
ISBN 978-3-7995-0647-2

Inhalt

GRUSSWORT

Die Stadt Esslingen am Neckar fühlt sich 70 Jahre nach dem Ende des Zweiten Weltkriegs und dem Sturz des verbrecherischen nationalsozialistischen Regimes, das in deutschem Namen Leid und Tod über die Welt gebracht hat, weiterhin der fundierten Auseinandersetzung mit der Geschichte und insbesondere dem Gedenken an die zahllosen Opfer, auch in unserer Stadt, verpflichtet.

Gedenken hat viele Formen und ebenso viele Wurzeln, zu denen nicht zuletzt historisches Wissen, konkret die Erforschung der Geschichte der einzelnen Opfergruppen in Esslingen gehört. Die Veröffentlichung der Monographie von Frau Prof. Dr. Elisabeth Timm über „Zwangsarbeit in Esslingen“ in der „Schriftenreihe“ der „Esslinger Studien“ im Jahr 2008 war in dieser Hinsicht ein Meilenstein.

Mit dem vorliegenden Werk von Frau Dr. Gudrun Silberzahn-Jandt, die seit Jahrzehnten als hervorragende und engagierte Kennerin der Esslinger Geschichte insbesondere des 20. Jahrhunderts ausgewiesen ist, wird mit dem Themenkomplex „Zwangssterilisation und Euthanasie“ ein weiteres Kapitel der Geschichte des NS-Staates im kommunalen Kontext kenntnisreich, umfassend und innovativ aufgearbeitet. Die vorliegende Monographie, der mehrere städtische Werkverträge zugrunde liegen, thematisiert in eindrucksvoller Komplexität die Verbindungen und Verstrickungen des menschenverachtenden Systems der „Vernichtung lebensunwerten Lebens“ und der verbrecherischen Umsetzung rassenhygienischer Vorstellungen zu und in unserer Stadt in der NS-Zeit. Sie ist aber zugleich, indem sie das Leiden der mit Esslingen in Verbindung stehenden Opfer thematisiert, ein Beitrag zum Gedenken an deren Schicksal.

Ich danke zunächst der Autorin für ihr wichtiges Werk, das gleichermaßen ihrer hohen Kompetenz als Wissenschaftlerin als auch ihrem großen Engagement für die Geschichte der Opfer des NS-Staates entspringt. Der Gesamtkirchenverband der Evangelischen Kirche in Esslingen hat sich dankenswerterweise an der Finanzierung der Grundlagenforschungen beteiligt. Das Stadtarchiv Esslingen, in dessen „Schriftenreihe“ dieser Band erscheint, hat sowohl das Projekt der Aufarbeitung der Geschichte der „Euthanasie“ in Esslingen als auch die Entstehung dieses Buches mit großem Engagement vorangetrieben. Dem Thorbecke-Verlag, der seit Jahrzehnten dem Stadtarchiv als verlässlicher Partner verbunden ist, danke ich für die gewohnte Sorgfalt bei der verlegerischen Betreuung, der Herstellung und dem Druck des Bandes.

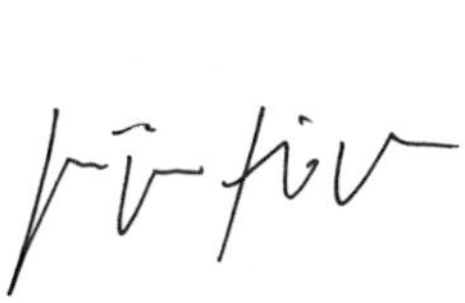

Dr. Jürgen Zieger
Oberbürgermeister der Stadt Esslingen am Neckar

VORWORT

Dieser Studie lag und liegt die Intention des Gedenkens an die Opfer der nationalsozialistischen Rassenideologie zugrunde. Ich bin dankbar, dafür von unterschiedlichsten Seiten viel Unterstützung und Zuspruch erfahren zu haben. Mein erster Dank gilt Cordula Engisch vom Zentrum für Arbeit und Kommunikation e. V., die den Anstoß zu meiner Beschäftigung mit dieser Thematik gab. Pfarrer Reiner Zeyher und die Evangelische Gesamtkirchengemeinde Esslingen sowie die Stadt Esslingen engagierten sich auch finanziell für dieses Projekt und unterstrichen damit die Bedeutung dieser Forschung für Stadt und Stadtgesellschaft.

Vor allem aber waren es die Angehörigen der ermordeten Magdalene Maier-Leibnitz, die letztlich die Forschungen ermutigten und wertschätzten durch ihre vertrauensvolle Übergabe der Briefe Magdalenes. Mein besonderer Dank gilt aber auch all den anderen Gesprächspartnern und -partnerinnen, die als Angehörige Ermordeter in intensivem, persönlichem Austausch mit mir das Thema begleiteten, ferner den Mitarbeitern und Mitarbeiterinnen der Gedenkstätten, insbesondere Thomas Stöckle und Franka Rössner von der Gedenkstätte Grafeneck, die stets die Quellensuche unterstützten. Vielen Archiven und Ämtern gilt mein Dank – hervorgehoben seien exemplarisch das Standesamt Esslingen mit Susanne Kotz als unermüdlicher Helferin und das Staatsarchiv Ludwigsburg, in dessen angenehmer Arbeitsatmosphäre eine Vielzahl von Quellen gesichtet und bewertet werden konnte.

Im Stadtarchiv Esslingen danke ich Dr. Joachim J. Halbekann für die kritische und konstruktive Begleitung des gesamten Forschungsprozesses über viele Jahre. Die Archivarinnen Karla Rommel, Ursula Kümmel und Iris Sonnenstuhl-Fekete konnten mir durch ihre herausragenden Kenntnisse der städtischen Überlieferung immer wieder mit neuen Hinweisen dienen. Letztere hat zudem durch das sorgfältige Lektorat der Druckfassung die Fertigstellung des Werkes sehr vorangebracht.

Viele weitere Menschen waren als freundschaftliche und umsichtige Berater und Beraterinnen am Fortgang des Werkes beteiligt. Ihnen allen danke ich ganz herzlich, besonders unserem Sohn Valentin Jandt, ferner Gabriela Lindenmaier, Cristina Volke und Prof. Dr. Christel Köhle-Hezinger für so manchen wesentlichen Tipp in Bezug auf das Manuskript und jede anregende Diskussion, sowie meinem Mann Manfred Jandt und unserer Tochter Carmen, die - praktisch und empathisch - die Entstehung dieser Studie begleiteten.

Gewidmet sei dieses Buch all den Menschen, die durch rassenpolitische Maßnahmen zu Opfern wurden.

Gudrun Silberzahn-Jandt

1 EINLEITUNG

»Für mich war sie eine Märchenprinzessin, sie war hübsch und schlank«,[1] erinnert sich Magda Maier an ihre Cousine Magdalene Maier-Leibnitz. Drei Jahre war Magdalene in der privaten Heilanstalt Kennenburg in Esslingen versorgt worden. Im März 1941 wurde sie – gerade 25 Jahre alt – im Rahmen der ›Euthanasie‹-Aktion zunächst in die staatliche Heilanstalt Weinsberg und nur wenige Wochen später in die zur Mordanstalt umgestaltete psychiatrische Einrichtung Hadamar in Hessen deportiert. Dort wurde sie, wie Tausende andere, sofort in der Gaskammer ermordet. Ihre Eltern erhielten lediglich ihre Urne und fingierte falsche Angaben zum Sterbezeitpunkt und -ort.

Dr. Paul Krauß, leitender Arzt der oben genannten Klinik Kennenburg, konnte einige seiner Patienten und Patientinnen retten, indem er mit dem zuständigen Beamten Otto Mauthe im Innenministerium in Stuttgart um jeden einzelnen kranken Menschen rang. »Dass er nicht mehr von seinen Patienten vor dem Tod bewahren konnte und deren Tod in Kauf nehmen musste, belastete ihn Zeit seines Lebens«, berichtet sein Sohn Dr. Burkhardt Krauß, ebenfalls Psychiater, der die Zeit des Nationalsozialismus als Kleinkind[2] erlebt hat. »In solchen Momenten sagte er wiederholt: ›Wäre ich doch besser Maurer geworden, dann hätte ich nicht solche Entscheidungen fällen müssen.‹ [...] Er diskutierte wiederholt über medizinethische[3] und moralische Fragen, und schloss dabei seine Rolle bei der ›Euthanasie‹-Aktion und die Beurteilung seines Handelns mit ein.«[4]

Ob ihr ärztliches Handeln ein Unrecht war oder zumindest nach Ende des Nationalsozialismus als unethisch zu betrachten sei, beantworteten hingegen die Chirurgen, die am Städtischen Krankenhaus in Esslingen die Sterilisation Erbkranker vorgenommen hatten, mit einem eindeutigen »Nein«.[5] In seinem Spruchkammerverfahren betonte Dr. Julius Wagner, Chefarzt der chirurgischen Abteilung, dass er stets nur im gesetzlichen Rahmen gehandelt habe. In gleicher Weise argumentierten die an den Erbgesundheitsgerichten beteiligten Ärzte. Sie bezogen sich dabei auf das nationalsozialistische »Gesetz zur Verhütung erbkranken Nachwuchses« und sahen ihre Tätigkeiten dadurch legitimiert. Das Gesetz und die dadurch erlaubten weitgehenden Konsequenzen für den Einzelnen stellten sie in keiner Weise in Frage.

Eine derjenigen, die aufgrund dieses Schicksals ihr Leben lang unter der Sterilisation litt, unverheiratet blieb und nie in einer Partnerschaft lebte, war Frau H.[6] Sie erzählte kaum jemandem von ihrer tiefen Kränkung. Verschlüsselt aber trug sie ihre

1 Gespräch der Autorin mit Magda Maier am 13. Juni 2009.

2 PD Dr. Burkhardt Krauß ist 1939 geboren.

3 So veröffentliche er 1976 ein kleines Buch zur Tötung auf Verlangen, theologischen und ärztlichen Positionen dazu. Krauss, Der ersehnte Tod.

4 Gespräch der Autorin mit PD Dr. Burkhardt Krauss am 13. Juni 2009 – sowie ähnlich formuliert bereits in früheren Gesprächen.

5 Siehe hierzu: Spruchkammerverfahren Niekau StAL EL 902/6 Bü 15965, Wagner StAL EL 902/15 Bü 23983.

6 Dank an Susanne Schwarz für die Vermittlung des Kontakts zu den Erben; dadurch konnten die Unterlagen zur Wiedergutmachung genutzt werden.

Geschichte vor sich her. Denn sie wollte bis ins hohe Alter und bis zu ihrem Tod »Fräulein« genannt werden, womit sie andere gleichsam aufforderte: Fragt mich doch nach meinen Erfahrungen und dem Warum!

Diese individuellen Erzählfragmente zeigen die spezifischen Erfahrungs- und Erinnerungsebenen, die als Bestandteil und Kern dieser Forschungen zum Thema »Sterilisation und ›Euthanasie‹, Opfer und Täter aus Esslingen« den besonderen Ansatz dieser Studie ausmachen. Denn in den Opfergeschichten scheint dieser an das jeweilige Individuum gebundene Zugang bewusst und immer wieder durch. Und so ist es gewollt, dass die Opfer im Folgenden eine zentrale Rolle einnehmen.

Die rein faktische Ebene beschreibt die »Euthanasie«-Aktion[7] als eine durch Hitler legitimierte Mordaktion, an der Hunderte von Männern und Frauen beteiligt waren. Mit einem im Oktober verfassten und auf den 1. September 1939[8] zurückdatierten Schreiben ermächtigte Hitler den Leiter seiner Kanzlei, Philipp Bouhler, und seinen Leibarzt Dr. Karl Brandt, Maßnahmen zu ergreifen, die zum »Gnadentod«[9] unheilbar Kranker führten. Damit setzte im gesamten Deutschen Reich und im weiteren Verlauf auch in den besetzten Gebieten die planmäßige Ermordung der in Heimen und Anstalten untergebrachten Behinderten und Kranken ein, was euphemistisch »Euthanasie« genannt wurde. Tatsächlich aber muss dieser Massenmord, so argumentiert Hans-Walter Schmuhl, als Genozid[10] bezeichnet werden, da es sich um eine geplante, vorbereitete und möglichst vollständige Ermordung einer von den NS-Tätern definierten Gruppe handelte. Als strukturell besonderes Element dieses Massenmords zeigt sich die herausragende Rolle der Ärzte, insbesondere der Psychiater.

Der Grundsatz des Rassenprogramms der nationalsozialistischen Politik war die »Aufartung« des deutschen Volkes und damit die Selektion aller Kranken und Behinderten. Diese einschneidende eugenische Maßnahme begann bereits mit dem 1933 verabschiedeten Gesetz zur »Verhütung erbkranken Nachwuchses« und der Sterilisation der angeblich erbkranken Menschen.

Die Mordaktion wurde 1939 durch die reichsweite Erfassung aller in Heimen und Anstalten dauerhaft untergebrachten Kranken und Behinderten vorbereitet. Der systematische Massenmord begann im Januar 1940 in dem beschlagnahmten

7 Der Begriff »Euthanasie« wird konsequent in Anführungszeichen gesetzt, um sich so von der Sprache der Täter zu distanzieren. Die eigentliche Bedeutung des vom Griechischen abgeleiteten Begriffs lautet »gutes Sterben«.

8 Diese knappe Darstellung folgt den Ausführungen von Hohendorf, Ideengeschichte. Siehe hierzu auch die im Internet verfügbare Überblicksdarstellung für Württemberg: Landeszentrale für politische Bildung Baden-Württemberg, »Euthanasie« (http://www.lpb-bw.de/publikationen/euthana/ [Zugriff 28. Oktober 2014])

9 BAB R 3001/R 22 Nr. 4209.

10 Schmuhl, Massenmord, Genozid, Demozid, S. 354. Schmuhl definiert den Genozid hier nicht, wie weitgehend üblich, aufgrund eines gemeinsamen ethnischen Merkmals – vielmehr nimmt er hier für seine Begriffsklärung die Perspektive der Täter und deren Absicht ein. Schmuhl bezieht sich wiederholt auf die Genoziddefinition Raphael Lemkins, der mit Genozid auch den intendierten und durchgeführten Mord einer von Tätern definierten Gruppe innerhalb einer Ethnie versteht. Lemkins Definition und die Diskussion darüber fasst Ansin Rabinbach zusammen. Rabinbach, Begriffe, S. 44–72.

ehemaligen Heim für »krüppelhafte« Männer der evangelischen Samariterstiftung in Grafeneck[11] auf der Schwäbischen Alb. Nachdem das Morden dort nicht mehr geheimgehalten werden konnte und die Proteste aus der Bevölkerung, von den Heimen, den Vertretern der Kirchen, insbesondere von Landesbischof Theophil Wurm, zunahmen, wurde das Morden in Grafeneck im Dezember 1940 eingestellt.[12] Nun wurden Kranke aus dem Südwesten in andere Mordanstalten transportiert – vornehmlich nach Hadamar in Hessen. Im August 1941 wurde der Stopp dieser zentral gelenkten Mordaktion angeordnet.[13] Damit verlagerte sich das Morden in die Anstalten und Krankenhäuser selbst und wurde dort bis Kriegsende dezentral und regional fortgeführt.

1.1 Geschichte und Konzeption dieser Studie

Die Struktur der vorliegenden Studie ist im Wesentlichen ihrer besonderen Entstehungsgeschichte und dem außergewöhnlichen Quellenmaterial geschuldet. Bereits vor Erstellen eines sachthematischen Quelleninventars »Kennenburg und die Euthanasieaktion T4«[14] im Jahr 2006 stieß die Verfasserin bei Recherchen zu Magdalene Maier-Leibnitz, die als Patientin der Klinik Kennenburg 1941 nach Hadamar deportiert und dort ermordet worden war, auf Angehörige dieses Mordopfers und erhielt aus dem Nachlass der Familie die umfangreiche Brief- und Bildersammlung Magdalenes. Die beeindruckende Lebensgeschichte dieser jungen Frau und die in ihren Briefen an ihre Mutter und ihren Vater erkennbare Sicht auf die Welt, verknüpft mit weiteren Informationen zu ihrem Leben und ihrer Erkrankung, erwies sich wegen des Quellenmaterials und seiner Konsistenz als derart herausragend, dass dies nur in einer ausführlichen, eigenen Darstellung gewürdigt werden kann. Dadurch erhält die Biographie Magdalenes innerhalb der Darstellung der »Euthanasie«-Aktion in der Klinik Kennenburg und auch im Gesamtwerk eine besondere Bedeutung. Allein an Umfang, aber auch an Dichte und Tiefe, verlangte sie mehr Raum.

Die Forschungen begannen 2006 mit einem Werkvertrag zur Erhebung der Quellenlage und dann – finanziert durch die Stadt Esslingen am Neckar und die

11 Rössner, »Im Dienste der Schwachen«.

12 Die Gemengelage an Motiven ist deutlich komplexer und nach wie vor nicht eindeutig geklärt. Siehe knapp hierzu: Stöckle, Grafeneck, 3. erw. Aufl., S. 159.

13 Die in der Forschung lange vertretene These, die Mordaktion sei beendet worden, da das Plansoll mit 70.000 Mordopfern erreicht und bereits überschritten worden war, ist inzwischen aufgrund neuerer Daten nicht mehr haltbar. Motive für den Stopp des Mordens in den eigens eingerichteten Anstalten lagen auch hier wieder vor allem im Unmut der Bevölkerung, der lauten Kritik des Münsteraner Bischofs Clemens August von Galen und den veränderten Zielen der NS-Rassenpolitik. Nach dem Überfall auf die Sowjetunion musste die NS-Regierung deutlich mehr Rücksicht auf die Stimmung der Bevölkerung nehmen. Zusammenfassend: Schmuhl, »Euthanasie« und Krankenmord, S. 229; Aly, Die Belasteten, S. 174–181; Süss, Volkskörper im Krieg, S. 125–151. Zur Rolle der Kirche siehe die Standardwerke: Süss, Bischof von Galen; Kaminsky, Zwangssterilisation und »Euthanasie«; Nowak, »Euthanasie« und Sterilisierung. Die aktuelle Forschung zusammenfassend: Strohm, Bestandsaufnahme.

14 Silberzahn-Jandt, Quelleninventar.

Evangelische Gesamtkirchengemeinde – ab 2007 mit einer Studie zur Heilanstalt Kennenburg und ihrer Geschichte während der »Euthanasie«-Aktion bis zu ihrer Schließung im Sommer 1941. Die Klinik war seit 100 Jahren als renommierte Institution ein Aushängeschild für die Stadt – prominente Patienten und Patientinnen suchten dort Hilfe, so der Physiker Robert Mayer, Thomas Manns Onkel Friedrich Mann[15] oder in den 1930er Jahren wiederholt die damalige Bestsellerautorin Anna Schieber. Als die Immobilie auf Drängen des NSDAP-Kreisleiters Eugen Hund im Jahr 1941 günstig an die Stadt Esslingen verkauft wurde, wurde die Geschichte der Privatklinik Teil der engeren Stadt- und Kommunalgeschichte.

Zwei Jahre nach Abschluss der Studie zur Klinik Kennenburg und dem Krankenmord an den Patienten und Patientinnen dieser Einrichtung begann – unterstützt von der Stadt Esslingen am Neckar – die Fortsetzung und Erweiterung der Forschung. Der Fokus richtete sich nun auf die gesamte Stadt und ihre Institutionen. Der Themenkomplex der Zwangssterilisation, der durch die Operationen im Städtischen Krankenhaus eine überregionale Bedeutung einnahm, erfuhr dadurch eine größere inhaltliche Gewichtung. Auch kam nun die Untersuchung der Morde an Kindern in den »Kinderfachabteilungen« ebenso hinzu wie die Frage, inwieweit aus Esslingen stammende KZ-Häftlinge im Rahmen der sogenannten »Sonderaktion« oder »Aktion 14f13« ermordet wurden.

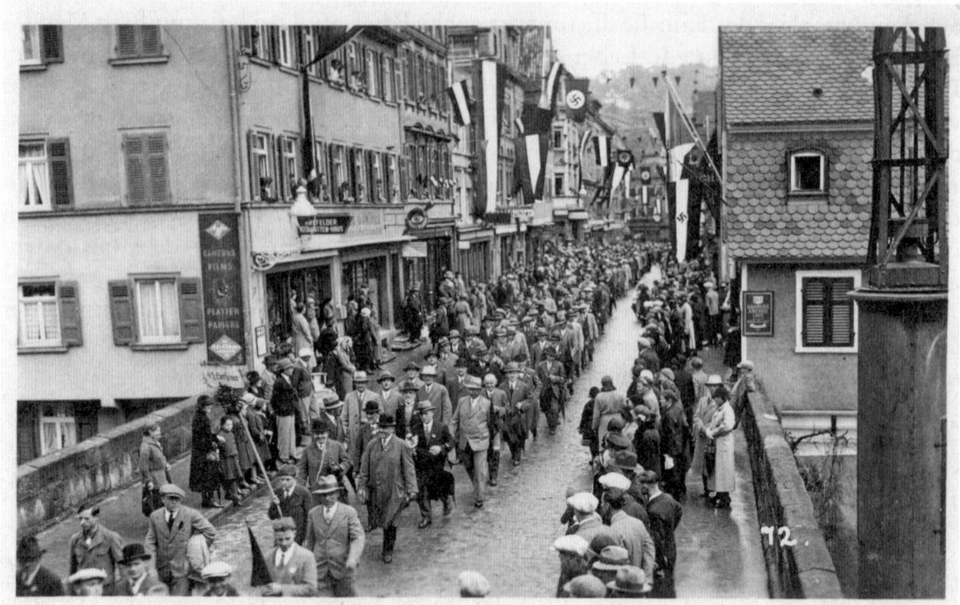

Abb. 1 Die Aufnahme der 1. Mai-Demonstration 1937 oder 1938 auf der Inneren Brücke zeigt das angeordnete Zusammengehörigkeitsgefühl der Esslinger Bevölkerung während der NS-Zeit. StAE Postkarte 2504

15 Blöcker, Buddenbrook.

Die Hinwendung zu den Opfern verwies auch auf das Handeln der Angehörigen und Familien und im Weiteren auf die Frage, inwieweit das Morden als offenes Geheimnis kolportiert wurde. Ferner öffnete sich der Blick auf die Akteure – darauf, wer als Handelnder, als Mitarbeiter und Mitarbeiterin des Gesundheitsamtes, der Fürsorgebehörde, der Mordanstalten Grafeneck, Hadamar und Eichberg, als begutachtender und damit selektierender Arzt beteiligt war.

Drei aus Esslingen stammende Personen, die direkt in diese Mordaktion eingebunden waren, werden portraitiert: Jakob Wöger, der Leiter des Standesamtes in Grafeneck, Lina Gerst und ihre beruflichen Stationen als Büroangestellte in Grafeneck, Hadamar und Eichberg, und Friedrich Mauz als begutachtender Arzt und Berater für ein geplantes »Euthanasiegesetz«. Welche Momente für ihr Handeln bestimmend waren, manifestiert sich in ihren Lebensgeschichten.

Die unterschiedlichen Forschungsphasen gleichen sich in ihrer Genese und ihrem Ablauf: Eine ausführliche Opferbiographie ist eingebettet in die Monographie zur Klinik Kennenburg, die wiederum in den Kontext zu Esslingen eingebunden ist. So zeigt sich diese Studie ähnlich wie die russische Holzpuppe – die Matrjoschka – bei der eine größere Puppe eine kleinere und noch kleinere zum Vorschein bringt. Allen gemeinsam ist der personenzentrierte Forschungsansatz.[16]

Die Studie in ihrer Gesamtheit verfolgt zwei unterschiedliche Grundideen. Sie stellt zum einen – auf der Folie des Mikrokosmos einer Kommune – den Komplex »Euthanasie« für die Stadt Esslingen am Neckar erstmals umfassend dar. Sie geht dabei auf die rassenpolitische Vorgeschichte dieses Massenmords ein, indem sie die Meldung, Organisation und Durchführung der Zwangssterilisation mit ihren Vertretern im Gesundheitsamt, im Erbgesundheitsgericht und den ausführenden Ärzten im Städtischen Krankenhaus darstellt. Zum anderen zielt diese Studie – mit ihrem Anspruch, alle Opfer zu nennen und ihre Lebensgeschichten darzustellen – darauf ab, ein nicht nur familiales, sondern auch öffentliches Gedenken an die ermordeten Männer, Frauen und Kinder zu befördern.

Damit können die in den Vergasungsanstalten und in den beschönigend bezeichneten »Kinderfachabteilungen« ermordeten Menschen erstmals als Opfergruppe und Individuen wahrgenommen werden. Als zur Stadt Esslingen Zugehörige und nicht mehr unbekannte Menschen werden sie so auch endlich Teil des kollektiven Gedächtnisses[17] der Stadt. Die Stigmatisierung und Diskriminierung der Opfer kann nur durch eine öffentliche Erinnerungs- und Forschungskultur durchbrochen werden.

16 Den Ansatz der qualitativen Biographieforschung verfolgt insbesondere das von der Deutschen Forschungsgemeinschaft von 2002 bis 2006 geförderte Heidelberger Projekt »Wissenschaftliche Erschließung des Aktenbestandes R 179« mit einer Vielzahl von Veröffentlichungen. Ein Aufsatz bezieht sich dabei auf eine Patientin der Klinik Kennenburg. Topp, Im Netz. Beeindruckend der Sammelband; Fuchs u.a., »Das Vergessen der Vernichtung«; Rotzoll, Hohendorf, Fuchs, Die nationalsozialistische »Euthanasie«-Aktion »T4«.

17 Zum Begriff des kollektiven Gedächtnisses: Assman, Gedächtnis. Grundkonzepte der Theorie des kollektiven Gedächtnisses gehen auf Maurice Halbwachs und sein 1939 entwickeltes Konzept zurück. Halbwachs, La mémoire collective.

1.2 Forschungsstand

Mit der Anklage der Hauptkriegsverbrecher begann am 9. Dezember 1946 vor dem Amerikanischen Militärgerichtshof in Nürnberg die juristische Aufarbeitung der von Ärzten begangenen Verbrechen. Angeklagt waren 23 Mediziner, Wissenschaftler und NS-Funktionäre, die Menschenversuche in Konzentrationslagern durchgeführt, die »Euthanasie«-Aktion vorbereitet und realisiert hatten und für unzählige Morde an KZ-Häftlingen verantwortlich waren.[18] Mit mehr als 200 internationalen Pressevertretern fanden die Prozesse ein breites Medieninteresse. Alexander Mitscherlich wurde von der deutschen Ärzteschaft beauftragt, den Prozess zu beobachten und zu dokumentieren.[19] Diese erste Prozessdarstellung wurde zunächst in der Öffentlichkeit genauso wenig wahrgenommen wie sein nachfolgendes Buch »Wissenschaft ohne Menschlichkeit«.[20] Erst mit der Neuauflage 1960[21] erfuhr Mitscherlichs Veröffentlichung und somit auch die Fragestellung, inwieweit Ärzte an den Morden und Menschenversuchen beteiligt waren, große Aufmerksamkeit. Wissenschaftliche Auseinandersetzungen mit dem Krankenmord fanden kaum statt oder endeten in einer Abweisung, wie der bereits 1947 verfasste, aber zurückgewiesene und erst 1965 veröffentlichte Bericht über die Heil- und Pflegeanstalt Haar[22] und die dortigen Formen der »Euthanasie«.

Im Südwesten setzte mit dem Prozess um die verantwortlichen Ärzte, Ärztinnen, Pfleger und Pflegerinnen und Beamte der Mordanstalt Grafeneck auf der Schwäbischen Alb die juristische Auseinandersetzung mit der »Euthanasie«-Aktion ein. Angeklagt[23] waren acht Männer und Frauen, unter ihnen Dr. Otto Mauthe, verantwortlicher Arzt beim Innenministerium Stuttgart, Dr. Max Eyrich,[24] Landesjugendarzt, und der in Esslingen wohnende Jakob Wöger. Die Verhandlung fand vom 8. Juni bis 5. Juli 1949 in Tübingen statt. Entgegen der Erwartungen nahm die Öffentlichkeit kaum Notiz davon. Durch die staatsanwaltschaftlichen Ermittlungen war bereits früh bekannt geworden, wann und wie viele Kranke und Behinderte aus welchen Anstalten nach Grafeneck transportiert worden waren, dass auch Kinder, die nicht in den Anstalten waren, in den »Kinderfachabteilungen« ermordet worden waren und dass in einzelnen Kliniken Ärzte das Morden fortgesetzt hatten. Zudem stellten sich dadurch Teilbereiche der organisatorischen Abwicklung des Mordens in

18 Zum Ärzteprozess: Ebbinghaus, Dörner, Vernichten und Heilen; Ebbinghaus, Linne, Der Nürnberger Ärzteprozeß 1946/47; Wiesemann, Frewer, Medizin und Ethik im Zeichen von Auschwitz; Peter, Der Nürnberger Ärzteprozeß. Den Forschungsstand fasst zusammen: Schmuhl, Nürnberger Ärzteprozess.

19 Mitscherlich, Mielke, Das Diktat der Menschenverachtung.

20 Dies., Wissenschaft ohne Menschlichkeit.

21 Dies., Medizin ohne Menschlichkeit.

22 Schmidt, Selektion. Vgl. hierzu: Mundt, Die Erinnerungskultur zur NS-»Euthanasie«, S. 365. Brass, Zwangssterilisation, S. 21.

23 Zum Grafeneckprozess knapp: Landeszentrale für politische Bildung Baden-Württemberg, »Euthanasie« S. 35f. Ausführlich und aktuell; Kinzig, Stöckle, 60 Jahre.

24 Klee, Euthanasie, S. 553. Geboren am 22. März 1897 in Stetten am Kalten Markt, gestorben am 5. November 1965.

Grafeneck dar sowie die Aufgaben des Personals und die spezielle Nutzung der Gebäude in Grafeneck.[25] Die Nachkriegsgesellschaft im Zeichen des Kalten Krieges sperrte sich gegen jegliche, wie auch immer geartete, Auseinandersetzung mit den Gräueltaten der NS-Diktatur. Es herrschte eine »Zeit der Stille«.[26]

Eine erste umfassende historische Monographie legte 1971 Kurt Nowak mit seiner Dissertation vor. Die Arbeit lautete: »›Euthanasie‹ und Sterilisierung im ›Dritten Reich‹. Die Konfrontation der evangelischen und katholischen Kirche mit dem ›Gesetz zur Verhütung erbkranken Nachwuchses‹ und der ›Euthanasie‹«.[27] Nowak untersuchte neben den ideologischen Maximen eugenischer Maßnahmen die Wurzeln und Kontinuität derselben, insbesondere stellte er die Frage nach der Rolle der christlichen Kirchen und ihrer Leitungen. Dass diese Studie zunächst nur wenig Beachtung fand, lässt sich mitunter aus der gesellschaftlich polarisierten Stimmung der 1970er Jahre erklären. Der Psychiater Klaus Dörner setzte sich als Arzt für eine Reformbewegung in der Psychiatrie ein, die nur möglich schien, wenn sie gleichzeitig mit einer Aufarbeitung der Geschichte der Psychiatrie verknüpft werde. Er interpretierte die Radikalisierung des eugenischen Diskurses auf der Folie gesellschaftlicher und psychologischer Deutungsmuster.[28] Zudem verwies er bereits auf die personellen und organisatorischen Kontinuitäten, die zwischen den Krankenmorden und dem Holocaust bestanden. Erst zehn Jahre später folgten weitere Arbeiten, in denen sich Wissenschaftler und Wissenschaftlerinnen darum bemühten, Abläufe präzise darzustellen, Opfer in den Blick zu nehmen, Institutionsgeschichte zu betreiben, Täter zu benennen und deren Handeln zu beschreiben.

Viele dieser ersten Arbeiten gelten nach wie vor als Standardwerke. Die Rolle der Medizin beleuchtete 1983 Ernst Klee in dem quellenreichen Werk »›Euthanasie‹ im NS-Staat«,[29] das zu einem Bestseller avancierte und damit die Popularisierung der »Euthanasie«-Forschung maßgeblich vorantrieb. Die eindrucksvollen Arbeiten von Götz Aly und Klaus Roth[30] beschäftigten sich mit der Vorgeschichte des Mordens und ihren Vorbedingungen, insbesondere mit der bisher unterschätzten Bedeutung des Diktats, alle Kranken ausnahmslos zu erfassen. Zudem untersuchten Aly und Roth die verschiedenen zeitlichen Verläufe des Massenmords und nahmen die politisch Verantwortlichen ins Blickfeld. Zeitgleich widmete sich Hans-Walter Schmuhl in seiner Arbeit »Rassenhygiene, Nationalsozialismus, Euthanasie. Von der Verhü-

25 Die Prozessakten, die sich im Staatsarchiv Sigmaringen befinden, sind inzwischen online einzusehen. StAS Wü 29/3 T 1.

26 Lübbe, zitiert nach MUNDT, Die Erinnerungskultur zur NS-»Euthanasie«, S. 354. Christoph Mundt übernimmt die klare Begrifflichkeit Hermann Lübbes, der mit diesem Begriff die Nachkriegsstimmung beschreibt. LÜBBE, Nachkriegsbewußtsein, S. 585.

27 NOWAK, Die Konfrontation.

28 DÖRNER, Nationalsozialismus und Lebensvernichtung. Weitere Arbeiten folgten, so DERS. u.a., Der Krieg gegen die psychisch Kranken.

29 KLEE, »Euthanasie« im NS-Staat.

30 Einen umfassenden Überblick seiner Arbeiten und der gemeinsam mit Klaus Roth edierten Werke gibt Aly in: DERS., Die Belasteten. Als wichtigste Werke sind genannt: ALY, Aktion T4 (1939–1945); ALY, Aussonderung und Tod; ALY, ROTH, Die restlose Erfassung.

tung zur Vernichtung ›lebensunwerten Lebens‹ 1890–1945«[31] der Frage des ideologischen Gesamtprogramms der nationalsozialistischen Rassenideologie. Diese umfassende Studie, wie auch der von Götz Aly 1989 edierte Band »Aktion T4 (1939–1945). Die ›Euthanasie‹-Zentrale in der Tiergartenstraße 4«,[32] gehören seither zur Grundlagenliteratur,[33] die auch Fragen eines ideologischen Gesamtkonzepts der Rassenideologie zu beantworten versucht. Mit zu den wesentlichen Werken zählt die Arbeit von Dirk Blasius.[34] Er stellte die Psychiatrie im Spannungsfeld von Reformen, medizinischem Fortschritt und rassenideologischer Aussonderung der Kranken dar und bettete die Mordaktion in einen medizinhistorischen Kontext ein.

Das Thema Zwangssterilisation erhielt erst 1986 mit der wegweisenden Monographie von Gisela Bock[35] und ihrem geschlechterspezifischen Zugang besondere Aufmerksamkeit. Zuvor war der Komplex der Zwangssterilisation zwar als Vorgeschichte der Krankenmorde häufig genannt, aber weder genau dargestellt noch die Frage analysiert worden, ob sie als Vorstufe zur »Euthanasie« zu betrachten sei, oder ob, wie Bock zeigte, Verschränkungen zwischen Erbgesundheits- und Rassenpolitik bestanden.[36] Die These einer Kontinuität von der Zwangssterilisation zur Zwangsabtreibung hin zur »Euthanasie« als komplexer Radikalisierungsprozess[37] erwies sich hingegen als zu geradlinig und zu vereinfachend und nicht haltbar.

Neben dem wachsenden wissenschaftlichen Interesse der Hochschulen an rassenideologischen und psychiatriegeschichtlichen Themen waren es – in Baden-Württemberg wie in anderen Bundesländern auch – vor allem regionale Initiativen und Einzelstudien zu Behinderteneinrichtungen und Kliniken, die die Forschung voranbrachten. Da die Vielzahl der Arbeiten inzwischen selbst für ausgewiesene Fachleute kaum zu überblicken ist, konzentriert sich die weitere Darstellung mit dem Forschungsüberblick bewusst auf Baden-Württemberg.[38]

Wenig beachtet wurde die bereits 1974 veröffentlichte Dissertation von Gleinig[39] zur Geschichte der staatlichen Anstalt Weinsberg während der Zeit des Nationalsozialismus. Gleinig konnte auf den noch in der Einrichtung verwahrten Aktenbestand zurückgreifen und die verschiedenen Phasen der Deportation von Weinsberg

31 Schmuhl, Rassenhygiene, Nationalsozialismus, Euthanasie.

32 Aly, Aktion T4 (1939–1945).

33 Ebenso grundlegend: Friedländer, Der Weg zum NS-Genozid; Klee, Was sie taten – Was sie wurden. Einen Überblick über die nationalsozialistische Gesundheitspolitik gibt: Süss, Der »Volkskörper« im Krieg; Süss, Bischof von Galen.

34 Blasius, Umgang mit Unheilbaren.

35 Bock, Zwangssterilisation. Siehe hierzu den Forschungsüberblick bei: Schmuhl, Zwangssterilisation.

36 Bock, Zwangssterilisation, S. 210–230.

37 Diese These vertrat Schmuhl, Rassenhygiene. Kritik an dieser These mit Verweis auf die breite – auch international geführte Diskussion – und auf politische Unterstützung eugenischer Grundideen von sozialdemokratischer wie nationalistischer Seite, übte insbesondere Schwartz, Rassenhygiene. Die Diskussion fasste Schmuhl wiederholt zusammen, z. B. In: Schmuhl, »Euthanasie« und Krankenmord, S. 216–219.

38 Jüngst erschien die kommentierte – jedoch unvollständige – Bibliografie von Arbeiten zum Nationalsozialismus für Stuttgart: Wein, Alles erforscht?

39 Gleinig, Der Weißenhof.

sowie auf die Bedeutung der Einrichtung als »Zwischenanstalt« zur Verlegung von Kranken aus anderen Einrichtungen nach Hadamar hinweisen. Die Rolle des Pflegepersonals und der Ärzteschaft blieb dabei eher unterbelichtet. Gleinig umging zudem konsequent die Verwendung einer klaren Begrifflichkeit. An keiner Stelle sprach er von Morden, vielmehr lavierte er sich zudem historisch falsch mit Ausdrücken wie »Auswirkung des Gesetzes zur Vernichtung lebensunwerten Lebens«[40] darum herum, den Massenmord als solchen zu benennen.

Die erste kleinere Monographie zu Grafeneck als Mordanstalt erschien 1985 unter dem empathischen Titel: »›Wo bringt ihr uns hin?‹ Geheime Reichssache Grafeneck«. Karl Morlok lenkte darin den Blick auf den Ort, auf die erste der insgesamt sechs Mordanstalten und auf die namenlosen Opfer. Die Samariterstiftung hatte nach Kriegsende die Einrichtung erneut übernommen, so dass Behinderte dort wieder leben. Erster Gedenkort an den Massenmord wurde das Massengrab auf dem Friedhof der Behindertenanstalt, in dem nicht an die Angehörigen versandte Urnen beigesetzt wurden. Die Baracke, in der die Vergasungen stattgefunden hatten, war 1965 abgerissen worden. Eine Gedenktafel wurde 1982 aufgestellt. 1990 wurde der erste Ort des Gedenkens als offene Kapelle neben dem Friedhof und dem Massengrab gestaltet. Seit 1998 erinnert der als Mahnmal angelegte Alphabet-Garten an die bekannten und unbekannten Opfer; 2005 konnte das Dokumentationszentrum eröffnet werden.[41]

Thomas Stöckle, Leiter der Gedenkstätte, legte für mehrere Anstalten detailreiche Studien zum jeweiligen Ablauf der Aktion »T4« vor: für das Christophsbad[42] in Göppingen, die staatlichen Anstalten Winnenden[43] und Reutlingen-Rappertshofen.[44] Als ärztliche Direktoren großer psychiatrischer Kliniken forschten Kretschmer[45] und Richter[46] zu den jeweils von ihnen geleiteten Einrichtungen, der Weißenau und der badischen Anstalt Emmendingen. Nahezu für jede Anstalt, Behinderteneinrichtung und psychiatrische Klinik[47] liegen inzwischen Studien vor. Ausnahme

40 Ebd., S. 67.

41 Zur Gedenkstättenarbeit siehe u.a.: RÖSSNER, Opfer staatlicher Gewalt.

42 STÖCKLE, Christophsbad.

43 STÖCKLE, Winnenden.

44 STÖCKLE, Die Landesfürsorgeanstalt Reutlingen-Rappertshofen.

45 KRETSCHMER, Die Heilanstalt Weißenau; KRETSCHMER, Patient verreist.

46 RICHTER, Die Heil- und Pflegeanstalt Emmendingen; RICHTER u. a., Sie holten sie mit grauen Bussen. Richter arbeitete zudem noch über die Psychiatrie in Sigmaringen. RICHTER, Die psychiatrische Abteilung des Fürst-Carl-Landeskrankenhauses. Obgleich sich der hier vorgenommene Forschungsüberblick auf Arbeiten zu Einrichtungen in Baden-Württemberg beschränkt, soll dennoch auf die besonders wertvolle Arbeit des Anstaltsleiters von Kaufbeuren, Michael von Cranach, und von Hans-Ludwig Siemen verwiesen werden. Gemeinsam untersuchten sie die Geschichte der bayerischen Heil-und Pflegeanstalten. VON CRANACH, SIEMEN, Psychiatrie im Nationalsozialismus.

47 ASTFALK, »Das vergess' ich nie mehr, solange ich lebe ...«; JENNER, KLIEME, Nationalsozialistische Euthanasieverbrechen; LINK, Die Stiftung Liebenau; MAY, PRETSCH, REXER, RÜDENBURG, »Euthanasie«; MAY, Die staatliche Heilanstalt Schussenried;. NAEVE, Heggbach; PESCHKE, Schreck's Anstalt; REXER, Zwiefalten; RÖHM, Mariaberg; RÜDENBURG, Die »Aktion T4« in Zwiefalten; SCHEUING, »... als Menschen gegen Sachwerte gewogen wurden«;

bilden jedoch in unserer Region die Kliniken der Universität Tübingen sowie das Bürgerhospital Stuttgart. Da diese beiden Träger in ihren Kliniken keine Langzeitpatienten und -patientinnen pflegten, wurden von hier aus zwar keine Menschen deportiert, doch ob und inwieweit sie und ihre ärztlichen Vertreter sich in Rassenprogrammen engagierten, ist bisher noch nicht hinreichend Gegenstand wissenschaftlicher Studien geworden. Auch fehlen Arbeiten zur Rolle städtischer und kirchlicher Krankenhäuser[48] bei der Durchführung von Zwangssterilisationen.

Wiederholt stellten neuere Studien[49] eine Gegenposition zu der bisher erfolgten »Legendenbildung«[50] über Institutionen, Verantwortliche, ärztliche oder kirchliche Leitungen dar. Martin Kalusche kritisierte in seiner Arbeit über Stetten das Handeln Ludwig Schlaichs, der bisher nahezu einhellig als heldenhaft Handelnder wahrgenommen worden war. Heike Krause berichtet sehr sachlich über die Zwangssterilisierungen und die unerwartet hohen Zahlen eugenisch indizierter Zwangsabtreibungen im Diakonissenkrankenhaus in Schwäbisch Hall. Sie zeigt dadurch auf, wie eine diakonische Einrichtung bereitwillig die eugenischen Maßnahmen durchführte.[51]

Neuere Forschungsthemen, insbesondere individuelle Opfergeschichten, stießen seit der 1990 erschienenen, beeindruckenden Biographie über die ermordete Emma Z.[52] auf großes Interesse. Der Theologe Hans-Ulrich Dapp widmete sich darin dem Leben und der Ermordung seiner Großmutter Emma Zeller-Dapp und brach damit das lange Schweigen. Bis die Forschung sich den Opfern[53] intensiver und

Schneider, Chronik; Schönhagen, Von der medizinischen Aussonderung; Steinert, Weissenau; Stöckle, Reutlingen; Waibel, Heggbach und Ingerkingen; Wuttke, »Oberer Riedhof«.

48 Zu Universitätskliniken liegen hierfür Arbeiten vor. Beispielhaft hierzu die inzwischen umfangreiche Forschung zur Universitätsnervenklinik Tübingen. Doneith, August Mayer; Held, Untersuchung der Gutachten der Universitätsnervenklinik Tübingen; Hundt, Die Betrachtung ärztlicher Gutachten der Universitätsnervenklinik Tübingen; Kaasch, Zur Alltagsgeschichte des Gesetzes zur Verhütung erbkranken Nachwuchses; Keller, Die Umsetzung des Gesetzes zur Verhütung erbkranken Nachwuchses; Kiessling, Die Umsetzung des nationalsozialistischen Gesetzes zur Verhütung erbkranken Nachwuchses; Neugebauer, Das nationalsozialistische Gesetz zur Verhütung erbkranken Nachwuchses; Owen, Die psychiatrische Begutachtung an der Universitäts-Nervenklinik Tübingen; Schmid, Die ärztlichen Gutachten der Universitätsnervenklinik Tübingen; Schneider, Sterilisationsgutachten; Strohkendl, Begutachtung. Zu Freiburg: Link, Eugenische Zwangssterilisationen und Schwangerschaftsabbrüche.

49 Z. B. geht Martin Kalusche in seiner Dissertation zur Anstalt Stetten im Remstal der Legendenbildung zur Rolle Schlaichs nach. Damit entthronte er zum einen diesen Anstaltsleiter und wies zum anderen darauf hin, dass ein einfaches Urteil zu Personen und ihrem Handeln nicht möglich und das Bild vielmehr stets deutlich differenzierter zu betrachten ist. Kalusche, »Das Schloß an der Grenze«, S. 409–426.

50 Ebd., S. 420

51 Krause, Maisch, »Ausmerzen«. Insbesondere: Krause, Zwangsabtreibungen aus »eugenischen und medizinischen Gründen«.

52 Dapp, Emma Z.

53 Brand-Claussen u.a., Todesursache: Euthanasie; Museum im Ritterhaus Offenburg, Franz Karl Bühler; Richter, »Es ist jetzt genug des Leidens und der Qual.«; Rotzoll u. a., »Das Vergessen der Vernichtung ist Teil der Vernichtung selbst.«

weiter widmete, brauchte es jedoch noch weitere Jahre und gerade hier fehlen noch neuere Studien. Gabriel Richter zeigte erstmals für den Südwesten das Schicksal einer Überlebenden[54] auf. Die am Mordsystem Beteiligten[55] und Fragen ihrer Herkunft und Sozialisation sowie ihre Aufgaben und ihr Handeln werden in neuen Studien dargestellt.

Trotz der inzwischen immensen Zahl an Publikationen und einem steigenden Interesse an Informationen zu den Opfern, bestehen noch große Lücken bezüglich der individuellen Lebensgeschichten von Erkrankten und Ermordeten. Vor allem auf der Mikroebene von Kommunen stellen sich Fragen nach Einzelschicksalen, sowie nach dem Zusammenwirken von Ärzten, kommunaler Verwaltung, Gesundheitsämtern und Kliniken im Kontext von Zwangssterilisierungen, der Anstaltsunterbringung und Einweisung dorthin, der Ermordung von Kindern im Rahmen der Einweisung in »Kinderfachabteilungen« und dem Wissen um die Mordaktion auf der Alb und anderswo.

Für Esslingen lagen zum Komplex Zwangssterilisation und »Euthanasie« bisher lediglich kleinere Einzelstudien vor. Im Ausstellungsband »Esslingen von Weimar bis Bonn« wurde 1991 erstmals über Zwangssterilisation publiziert. Christine Breig ging auf das Agieren einzelner Ärzte und das Mitwirken des Städtischen Krankenhauses ein.[56] Sie griff dabei jedoch nur auf die statistischen Angaben zurück, die im Hauptstaatsarchiv verwahrt werden und arbeitete mit den Akten des Oberamts. Obgleich sie zudem die Spruchkammerakten einsah, widmete sie sich nicht der besonderen Rolle des chirurgischen Chefarztes Wagner und der Sterilisation von »Zigeunermischlingen« in den letzten Kriegsjahren. Dennoch ist dieser Aufsatz als Pionierarbeit zu werten, da die beteiligten Ärzte namentlich genannt werden. Zur »Euthanasie«-Aktion konnte Christine Breig aufgrund zu dieser Zeit noch nicht zugänglicher Quellen nur allgemeine, nicht aber für Esslingen spezifische Erkenntnisse vorstellen. Eleonora Kohler-Gehrig und Friederike Krüger,[57] Mitarbeiterinnen der Frauengeschichtswerkstatt Esslingen, konnten die zahlenmäßige Dimension der Zwangssterilisation präzisieren,[58] indem sie die Spruchkammerakte Wagners nutzten. Wie Jenkner wenige Monate zuvor in einem Artikel der Stuttgarter Zeitung geschrieben hatte, thematisierten auch sie den Skandal[59] um die Zwangssterilisation der »Zigeunermischlinge«. Zudem gaben die beiden Autorinnen neben einer Übersicht zur »Euthanasie«-Aktion auch tiefe Einblicke in Einzelschicksale. Durch ihre gründliche Recherche konnten sie Dokumente aus Privatbesitz von Familienangehörigen einer Ermordeten nutzen und das Leben der Lina M. sowie die Sorgen und Ängste der Familie empathisch darstellen. Den spezifischen Kontext der rassisch

54 Richter, »Es ist genug des Leidens und der Qual.«

55 Siehe hierzu: Hoffmann, Normale Leute?; Riess, Christian Wirth; Schilter, Psychiatrieverbrechen.

56 Breig, Anmerkungen, S. 327–338.

57 Kohler-Gehrig, Krüger, Sozialdarwinismus.

58 Dass die Daten aufgrund fehlender Dichte des Quellenmaterials fehlerhaft sind, schmälert den Wert der Forschung nur wenig.

59 Jenkner, Vom Schmalen Pfad zwischen Anpassung und Verstrickung.

begründeten Sterilisation führte Wanda Theierl[60] in der kleinen Studie zu Sinti und Roma in Esslingen aus. Auch sie zeichnet punktuell Lebenswege nach und verweist mit ihren noch vorläufigen Daten auf die Notwendigkeit vertiefender umfangreicher Forschungen.

Angestoßen durch das Jubiläum des Zentrums für Arbeit und Kommunikation, das als sozialpsychiatrischer Verein psychisch Kranken Menschen auf dem zweiten Arbeitsmarkt Beschäftigung anbietet, wurde unter der Mitarbeit der Verfasserin als Festschrift ein psychiatriegeschichtlicher Spaziergang durch Esslingen konzipiert und veröffentlicht. Bereits hier wurden neben einem knappen Überblick zur Geschichte der Klinik Kennenburg der dortige Anstaltsalltag dargestellt[61] und die Opfer der »Aktion T4« aufgeführt. Die Daten sind jedoch nach heutigem Kenntnisstand nicht vollständig. Da für diese Festschrift der Bestand des Bundesarchivs in Berlin[62] erstmals gesichtet und genutzt wurde, konnte anhand der Krankenakte der Klinik Kennenburg die Biografie des Gerhard B. vorgestellt werden.

Der Verein Denk-Zeichen e. V. widmet sich im Rahmen von Stolpersteinverlegungen ebenfalls den Schicksalen von »Euthanasie«-Opfern, publizierte kleinere Aufsätze zu zwei Ermordeten[63] und konnte überdies weitere Stolpersteine verlegen – einen davon für ein Opfer der »Kindereuthanasie«. Das Verdienst des Vereins liegt vor allem darin, Gedenken und Erinnerung an die unterschiedlichen Opfergruppen des Nationalsozialismus bereits 1985 initiiert zu haben und seither zu pflegen.[64]

Seit 2007 erinnert und mahnt im Garten des heutigen Geriatrischen Zentrums Esslingen-Kennenburg eine Gedenktafel an die Ermordung der Männer und Frauen dieser Klinik.[65] Auf der Tafel sind Name, Alter, Datum und Ort der Ermordung zu lesen. Eine weitere ehemalige Patientin der Klinik Kennenburg ist in dem Sammelband des großen Forschungsprojekts der Deutschen Forschungsgemeinschaft von Sascha Topp ausschließlich anhand ihrer Krankenakte bearbeitet. Topp beschreibt in dem Aufsatz »Gertrud N. – Im Netz«[66] die Therapiemethoden sowie die wenigen ruhigen und häufigen unruhigen Phasen der Erkrankung Gertrud N.'s und die Fixierung der jungen Frau unter einem Netz. Der Artikel erschien 2007, im Jahr der Einweihung der Gedenktafel. Mit dem häufig rezensierten und weithin gelobten, mit dem Forschungspreis der Ärzteschaft ausgezeichneten Buch[67] wird nochmals deutlich gezeigt, dass die Aufgabe, Gedenken und Forschung zu verknüpfen, vornehmlich durch einen biografischen opferzentrierten Ansatz möglich ist.

Bereits früh verwies Ernst Klee auf Täter und gab somit wichtige Hinweise auf den in Esslingen geborenen »T4«-Gutachter Friedrich Mauz, die Büroangestellte

60 Theierl, Sinti und Roma, S. 160–163.
61 Silberzahn-Jandt, Die Ermordung psychisch erkrankter Menschen.
62 Es handelt sich hierbei um den Bestand BAB R 179.
63 Denkzeichen, Stolpersteine, S. 5–6.
64 http://www.denk-zeichen.de/html/geschichte.html [Zugriff 28. Oktober 2014].
65 Die Initiative, eine Gedenktafel anzubringen, ging von der Seelsorge der Geriatrischen Klinik aus und wurde dann zu einem Gemeinschaftsprojekt der Geriatrischen Einrichtung und der Stadt Esslingen. Zu danken ist hier insbesondere Reiner Zeyher und Cornelia Reusch.
66 Topp, Im Netz.
67 Fuchs u. a., »Das Vergessen der Vernichtung ist Teil der Vernichtung selbst.«

Lina Gerst und den Kriminalbeamten Jakob Wöger, die beide in Grafeneck auf dem Standesamt tätig waren.[68] Inzwischen wurden zu Wöger zwei weitere biografische Studien aufgelegt,[69] die beide seine Arbeit in Grafeneck beleuchten, nicht jedoch der Frage nachgehen, warum er seine Laufbahn nicht in den anderen Mordanstalten fortsetzte, wie die meisten anderen seiner Kollegen und Kolleginnen.

Für manche Bundesländer[70] liegen Monografien zu Zwangssterilisation und »Euthanasie« vor, nicht jedoch für die des heutigen Baden-Württemberg. Für einzelne Kommunen und Kliniken wurden umfassende Studien zum Komplex der Zwangssterilisation[71] erstellt. Selten finden sich aber Arbeiten, die sich auf kommunaler Ebene und nicht nur auf der einer Anstalt den Opfern der »Euthanasie« widmen.[72] Noch rarer sind auf kommunaler Ebene Arbeiten, die sich mit beiden Themen – der Zwangssterilisation und der »Euthanasie« – eingehend befassen.[73] Der lokalgeschichtliche Zugang wird bisher noch kaum genutzt, obgleich er sich als sehr fruchtbar erweisen würde, ermöglicht doch er erst Spezifika aufzuspüren, die jeweiligen Handlungsmuster feingliedrig darzustellen und bei Vorliegen ähnlicher Arbeiten auch Vergleiche anzustellen.

Grundlagenforschung bestand, wie bisher beschrieben, für die Region nicht. Die ersten Arbeiten können allenfalls als kleine Forschungssplitter zu Auswirkungen der Eugenik auf Menschen in Esslingen gewertet werden. Aus diesem Befund wurden folgende zentralen Fragestellungen und Themen entwickelt:

1. Zunächst schließt die vorliegende Studie die große Lücke in der Stadtgeschichtsforschung zu Zwangssterilisation und »Euthanasie« sowie ihren Opfern und Tätern. Es geht darum, Abläufe darzustellen, Opfer der Sterilisation, der Kindermorde und der Aktion »T4« sowie der regionalen oder zweiten »Euthanasie«-Aktion zu identifizieren. Die unterschiedlichen Opfergruppen der verschiedenen Mordphasen werden erstmals vorgestellt und die jeweiligen Opfer zugeordnet. Dabei wird empirisch zu prüfen sein, inwieweit sich die vorgeblich anhand von Krankheitsmerkmalen durchgeführte Selektion mit anderen Kriterien, wie Rasse, Kriminalität, politisch oppositioneller Haltung oder Homosexualität überlagert. Die Frage, wie unterschiedlich die jeweiligen Angehörigen mit den Bedrohungen ihres behinderten

68 Klee, »Euthanasie« im Dritten Reich, S. 557, S. 575–576, S. 603.

69 Proske, Der Standesbeamte von Grafeneck: Jakob Wöger; Rössner, Stöckle, Christian Wirth und Jakob Wöger.

70 Z.B. Brass, Zwangssterilisation. Für Bayern: von Cranach, Siemen, Psychiatrie im Nationalsozialismus. Für die Steiermark: Freidl, NS-Wissenschaft als Vernichtungsinstrument.

71 Siehe hierzu neue Forschungen zu Zwangssterilisation auf lokaler Ebene: Birk, Das »Gesetz zur Verhütung erbkranken Nachwuchses«; Hinz-Wessels, NS-Erbgesundheitsgerichte und Zwangssterilisation; Heitzer, Zwangssterilisation in Passau; Spring, Zwischen Krieg und Euthanasie. Zwangssterilisationen in Wien; Endres, Zwangssterilisation in Köln; Einhaus, Zwangssterilisation in Bonn.

72 Stöckle, Reutlingen in der »Euthanasie«-Aktion. Eine Studie zu Filderstadt und den von dort stammenden Opfern der »Euthanasie«. Silberzahn-Jandt, »Euthanasie«-Opfer.

73 In einer Monographie zu Nürtingen von 1918–1950 verknüpft Steffen Seischab in einem kurzen Abschnitt Zwangssterilisation, »Euthanasie«, Verfolgung von Sinti und Roma und Juden unter dem Theorem der NS-Rassenpolitik. Seischab, Die NS-Rassenpolitik und ihre Opfer, In: Tietzen, Nürtingen, S. 278–299.

oder kranken Familienmitglieds umgingen, zieht sich wie ein roter Faden durch diese Arbeit. Bisher liegen noch wenige Informationen vor zur Verschränkung städtischer Interessen mit denen der NSDAP-Kreis- oder Parteileitung. Dies soll – obgleich nicht alle Details zu klären sind – an der Auflösung der Klinik Kennenburg gezeigt werden.

2. Die Rolle der Ärzteschaft und die jeweils unterschiedlichen Handlungsweisen, insbesondere bei der Durchführung des »Gesetzes zur Verhinderung erbkranken Nachwuchses«, sind bisher noch nicht untersucht und werden in Augenschein genommen. Gleiches gilt für die Unterstützung der Meldungen zur Sterilisation durch Amtsträger, Mitarbeiter und Mitarbeiterinnen der Fürsorgebehörden und der Schulen. Inwieweit die überschaubare Größe der Stadt und die bekannte Zuordnung bestimmter sozialer Gruppen zu Stadtvierteln die Erfassung, Überwachung und Selektion förderte, soll wiederholt anhand kleiner brennglasähnlicher Einblicke und Fragen geschehen. Dadurch kann dieser Teilaspekt der Sozialgeschichte der Stadt zudem ein Kaleidoskop der für die Diktatur kennzeichnenden Struktur der gegenseitigen Überwachung und Bespitzelung, sowie des Phänomens von Macht, Gewalt und Angst werden.

3. Im Gefüge der Stadt nahm die Klinik Kennenburg aus verschiedenen Gründen eine Sonderstellung ein: Die Kranken kamen nur zu einem kleinen Teil aus Esslingen, die Klinik pflegte ausnehmend viele Wohlhabende, die Klinik hatte überregionale Bedeutung, die Patienten und Patientinnen waren in der Stadt nicht präsent. Die Geschichte der Klinik ist bisher noch nicht erforscht. Weder sind hinreichend Informationen bekannt zu den Patienten und Patientinnen noch zu den Therapieformen, noch zum Personal. Mit der Fokussierung auf die wenigen Jahre vor Schließung der Klinik wird ein wichtiges Mosaikstück für künftige Studien erstellt.

4. Die Frage nach den Opfern aus Esslingen verweist darauf, dass die meisten von ihnen bereits jahrelang in Behinderteneinrichtungen und Heilanstalten untergebracht waren und nicht mehr als dazugehörig wahrgenommen wurden. Auf empirischer Basis aller Opferdaten lässt sich eine Kollektivbiographie der Opfer erstellen und mit anderen Forschungen und deren Daten vergleichen. Der biographische Ansatz erlaubt es, in die Lebenswelt einzelner Kranker einzusteigen und ihren Anstaltsalltag mit der Erkrankung, aber auch die gesunden Elemente zu entdecken.

1.3 Quellenbasis

Die Überlieferungssituation zu den Themen »Euthanasie« und Zwangssterilisation für Esslingen ist sehr uneinheitlich und unterschiedlich dicht. Daher mussten insgesamt mehr als 60 in- und ausländische Archive und mehr als 20 Einwohnermelde- und Standesämter kontaktiert werden. Manche dieser Anfragen[74] waren ohne Er-

74 So die fruchtlose Suche nach weiteren Unterlagen zu Friedrich Mauz in Königsberg, wo neben dem dortigen staatlichen Archiv weitere Archive in Polen kontaktiert wurden. Ebenso erfolglos blieb der Versuch, weitere Informationen zu der in Auschwitz ermordeten Rosa K., der

trag, da Gebäude und die dort verwahrten Schriftgüter während des Zweiten Weltkriegs bei Luftangriffen oder anderen Kampfhandlungen zerstört wurden.

Letztlich basiert die Forschung auf Quellen von 46 großen und kleinen Archiven – angefangen von Pfarrarchiven bis hin zum Bundesarchiv in Berlin – und mehreren Sammlungen privat verwahrter Dokumente, die durch akribische Suche aufgefunden und der Autorin übergeben wurden. Neben diesen herausragenden Leihgaben[75] oder Kopien von Briefen, Fotos oder Akten unterstützten Angehörige in zuweilen mehrstündigen Gesprächen[76] den Forschungsprozess wesentlich. Insbesondere gaben sie konkrete Informationen zu fehlenden Quellen und gewährten ihre Sicht auf die erlebte Stigmatisierung, Ausgrenzung und Scham.

Die Überlieferung und Zugänglichkeit zu Quellen für Fragestellungen dieser Studie hat sich aufgrund neuer Funde und inzwischen erschlossener Archivbestände in den letzten zehn Jahren deutlich verbessert. Wichtige Erkenntnisse zum Thema Zwangssterilisation in Esslingen liefern, neben dem im Stadtarchiv verwahrten Bestand der Krankenhausverwaltung,[77] das von dem Chirurgen Julius Wagner eigens angelegte »Sterilisationsbuch«[78] und der umfangreiche Bestand des Staatlichen Gesundheitsamts mit dem Bereich des Erbgesundheitsgerichts;[79] beide Bestände lagern im Staatsarchiv Ludwigsburg. Gleiches konnte in keinem der benachbarten Krankenhäuser aufgefunden werden. Dadurch ist beispielsweise nicht zu erschließen, wie viele Männer und Frauen aus Esslingen in anderen Krankenhäusern wie Waiblingen, Plochingen, Cannstatt, Kirchheim, Stuttgart oder Göppingen sterilisiert wurden.

Statistische, eher allgemeinere Daten sind im Hauptstaatsarchiv Stuttgart im Bestand des Innenministeriums[80] zu finden. Viele Details zu den beteiligten Ärzten

Schwester der zwangssterilisierten Brüder K. in verschiedenen Archiven, so auch in Auschwitz, zu finden.

75 Die an die Autorin übergebene Leihgabe der Familie konnte inzwischen vom Stadtarchiv Esslingen übernommen werden.

76 Gespräche fanden statt mit Magda Maier, Murrhardt, Kusine der Magdalene Maier-Leibnitz; Christine Raum, Starnberg, jetzt München, Nichte der Magdalene Maier-Leibnitz; Ruth Blank, Schorndorf, Nichte des Hermann Maier-Leibnitz; PD Dr. Burkhard Krauss, Göppingen, Sohn des Dr. Paul Krauss; Jürgen Plange, Düsseldorf, Neffe des Walter Plange; Andreas Vorster, Köln, Verwandter des Gerhard Karl Vorster; Renate Baumgartner, Esslingen, Schwester der Waltraud Buck; weitere Gesprächspartner wollten nicht genannt werden. Aus der umfangreichen Korrespondenz seien genannt: Anfrage bei Elisabeth Noelle-Neumann, Kressbronn, zweite Ehefrau von Magdalenes Bruder Heinz; Gisela Friedrichsen, Lebensgefährtin des Gerhard Mauz, Sohn des Friedrich Mauz; Kattrin Mauz-Rudi, Enkelin des Friedrich Mauz.

77 Dies sind vor allem die Aufnahmebücher ab 1934.

78 StAL EL 902/15 Bü 23983.

79 StAL EL 30/6 I (Staatliches Gesundheitsamt Esslingen, Erbgesundheitsakten). Akten des Erbgesundheitsgerichts Stuttgart, bei dem ab 1937 die Verfahren anhängig waren, sind nirgendwo überliefert. Vermutlich sind sie in Stuttgart durch Kriegseinwirkung vernichtet.

80 HStAS E 151/53 (Württ. Innenministerium, Abt. X Gesundheitswesen); E 151/54 (Württ. Innenministerium, Abt. X Gesundheitswesen).

und Richtern schlagen sich in ihren Personalakten oder Spruchkammerverfahren[81] nieder. Akten des Landratsamts über Fürsorgefälle[82] verweisen wiederholt auf die Überwachungsmaßnahmen verschiedenster staatlicher Stellen.

Ärztliche Mitarbeiter des Innenministeriums Württembergs überwachten die medizinischen, pflegerischen und architektonischen Standards der Privatkliniken, so auch die der Klinik Kennenburg,[83] besuchten dazu regelmäßig die Kliniken und erhoben im Vorfeld dazu immer wiederkehrend die gleichen Daten. Mit der im Stadtarchiv Esslingen erhaltenen Sammlung zur Klinik, den in einem Fremdbestand verwahrten und nun neu zugeordneten Krankenakten im Staatsarchiv Ludwigsburg,[84] den Krankenakten von Opfern der »Euthanasie«-Aktion[85] und von Überlebenden[86] und den Aussagen der Klinikleitung kann eine umfassende, wenn auch lückenhafte Darstellung zur Geschichte der Klinik und der »Euthanasie«-Aktion erfolgen. Das Nachzeichnen der Lebens- und Krankengeschichte von Magdalene Maier-Leibnitz gelang durch ihre Briefe und durch Quellenfunde in fünf Klinikarchiven[87] und sechs[88] weiteren Archiven.

Nachdem mehr als ein Drittel der Krankenblätter der 70.000 in den Vergasungsanstalten Ermordeten, von deren angeordneter kompletten Vernichtung man lange Zeit ausgegangen war[89], in einem Bestand von Stasiakten aufgefunden wur-

81 Diese lagern im StAL in den Beständen EL 902/15 (Spruchkammer 30, Ludwigsburg); EL 902/20 (Spruchkammer 37, Stuttgart); EL 902/24 (Spruchkammer 49, Waiblingen); EL 902/6 (Spruchkammer 11, Esslingen); EL 902/8 (Spruchkammer 16, Göppingen).

82 KAE Bestand F 1 (Landratsamt Esslingen, Hauptregistratur).

83 HStAS E 151/53 (Württ. Innenministerium, Abt. X Gesundheitswesen); E 151/54 (Württ. Innenministerium, Abt. X Gesundheitswesen).

84 StAL PL 423 I (Privatheilanstalt Esslingen-Kennenburg, Patientenakten); PL 423 II (Privatheilanstalt Esslingen-Kennenburg, Verwaltungsakten).

85 BAB R 179.

86 Archiv des Christophsbads, Aufnahmebuch; Patientenakten; Patientenaufnahmebücher; Kopie der Liste der zum Abtransport vorgesehenen Patienten und Patientinnen der Klinik Kennenburg.

87 Kurheim Hohenpeißenberg Krankenakte; Privatklinik Obersendling Krankenakte; Sanatorium Wiesneck Krankenakte; Universitätsarchiv Tübingen 308 (Nervenklinik Verwaltungs- und Personalakten).

88 HStAS E 151/53 (Württ. Innenministerium, Abt. X Gesundheitswesen); E 151/54 (Württ. Innenministerium, Abt. X Gesundheitswesen); StAE; Evangelisches Kirchenregisteramt Esslingen; StAL F 235 II (Staatliche Heilanstalt Winnental, Patientenakten), F 234 III (Staatliche Heilanstalt Weinsberg, Patientenakten Frauen), F 235 III (Staatliche Heilanstalt Winnental, Patientenblätter); Gedenkstätte Hadamar Gedenkbuch; Archiv des Georgiigymnasiums Esslingen a. N., Anmelde- und Zeugnisliste der Jahre 1908–1918; Universitätsarchiv Stuttgart.

89 Siehe hierzu die Darstellung bei Jenner. Er zitiert eine Prozessaussage einer Büromitarbeiterin, die von der Vernichtung der Akten in der zentralen Aufbewahrungsstelle in Hartheim berichtet. Sie und andere waren damit in den letzten Kriegswochen beschäftigt. JENNER, Quellen. Die Namen derjenigen, von denen eine Krankenakte existiert, wurden ungeachtet archivrechtlicher Vorschriften von Hagai Aviel aus Tel Aviv im Internet publiziert. Es handelt sich jedoch ausschließlich um eine Namensliste, weitere Daten sind nicht eingestellt.

de[90] und nun im Bundesarchiv Berlin[91] für Forschungszwecke eingesehen werden kann, sind biografische Daten zur Gesamtheit der Ermordeten – nicht jedoch für jeden Einzelnen – gut dokumentiert. Da die Krankenblätter über eine vor Ort zu nutzende Datenbank erschlossen sind, ist eine Suche nach Geburts- und Wohnorten, Geburtsdatum, Transportdatum und Tötungsanstalt möglich. Der Internationale Suchdienst des Roten Kreuzes mit Sitz in Bad Arolsen, der über Jahrzehnte hinweg für historische Forschung unzugänglich war, hat sich nunmehr der historischen Aufarbeitung verpflichtet. Weitere Quellen, die aufgrund von Sperrfristen, die das Archivgesetz vorgibt, bis vor wenigen Jahren nur sehr aufwändig einsehbar waren, wie Spruchkammerverfahren oder Prozessakten[92] sind inzwischen unproblematisch zu nutzen. Schwieriger gestaltet sich zwischenzeitlich die Anfrage bei Standesämtern bezüglich Personen- und Familiendaten. Aufgrund geänderter Personenstandsgesetze sind Auskünfte kaum mehr möglich – oder es fallen hohe Gebühren[93] an. Für diese Forschungen war es unabdingbar, zunächst Namen und Personendaten von Opfern oder potentiellen Opfern aufzuspüren, wie dies Akten der Friedhofverwaltung oder der Familienregister des Standesamtes ermöglichten, da erst mit den dort aufgefundenen Angaben gezielt weitere Recherchen angestellt, Daten verifiziert und Biografien ergänzt werden konnten.

Der erste und wichtigste Fundort,[94] der am Beginn der Recherche stand, war das Stadtarchiv Esslingen mit den Beständen der Friedhofsverwaltung, der Krankenhausverwaltung und Fürsorgeakten. Über die Unterlagen der Friedhofsverwaltung konnten die Ermordeten, deren Urne hier bestattet wurde, identifiziert werden, da in diesen Fällen als Sterbeort Grafeneck, Hadamar oder Brandenburg angeführt

90 Sandner, Die »Euthanasieakten«. Er weist darauf hin, dass das Bundesarchiv den Bestand bereits 1990 übernahm, dies jedoch nicht innerhalb der Fachwelt kommunizierte.

91 Hilfreich für den ersten Zugang war auch das vom Bundesarchiv Berlin erstellte Inventar: Jenner, Quellen zur Geschichte der »Euthanasie«-Verbrechen 1939–1945 in deutschen und österreichischen Archiven.

92 Die an der »Euthanasie« Beteiligten wurden in verschiedenen Prozessen angeklagt. Diese sind überliefert in: BA Außenstelle Ludwigsburg BArch B 162/17542 (Zentrale Stelle der Landesjustizverwaltungen zur Aufklärung nationalsozialistischer Verbrechen); HHStAW Abt 430/1 (Heil- und Pflegeanstalt Eichberg), 401–32061–44 (Staatsanwaltschaft Frankfurt/M.); Abt 520 (Spruchkammer Melsungen); StAS Wü 29/3 T 1 (Staatsanwaltschaft Tübingen, Strafakten).

93 »Bezüglich der Gebühr für die Auskünfte aus dem Personenstandsregister wird hier die Verordnung des Innenministeriums zur Durchführung des Personenstandsgesetzes zugrunde gelegt. Hier ist unter der lfd. Nr. 6.1 (...) eine Gebühr für die Benutzung der Personenstandsregister und Sammelakten für wissenschaftliche Zwecke in Höhe von 40–200 € festgelegt.« Auszug aus der e-mail-Korrespondenz des Bürgermeisteramts Urbach mit der Autorin vom 18. Januar 2011.

94 Ein vollständiges Verzeichnis der genutzten Archivbestände findet sich im Anhang.

war.[95] Dann erst konnten in weiteren Archiven[96] Aufnahmebücher und Verlegungsbücher von Heilanstalten[97] nach der jeweiligen Person durchforstet, Anstaltsaufenthalte ermittelt und Hinweise über Verlegungsdaten aufgrund des spezifischen, sich wiederholenden lapidaren Eintrags »ungeheilt entlassen«[98] als Transporte, die nach Grafeneck oder Hadamar gingen, dechiffriert werden. Eventuell folgten aus den gesichteten Beständen Hinweise zu Wiedergutmachungsverfahren, zu denen sich erneut Akten im Staatsarchiv Ludwigsburg[99] und somit weitere Informationen zur jeweiligen Person fanden.

Als weitere zentrale Quelle für die Ermittlung derjenigen Ermordeten, die zuvor in württembergischen nichtkirchlichen Einrichtungen waren, sind die sogenannten »Winnentaler Patientenblätter«[100] zu nennen. Dieser Archivbestand basiert auf einer von 1914 bis 1916 von der Heilanstalt Winnental im Auftrag des württembergischen Innenministeriums erstellten landesweiten Patientenerhebung, die auf sämtliche Patientenzugangsbücher staatlicher wie privater Heilanstalten zurückgriff. Um diese Kartei für die erbbiologische Bestandsaufnahme und somit für ein eugenisches Gesamtkonzept einsetzen zu können, wurde sie während der Zeit des Nationalsozialismus gänzlich neu geordnet. Der Bestand enthält ca. 100.000 Karteikarten von Patienten und Patientinnen, die seit dem 1. Januar 1900 in den württembergischen Heilanstalten Weinsberg, Weißenau, Winnental, Zwiefalten, Göppingen, Rottenmünster, Kennenburg, Pfullingen, Schwäbisch Gmünd, dem Bürgerhospital Stuttgart und der Universitätsnervenklinik Tübingen therapiert wurden. Für die »Euthanasie«-Opfer findet sich meist, jedoch auch nicht immer und vollständig, der Hinweis auf Grafeneck als letzte Einrichtung.[101]

Trotz intensiver Recherche blieben wegen der diffusen Quellenlage oder unpräziser zeitgenössischer Dokumentation Lücken. Die Winnentaler Patientenkartei

95 Dass diese Suche jedoch nicht immer regelhaft verläuft, zeigt das Beispiel von Esslingen-Zell. Während der in Grafeneck ermordete Alfred Dietz im Beerdigungsbuch nicht genannt wurde, lautete eine Eintragung im Familienregister: »Die Aschenurne wurde im Grab der Mutter hier beigesetzt.« Pfarrarchiv Evangelische Kirchengemeinde Esslingen-Zell, Familienregister Band IV, S. 3.

96 Dies konnten je nach vorgefundener Information die Archive der Anstalten Stetten, Schwäbisch Hall, das Generallandesarchiv Karlsruhe mit dem Bestand von Wiesloch und Eichberg oder das Archiv des Christophsbads sein.

97 Im Staatsarchiv Ludwigsburg waren dies insbesondere folgende Bestände: F 234 I (Staatliche Heilanstalt Weinsberg, Rechnungen); F 234 I (Staatliche Heilanstalt Weinsberg, Verwaltungsakten); F 234 II (Staatliche Heilanstalt Weinsberg, Patientenakten Männer); F 234 III (Staatliche Heilanstalt Weinsberg, Patientenakten Frauen); F 235 II (Staatliche Heilanstalt Winnental Patientenakten); F 235 III (Staatliche Heilanstalt Winnental, Patientenblätter)

98 Häussermann, Wege in den Tod.

99 StAL EL 350/I (Landesamt für die Wiedergutmachung Baden-Württemberg, Einzelfallakten).

100 Häussermann, Winnentaler Patientenblätter. Hier danke ich Elke Martin, die mit diesem Bestand arbeitet und mir ihre Daten stets bereitwillig zur Verfügung stellte.

101 Da der Bestand jedoch nicht als Datei erschlossen ist, kann nicht bequem in einer Datei nach Geburts- oder Wohnort gesucht werden. Das Durcharbeiten der Gesamtdatei ist aus archivrechtlichen Gründen nicht möglich. Vielmehr muss der Name eines möglichen Opfers bekannt sein. Dann kann dessen jeweilige Karteikarte bestellt werden.

wurde beispielsweise nicht für alle in Grafeneck Ermordeten fortgeschrieben. Übertragungsfehler führen dazu, dass manche Ermordeten nicht mehr aufzufinden sind. So konnte trotz intensiver Recherche kein aus Berkheim stammender Kranker als Opfer der »Euthanasie«-Aktion identifiziert werden. Weder im Beerdigungsbuch noch in den Familienregistern der Evangelischen Kirchengemeinde Berkheim[102] fand sich ein Hinweis hierzu. Aufgrund bisheriger Daten aus anderen Gemeinden erscheint es jedoch gänzlich ausgeschlossen, dass eine Gemeinde dieser Größe keine »Euthanasie«-Opfer zu beklagen hat.

1.4 Phasen der Mordaktionen – Terminologie, Zahlen und Forschungsdiskurse

Bereits mit Kriegsbeginn 1939[103] wurde in den Reichsgauen Danzig-Westpreussen und Warthegau die systematische Ermordung geistig Behinderter und psychisch oder körperlich Kranker[104] begonnen und im Januar 1940 im Deutschen Reich in der ersten Vergasungsanstalt in Grafeneck auf der schwäbischen Alb fortgesetzt.[105] Der griechische Begriff »Euthanasia« beschrieb ursprünglich ein leichtes Sterben und wurde bis Ende des 19. Jahrhunderts für all die ärztlichen und pflegerischen Handlungen genutzt, die mögliches Leiden im Sterbeprozess lindern sollten, ohne jedoch den Tod absichtlich zu beschleunigen. Mit der moralphilosophischen und wissenschaftlichen Diskussion um Tötung auf Verlangen und der »Vernichtung lebensunwerten Lebens« veränderte sich die Wortbedeutung und der Begriff wurde für das Morden Kranker benutzt.

Bereits im Kaiserreich und in der Weimarer Republik fand ein breiter politischer und wissenschaftlicher Diskurs über Sterbehilfe statt. In Deutschland war maßgeblich für diese – auch international[106] geführte – kontroverse gesellschaftliche Ausein-

102 Möglich ist, dass ein Opfer zu der in Berkheim starken freikirchlichen Gemeinde zählte oder dass wegen Wegzugs der Eltern das Familienbuch nicht mehr fortgeführt wurde. Wenn wie in Esslingen-Zell eine Beerdigung eines in Grafeneck Ermordeten im Grab der Mutter stattfand und sich daher nicht im Beerdigungsbuch niederschlägt, wird deutlich: Obgleich kein Opfer identifiziert werden konnte, bedeutet das nicht, dass es keines gab!

103 Inzwischen ist unbestritten, dass das Morden bereits mit Kriegsbeginn einsetzte und nicht erst mit den ersten Vergasungen in Grafeneck. Volker Rieß wies bereits 1993 in seiner Dissertation deutlich auf die mit Kriegsbeginn einsetzenden Massenmorde an Geisteskranken in den besetzten Gebieten hin. Riess, Die Anfänge der Vernichtung; Alberti, Die Verfolgung und Vernichtung, S. 324–338.

104 Obwohl sicherlich die meisten der Ermordeten als krank zu bezeichnen waren, muss dennoch darauf hingewiesen werden, dass die Definition, wer krank und wer gesund ist, hier unter den Bedingungen der NS-Ideologie geprägt wurde. Stöckle kritisiert in gleicher Weise den Gebrauch des Begriffs Krankenmord. Stöckle, Grafeneck 1940, 3. Aufl., S. 9f.

105 Als knappe aktuelle Einführung siehe: Schmuhl, »Euthanasie« und Krankenmord; Hohendorf, Ideengeschichte; Hinz-Wessels, Überblick. Zur Begriffsgeschichte. u.a. Benzenhöfer, Der gute Tod?

106 Darauf weist Schmuhl in seiner Zusammenfassung hin: Schmuhl, Eugenik und Rassenanthropologie, S. 25. Umfassender hierzu: Weingart, Kroll, Bayertz, Rasse Blut und Gene; Wecker u.a., Wie nationalsozialistisch ist die Eugenik?

andersetzung die gemeinsam verfasste Schrift des Juristen Karl Binding und des Psychiaters Alfred Hoche über »Die Freigabe der Vernichtung lebensunwerten Lebens«[107] aus dem Jahre 1920. Darin plädierten diese Akademiker für eine Tötung von als »lebensunwert« definierten Menschen. In der Folge dieser breiten Diskussion und des hier vorgenommenen deutlich formulierten Tabubruchs nahm die gesellschaftliche Akzeptanz der Tötung von unheilbar Kranken zu. In dieser perfiden Argumentation stand nicht der einzelne kranke Mensch im Zentrum medizinischen und pflegerischen Handelns, sondern das Überindividuelle, nämlich der Staat, die Nation, das Volk und vor allem die Rasse. Diese Ideologie führt deutlich den Zusammenhang von »Heilen und Vernichten«[108] in der Zeit des Nationalsozialismus vor Augen. Die Tötung von Menschen, deren Leben NS-Rassehygieniker als »lebensunwert« bezeichneten, sollte in dieser Ideologie gleichzeitig zur »Gesundung des Volkskörpers« dienen und wurde gar als Erlösung von ihrem Leiden und gerechte Tat pervertiert dargestellt.

Nachdem die Zahlen aufgrund neuerer Studien permanent nach oben korrigiert werden mussten, ist von einer Gesamtzahl aller im Rahmen der NS-»Euthanasie« Ermordeten von circa 300.000[109] Männern, Frauen und Kindern auszugehen. Es sind dabei verschiedene Mordphasen kennzeichnend:

- Die bereits nach Kriegsbeginn, nicht von der »Reichskanzlei des Führers« organisierten und koordinierten, aber in enger Absprache durchgeführten Morde an Behinderten in den besetzten Gebieten, unter anderem in den Reichsgauen Danzig-Westpreußen und Wartheland, gelten inzwischen als die erste Phase der »Euthanasie«. Hierbei handelte es sich um Erschießungen und Vergasungen mittels Kohlenmonoxid in mobilen Fahrzeugen. Die exakten Zahlen der dort Ermordeten sind weiterhin nicht bekannt.[110]
- Die Morde an Psychiatriepatienten in weiteren besetzten Gebieten, so in Polen,[111] Frankreich und der Sowjetunion, werden mit 80.000 veranschlagt.[112]
- Ebenfalls bereits 1939 begann die Ermordung von 5.000 bis 10.000 Säuglingen, Kleinkindern und Jugendlichen in den »Kinderfachabteilungen«. Für diese Mordaktion sind Opfer aus Esslingen nachgewiesen.

107 Binding, Hoche, Die Freigabe.

108 Dieses Bild benutzten 1982 die Mitarbeiter und Mitarbeiterinnen des studentischen Projekts unter Leitung von Walter Wuttke am Ludwig-Uhland-Institut der Universität Tübingen. Projektgruppe Volk und Gesundheit, Heilen und Vernichten im Nationalsozialismus. Mit diesem gleichen programmatischen Titel beschrieben Angelika Ebbinghaus, Heidrun Kaupen-Haas und Karl-Heinz Roth 1984 das Spannungsfeld, in dem sich die Psychiatrie während des Nationalsozialismus bewegte. Dies., Heilen und Vernichten im Mustergau Hamburg.

109 Faulstich kam bei seinen Berechnungen in den 1990er Jahren auf 185.000 Opfer. Inzwischen korrigierte Faulstich die Zahl nach oben. Faulstich, Abseits von T4-Aktion, S. 93; Ders., Die Zahl der »Euthanasie«-Opfer.

110 Himmelreich, The Nazi »Euthanasie«; Kulesza, »Euthanasie«-Morde an polnischen Psychiatriepatient/innen; Riess, Die Anfänge der Vernichtung »lebensunwerten Lebens«, insbesondere S. 305–316; Schulze, »Euthanasie«-Verbrechen in Oberschlesien; Topp, Sascha, Krankentötungen in Ostpreußen.

111 Kulesza, »Euthanasie«-Morde an polnischen Psychiatriepatient/innen.

112 Zu dieser Zahl: Schmuhl, »Euthanasie« und Krankenmord, S. 214.

- Die von der Reichskanzlei des Führers in der Tiergartenstraße 4 mit dem Kürzel »T4«[113] bezeichnete Ermordung von Patienten und Patientinnen aus Anstalten des deutschen Reiches in Gaskammern der sechs Anstalten begann am 18. Januar 1940 in Grafeneck mit Patienten und Patientinnen aus Eglfing-Haar[114] und endete aufgrund eines mündlichen Befehls Hitlers im August 1941. Die Gründe für das Ende wurden in der Geschichtswissenschaft kontrovers diskutiert. Inzwischen besteht Konsens darüber, dass die zunehmende Kenntnis der Öffentlichkeit über die Morde und die gesellschaftliche Ablehnung der Krankenmorde zu deren Abbruch führte. Für den Südwesten war insbesondere die Kritik des evangelischen Landesbischofs Theophil Wurm an der Mordaktion von großer Bedeutung. Auf katholischer Seite kritisierte der Münsteraner Bischof Graf von Galen in einer öffentlichen Predigt massiv den Mord an Kranken und Behinderten.[115] Unbestritten ist inzwischen auch die Bedeutung der Heimatfront für den im Juni 1941 begonnenen Russlandkrieg[116] und das Interesse des Regimes, möglichst keinen Missmut in der Bevölkerung zu befördern. Die These, dass das Erreichen eines angeblich schon 1939 bestimmten Zieles der Ermordung von 70.000 Insassen deutscher Heilanstalten, was in etwa einem Viertel aller Kranken in den Anstalten entsprach, ein weiterer Grund gewesen sei, die Mordaktion in den eigens installierten Mordanstalten zu beenden, gilt inzwischen aufgrund neuer Quellen als widerlegt.[117] Für das Kriegsgeschehen war die Loyalität von Bevölkerung und Wehrmacht unabdingbar und durfte nicht durch solche unliebsamen Aktionen gefährdet werden. Nach einer in der Vergasungsanstalt Hartheim intern geführten Statistik[118] wurden 70.273 Patienten und Patientinnen vergast. Die meisten der nun namentlich bekannten Opfer aus Esslingen sind im Rahmen dieser »Aktion T4« ermordet worden.
- Die »dezentrale« oder »regionale Euthanasie«,[119] die oft auch unter dem Begriff »wilde Euthanasie« beschrieben wird und nicht mehr zentral organisiert wurde, gab auch einzelnen Klinikleitungen freie Hand. Die Morde sind nicht immer als solche erkennbar. Zum Teil wurde der zu erwartende Tod beschleunigt, bewusst

113 Erst in den Nachkriegsjahren wurde dafür der Begriff »Aktion T4« verwendet. Rotzoll, Hohendorf, Fuchs, Die nationalsozialistische »Euthanasie«-Aktion »T4«, S. 13.

114 Stöckle, Grafeneck, 3. erw. Aufl., S. 91.

115 Golaszewski, Clemens August Graf von Galen. Die am 3. August 1941 gehaltene Predigt ist inzwischen online einzusehen. http://www.uibk.ac.at/theol/leseraum/texte/599.html [Zugriff 28. Oktober 2014].

116 Nowak, »Euthanasie« und Sterilisierung; Süss, Bischof von Galen.

117 Diese These findet sich weiterhin, so aktuell Wein, Alles erforscht?, S. 80. Faulstich widerlegte aufgrund der Goebbelstagebücher diese These: Faulstich, Goebbels' Tagebücher und der Abbruch der »Aktion T4«, S. 211.

118 StAS Wü 29/3 T 1. Im Grafeneckprozess arbeitete die Staatsanwaltschaft zunächst mit dieser Statistik. In dieser Statistik ist für Grafeneck die Zahl von 9.839 Ermordeten angegeben. Im Grafeneckprozess wurden 10.654 Opfer ermittelt. Thomas Stöckle nennt inzwischen jedoch 10.704. Ders., Grafeneck 3. erw. Aufl., S. 141.

119 Noch in den 1980er Jahren sprach man von »wilder Euthanasie«, da davon ausgegangen wurde, sie wäre nahezu unorganisiert vonstatten gegangen. Zusammenfassend zur Begrifflichkeit: Schwarz, Mord durch Hunger.

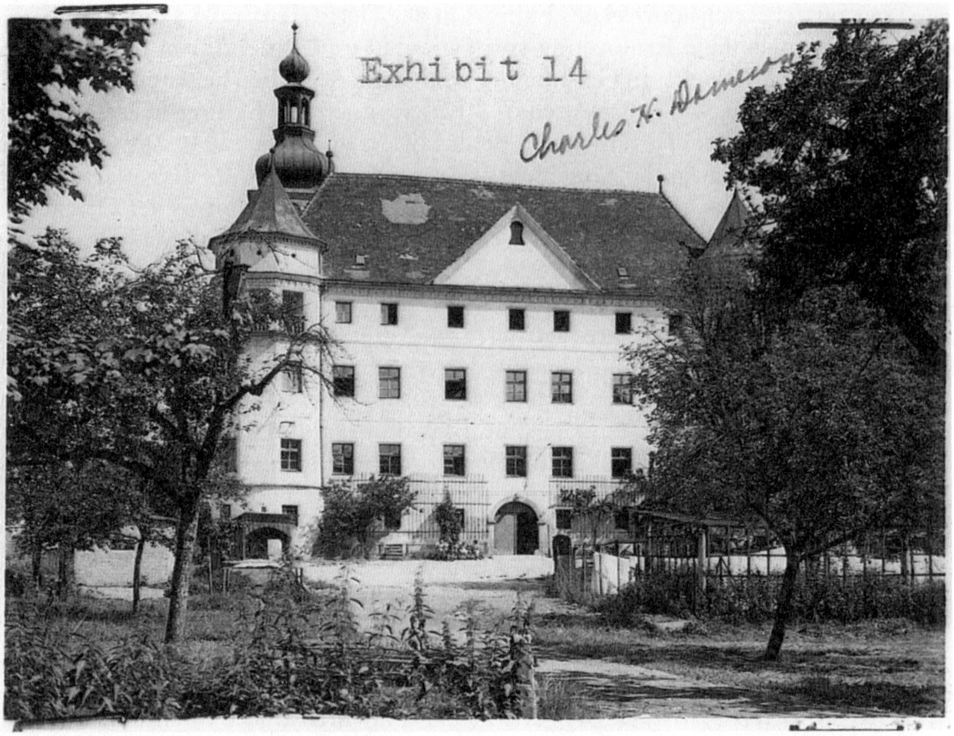

Abb. 2 Schloss Hartheim. NARA II, RG 549, Records of Headquarters, U.S. Army Europe (USAREUR), War Crimes Branch, War Crimes Case Files (»Cases not tried«), 1944–48, Box 490, Case 000–12–463 Hartheim (P) VOL I/A (Dokumentationsstelle Hartheim des OÖLA Foto 19926)

mit Sedativa herbeigeführt oder man ließ die Kranken absichtlich verhungern. Aufgrund des subtilen Vorgehens der Täter und ihrer Verteidigungsstrategien konnte ihnen ein Mord oder eine Tötung nur schwerlich[120] nachgewiesen werden. Die Zahlen hierzu belaufen sich nach wie vor auf Schätzungen und Hochrechnungen, die sich zwischen 185.000[121] und 200.000[122] bewegen. Für Esslingen konnte ein Mordopfer identifiziert werden, die Dunkelziffer ist dabei jedoch sehr hoch.

- »Ohne dass es dazu eines zentralen dirigistischen Mordplanes bedurfte«,[123] lief die »Aktion Brandt«,[124] benannt nach Hitlers Leibarzt und Generalkommissar

120 Siehe zum Grafeneckprozess die Anklage gegen die in Zwiefalten arbeitende Ärztin Dr. Martha Fauser. StAS Wü 29/3 T 1.
121 Faulstich, Hungersterben, S. 582.
122 Siemen, Psychiatrie im Nationalsozialismus, S. 33.
123 Kaminsky, »Aktion Brandt« – Katastrophenschutz und Vernichtung, S. 81.
124 Aly, Anstaltsmord und Katastrophenmedizin 1943–1945.

für das NS-Gesundheitswesen Dr. Karl Brandt,[125] durch kriegsbedingte Verlegungen von Psychiatriepatienten. Inwieweit sich diese Aktion von der dezentralen »Euthanasie« sowohl organisatorisch als auch von der Intention her abgrenzt, wer wie viel Macht hatte, wann welche Verlegungen als Teil dieser Mordphase stattfanden, ist weiterhin nicht eindeutig geklärt.[126]

– Auch bei der »Aktion 14f13«, bei der KZ-Häftlinge selektiert und in den Mordanstalten Bernburg und Hartheim vergast wurden sind Opfer aus Esslingen zu finden.

1.4.1 »Euthanasie« als Resultat eines Radikalisierungsprozesses?

Ob und wenn ja wie ein Zusammenhang zwischen der Eugenik, dem »Gesetz zur Verhütung erbkranken Nachwuchses« und der »Euthanasie« zu beschreiben ist, ist im wissenschaftlichen Diskurs umstritten. Hans-Walter Schmuhl stellte die These auf, die NS-»Euthanasie« sei gewissermaßen als Ergebnis eines zwangsläufigen Radikalisierungsprozesses zu verstehen. Dieser Vorgang sei dadurch initiiert worden, »dass ein polykratisches Herrschaftssystem mit charismatischem Legitimitätsanspruch die Eugenik, der eine Radikalisierungstendenz immanent sei, zur Grundlage ihrer biopolitischen Entwicklungsdiktatur machte.«[127] Diese Position wurde unter anderem von Michael Schwartz heftig kritisiert, der betonte, dass die Eugenik nicht allein in nationalsozialistischen, sondern auch in anderen politischen Kreisen, wie unter Sozialisten, ihre Wirkmacht hatte.[128] Ein diskursgeschichtlicher Zusammenhang von Eugenik und »Euthanasie« sei zwar unverkennbar, dennoch greife das Konzept eines Fortschreitens von der wissenschaftlichen Eugenik hin zur Sterilisation und zur »Euthanasie« zu kurz und erkläre das Geschehen nicht.

Diese kontroversen Thesen nicht allein auf ideengeschichtlicher Basis anzugehen, sondern beispielsweise mit Fragen nach der sich verändernden psychiatrischen Praxis, wie der offenen Behandlung psychisch Kranker, den neuen Therapiemethoden und -erfolgen, aber auch dem Problem des Umgangs mit unheilbar Kranken aus Sicht der Psychiater zu verbinden, könnte zu einer differenzierteren Beurteilung der Zusammenhänge von Eugenik, Sterilisation und Massenmord führen. Gleiches wäre auch für die Kinderheilkunde und den Diskurs, den diese medizinische Disziplin führte, erhellend.

Dass in dem angenommenen Radikalisierungsprozess – von der Eugenik zur »Euthanasie« – sich Brüche und Widersprüche manifestieren, deren Logik zwar wiederholt die gleiche war – wie das Diktat der Wirtschaftlichkeit –, das Ergebnis für den einzelnen Betroffenen aber ein unterschiedliches sein konnte, ist dem NS-Sys-

125 SCHMIDT, Hitlers Arzt Karl Brandt.

126 Z.B. SCHWARZ, Mord durch Hunger; SCHMIDT, Hitlers Arzt; SCHMUHL, »Euthanasie« und Krankenmord, S. 231–233.

127 SCHMUHL, »Euthanasie« und Krankenmord, S. 217. Schmuhl geht in diesem Aufsatz auf die kontroverse Diskussion nochmals knapp ein.

128 SCHWARTZ, »Rassenhygiene, Nationalsozialismus, Euthanasie?«

tem in vielen Phasen immanent. So wurden Sterilisationen und auch Zwangsabtreibungen in den Kriegsjahren mitunter auch aus wirtschaftlichen Gründen und dem Mangel an Fachpersonal in den Kliniken seltener durchgeführt, während das Morden fortgeführt und intensiviert wurde. Der Radikalisierungsprozess stellt sich dann nicht als ungesteuert dar, sondern als eine nicht geradlinig verlaufende Folge fortlaufender kleinerer Entscheidungsprozesse mit einer eugenischen Zielrichtung. Überdies wird dem Alltag in den Kliniken und seiner Dynamik und letztlich auch dem Handeln von Ärzten und Pflegepersonal in dieser Entwicklung größere Bedeutung eingeräumt. So fasst Kaminsky die geschichtswissenschaftlichen Erklärungsmuster zusammen: »Verbindungslinien zwischen der Eugenik und der ›Euthanasie‹ liegen erstens weniger in der ideologischen Herkunft als vielmehr in der psychiatrischen Praxis. Zweitens war der politische Rahmen des Nationalsozialismus [...] dafür verantwortlich, dass sich immer radikalere Kräfte durchsetzten. Drittens erleichterte die gesellschaftliche Ausnahmesituation des Krieges den Übergang von der negativen Eugenik zum Massenmord.«[129]

1.4.2 Vom Krankenmord zum Holocaust

Auf verschiedene Verbindungslinien vom Krankenmord zum Holocaust wiesen Wissenschaftler und Wissenschaftlerinnen[130] wiederholt hin. Neben den ideologischen Grundannahmen, dass Kranke und Behinderte und als rassisch minderwertig geltende Menschen, insbesondere die Juden, der »Aufartung« des deutschen Volkes entgegenstehen würden, finden sich markante organisatorische und technische Gemeinsamkeiten zwischen »Euthanasie« und Krankenmord. Die beiden augenfälligsten sind die Art des Massenmords mittels Gas und die personelle Kontinuität der Täter. So spricht Heberer[131] schon im Titel ihres Aufsatzes von einem »Transfer« des Tötungspersonals. Personelle Kontinuitäten bis hin zu Karrieren in den Vernichtungslagern in Osteuropa lassen sich auch bei den Mitarbeitern und Mitarbeiterinnen der ersten Vergasungsanstalt Grafeneck nachzeichnen. Bedeutsam werden dann jedoch auch die Brüche und der berufliche Ausstieg weniger, wie sie bei Jakob Wöger zu finden sind. Solch eine Ausnahmebiographie widerspricht dennoch nicht der These, dass das Personal in den Mordeinrichtungen als Kontinuitätsträger wesentlich dazu beitrug, dass das systematische Morden jahrelang an den unterschiedlichen Orten möglich war und das Personal sich somit als Bindeglied zwischen Krankenmord und Holocaust erweist.

129 Kaminsky, Die NS-»Euthanasie«, S. 271.

130 Rössner, Stöckle, Christian Wirth und Jakob Wöger; Schilter, Psychiatrieverbrechen; Friedländer, Der Weg zum NS-Genozid.

131 Heberer, Von der »Aktion T4« zum Massenmord an den europäischen Juden.

2 ZWANGSSTERILISATIONEN

2.1 Historischer Hintergrund und gesetzliche Grundlagen

Die Gesundheits- und Sozialpolitik des Deutschen Reiches in der Zeit des Nationalsozialismus war davon bestimmt, eine Gesellschaft aus gesunden, genetisch hochwertigen Menschen zu gestalten. Die Rassenpolitik war Voraussetzung, um die ideologisch überhöhte »Volksgemeinschaft« zu schaffen[132] und die Differenzierung zwischen den verschiedenen Klassen oder Schichten zu überwinden. Dabei wurde stets über soziale, gesundheitliche und »rassische« Merkmale definiert, wer Teil dieser Volksgemeinschaft sein durfte und wer nicht dazugehören sollte.[133] Die »Rassen«- und Bevölkerungspolitik mit dem Konzept einer Verbesserung des so bezeichneten »Volkskörpers«,[134] durchdrang somit sämtliche gesellschaftlichen und politischen Bereiche, sei es die Sozial-, Wirtschafts- oder Außenpolitik.[135] Ein Mittel dies durchzusetzen, waren die Erbgesundheitslehre und -forschung, die Eugenik genannt wird.

Die Eugenik war keine isolierte deutsche Forschungsrichtung, sondern ein international breit aufgestelltes Konzept.[136] Aufbauend auf solchen, seit circa 1885 diskutierten Ideen des Sozialdarwinismus und der »Rassenanthropologie« entwickelte sich die Wissenschaft zu einer anerkannten Disziplin. 1905 wurde in Berlin die Gesellschaft für Rassenhygiene gegründet, 1923 die erste Professur für Rassenhygiene[137] in München besetzt, 1927 ebenfalls in Berlin das Kaiser-Wilhelm-Institut für Anthropologie, menschliche Erblehre und Eugenik[138] installiert. Unter den Medizinern versprachen sich insbesondere die Psychiater von erbbiologischen und demografischen Erfassungen[139] Antworten auf die Genese psychischer Erkrankungen. In Württemberg fiel das Ressort Gesundheit in den Verantwortungsbereich des Innenministeriums. Bereits in den Jahren 1914 bis 1916 erfassten Mitarbeiter dieses Ministeriums alle Patienten, die seit dem Jahr 1900 in nahezu allen staatlichen und privaten

132 Sachsse, Tennstedt, Armenfürsorge. Die Autoren betonen mehrfach, dass das Konzept der Volksgemeinschaft in vielfältiger und oft gewalttätiger Weise Menschen selektierte und aus der Gemeinschaft ausschloss.

133 Schmuhl, Eugenik und Rassenanthropologie, S. 24–25. Umfassend auch: Süss, Der Volkskörper im Krieg.

134 Zur Begriffsdiskussion siehe: Halling, Schäfer, Vögele, Volk.

135 Bock, Zwangssterilisation; Weingart, Rasse, Blut und Gene; Kaufmann, Eugenik.

136 Roelcke, Deutscher Sonderweg?, S. 47.

137 Zu Fritz Lenz, dem ersten Professor für Rassenhygiene, siehe: Rissom, Fritz Lenz.

138 Zum Kaiser-Wilhelm-Institut siehe vor allem die Arbeiten von Hans-Walter Schmuhl. Als kurzer Überblick: Schmuhl, Kaiser-Wilhelm-Institut. Umfassend im Weiteren: Ders., Grenzüberschreitungen.

139 In München wurde 1917/18 eine Genealogisch-Demographische Abteilung gegründet. Federführend für diese wissenschaftliche Ausrichtung war Emil Kraepelin; vgl. Roelcke, Programm und Praxis.

Heilanstalten[140] versorgt worden waren. Mit Hilfe dieser Daten konnten regelmäßig die Angaben für die »Reichsirrenstatistik«[141] geliefert werden. Systematisch wurden für jeden Einzelnen, nach einem vorgefertigten Schema, Aufenthalte in Krankenhäusern sowie Besonderheiten der Familienmitglieder bezüglich Erkrankungen oder auch ihrer charakterlichen Eigenarten notiert. Zur »erbbiologischen Nutzung« kam dieser riesige Bestand von mehr als 100.000 Patientenblättern dann nach 1933, als die Fortführung der Datei der Heilanstalt Winnental übertragen wurde.

Vertreter einer invasiven Bevölkerungspolitik sahen im Deutschland der 1920er Jahre die Möglichkeit, eugenische Maßnahmen zur Aussonderung »erblich minderwertigen« Nachwuchses wie die Sterilisation zu legalisieren. Viele dieser Rassenhygieniker, ob Ärzte, Biologen Juristen, Anthropologen oder Politiker, hatten die Entwicklung im europäischen und außereuropäischen Ausland genau verfolgt.[142]

Den Anfang mit der politischen Umsetzung eugenischer Maßnahmen machte 1907 der US-amerikanische Bundesstaat Indiana. Das Sterilisationsgesetz ermöglichte, Insassen von Heimen, die entweder kognitiv massive Einschränkungen hatten oder als Gewohnheits- oder Sexualverbrecher klassifiziert waren, zu sterilisieren. Eine Pflicht zur Sterilisation bestand jedoch nicht. Diesem Beispiel folgten 1928 der Schweizer Kanton Waadt[143] und 1929 Dänemark.[144] In Deutschland scheiterten zunächst noch die Befürworter einer aktiven Eugenik, obgleich sie in der sich verschärfenden politischen Krise des Wohlfahrtsstaates der Weimarer Republik gute Chancen für eine Gesetzesinitiative erblickten. Der Ausschuss für Bevölkerungswesen und Eugenik des Preußischen Landesgesundheitsrates formulierte 1932 einen Gesetzentwurf, der eine freiwillige Sterilisierung vorsah. Damit war für die nationalsozialistische Regierung »der Weg für das ›Gesetz zur Verhütung erbkranken Nachwuchses‹ geebnet«.[145]

Die erste, gleich nach der Machtübernahme Hitlers getroffene bevölkerungspolitische, selektive Maßnahme war das am 14. Juli 1933 verabschiedete »Gesetz zur Verhütung erbkranken Nachwuchses«.[146] In diesem Gesetz wurde nun festgeschrieben, wer von der Fortpflanzung ausgeschlossen werden musste. Als »Paukenschlag«[147] bezeichnet Hans-Walter Schmuhl die Verabschiedung dieses Gesetzes, das zwar viel

140 Häussermann, Patientenblätter. Kritisch bewertet Aly die systematische Erfassung von Kranken, da sie die bürokratische Grundlage von Zwangsmaßnahmen lieferte: Aly, Roth, Erfassungen

141 Siehe hierzu: Beddies, Dörries, Die Patienten der Wittenauer Heilanstalten, S. 188f. und S. 199. Die Autoren weisen auf Problematiken dieser Statistiken hin. Ein Konflikt entstand dadurch, dass Krankheitsbezeichnungen und -zuordnungen nach einem gänzlich veränderten Kategorien- und Begriffssystem, dem sogenannten »Würzburger Schlüssel«, neu klassifiziert worden waren; siehe: Dörries, Der »Würzburger Schlüssel«.

142 Siehe Roelcke, Deutscher Sonderweg?, S. 48–50.

143 Aktuell zur Schweizer Sterilisationspolitik: Wecker, Eugenik und Sexualität.

144 Siehe zur Sterilisationspolitik in europäischen und außereuropäischen Ländern unter anderem: Seidler, Rett, Rassenhygiene, S. 93–114.

145 Weingart, Rasse, S. 306.

146 Bock, Zum Wohle des ›Volkskörpers‹; Dies., Sterilisationspolitik; Dies., Zwangssterilisation.

147 Schmuhl, Zwangssterilisation, S. 202.

an Übereinstimmung mit dem preußischen Entwurf von 1932 besaß, sich indessen in Bezug auf die staatlichen Zwangsmaßnamen deutlich davon abhob. Denn nach diesem nun ratifizierten Gesetz konnte die Sterilisation ohne Zustimmung und gegen den Willen des potentiell davon betroffenen Menschen durchgeführt werden.[148] In Paragraph 1 heißt es: »(1) Wer erbkrank ist, kann durch chirurgischen Eingriff unfruchtbar gemacht (sterilisiert) werden, wenn nach den Erfahrungen der ärztlichen Wissenschaft mit großer Wahrscheinlichkeit zu erwarten ist, dass seine Nachkommen an schweren körperlichen und geistigen Erbschäden leiden werden. (2) Erbkrank im Sinne dieses Gesetzes ist, wer an einer der folgenden Krankheiten leidet: 1. angeborenem Schwachsinn, 2. Schizophrenie, 3. zirkulärem (manisch-depressivem) Irresein, 4. erblicher Fallsucht, 5. erblichem Veitstanz (Huntingtonsche Chorea), 6. erblicher Blindheit, 7. erblicher Taubheit, 8. schwerer erblicher körperlicher Missbildung. (3) Ferner kann unfruchtbar gemacht werden, wer an schwerem Alkoholismus leidet.«[149]

Im Weiteren war das Vorgehen genau geregelt und die dabei beteiligten Instanzen und ihre Aufgaben genannt.[150] Einen Antrag auf Unfruchtbarmachung konnte demnach der Betroffene selbst oder sein gesetzlicher Vertreter stellen. Antragsberechtigt waren zudem der beamtete Arzt, das heißt der Amtsarzt eines staatlichen Gesundheitsamtes – oder für die in Anstalten Lebenden oder in Gefängnissen Inhaftierten die jeweiligen Anstaltsleiter. Die Ausführungsverordnung vom Dezember 1933 regelte, wie eine Anzeige für eine Sterilisation, die einem Antrag vorausgehen konnte, aussehen musste und wer dazu befugt beziehungsweise verpflichtet war.[151] Demnach mussten, nach Paragraph 3 der Ausführungsverordnung, alle mit der Untersuchung, Beratung und Heilbehandlung befassten Personen, das heißt Ärzte, Hebammen, Krankenschwestern und Fürsorgerinnen, eine Anzeige erstatten.[152] Dass damit eine weitaus größere Zahl an Menschen erfasst wurden auch solche, die von einer Sterilisation im weiteren Verlauf ausgenommen wurde, war im Sinne einer längerfristigen Aufgabe der »Aufartung« des Deutschen Volkes gewollt. Selbst Kinder unter zehn Jahren sollten angezeigt werden, um sie somit bereits registriert zu haben und bei Eintritt der Pubertät das Sterilisationsverfahren einleiten zu können. Auch für Alte galt dies, ausgenommen davon konnten lediglich Frauen bleiben, die als nicht mehr gebärfähig galten. Damit war jede Familie mit Auffälligkeiten zumindest erfasst worden und wurde durch die am Erbgesundheitsgericht

148 Ley, Zwangssterilisation, S. 37.
149 Reichsgesetzblatt I, 1933, S. 529.
150 Reichsgesetzblatt I, 1933, S. 529 § 2–15.
151 Siehe hierzu auch die digitale Präsentation des Staatsarchivs Ludwigsburg. Häussermann, Haug, »Tötung in einer Minute.« http://www.landesarchiv-bw.de/stal/grafeneck/index.htm [Zugriff 12. Februar 2013]. Auf Seite 2 und 3 werden der übliche – jedoch nicht immer vollständig überlieferte – Aufbau einer Erbgesundheitsakte vorgestellt und jeweils Faksimile dazu gezeigt: 1. Anzeige eines Verdachtsfalles, 2. Antrag auf Unfruchtbarmachung aufgrund eines amtsärztlichen Gutachtens, 3. Beschluss des Erbgesundheitsgerichts, 4. ärztlicher Bericht über den Verlauf des chirurgischen Eingriffs.
152 Verordnung zur Ausführung des »Gesetzes zur Verhütung erbkranken Nachwuchses« vom 5. Dezember 1933 in: Gütt, Rüdin, Ruttke, Verhütung, S. 64.

beschäftigten Ärzte und Richter sowie die Amtsärzte weiter beobachtet. Nicht jede Anzeige führte indes zu einem Antrag auf Sterilisation. Gründe dafür waren z.B. das noch kindliche Alter, die geringe Beeinträchtigung durch eine Behinderung oder die unklare Frage der Erblichkeit.

Für die Anzeige zur Sterilisation wurde ein eigenes Formblatt herausgegeben. Die ausgefüllten Musterblätter erhielt der Amtsarzt, der wiederum diese zu sichten und darüber zu entscheiden hatte, ob der Anzeige ein Antrag zur Sterilisierung folgen sollte. Damit verfügte der Amtsarzt in diesem Stadium des Verfahrens über Ermessensspielräume. Er prüfte die Anzeige, sammelte mitunter weitere Informationen zur Person und entschied, ob die Voraussetzungen nach den Vorgaben des Gesetzes erfüllt waren. In strittigen Fällen beauftragte er Fürsorgerinnen, Lehrer, Hebammen, Polizei und Nachbarn, weitere Informationen einzuholen und koordinierte ohne Wissen und Genehmigung der Ausgespähten die Ermittlungsarbeit.[153]

Zum Beispiel besorgte sich in Esslingen Amtsarzt Franz Schiler für das Sterilisationsverfahren des A. Auskünfte der Hebamme und der Polizei. Dabei gab im September 1934 die befragte Hebamme Banholzer an, A. trinke zwar zu Hause nichts mehr, gehe dafür »in die Wirtschaft zu den 3 Königen«.[154] Polizeiwachtmeister Wohlfahrt beschrieb A. als »haltlosen Mensch« und legte den Strafregisterauszug bei, in dem folgende Delikte vermerkt waren: 1933 sechs Tage Haft wegen groben Unfugs, zuvor Haftstrafen wegen Betrugs, Urkundenfälschung, Diebstahl, unerlaubten Maulwurffangs, Sachbeschädigung und Hausfriedensbruch.

Ärzte waren für das Verfahren der Unfruchtbarmachung von ihrer ärztlichen Schweigepflicht entbunden und durften, auch ohne Wissen und Zustimmung des Betroffenen, Auskünfte erteilen. Anschließend bestellte der Amtsarzt den zu Sterilisierenden ins Gesundheitsamt ein, erhob nochmals die Anamnese, erkundigte sich bei den behandelnden Ärzten über die Person und führte anhand zweier einheitlicher und dem Text des »Gesetzes zur Verhütung erbkranken Nachwuchses« beigelegter reichseinheitlicher Formblätter[155] Untersuchungen und Befragungen zur erblichen Belastung in der Familie durch. Bei Verdacht auf »angeborenen Schwachsinn« mussten die Betroffenen vor Ort den normierten Intelligenztest ablegen. Darin wurden Allgemeinwissen, Geschichte und Geografie abgefragt, in Lückentexten mussten Sprichwörter ergänzt werden, das Sprachverständnis wurde bewertet[156] und die Probanden hatten in den Grundrechenarten Kopfrechenaufgaben zu lösen. Für die potentiell von einer Sterilisation Betroffenen war diese ärztliche Untersuchung auf

153 Vossen, Gesundheitsämter, S. 280–281.

154 StAL FL 30/6 I Bü 896. Name geändert. A. wurde am 22. Juli 1935 im Städtischen Krankenhaus Esslingen sterilisiert.

155 Faksimile dieser Formulare finden sich in: Donhauser, S. 108–115. Der Vordruck dazu in Gütt, Rüdin, Ruttke, Verhütung, S. 76–78; Ley, Zwangssterilisation, S. 78. Hier werden auch einige zeitgenössische Anmerkungen zur Gestaltung des Intelligenzfragebogens aufgeführt. Die Formulare wurden nicht zentral in Berlin, sondern für die jeweiligen Länder in der Region gedruckt. Für Württemberg druckte die Formulardruckerei Salach im Landkreis Göppingen dieses Formular.

156 Z.B. fragte der untersuchende Amtsarzt die Betroffenen, was der Unterschied zwischen Leiter und Treppe sei oder zwischen Bach und Fluss.

Vorladung vom Amtsarzt in dessen Praxis, im Gesundheitsamt oder von einem Arzt in einer Heilanstalt die zentrale und oft entscheidende Begegnung mit der Staatsmacht.

Das bei dieser Inspektion und Befragung erstellte Gutachten mit körperlichem, familiärem, sozialem und intellektuellem Befund bildete die Grundlage der Entscheidung des Erbgesundheitsgerichts. Sah der Amtsarzt eine Indikation zur Unfruchtbarmachung gegeben, stellte er beim Erbgesundheitsgericht den Antrag, dem er sein Gutachten beifügen musste. Den Vorsitz des Erbgesundheitsgerichts bildete wie im Gesetz vorgeschrieben, der vom Landgerichtspräsidenten ernannte Jurist.

Der Amtsarzt war mit seinem Gutachter derjenige, der die Richtung hinsichtlich des Ausgangs des Verfahrens vorgab. In seinem Ermessen lag es, ob nach der Vorladung des betroffenen Menschen ein Verfahren in Gang kam, indem er einen Antrag stellte und dabei eine Sterilisation klar befürwortete oder ob er dies unterließ. Für die zu Sterilisierenden war diese amtsärztliche Begutachtung und Prüfung äußerst belastend. Nach einer befürwortenden Prüfung der Anzeige beantragte der Amtsarzt die Unfruchtbarmachung. Diesen ersten Teil des Verfahrens bezeichnet die Historikerin Astrid Ley als »Erfassung und Ermittlung«[157], die noch öffentlich stattfand.

Im zweiten Teil des Verfahrens wirkten die Erbgesundheitsgerichte. Sie waren 1934 als eigene Instanz eingerichtet und den Amtsgerichten zugeordnet worden. Sie setzten sich aus einem Amtsrichter, der den Vorsitz innehatte, einem verbeamteten Arzt und einem weiteren approbierten Arzt zusammen. Hatte ein Amtsarzt einen Antrag zur Unfruchtbarmachung gestellt, durfte er in dem jeweiligen Fall nicht als Mitglied des Erbgesundheitsgerichts weiter mitwirken. Die Verhandlung vor dem Erbgesundheitsgericht war nicht öffentlich. Die Betroffenen konnten vorgeladen werden – ihr Erscheinen war jedoch nicht zwingend notwendig. Bei unklarer Diagnosestellung und unklarer Entscheidungslage durfte das Gericht weitere Untersuchungen von Fachärzten oder einen Klinikaufenthalt bis zur Dauer von sechs Wochen zwecks weiterer Gutachten anordnen.[158] Selten kam das Gericht zu dem Urteil, die Entscheidung auszusetzen und das Verfahren nach einem von ihm festgelegten Zeitraum erneut zu eröffnen.

Das Gericht konnte bereits mit einfacher Mehrheit die Sterilisation beschließen: Eine Nein-Stimme in diesem Dreiergremium stellte kein Veto dar. Somit beförderte dieses Verfahren in letzter Konsequenz eine Vielzahl von Sterilisationsbeschlüssen. Die in dieser Weise gefällte Entscheidung wurde daraufhin dem Antragssteller, dem Amtsarzt und dem Unfruchtbarzumachenden schriftlich zugestellt. Widerspruch konnten alle Beteiligten schriftlich innerhalb einer Frist von einem Monat nach Eingang des Bescheids beim Erbgesundheitsgericht einlegen. Dasselbe Erbgesundheitsgericht, das die Entscheidung zuvor selbst gefällt hatte, entschied nun in diesem Stadium des Widerspruchverfahrens zunächst über dessen weitere Verfolgung. Stimmte es der Eingabe zu, so kam es zu einer weiteren Verhandlung vor einer hö-

157 LEY, Zwangssterilisation, S. 68.
158 GÜTT, RÜDIN, RUTTKE, Verhütung, S. 239; vgl. KAASCH, Alltagsgeschichte, S. 44.

heren Instanz, dem Erbgesundheitsobergericht, das einem Oberlandesgericht angegliedert war. Die Zusammensetzung dieses Gerichts war analog der des Erbgesundheitsgerichts – mit der Ausnahme, dass nun der beteiligte Richter zugleich Mitglied des Oberlandesgerichts sein musste.

Das württembergische Innenministerium bestimmte die Kliniken, die Sterilisationen an Männern und Frauen vornehmen durften. Bereits 1934 befugte das württembergische Innenministerium auch die chirurgische Abteilung des Städtischen Krankenhauses in Esslingen, unter Leitung von Dr. Julius Wagner[159] Sterilisationen aufgrund des »Gesetzes zur Verhütung erbkranken Nachwuchses« an Männern und Frauen vorzunehmen.[160] Dr. Sänger, als Leiter der dortigen privaten Frauenklinik, erhielt keine Konzession für Operationen an Frauen.

Waren für die Betroffenen alle Verfahrenswege beschritten, ohne eine Revision der erstinstanzlichen Entscheidung der Anordnung der Sterilisation zu erreichen, schickte das Erbgesundheitsgericht den jeweiligen Sterilisationsbeschluss zu und bestellte die zu Sterilisierenden ein. Wehrte sich der zu Sterilisierende, so durften Zwangsmaßnahmen angewandt werden und die Polizei die Einlieferung ins Krankenhaus vornehmen. Nach erfolgter Operation erhielt das Gesundheitsamt den Operationsbericht. Dieser wurde dort aufgrund eines Erlasses des Reichsinnenministers seit 1935 mit den Akten des Verfahrens der Erbgesundheitsgerichte verwahrt und bildete die Basis einer Erbkartei.[161]

Das gesamte Verfahren vor dem Erbgesundheitsgericht suggerierte aufgrund gerichtlicher Instanzen und der Möglichkeit des Einspruchs Legalität. Im allgemeinen Verständnis von Rechtsstaatlichkeit vermittelte dieses Gesetz, dass, was dem Recht und somit dem Richterspruch entspreche, auch richtig sein müsse. Doch Vieles widersprach üblichen Rechtsvorstellungen: der Ausschluss der Öffentlichkeit, die Entbindung von der ärztlichen Schweigepflicht, die in vielen Fällen eigens deswegen vorgenommene Entmündigung der Betroffenen und die Einsetzung eines Vormunds sowie die Möglichkeit den Beschluss auch gegen den Willen des zu Sterilisierenden durchzusetzen.

Eine Verschärfung und Steigerung des Maßes an Gewalt setzte im Jahr 1935 mit dem am 26. Juni 1935 verabschiedeten Änderungsgesetz zum Erbgesundheitsge-

159 Julius Wagner wurde am 26. März 1889 in Esslingen geboren und starb dort am 3. Juni 1982. Von 1908 bis 1914 hatte er in Tübingen, Kiel und Berlin Medizin studiert. Am 1. Oktober 1930 trat er die Chefarztstelle der chirurgischen Abteilung des Krankenhauses Esslingen an und wirkte maßgeblich am Neubau des Krankenhauses mit. Während des Zweiten Weltkriegs war er Chefarzt eines Feldlazaretts in Frankreich und Russland, ab 1943 arbeitete er als ziviler Arzt in Esslingen und als beratender Chirurg beim Wehrkreisamt V. 1948 bis 1951 leitete er als Chefarzt das Kreiskrankenhaus Plochingen, am 7. Januar 1952 übernahm er als Chefarzt die chirurgische Abteilung des Esslinger Krankenhauses und blieb dort bis zum 30. September 1955. Im April 1979 erhielt er die Ehrenmedaille der Stadt Esslingen; siehe StAE, Personenkartei Julius Wagner.

160 HStAS E 151/53 Bü 148, Liste der Krankenhäuser, die ermächtigt waren, Sterilisationen vorzunehmen.

161 Zum Komplex der erbbiologischen Erfassung siehe: Vossen, Gesundheitsämter, S. 339–374; Grell, Gesundheit, S. 70–72; Roth, »Erbbiologische Bestandsaufnahme«, in: Ders, S. 57–100.

setz[162] ein, mit dem eugenisch begründete Abtreibungen legitimiert wurden. Rein formal, so sah es das Gesetz vor, mussten die Frauen der Abtreibung zustimmen. Ob dies jeweils geschah, und wenn ja, ob und wenn ja wie Frauen dazu genötigt worden waren, lässt sich aber nicht in jedem Einzelfall klären.

2.2 Der erste Verfahrensteil in Esslingen – Anzeige und Antrag

Tatsächlich gelang es auch in Esslingen ohne Mühe, die verschiedenen Berufsgruppen bei den Sterilisationsverfahren, wenngleich in unterschiedlichem Maße, zu beteiligen.[163] Beim staatlichen Gesundheitsamt gingen Anzeigen zur Unfruchtbarmachung[164] von Haus- und Fachärzten, von Fürsorgerinnen[165] und Krankenschwestern und wiederholt von Lehrern und Lehrerinnen, sogar auch von einer Mädelringführerin,[166] einem Vormund und vom evangelischen Stadtpfarrer Ehninger[167] ein. Anträge zur Sterilisation stellte auch Dr. Reinhold Krauß in seiner Funktion als einziger Anstaltsleiter im Gesundheitsamtsbezirk Esslingen.

Inwieweit Menschen, die unter das Erbgesundheitsgesetz fielen, sich selber anzeigten, ist nach den offiziellen Angaben uneindeutig. Aufgrund der im Rahmen dieser Studie vorgenommenen Analyse der personenbezogenen Unterlagen der Erbgesundheitsgerichte über die durchgeführten Sterilisationen schlug im gesamten Gültigkeitszeitraum keine in Esslingen wohnhafte Person diesen Weg ein. Gleiches beschreibt Amtsarzt Dr. Franz Schiler in der von ihm geführten Statistik für den Gesundheitsamtsbezirk Esslingen für das Jahr 1934, während sein Amtskollege Schott für den kürzeren Zeitraum von Januar bis Ende September 1934 von fünf Selbstanzeigen spricht.[168] In einem konkreten Fall beantragte die Mutter eines als

162 Reichsgesetzblatt I 1935, S. 1035, Vierte Verordnung zur Ausführung des Gesetzes zur Verhütung erbkranken Nachwuchses vom 18. Juli 1935.

163 StAL FL 30/6 I, Staatliches Gesundheitsamt Esslingen: Erbgesundheitsakten. Diese Überlieferung besteht aus 3 Aktenmetern, die aufgrund ihrer Laufzeit und ihrer personenbezogenen sensiblen Daten unter die im Archivgesetz festgelegte Sperrfrist fallen. Für diese Studie wurden ausschließlich die Anzeigen untersucht, die sich auf Esslinger Männer, Frauen und Kinder beziehen und ein Sterilisationsverfahren und eine Unfruchtbarmachung nach sich zogen.

164 Diese Daten basieren auf der Auswertung der tatsächlich durchgeführten Sterilisationen und den Fallakten des Erbgesundheitsgerichts Esslingen. Die offiziell geführten Statistiken gehen nicht derart ins Detail und sind zudem sehr fehlerhaft.

165 Siehe hierzu auch: Nitschke, Die »Erbpolizei«, S. 285.

166 StAL FL 30/6 I Bü 664.

167 StAL FL 30/6 I Bü 786.

168 HStAS E 151/54 Bü 4. Die Statistiken wurden regelmäßig angefordert. Für das erste Berichtsjahr erstellte Amtsarzt Adolf Schott eine Statistik für die Zeit vom 1. Januar bis zum 30. September 1934. Die Angaben widersprechen deutlich denen seines Kollegen und Vorgängers. Eine Problematik der Statistiken besteht zudem darin, dass die Gesundheitsamtsbezirke und Zuständigkeiten mehrfach geändert wurden, z.B. kam 1936 der Bereich des Amtes Kirchheim dazu. Eine weitere Fehlerquelle sind die Statistiken selbst, die ungenau erstellt, manchmal korrigiert und ergänzt und erneut verändert wurden, so dass ihre Validität sehr anzuzweifeln ist.

schwachsinnig geltenden jungen Mannes im Herbst 1934 seine Sterilisation mit der Begründung: »Von einem homöopathischen Arzt, welchen ich hiewegen befragt habe, wurde mir geraten, die Unfruchtbarmachung meines Sohnes Paul zu beantragen, es werde dies auch auf seine Gesundheit von günstigem Einfluss sein.«[169] Demgegenüber wurden in Württemberg im Jahr 1934 von 3.306 Anträgen 342 von Erkrankten und 205 von deren Angehörigen gestellt.[170] Dies entspricht einem Anteil von 16 Prozent und liegt damit weitaus höher als der reichsweite Durchschnitt, der zwölf Prozent betrug.[171]

Das württembergische Innenministerium forderte für seine Statistiken zur Sterilisation regelmäßig Angaben darüber, wer die Anzeigen erstattete, wie viele Anträge gestellt und abgelehnt wurden, welche Krankheiten zur Sterilisation führten und wie häufig Zwangsmaßnahmen notwendig waren. Einmalig verlangte das Innenministerium im Jahr 1939, die Konfession der zu Sterilisierenden anzugeben.[172] Für das abgelaufene erste Jahr nach Inkrafttreten des Gesetzes (1934) meldete Amtsarzt Schiler für den Gesundheitsamtsbezirk Esslingen als Anzeigensteller: 50 beamtete Ärzte, 49 nicht beamtete Ärzte, 112 Anstaltsärzte und 167 sonstige Personen.[173] Sein Kollege Schott hatte für den etwas kürzeren Zeitraum von Januar bis September 1934 berichtet, dass 26 beamtete Ärzte, 31 nichtbeamtete und 40 Anstaltsärzte, jedoch keine anderen Personen Anzeigen gestellt hätten. Ein weiteres Beispiel, wie kritisch mit diesen offiziellen Zahlen umzugehen ist, sind die für den März 1936 gelieferten Angaben. So gab das staatliche Gesundheitsamt in einer Aufstellung an, dass im März 1936 im Bezirk Esslingen ein Mann und drei Frauen sterilisiert wurden, in einer anderen Statistik nennt es für denselben Zeitraum zwei Männer und sechs Frauen und überdies zwei Schwangerschaftsabbrüche aus eugenischen Gründen.[174] Wie die erneut deutlich differierenden Zahlen zu Stande kamen, ist nicht klar.

Ob Amtsärzte offensiv das Erstatten von Anzeigen einfordern oder eher zurückhaltenden Umgang pflegen sollten, schien selbst unter Amtskollegen nicht klar. Im Herbst 1934 hatte der Esslinger Amtsarzt Medizinalrat Schott die Schulen aufgefordert, minderbegabte und auffällige Schüler zu melden. Zwei Lehrerinnen der Mädchenvolksschule in der Blumenstraße fertigten sogleich Berichte über eine Schülerin an. Maria Schietinger, die Hauswirtschaftslehrerin, schrieb über dieses

169 StAL FL 30/6 I Bü 892. Name geändert.

170 HStAS E 151/54 Bü 4. Die Daten sind äußerst kritisch zu betrachten. Nicht unwahrscheinlich ist, dass ein Arzt einen Betroffenen überredete und eine Zustimmung abrang und dies dann als Selbstanzeige wertete. Für die Arbeit des Erbgesundheitsgerichts Berlin ermittelte Susanne Doetz für das Jahr 1935, dass 7,6 % der Sterilisanden den Antrag selbst gestellt hatten. Doetz, Alltag und Praxis, S. 34. Schmuhl gibt an, dass in Hamburg im Jahr 1935 61 % der Sterilisanden den Antrag selbst und ›freiwillig‹ gestellt hätten. In Hamburg war mit einer großen Propagandakampagne zuvor für die Sterilisation geworben worden, der Druck auf die potentiell Betroffenen war dadurch enorm groß. Schmuhl, Rassenhygiene, S. 157.

171 Weitere Statistiken zum reichsweiten Anzeigeverhalten und dem im Saarland bei Brass, Zwangssterilisation, S. 74–75.

172 HStAS E 151/54 Bü 6.

173 HStAS E 151/54 Bü 4.

174 HStAS E 151/53 Bü 153.

Mädchen, es falle durch ein »unfeines, hinterhältiges Wesen auf und sei bei ihren Mitschülerinnen nicht beliebt.«[175] Es wurde oft »verwarnt« und »versagte« bei den praktischen Arbeiten. Ihre Kollegin Luise Haarer[176] ergänzte und beschrieb, dass die Leistungen des Mädchens noch abnahmen. Amtsarzt Franz Schiler merkte hingegen in der Berichterstattung für das Ministerium an: »Es gingen eine Menge unnötiger Anzeigen ein; von den Schulen wurde eine grosse Zahl unbegabter Schüler gemeldet, z. B. die ganze Hilfsschule; von den Bürgermeistern, dem Städt. Wohlfahrtsamt, den Fürsorgerinnen wurden Mengen von unordentlichen Menschen angezeigt, die gar nicht unter das Gesetz fielen.«[177]

Die von ihm bemängelte Häufung unsinniger Anzeigen mit durchaus denunziatorischem Charakter nahm in den nächsten Jahren zwar ab, blieb nach seiner Einschätzung gleichwohl weiterhin ein Problem, das er dadurch zu lösen versuchte, dass er diese Anzeigen nicht zum Antrag weiterverfolgte. Einige städtische Wohnungen waren mit Fürsorgeempfängern belegt, wodurch hier die Aufsichtsbehörde schnell und einfach Zugriff zu Informationen über viele Familien hatte oder erheben konnte; die Fürsorgeschwestern besuchten und kontrollierten Familien in diesen Häusern häufig und unangemeldet. Eines dieser Häuser in Esslingen war die Mittlere Beutau 71, wo eine recht große Fluktuation an Bewohnern herrschte. Insgesamt neun Personen, die dort lebten, wurden aufgrund unterschiedlicher Diagnosen, häufig »Schwachsinn« oder »moralischer Schwachsinn«, in den Jahren 1934 bis 1944 sterilisiert.[178]

Die Fürsorgerin Helene Greeb[179] zeigte 1935 gleich drei Personen zur Sterilisation an, wurde dafür jedoch von Schiler wegen ihres unpräzisen Vorgehens gerügt. Er erklärte, er benötige Anhaltspunkte, um jemanden zu sich zur Untersuchung vorladen zu können und nicht nur einfache Vermutungen.[180] Der Bürgermeister Berkheims meldete im Jahr 1937 dem Gesundheitsamt drei epileptische, drei schwachsinnige und zwei taubstumme Einwohner.[181]

Schulvorstand Sauter listete die unterdurchschnittlich begabten Schüler und Schülerinnen sowie die bereits Schulentlassenen mit dem jeweils von ihm benannten »geistigen Schaden« oder »leibl[ichen] Gebrechen«[182] auf. So heißt es bei einem Mädchen: »Geistig langsam u[nd] träg.«[183] Hauptlehrer Stark in Esslingen meldete dem

175 Die folgenden Zitate aus: StAL FL 30/6 I Bü 898 Staatliches Gesundheitsamt Esslingen: Erbgesundheitsakten

176 Luise Haarer war Bestsellerautorin der Kochbücher: »Kochen nach Grundrezepten«; siehe als bisher einzigen Aufsatz über sie: SCHMOLL, »Iß langsam und kaue tüchtig.«

177 HStAS E 151/ 54 Bü 4.

178 Analyse des Bestands StAL FL 30/6 I; StAE Ordnungsamt 61.

179 StAL EL 76 Bü 2603 Württembergischer Kommunaler Versorgungsverband bzw. Kommunaler Versorgungsverband Baden-Württemberg, Zweigstelle Stuttgart. StAL EL 902/6 Bü 7047 Spruchkammer 11 – Esslingen: Verfahrensakten, Helene Greeb, geboren 29. Juli 1896, gest. 27. April 1974. Sie war ab 1928 Kreisfürsorgerin, trat 1937 in die NSDAP ein und wurde beim Entnazifizierungsverfahren 1948 als Mitläuferin eingestuft.

180 StAL FL 30/6 I Bü 137.

181 StAL FL 30/6 I Bü 1176.

182 Ebd.

183 Ebd.

Gesundheitsamt die Eltern eines Schulkindes als seiner Meinung nach »schwachsinnig und wahrscheinlich für Unfruchtbarmachung geeignet«.[184] Eine Fürsorgerin wurde daraufhin beauftragt, sich ein Bild der Familie zu machen, woraufhin sie sich umhörte, der Familie einen Hausbesuch abstattete und berichtete: »S. besucht die Hilfsschule und ist nach Aussage der Mutter nicht bildungsfähig. L. geht noch in den Kindergarten auf dem Kesselwasen. Die Kinderschwester dort bezeichnet ihn als schwachsinnig und schwer zu erziehen. Von dem jüngsten Kind kann noch nichts gesagt werden. Es ist ein gesundes Brustkind. Die Wohnung besteht aus 2 Zimmern. Der Haushalt ist tadellos in Ordnung. Frau B. gibt an, sie und ihr Mann hätten beide nicht besonders gut gelernt, seien aber in der Schule mitgekommen. Man sieht Frau B. an, dass sie nicht besonders hell ist, die Frage, ob genügend Gründe für eine Sterilisation vorliegen, kann nur der Arzt entscheiden, nach genauer Nachforschung ob noch mehr Fälle von Schwachsinn in der Familie vorliegen. So viel sich bei einem einmaligen Hausbesuch feststellen liess, kommt Frau B. ihren Pflichten als Hausfrau und Mutter nach. Der Säugling lag tadellos sauber in seinem Stubenwagen.«[185]

Unter den nicht beamteten Esslinger Ärzten zeigten lediglich die Ärzte Reinhold und Paul Krauß mehrere von ihnen versorgte Patienten und Patientinnen zur Sterilisation an.[186] Sie waren in ihrer Funktion als Leiter der Privatklinik dazu verpflichtet, die unter das Gesetz fallenden Männer und Frauen zu melden. Hausärzte hingegen engagierten sich in den Sterilisationsverfahren des Gesundheitsamtsbezirks Esslingen in Bezug auf die Anzeige ihrer Patienten und Patientinnen nur extrem selten. Es scheint, dass sie sich loyal gegenüber ihren Patienten und Patientinnen verhielten und Zurückhaltung übten. Quellen, in denen Hinweise auf ihre Motive erkennbar werden, konnten nicht gefunden werden.[187] Die Historikerin Astrid Ley kommt in ihrer Studie für den Bezirk Erlangen zu dem Ergebnis, dass das Handeln der niedergelassenen Ärzte nicht allein altruistische, sondern vielfach wirtschaftliche Gründe[188] hatte: »So bewiesen niedergelassene Allgemein- und Fachärzte bei der Erfüllung der Anzeigepflicht und bei der erbgesundheitlichen Sachverständigenarbeit insgesamt wenig Engagement. [...] Somit missachteten in erster Linie solche Ärzte die Anzeigepflicht, die eine kleinere Klientel besaßen und deshalb nicht nur in einem relativ engen persönlichen Vertrauensverhältnis, sondern auch in einem

184 StAL FL 30/6 I Bü 163.

185 Ebd. Name der Familie anonymisiert. Eine Sterilisation fand nicht statt.

186 StAL FL 30/6 I Erbgesundheitsgericht Esslingen. Da von der Autorin lediglich die zur Sterilisation geführten Urteile in die Analyse einbezogen wurden, kann eine präzise und gesicherte Aussage über das Anzeigeverhalten von Ärzten nicht getroffen werden. Ob diese Frage als weiteres Forschungsdesiderat exakt geklärt werden kann, ist sehr unwahrscheinlich, weil in den Fallakten der Erbgesundheitsgerichte Hinweise auf die Anzeigensteller zum Teil fehlen. Ärzte durften als Anzeigensteller auch anonym bleiben.

187 Solche Materialien könnten lediglich durch Nachlässe in kommunale Archive gelangen. Für Esslingen kann die vorliegende Studie nur den Anfang für weitere Forschungen zu ärztlichem Verhalten bilden. Eine Präzisierung müsste dahingehend erfolgen, dass unter anderem Fragen nach der Sozialisation der Ärzte, nach ihren Patienten und Patientinnen und deren Herkunft, nach ihrem Engagement in der NSDAP untersucht werden.

188 Ley, Zwangssterilisation, S. 145.

vergleichsweise starken ökonomischen Abhängigkeitsverhältnis zu ihren Patienten standen. Eine besonders konsequente Verweigerungshaltung nahmen dabei Allgemeinmediziner ein, die in der unmittelbaren Nachbarschaft ihrer Patienten lebten und praktizierten.«[189]

Hinweise auf ein ähnliches Verhalten der Esslinger Ärzteschaft findet sich in der Argumentation, Gutachten für eigene Patienten abzulehnen. Die Nervenärzte Dr. Reinhold und Dr. Paul Krauß zeigten bis auf wenige Ausnahmen nur diejenigen Patienten und Patientinnen an, die sie in ihrer Klinik stationär betreuten und wozu sie als Anstaltsleiter ausdrücklich verpflichtet waren.[190] Ihre privatärztlich, ambulant versorgten Patienten und Patientinnen meldeten sie nicht. Zudem hielten sie sich mit Gutachten, die während eines Verfahrens angefordert wurden und eigene – auch ehemalige – Patienten und Patientinnen betrafen, auffallend zurück und wiesen diese amtliche Aufforderung wiederholt zurück.[191] Bestellte Gutachten für Patienten und Patientinnen, die nicht in seiner Obhut waren, führte Dr. Reinhold Krauß hingegen umfassend aus.[192]

2.3 Das Staatliche Gesundheitsamt in Esslingen

Die Eckpfeiler zur Implementierung und Legitimierung der Sterilisationsverfahren bildeten die Erbgesundheitsgerichte und die Gesundheitsämter. Erstere wurden eigens dafür errichtet und suggerierten eine rechtsstaatliche Ordnung. Gesundheitsämter wurden aufgrund des »Gesetzes zur Vereinheitlichung des Gesundheitswesens« vom 3. Juli 1934 auf der Ebene der Oberämter geschaffen, bereits bestehende kommunale Gesundheitsämter wurden aufgelöst und gingen in den neuen Strukturen auf. Die Aufgaben, die die NS-Regierung den Ämtern zuwies, umfassten die Bereiche der Gesundheitspolizei und hier insbesondere die »Erb- und Rassenpflege«, sowie Eheberatung, Schulgesundheitspflege, Mütterberatung und Tuberkulosefürsorge und weiterhin amtsärztliche, vertrauensärztliche Tätigkeiten sowie arbeitsmedizinische Untersuchungen.[193]

In Esslingen hatten Fürsorgeaufgaben und auch Gesundheitsüberwachung bisher sowohl das städtische Fürsorgeamt und das Kreiswohlfahrtsamt als auch der Amtsarzt übernommen. Mit dem neuen Amt entstand auch in diesem Bereich die

189 Ebd., S. 339–340.

190 StAL FL 30/6 I Erbgesundheitsgericht Esslingen. Dies beschrieb Astrid Ley in ihrer Studie. LEY, Zwangssterilisation, S. 340.

191 Bei dem an Schizophrenie erkrankten Herrn I. lehnte Dr. Reinhold Krauß ein vom Amtsarzt eingefordertes Gutachten mit dem Verweis ab, dass er behandelnder Arzt sei. StAL FL 30/6 I Bü 965.

192 StAL FL 30/6 I Bü 1083. Für ein sechsseitiges Gutachten stellte Dr. Reinhold Krauß 10 RM in Rechnung.

193 Wegweisend: LABISCH, TENNSTETT, Der Weg zum »Gesetz über die Vereinheitlichung des Gesundheitswesens.« Bd. 1, S. 14–21. Spezifische Untersuchungen zu den Gesundheitsämtern während des Nationalsozialismus: VOSSEN, Gesundheitsämter, S. 325–338; NITSCHKE, Die »Erbpolizei«, S. 203–222. Zusammenfassend: LEY, Zwangssterilisation, S. 101–110.

den Nationalsozialismus charakterisierende und systemstabilisierende polyzentrische Struktur. Diese war dadurch gekennzeichnet, dass Kompetenzen nicht eindeutig geklärt waren, Parallelstrukturen existierten und sich behinderten und auch noch Monate nach der bürokratischen und personellen Neuordnung die Arbeit der Fürsorge und Gesundheitsüberwachung lähmten. Die bisherigen Kreisfürsorgerinnen mussten als Gesundheitspflegerinnen zum Gesundheitsamt übertreten und neben den neuen Aufgaben weiterhin die des Kreiswohlfahrtsamts erledigen. In einem an die Landräte ergangenen Schreiben des Innenministeriums vom 16. März 1935 hieß es: »Der Zweck der Vereinheitlichung des Gesundheitswesens liegt bei den bevölkerungspolitischen Zielen des nationalsozialistischen Staates so offenkundig klar, daß gewisse, unvermeidbare Uebergangsschwierigkeiten in Kauf genommen werden müssen. Etwa notwendig werdende nähere Anweisungen können erst ergehen, wenn die staatlichen Gesundheitsämter ihre Tätigkeit aufgenommen haben und die nötigen Erfahrungen vorliegen.«[194]

Der Aufbau des Gesundheitsamts für den Kreis Esslingen ging sehr schleppend vor sich. Zudem wurde bereits 1936 eine Änderung der Bezirke vollzogen: Der Bezirk Kirchheim wurde in den Gesundheitsamtsbezirk Esslingen integriert, was den Aufbau des Amtes erschwerte. Noch bis Anfang Januar 1936 schien es offen, ob das Gesundheitsamt seinen Sitz in Esslingen oder Plochingen nehmen werde, da die Stadt Esslingen keine adäquaten Räume anbieten konnte. In einer nicht signierten Aktennotiz des Oberamtes vom 9. Januar 1936 wurde die räumliche und personelle Situation derart skizziert: »Die Akten des Gesundheitsamts sind zerstreut in den Wohnungen von Obermedizinalrat Dr. Schott und des Stellvertreters Dr. Schiler im städt. Kinderheim und im Oberamtsgebäude, wo dem Amtsarzt seit einigen Jahren ein Registraturraum und ein fast nicht benützter Arbeitsraum zugewiesen war. Es wird Tatkraft erfordern, das Esslinger Amt wieder in geordnete Bahnen zu bringen. [...] Das erweiterte Gesundheitsamt Esslingen benötigt neben Dr. Maas mindestens zwei vollbeschäftigte Hilfsärzte, eine staatliche Gesundheitspflegerin (vorwiegend für den Innendienst) und eine Schreibgehilfin. Solange der Dienstbetrieb des erweiterten Amts nicht voll aufgenommen werden kann, genügt zunächst ein Hilfsarzt. Med. Rat Dr. Maas leistet zur Zeit vormittags in Esslingen Dienst, nachmittags erledigt er die Geschäfte für den Kreis Stuttgart-Amt in Cannstatt. Med. Rat Dr. Haffner versieht noch voll den Gesundheitsamtsbezirk Kirchheim.«[195] Das Resümee des heftig kritisierten Zustands lautete: »Nach Lage der Personal- und Raumverhältnisse beim Gesundheitsamt Esslingen wird die Überleitung der Dienstgeschäfte der bisherigen Gesundheitsämter Kirchheim und Stuttgart-Amt auf das Gesundheitsamt Esslingen kaum vor 1. April 1936 vollzogen werden können.«[196]

In den ersten Januartagen 1936 fanden wegen dieser unzureichenden Raumsituation zwischen den Vertretern des Oberamts und der Stadt Esslingen sowie der AOK Esslingen Gespräche statt. Das Resultat war, dass noch im gleichen Monat im Gebäude der AOK in der Plochinger Straße 13 eine große Wohnung für das Gesund-

194 StAL FL 410/4 II Bü 147.
195 Ebd.
196 StAL EL 20/5 I Bü 365.

heitsamt angemietet und am 16. Januar 1936 bezogen wurde. Dr. Franz Schiler, bisher Stellvertreter des Amtsarztes und Amtsverweser, wurde wegen des Umzugs noch bis Ende Januar 1936 weiterbeschäftigt.

Die Säuglings- und Mütterberatung sowie die Impfungen, die zuvor im Städtischen Kinderheim durchgeführt worden waren, konnten nach dem Umzug nun in der Plochinger Straße stattfinden, die Tuberkulosefürsorgestelle, die der vollbeschäftigte Hilfsarzt Dr. Jahnke leitete, und die Beratungsstelle für Geschlechtskranke blieben im Städtischen Krankenhaus.[197] Mit den räumlichen Strukturen wurde auch die personelle Situation verbessert: 1936 wurden die Gesundheitspflegerin Margarete Rudolph aus Schwäbisch Gmünd sowie die Schreibgehilfinnen Berta Gunzenhäuser und Charlotte Stirnkorb angestellt.[198] Vorgesehen war ein beamteter Amtsarzt als Leiter des Gesundheitsamts und ein Stellvertreter sowie weitere Hilfsärzte. Dieser selbst gesetzte hohe Standard konnte jedoch zu keiner Zeit realisiert werden.

Die Amtsärzte als Leiter bzw. stellvertretende Leiter des Gesundheitsamtes zeichneten sich bis zur Umstrukturierung durch ihr recht hohes Alter aus. Wiederholt wurden Amtsärzte nach Erreichen der Pensionsgrenze erneut zum Leiter oder stellvertretenden Leiter des Gesundheitsamtes Esslingen berufen. Die ab 1933 tätigen Amtsärzte Schott, Schiler, Zöppritz und Maas[199] gehörten der gleichen Alterskohorte an: Sie waren alle zwischen 1868 und 1874 geboren und hatten im Kaiserreich studiert und ihre Berufstätigkeit begonnen. Der Nachfolger des Dr. Karl Maas, Dr. Fritz Förstner, der 1939 die Arbeit aufnahm, war 1893 geboren worden. Damit gehörte er einer Generation an, die in der Zeit des Kaiserreichs und der Weimarer Republik antikommunistisch und deutschnational sozialisiert war. 1919 kämpfte er im Freikorps Haas[200] bei der Niederschlagung der bayrischen Räterepublik mit, 1933 trat er in die NSDAP ein.[201] Förstners Frau war in der NS-Frauenschaft aktiv, der Sohn in der HJ, die Tochter im BDM und seit 1943 Parteianwärterin. 1934 war Förstner aus der evangelischen Kirche ausgetreten und bekannte sich zu den Deutschen Christen.[202] Er hatte bereits in Langenburg und anschließend in Bad Mergentheim die Amtsarztstelle inne gehabt und die dortigen Gesundheitsämter geleitet, bevor er Leiter des größeren Gesundheitsamts Esslingen wurde. Im katholischen Bad Mergentheim war er bei seiner Arbeit im Rahmen der Sterilisationsverfahren sehr investigativ vorgegangen.[203]

197 Ebd.

198 Ebd.

199 StAL EL 902/20 Bü 31205. Maas war seit 1. Mai 1933 Mitglied der NSDAP.

200 In diesem Freikorps war auch der in Esslingen aufgewachsene SS-Mann Oskar Dirlewanger aktiv, der als Kommandeur einer SS-Sondereinheit in Weißrussland auf brutalste Weise wütete und bei der Niederschlagung des Aufstands im Warschauer Ghetto sich erneut durch besondere Grausamkeit auszeichnete. Siehe Mende, Oskar Dirlewanger; Stang, Dr. Oskar Dirlewanger; Laschet, Der ehemalige Schüler.

201 HStAS EA 151/21 Bü 202. Diesen Personalbogen füllte Förstner am 26.5.1943 aus.

202 StAL EL 902/6 Bü 5611.

203 HStAS E 151/ 54 Bü 4. Als Forschungsdesiderat bleibt zu untersuchen, wie Förstner zu unterschiedlichen Zeiten an seinen verschiedenen Dienststellen agierte.

Die Leiter der Gesundheitsämter hatten in ihrer Funktion und in den verschiedenen Aufgabenbereichen Umgang mit Menschen jeglichen Alters, sei es bei Stellungnahmen und Untersuchungen zur Gewährung von Kinder- oder Erziehungsbeihilfen, beim Ausstellen von Ehetauglichkeitsbescheinigungen, bei den vorgeschriebenen Impfungen, Reihenuntersuchungen auf Tuberkulose, dem Ausstellen von Gesundheitspässen für Mitglieder des Jungvolks, der HJ und des BDM oder bei Untersuchungen gesamter Belegschaften von Industriebetrieben. Förstner führte zudem als Vertrauensarzt des Arbeitsamtes Esslingen[204] die amtsärztlichen Untersuchungen zum Arbeitseinsatz von Frauen durch. Wie auch seine Vorgänger leitete er das Rassenpolitische Amt in Esslingen, schulte das Personal und war mit öffentlichen Vorträgen stets präsent.[205]

Die verschiedenen Aufgabenbereiche der Amtsärzte führten zu einem weit reichenden Einblick in den Alltag Einzelner, insbesondere derjenigen, die nicht der Norm entsprachen. Während die Vorgänger Förstners ihre Macht kaum nutzten, setzte er seine Entscheidungsgewalt im Sinne rassenpolitischer Vorstellungen um. So soll Förstner im Oktober 1944 einer Frau aus Plattenhardt ein ärztliches Zeugnis für den Schulwechsel ihres Sohnes abgeschlagen haben, da der Junge jüdischer Mischling sei. Nur vier Wochen später wurde die Frau zu einem Arbeitseinsatz der Organisation Todt [206] einberufen.[207] Dass der Amtsarzt bezüglich des Arbeitseinsatzes Einfluss nehmen konnte, war in der Bevölkerung bekannt und führte zu Gerüchten und Unmut wegen vermeintlicher Bevorzugungen von Parteimitgliedern und Benachteiligung von NS-Gegnern oder sogenannten jüdischen Mischlingen. Eugen Wahler, Kreisleiter der NSDAP,[208] urteilte 1943: »Dr. Förstner ist ein sehr tüchtiger, äusserst fleissiger und gewissenhafter Amtsarzt, der in jeder Hinsicht nationalsozialistisches Gedankengut auch bei seiner gesundheitsärztlichen Tätigkeit vertritt.«[209]

Im Entnazifizierungsverfahren sagte Förstners Nachfolger über ihn aus, er sei »ein sehr scharfer und überzeugter Anhänger der NSDAP und ausführendes Organ aller Anordnungen, einschließlich der zahlreichen Sterilisierungen [...], der Andersdenkende verfolgte; besonders die Frauen wurden von ihm rücksichtslos zur zwangsweisen Arbeitsleistung in Fabriken und anderen Betrieben eingesetzt«.[210]

204 HStAS EA 151/21 Bü 202.
205 StAL EL 902/6 Bü 5611.
206 Als Bauorganisation im Jahr 1938 von Fritz Todt geschaffen, war sie in den letzten Kriegsmonaten für den massenhaften Einsatz von Zwangsarbeitern und KZ-Häftlingen im Straßenbau und bei Ausbesserungsarbeiten in Deutschland und in den besetzten Gebieten und ab Herbst 1944 für die Rekrutierung sogenannter jüdischer Mischlinge mit verantwortlich. Siehe hierzu: SEIDLER, Organisation Todt, S. 140–145.
207 StAL EL 902/6 Bü 5611. Mit Unterstützung des Ortsgruppenleiters und des Landrats konnte dieser Arbeitseinsatz abgewendet werden.
208 ARBOGAST, Herrschaftsinstanzen, S. 135.
209 HStAS EA 151/21 Bü 202.
210 StAL EL 902/6 Bü 5611.

Tabelle 1: Amtsärzte des Gesundheitsamtsbezirks Esslingen

Dr. Adolf Schott	geb. 23.5.1871	Oberamtsarzt ab 1919 bis 1934[211]	
Dr. Franz Schiler	geb. 7.10.1868	1934 bis Januar 1936, dann wiederholt in Stellvertretung bis 1938 [212]	
Dr. Kurt Zöppritz	geb. 9. 2.1869	bis 1.6.1934 Oberamtsarzt Stuttgart-Amt, dann im Ruhestand. 11. September bis 6.12.1939 Leiter des Gesundheitsamts Esslingen[213]	
Dr. Karl Maas	geb. 24. 7.1874	1931–1939 Oberamtsarzt Stuttgart-Amt und ab 1936 in Esslingen	Seit Mai 1933 NSDAP-Mitglied
Dr. Fritz Förstner	geb. 27. 9.1893	Ab 1. November 1939 in Esslingen	Seit Mai 1933 NSDAP-Mitglied

2.4 Die Erbgesundheitsgerichte in Esslingen und Stuttgart

Die Mitglieder des Erbgesundheitsgerichts wurden, so sah es das Erbgesundheitsgesetz vor, vom jeweiligen Oberlandesgericht bestellt.[214] Dabei sollte darauf zu achten sein, dass sowohl der vorsitzende Richter als auch die Ärzte Kenntnisse in der Vererbungslehre aufwiesen. Loyalität zur NS-Regierung und ihren Grundsätzen wurde selbstverständlich vorausgesetzt.[215] Die jeweiligen Amtsärzte wurden stets als Mitglieder des jeweils zuständigen Erbgesundheitsgerichts berufen. Damit waren die Amtsärzte in Personalunion Leiter oder stellvertretende Leiter des Gesundheitsamts und Mitglied des Erbgesundheitsgerichts. In Esslingen wurden bei Einrich-

211 StAL E 162 I Bü 390. Er war nach Studium in Tübingen und München und Approbation 1896 u. a. Assistenzarzt in Zwiefalten, Oberarzt in der Heilanstalt Weinsberg und seit 1909 leitender Arzt der Heil-und Pflegeanstalt Stetten.

212 HStAS E 151/54 Bü 5; Schiler erhielt 1953 anlässlich seines 60-jährigen Doktor-Jubiläums das Bundesverdienstkreuz: EZ vom 15. April 1955. Er war nicht Mitglied der NSDAP. StAL EL 902/6 Bü 19847.

213 HStAS E 151/21 Bü 1740.

214 Landgerichtspräsident Dr. jur. Martin Rieger hatte sich vergeblich bemüht, die Deportation seines jüdischen Kollegen Robert Josef Bloch zu verhindern. Dr. Rieger wurde »wegen seines Eintretens für einen Juden 1943 vorzeitig in den Ruhestand versetzt.« Marx, Das Schicksal, S. 3f. Zu Martin Rieger: StAL EL 902/20 Bü 96699.

215 Dies betont: Westermann, Verschwiegenes Leid, S. 48.

tung des Erbgesundheitsgerichts 1934 als Beisitzer die Amtsärzte Dr. Adolf Schott und Dr. Franz Schiler berufen. Als nicht beamteter Arzt wurde der Chefarzt der Inneren Abteilung des Esslinger Krankenhauses Prof. Dr. Bruno Niekau[216] bestellt, der bis 1937 diese Aufgabe wahrnahm und von April 1934 bis Februar 1937 bei mindestens 100 Urteilen[217] mitwirkte. Sein Stellvertreter war der in Plochingen ansässige Dr. Hermann Kemmler.[218]

Den juristischen Vorsitz hatte bis Augst 1936 Amtsgerichtsdirektor Alfred Metzger[219] inne. Da es laut Gesetz nicht gestattet war, sowohl als Antragsteller im Sterilisierungsverfahren aufzutreten als auch im gleichen Verfahren als beamteter Arzt im Entscheidungsgremium beim Erbgesundheitsgericht mitzuwirken, waren bis Mitte 1935 Dr. Schott und Dr. Schiler in unterschiedlicher Funktion bei den Verfahren tätig. Das heißt, sie traten entweder als Antragsteller oder im Gerichtsverfahren als beamteter Arzt auf.

Der regionale Zuständigkeitsbereich der Erbgesundheitsgerichte wurde bis 1945 zweimal neu gegliedert. Zunächst war das Erbgesundheitsgericht Esslingen zuständig für das Oberamt Esslingen. Mit der Aufhebung des Gesundheitsamtsbezirks Kirchheim zum 1. Januar 1936 wurde dieser dem Gesundheitsamt und dem Erbgesundheitsgericht Esslingen zugeteilt. Zum 1. Februar 1937 wurde das bisherige Erbgesundheitsgericht in Esslingen aufgelöst. Nun hatten nur noch Amtsgerichte am Sitz eines Landgerichts bei Erbgesundheitsverfahren Entscheidungsbefugnis. Daher übernahm das Erbgesundheitsgericht Stuttgart den bisherigen bereits großen Bezirk des Esslinger Amtsgerichts und zudem noch die Amtsgerichtsbezirke Backnang, Böblingen, Kirchheim, Leonberg, Ludwigsburg, Schorndorf, Stuttgart und Waiblingen.[220]

Mit dieser letzten Strukturänderung verband sich zudem ein Wechsel der zuständigen Richter und Ärzte. Nun leitete Amtsgerichtsdirektor Dr. Ferdinand Zimmerle[221] die Sitzungen; als beamtete Ärzte waren Prof. Dr. Alfred Gastpar,[222] Dr. Karl

216 StAL EL 902/6 Bü 15965. Niekau war seit 1939 NSDAP-Mitglied.

217 StAL FL 30/6 I. Eine genaue Analyse der Arbeit einzelner Ärzte und ein Vergleich ihrer Tätigkeit stehen noch aus.

218 StAL EL 902/6 Bü 10790. Er war nicht Mitglied der NSDAP.

219 HStAS EA 4/150 Bü 757. Geb. 5. Februar 1871 in Ravensburg, seit 1. Mai 1933 NSDAP-Mitglied. StAL EL 902/1 Bü 116.

220 Zur gesamten Umstrukturierung: HStAS E 151/53 Bü 153.

221 HStAS EA 4/150 Bü 1342.

222 StAL EL 902/20 Bü 78397. Seit 1937 war er NSDAP-Mitglied – Mitarbeiter im Rassenpolitischen Amt. Er hielt beim Reichsbund der Standesbeamten Gau Württemberg 1935 einen Vortrag zum Thema: »Zusammenarbeit zwischen Standesamt und Gesundheitsamt«. Darin lobte er die »hinreissende Gestaltungskraft der nationalsozialistischen Idee unter der Führung Adolf Hitlers«. Weiter verkündete er: »Neben der Bevorzugung und Unterstützung der erbgesunden und rassisch wertvollen Familien, ist es aber auch Aufgabe des Staates, erbkranken, asozialen Nachwuchs zu verhindern, gerade deswegen, weil auch im dritten [sic!] Reich das natürliche Kräftespiel zwischen Gattungstrieb und Auslese des Lebens nicht wiederhergestellt werden kann. Es ist deshalb notwendig, die Fortpflanzung erbkranker Menschen und die Geburten körperlicher und geistiger Krüppel erheblich einzuschränken.« Gastpar, Die Aufgabe der Sonderschulen.

Jauch[223] und Prof. Dr. Walter Saleck[224] berufen. Ab 1939 wirkte auch Dr. Förstner, Leiter des staatlichen Gesundheitsamts in Esslingen, bei den Verfahren mit. Als nicht beamtete Ärzte waren Dr. Herman Schmidt und Dr. Georg Boesebeck tätig. Ab 1937 und verstärkt ab Kriegsbeginn zeigt sich durch die wiederholte Abwesenheit der jeweiligen Amtsärzte und durch Übernahme weiterer Aufgaben weniger personelle Kontinuität. Am Erbgesundheitsobergericht, der nächsthöheren Instanz, urteilten unter anderem Oberlandesgerichtsrat Dr. Paul Göz,[225] Eugen Stähle[226] vom Innenministerium und Obermedizinalrat Dr. Rudolf Camerer.[227]

Das Erbgesundheitsgericht Esslingen nahm vermutlich im April 1934 seine Tätigkeit auf: Der erste belegte Vorgang, der zur Sterilisation führte, hat die laufende Nr. 4 und wurde am Freitag, den 13. April 1934 beschlossen.[228] Meist tagte das Erbgesundheitsgericht jedoch an einem Mittwoch oder Donnerstag. Es ist davon auszugehen, dass die Zeit pro Fall, ähnlich wie an anderen Gerichten, mit zehn bis zwanzig Minuten kalkuliert war.[229]

Die Zahl der Fälle mit Entscheidungen über eine Sterilisation[230] belief sich beim Erbgesundheitsgericht Esslingen auf bis zu 13 an einem Tag, so am 5. März 1936. Am 6. Dezember 1934 waren es elf.[231] Der nicht beamtete Arzt erhielt pro Urteil eine Vergütung von 4,40 RM.[232] Zum Vergleich: Der Wochenlohn eines Taglöhners lag 1934 bei 23 RM.[233] Damit hatten die Ärzte mit ihrer Nebentätigkeit einen nicht unerheblichen Zuverdienst.

Innerhalb Württembergs arbeiteten und urteilten die Erbgesundheitsgerichte ungleich, vor allem in katholischen Regionen[234] herrschten kirchlicherseits Bedenken gegen diesen Eingriff, weshalb dort weniger Anzeigen und Anträge zur Sterilisation erfolgten. Auch bei den Mitgliedern der Erbgesundheitsgerichte bestand Unsicherheit bezüglich ihrer Befugnisse und der Rechtsprechung im Rahmen des

223 StAL EL 902/20 Bü 79152. Er war seit 1933 Mitglied der NSDAP und seit 1937 in der SS.

224 StAL EL 902/20 Bü 67492. Saleck gehörte 1919/20 wie Friedrich Mauz dem Tübinger Studentenbataillon an. Er trat 1933 der NSDAP und 1935 der SS bei. 1936 bis 1938 besuchte er die Reichsparteitage, sowie 1936 eine mehrtägige SS-Führerschule.

225 StAL F 215 Bü 74.

226 Als Beamte des württembergischen Innenministeriums – Abteilung Gesundheit organisierten Otto Mauthe und Eugen Stähle den Ablauf der »Euthanasie«-Aktion. Stöckle, Eugen Stähle und Otto Mauthe.

227 StAL E 162 I Bü 224. Obermedizinalrat Dr. Rudolf Camerer, geb. 14. Oktober 1869 in Haigerloch, hat sich auf psychiatrischem Gebiet spezialisiert.

228 StAL EL 902/15 Bü 23893.

229 Ley, Zwangssterilisation, S. 117; Fuchs, »Ich rechne für jeden Fall 20 Minuten«, S. 28f.

230 Im umfangreichen Bestand des Staatsarchivs Ludwigsburg wurden für diese Studie lediglich die Sterilisationsanträge in die Untersuchung und Analyse aufgenommen, die zu einem Sterilisationsbeschluss führten. Die negativen Sterilisationsbeschlüsse eines Tages wurden nicht erhoben. Diese Daten basieren auf der Spruchkammerakte Wagner StAL EL 902/15 Bü 23983 und StAL FL 30/6 I.

231 Ebd.

232 Belegt für das Jahr 1938. StAL FL 30/6 I Bü 254.

233 StAL FL 30/6 I Bü 46.

234 HStAS E 151/53 Bü 151, Bericht des Württembergischen Justizministeriums an den Reichsminister der Justiz Franz Gürtner datiert vom 23. Januar 1935.

Gesetzes. Obgleich die Richter rassenpolitisch geschult waren und die Auswahl der Ärzte zur Mitarbeit beim Erbgesundheitsgericht sich an deren rassenbiologischen Kenntnissen und der Loyalität zum NS-Staat orientierte,[235] urteilten die Gerichte uneinheitlich. So gab es Gerichte mit einer eher niedrigen Sterilisationsquote und andere, die über die Vorgabe des Gesetzes hinaus noch weitere Sterilisationen anordneten. Prof. Dr. August Mayer,[236] Chefarzt der Frauenklinik der Universität Tübingen, monierte in einem Schreiben an das Innenministerium vom Dezember 1934: »Vor einiger Zeit wurde uns eine Kranke zur eugenischen Sterilisation zugeschickt wegen moralischer Minderwertigkeit und Klumpfuss. Der Klumpfuss scheint mir grundsätzlich kein Grund zur Sterilisierung, da er die Anpassungsfähigkeit ans Leben nicht an sich stören muss und ausserdem mit den höchsten Geistesqualitäten verbunden sein kann. Bei der moralischen Minderwertigkeit hätte ich gedacht, dass das Mädchen zum mindestens das Leben einer Dirne geführt hat; nun ergab sich aber ein intakter Hymen.« Obgleich Mayer den Sterilisationsbeschluss nicht nachvollziehen konnte, hatte er pflichtbewusst die junge Frau operiert. Ihm als Operateur stünde »keinerlei Einspruchsrecht«[237] zu, so argumentierte er, und regte deshalb eine Tagung an, in der über die Sterilisationsentscheidungspraxis aufzuklären sei.

Drei Monate später wurden alle Mitglieder der Erbgesundheitsgerichte zu einem Seminar nach Stuttgart eingeladen, bei dem Dr. Stähle über »Weltanschauung und Erbgesundheitspflege« referierte und Dr. Göz die Praxis der Erbgesundheitsgerichte von juristischer Seite beleuchtete.[238] Ergänzend standen Vorträge über psychiatrische Erkrankungen, erbliche körperliche Leiden und die operativen Sterilisationsmethoden auf dem Programm.

Doch weiterhin blieben viele Fragen ungeklärt. Wiederholt war der Unterschied zwischen Sterilisation und Kastration unbekannt,[239] was zu großer Sorge bei den Betroffenen führte und Macht- und Bedrohungsszenarien Raum bot. So stellte Dr. Schiler im November 1935 an das Innenministerium folgende Frage: »Ein hochgradig Schwachsinniger, der sterilisiert werden soll, masturpiert [sic!]. Er ist dabei einmal von einer Frau im Wald betroffen [sic!] worden. Ein anderes Mal hat er eine Frau auf der Straße belästigt (›bedroht‹). Die Eltern wünschen nicht bloß Sterilisierung sondern Kastration, was m. E. sehr zweckmäßig wäre. Ist das zulässig? Oder kann es sogar amtlich angeordnet werden?« Die Antwort erfolgte wenige Tage darauf und legitimierte eine Kastration nicht grundsätzlich, sondern nur in dem Fall, dass ein amts- oder gerichtsärztliches Gutachten vorliegen würde, das damit klar bestätigte, den Betreffenden »von einem entarteten Geschlechtstrieb zu befreien.« Und handschriftlich wurde ergänzt: »In der übertriebenen Ausübung der Masturbation kann

235 Westermann, Verschwiegenes Leid, S. 48.
236 Zu August Mayer siehe: Doneith, August Mayer.
237 HStAS E 151/54 Bü 4.
238 HStAS E 151/53 Bü 151.
239 Ebd. Bericht des Württembergischen Justizministeriums an den Reichsminister der Justiz Franz Gürtner datiert vom 23. Januar 1935.

sehr wohl eine ernste Gefahr für die Gesundheit erblickt werden.«[240] Ob das Erbgesundheitsgericht in dem spezifischen Fall die Kastration des Mannes empfahl, ließ sich nicht klären, jedoch wurde 1937 ein in Denkendorf lebender und als »schwachsinnig« geltender Mann aufgrund des Erbgesundheitsgerichtsbeschlusses des Richters Zimmerle und der Ärzte Prof. Dr. Gastpar und Boesebeck im Städtischen Krankenhaus Esslingen[241] von Dr. Wagner kastriert.[242]

Dass bereits eine Sterilisation als massiver Eingriff empfunden wurde, äußerten Betroffene und deren Angehörige recht häufig – Ärzte mit Ausnahme des Augenarztes Dr. Fritz Landenberger[243] allerdings nicht. Das Manuskript eines undatierten Vortrags lässt seine kritische Distanz zu diesem Gesetz und dem Umgang mit Betroffenen erkennen. Er trat wiederholt als Anwalt derjenigen auf, die ihrer Fruchtbarkeit beraubt wurden und erklärte, da er selbst kinderlos geblieben war und Kinderlosigkeit als »herben Schicksalsschlag«[244] erlebte, die Gefühlswelt der von Sterilisation Bedrohten nachvollziehen zu können. Die staatlicherseits und von Vertretern der NSDAP häufig vorgebrachte Argumentation, dass Erbkranke und, was Landenberger als Facharzt für Augenheilkunde besonders interessierte, blinde Menschen nur der Allgemeinheit zur Last fielen, hielt er für noch nicht wissenschaftlich belegt. »Es besteht wohl kein Zweifel darüber, dass abgesehen von den wenigen geistigen minderwertigen Blinden, – in Blindenbrasche [vermutlich Braille gemeint- Blindenschrift, d. V.] ein überraschend lebhaftes geistiges Leben herrscht. Die Stuttgarter Blindenanstalt führt z. B. jedes Jahr ein Werk unserer Klassiker auf – nur mit Blinden! Welch große Rolle der Blinde in den Sagen fast aller Völker spielt, ist Ihnen bekannt. Ob allerdings der Blinde Homer erbkrank war oder nicht, darüber berichtet uns die Geschichte m. W. nichts.« Und bezüglich der Klassifizierung von Menschen, die dieser rassenbiologischen Maxime zugrunde lag, erklärte er: »Was mich immer wieder beklemmt, ist die Unmöglichkeit, eindeutig zu entscheiden, was ›defekte Menschen‹ sind. Und ich wage mich dem ›biologischen Denken‹ [...] nicht ohne Vorbehalt anzuvertrauen, so lange als noch so viel mit der ›Wahrscheinlichkeit‹ operiert wird. Ich frage mich auch, ob ›biologisches Denken‹ menschliches Denken ist, [...] oder ob es ein einseitiges Denken ist, ähnlich wie das materialistische Denken, vielleicht umfassender, aber doch nicht umfassend genug.«[245] Gleichwohl stellte auch Landenberger in drei Fällen die Anzeige zur Sterilisation wegen einer Retinitis pigmentosa und diagnostizierte in zwei Fällen als Gutachter diese Erkrankung. Damit agierte er in der Art, wie er seinen Vortrag beendete: »Ich habe voraussichtlich nur pflichtgemäß die Anzeige meiner erbkranken Patienten zu erstatten u[nd] nichts zu

240 HStAS E 151/54 Bü 5, Antwortschreiben Dr. Eugen Stähle an Dr. Schiler vom 22. November 1935.

241 Diese Vorgehensweise ist auch von daher erstaunlich, da das Städtische Krankenhaus keine Berechtigung zur Durchführung von Kastrationen durch das Innenministerium erhalten hatte.

242 StAL EL 902/15 Bü 23893.

243 Zu ihm, dem späteren ersten Nachkriegsbürgermeister Esslingens siehe: STRÜBER, Dr. Fritz Landenberger,

244 StAE NL Landenberger 55 A, undatiert, ca. 1934.

245 Ebd.

entscheiden, aber ich kann u[nd] will mich nicht vor einer Mitverantwortung drücken, die mir die Volksgemeinschaft auferlegt.«[246]

Die von einer Sterilisation Betroffenen mussten bei der amtsärztlichen Untersuchung und vor Gericht Intimitäten wie die Häufigkeit des Geschlechtsverkehrs und den letzten Geschlechtsakt angeben.[247] Als der 55-jährige Herr I. wegen einer Schizophrenie unfruchtbar gemacht werden sollte, formulierte er seine Ängste derart: »Es gehört doch zur Gesundheit des Menschen, dass man nicht unfruchtbar gemacht wird. Wenn man unfruchtbar gemacht wird, ist man nicht mehr gesund.«[248] Während Dr. Schiler auf die Bedenken einging und eine Sterilisation aufgrund des zurückhaltenden Verhaltens und des Alters des Kranken sowie seiner Ehefrau, die auch bereits 48 Jahre alt war, ablehnte, befürwortete Dr. Niekau die Maßnahme und argumentierte: »Auch das Lebensalter kann I. nicht von der gesetzlich vorgeschriebenen Unfruchtbarmachung bewahren, denn bei seiner Vernehmung vor dem Vorsitzenden des Erbgesundheitsgerichtes Esslingen hat I. erklärt, dass er vorehelich und ehelich je ein Kind gezeugt habe und auch jetzt noch Geschlechtsverkehr pflege. Vergl. Akten: Letzter Beischlaf vor etwa 4 Wochen. Meiner Ansicht nach fällt I. unter das Gesetz zur Verhütung erbkranken Nachwuchses, weil er geistig gestört ist und muss deshalb auch unfruchtbar gemacht werden.«[249]

Wie das Gericht jeweils in den einzelnen Fällen zu seiner Entscheidung kam, und wer in diesem Gremium welche Position vertrat, lässt sich nur schwer beurteilen. Es war nicht üblich, Diskussionsprotokolle anzufertigen oder die jeweilige Meinung zu einem Sterilisationsantrag zu formulieren oder zu begründen. Einzig Dr. Niekau schrieb, wie in dem oben zitierten Fall, häufig Expertisen. Hier fällt auf, dass er sich wiederholt auf die Gesetzeskommentare berief und eine strenge Auslegung einforderte. Da das Erbgesundheitsgericht nicht einstimmig entscheiden musste, genügte in diesem Fall die Mehrheit von Niekau und Metzger, die Sterilisation zu beschließen.

In einem ähnlich gelagerten Verfahren bezüglich der 18-jährigen M. kam Dr. Schiler zu dem Schluss: »[…] ziemlich dumm. Ziemlich geschwätzig; aber kein wirklicher Schwachsinn«, und Dr. Reinhold Krauß, der als Gutachter ebenfalls gefragt wurde, enthielt sich aufgrund der vorhandenen Unterlagen eines Urteils. Dr. Niekau hingegen berief sich »auf die Veröffentlichung des Herr Dr. Dubitscher aus der Abtl. für Erb- und Rassenpflege des Reichsgesundheitsamtes im deutschen Ärzteblatt Nr. 16 vom 20. April 1935: ›Die Bewährung Schwachsinniger im täglichen Leben‹« und plädierte für eine Sterilisierung.[250]

Auch in einem anderen Verfahren, bei dem Dr. Landenberger für den an einer Netzhautveränderung erkrankten Herrn D. einen Sterilisationsantrag gestellt hatte,

246 Ebd.
247 StAL FL 30/6 I Bü 965. Name anonymisiert.
248 Ebd.
249 Ebd.
250 StAL FL 30/6 I Bü 624. Es handelt sich hierbei um den Neurologen und Psychiater Alfred Dubitscher. Eine Kurzbiografie in: Harten, Neirich, Schwerendt, Rassenhygiene, S. 365.

befürwortete Dr. Niekau die Sterilisation. Niekau zitierte aus dem Kommentar von Gütt, Rüdin und Ruttke[251] derart: »Auch in allen einwandfreien Fällen von familiärer, aber auch scheinbar solitärer Retinitis pigmentosa (Netzhautverödung, Pigmententartung der Netzhaut) ganz gleich, ob sie dominanten oder rezessiven Erbgang aufweist, ist die Zulässigkeit der Unfruchtbarmachung gegeben.«[252]

Bezüglich einer weiteren jungen Frau, bei der die Diagnose »erblicher Schwachsinn« von deren Pflegeeltern abgestritten wurde, argumentierte Niekau im Juli 1935 erneut zu Ungunsten der von der Unfruchtbarmachung Betroffenen und erklärte: »Die Eheleute N. wollten unter Vorzeigen von sauber ausgeführten Handarbeiten der W. und Vorzeigen zufriedenstellender Arbeitszeugnisse beweisen, dass die W. nicht schwachsinnig sei und daher nicht unter das Gesetz zur Verhütung erbkranken Nachwuchses falle. Ich muss diese Laienansicht ablehnen und nach dem Ergebnis des amtsärztlichen Gutachtens und der Intelligenzprüfung die Diagnose angeborenen Schwachsinns bestätigen«.[253] Auch ein Zeugnis ihrer Vorgesetzten in der Firma Merkel & Kienlin nutzte Frau W. gegen die Strenge des Gerichts nichts. In seinem Entnazifizierungsverfahren beharrte Niekau[254] darauf, sich ausnahmslos gesetzestreu verhalten zu haben, obgleich seine Auslegung stets die strengste Form darstellte. Die von der Spruchkammer vorgenommene Überprüfung der beim staatlichen Gesundheitsamt Esslingen verwahrten Erbgesundheitsverfahren ergab ebenfalls, dass Niekau einen auffallend »strengen, dem Gesetz entgegenkommenden Standpunkt vertreten hat.«[255]

2.5 Normverletzung als Sterilisationsgrund

Die Diagnose »Schwachsinn« bot den größten Ermessens- und Interpretationsspielraum für die Erbgesundheitsgerichte. Neben unterdurchschnittlicher Begabung oder geistiger Behinderung zählten hierzu Normverletzungen auf moralischem, insbesondere sexuellem Gebiet, wie häufiger Partnerwechsel, vorehelicher Geschlechtsverkehr oder Kinder aus verschiedenen Beziehungen.[256] Die so konstruierte Diagnose »moralischer Schwachsinn« konnte allein wegen auffallenden sexuellen Verhaltens[257] gestellt werden. Leichte kognitive Einschränkungen, die ansonsten als unauffällig und gar als normal eingestuft worden wären, wurden betont, um eine Sterilisationsbegründung angeblich plausibel abzugeben. Beispiele für diese Strukturen finden sich auch an den für Esslingen zuständigen Erbgesundheitsgerichten.

251 Gütt, Rüdin, Ruttke, Verhütung.
252 StAL FL 30/6 I Bü 554. Dieses Verfahren wurde ebenfalls 1935 geführt.
253 StAL FL 30/6 I Bü 972. Name anonymisiert.
254 StAL EL 902/6 Bü 15965. Entgegen den Darstellungen in den Akten sagte Paul Krauss im Spruchkammerverfahren aus, Niekau habe sich stets gegen eine Sterilisation ausgesprochen, so lange die Diagnose nicht eindeutig war.
255 StAL EL 902/6 Bü 15965.
256 Eingehend und wiederholt befasste sich hierzu Margret Hamm. Siehe Hamm, Lebensunwert, S. 111–119. Ayass, »Asozialer Nachwuchs«.
257 Siehe hierzu auch: Buske, Fräulein Mutter, S. 182–184.

Bei Frau A. konnte das Erbgesundheitsgericht sich in einem Verfahren 1938 noch nicht auf die Diagnose »Schwachsinn« einigen, vier Jahre später, 1942 schließlich, eröffnete Medizinalrat Förstner ein erneutes Verfahren und schrieb nach der von ihm vorgenommenen Untersuchung im Gesundheitsamt: »Frau A. stammt aus einer Familie, in welcher Erbkrankheiten nicht sicher nachzuweisen sind. Sie hat die Volksschule regelrecht durchlaufen, sei aber im Rechnen nicht mitgekommen. Nach der Schulentlassung Hilfsarbeiterin in verschiedenen Fabriken. Schon früh sexuell hemmungslos. Heiratete 1929 einen Mann, 20 mal vorbestraft und Alkoholiker. 1933 Scheidung wegen Ehebruch der Frau. Seither Geburt von 4 Kindern, von denen jedes einen anderen Vater hat. Die beiden jüngsten sind mit 2 Monaten und 5 Monaten gestorben. Von den noch lebenden unehelichen Kindern leidet Kind W. an Idiotie, während das Kind G. doppelseitige Klumpfüße besitzt. Bei dem am 15.11.1942 mit 6 Monaten gestorbenen Kind bestanden Zeichen einer Störung der geistigen Entwicklung (Hydrocephalus; nicht ansprechbar); von 6 Kindern (ehelichen und unehelichen) sind 4 schwachsinnig defekt, das 5. Kind ist an Lebensschwäche gestorben. [...] Frau A. gibt an, sie sei den Männern gegenüber sehr schwach, glaube ihnen alles, was sie versprechen und nachher wollten sie nichts mehr von ihr wissen.« Die Anzeige und den Antrag zur Sterilisation stellte Dr. Förstner und notierte: »Sie wünsche selbst die Unfruchtbarmachung.«[258] Inwieweit Frau A. dazu überredet worden war oder allein die Autorität Förstners und das Wissen um Sanktionsmöglichkeiten durch das NS-Regime diesen Schritt provozierten, ließ sich nicht klären.

Im Fall von Frau K. beschrieb das Erbgesundheitsgericht ähnliche Lebensumstände und diagnostizierte bei ihr Schwachsinn aufgrund moralischer Minderwertigkeit und familiärer Belastung: »Hat 2 voreheliche und 2 eheliche Kinder. Das ältere eheliche Kind ist nicht ganz normal. Ihr Vater ist Trinker, eine Halbschwester von ihr wurde wegen Kindstötung mit Gefängnis bestraft. [...] Sie hat, wie sie selbst bestätigte, wegen Ehebruchs eine Gefängnisstrafe von 14 Tagen erlitten & hatte schon mit vielen Männern Verkehr. Es handelt sich zwar nur um Schwachsinn geringeren Grades, doch ist Frau K. moralisch minderwertig und es ist auch eine deutliche familiäre Belastung ersichtlich.«[259]

Dr. Schiler begutachtete in einem weiteren gleichartig gelagerten Verfahren die 46-jährige Katharina Z. und äußerte sich sowohl abfällig als auch betont nüchtern: »Von ihren sex. Seitensprüngen und dem Ursprung ihrer Kinder gesteht sie nichts zu. Offenbar hat sie manches auf dem Kerbholz. [...] Ihr Mann ist mir von früher bekannt; er war ein herabgekommener Säufer unangenehmer Art u. ist [es] wohl auch jetzt noch. Einen Halt hat sie an ihm jedenfalls nicht. Was die Mängel ihrer Intelligenz anbelangt, so werden diese zur Sterilisierung kaum ausreichen. Über ihre moralische Minderwertigkeit weiss ich nichts Näheres aber sie erscheint recht erheblich zu sein, so dass beides zusammengefügt, um die Unfruchtbarmachung berechtigt und notwendig erscheinen zu lassen.«[260] Amtsrichter Metzger ging der Frage nach, inwieweit ihr sogenannter Schwachsinn angeboren sei, so wie es im Gesetz

258 StAL FL 30/6 I Bü 322. Name anonymisiert.
259 StAL FL 30/6 I Bü 824. Name anonymisiert.
260 StAL FL 30/6 I Bü 978. Name anonymisiert.

erläutert war, erkundigte sich unter anderem bei der örtlichen Polizei und veranlasste zudem ein Gutachten bei der Universitätsnervenklinik Tübingen, das von der Assistenzärztin Schrittenlocher erstellt und von Prof. Dr. Gaupp gegengezeichnet wurde.[261] Die gutachterliche Äußerung vom 24. Dezember 1935 bestätigte die Diagnose »moralischen Schwachsinn« und stellte zudem eine Schwangerschaft im zweiten oder dritten Monat fest. Die veranlasste und von Prof. Dr. Niekau trotz der Schwangerschaft befürwortete Sterilisation fand am 20. März 1936 statt. Ein Schwangerschaftsabbruch ist nicht dokumentiert, ob Frau Z. zuvor eine Fehlgeburt erlitt, ist ebenfalls nicht festgehalten.

Der Umgang mit Abnormitäten lässt Rückschlüsse zu auf das Frauen- und Männerbild, Vorstellungen von gesellschaftlich üblicher Sexualität und angemessenem Verhalten in der Öffentlichkeit.[262] Auffallend erscheint, dass der Begriff des »moralischen Schwachsinns« auf Frauen aufgrund nicht angepassten Sexualverhaltens und häufigem Partnerwechsel angewandt wurde und Frauen regelmäßig zu Promiskuität befragt wurden. Keinem in dieser Studie untersuchtem Mann wurde vorgeworfen, häufigen Partnerinnenwechsel gehabt zu haben, jedoch fanden sich bei Männern wiederholt Sittlichkeitsvergehen oder exhibitionistisches Verhalten. Diese Delikte wurden nicht als »moralischer Schwachsinn« benannt, aber als kriminelles Vergehen polizeilich verfolgt. Damit orientierte sich die Diagnostik des »moralischen Schwachsinns« eindeutig an Vorstellungen geschlechtsspezifischer Negativkriterien und Vorstellungen angemessenen Sexualverhaltens.[263] Dass dies noch zu weitaus schärferen Sanktionen erweitert werden konnte, zeigt der Fall eines aus Esslingen stammenden Mannes, dessen gesamte Familie aufgrund seiner Besonderheit »kriminalbiologisch erforscht« wurde. Er wurde wegen eines vorangegangenen, nicht näher bezeichneten Sittlichkeitsdelikts nicht nur sterilisiert, sondern vielmehr im Diakonissenkrankenhaus in Schwäbisch Hall gar »entmannt«.[264]

Ein besonderes Beispiel abweichenden Verhaltens, das als »moralischer Schwachsinn (angeb.) [...] eines Psychopathen«[265] klassifiziert wurde, war die »Haltlosigkeit« und »Verschwendungssucht« eines jungen, wohlsituierten Mannes. Die Anzeige zur Sterilisation stellte sein Vormund, den Antrag zur Meldung an das Erbgesundheitsgericht bearbeitete Dr. Reinhold Krauß. Das exzentrische Verhalten des jungen Mannes passte nicht in das Bild des Mitglieds der nationalsozialistischen Volksgemeinschaft, bei der vordergründig die Devise Gemeinsinn vor Eigensinn galt. Inwieweit sein Verhalten angeboren sein konnte, oder diese Begrifflichkeit in sich Paradoxien enthielt, wurde nicht hinterfragt oder gar erklärt. In dieser Entscheidung

261 Siehe auch zur Begutachtungspraxis an der Universitätsnervenklinik Tübingen: KAASCH, Zur Alltagsgeschichte.

262 Dies zeigt sich hier jedoch als Forschungsdesiderat und kann in diesem Zusammenhang lediglich angedeutet werden.

263 SCHMUHL, Zwangssterilisation, S. 205.

264 StAL FL 30/6 I Bü 301. Bei der von Wagner 1937 durchgeführten Kastration findet sich ebenfalls der Hinweis auf ein vorangegangenes Sexualdelikt. StAL EL 902/15 Bü 23893.

265 StAL FL 30/6 I Bü 51.

wurde die Familie des jungen Mannes als erblich belastet eingestuft und damit jede weitere, möglicherweise kritische Frage beiseite geräumt.

Ob jemandem angeborener, erworbener oder erblicher »Schwachsinn« attestiert und eine Sterilisation befürwortet wurde, war für das Urteil offensichtlich irrelevant. Das Gesetz selbst bot reichlich Spielraum, den die Erbgesundheitsgerichte Esslingen und Stuttgart nutzten. Der Vater des 26-jährigen Lutz T. vertrat seinen Sohn vor dem Erbgesundheitsobergericht und legte in seinem Sinne Einspruch gegen die Sterilisationsentscheidung ein, woraufhin das Erbgesundheitsobergericht derart argumentierte: »Das Gesetz spricht auch nur von angeborenem, nicht von ererbtem Schwachsinn, indem es – abgesehen von der Gefahr der Vererbung eines anlagebedingten Schwachsinns davon ausgeht, dass Personen, die infolge angeborenen Schwachsinns zur Gründung einer Familie u[nd] zur geordneten Kindererziehung nicht in der Lage sind, auch auf Fortpflanzung verzichten sollten. Die sichere Gewähr für diesen Verzicht gibt aber – insbesondere bei Männern im fortpflanzungsfähigen Alter – allein die Unfruchtbarmachung.«[266] Deutlich wird hier, was der Historiker Johannes Vossen ebenfalls nach umfangreicher Quellenanalyse feststellen konnte: »Die Sterilisationspolitik war und blieb bis zu ihrem Ende eine aufgezwungene, von der Logik der Wissenschaft und der rassenhygienischen Gesundheitspolitik, keineswegs von der Alltagslogik der Menschen getragene Maßnahme.[267]

2.6 Sterilisationen im Städtischen Krankenhaus Esslingen

Obgleich viele zeitgenössische statistische Daten vorliegen, sind exakte Zahlen zum Gesamtkomplex der Zwangssterilisation nicht vorhanden. Gisela Bock nannte in ihrer wegweisenden Studie die Mindestzahl von 400.000 Sterilisierten; das entspricht circa einem Prozent der Bevölkerung.[268] Ebenso schwer lässt sich auf lokaler städtischer Ebene die quantitative Dimension der Sterilisationen und der abgelehnten Anträge beantworten.[269] Die von den Gesundheitsämtern im Auftrag des Innen-

266 StAL FL 30/6 I Bü 137. Name anonymisiert. Hervorhebung im Original.

267 Vossen, Gesundheitsämter, S. 276.

268 Bock, Zwangssterilisation, S. 237–238.

269 Die Zahlen sind in der bisherigen einschlägigen Literatur sehr unterschiedlich und widersprüchlich dargestellt. Es fanden kein Abgleich der Daten und keine kritische Würdigung der Daten statt. Im Begleitband der Ausstellung »Esslingen von Weimar bis Bonn« bezog sich Christine Breig auf die Zahlen, die dem Innenministerium gemeldet wurden und notierte zu der quantitativen Dimension der Zwangssterilisationen: »In Esslingen wurden von Oktober 1935 bis Dezember 1937 60 Frauen und 56 Männer unfruchtbar gemacht.« Breig, Anmerkungen, S. 329. Diese Zahlen beziehen sich jedoch nicht auf das Städtische Krankenhaus und ebenso wenig auf die Einwohner Esslingens, sondern auf den weitaus größeren Gesundheitsamtsbezirk Esslingen. Eleonora Kohler-Gehrig und Friederike Krüger kamen im Jahr 2005 aufgrund der Sichtung der Aufnahmebücher des Städtischen Krankenhauses und des Sterilisationsbuches von Dr. Wagner zu folgenden Zahlen: »In den Jahren 1934 und 1935 sind im Aufnahmebuch der Chirurgischen Abteilung der Esslinger Krankenanstalten 51 Eintragungen mit dem Hinweis Sterilisation aufgelistet. (...) Das eigens geführte Buch über Sterilisationen weist sogar 53 Eintragungen in diesen beiden Jahren auf. Die meisten

ministeriums erstellten Erhebungen erweisen sich als unvollständig, fehlerhaft und in sich widersprüchlich.

Eigene, ausschließlich die Stadt Esslingen betreffende Zahlen, wurden von den Gesundheitsämtern nicht erstellt. Eine andere Überlieferung ermöglicht es jedoch, den Blick deutlicher auf die Stadt und die im Städtischen Krankenhaus durchgeführten Sterilisationen zu richten: Denn Chefarzt Dr. Julius Wagner war bereits 1934[270] dazu berechtigt, im Städtischen Krankenhaus Sterilisationen an Männern und Frauen vorzunehmen. In anderen Esslinger Kliniken fanden keine eugenisch begründeten Sterilisationen statt, weder in der Privatklinik des Gynäkologen Dr. Sänger noch in der Privatheilanstalt Kennenburg.[271]

Die im Städtischen Krankenhaus durchgeführten Sterilisationen wurden grundsätzlich in zwei unterschiedlichen Büchern vermerkt. Zum einen wurden im Aufnahmebuch der chirurgischen Abteilung neben den Personalien, dem Aufnahme- und dem Entlasstag auch die Diagnose und der durchgeführte operative Eingriff notiert.[272] Zum anderen führten Dr. Wagner bzw. seine Mitarbeiter und Mitarbeiterinnen ein kartoniertes Heft mit der Bezeichnung »Sterilisationsbuch« für die Jahre 1933 bis 1945, das im Staatsarchiv Ludwigsburg als Anlage zu Wagners Spruchkammerakte vorliegt.[273] Auch diese auf den ersten Blick herausragenden Quellen sind widersprüchlich, da eigentlich in beiden Büchern dieselben Daten erscheinen müssten. Dies ist jedoch nicht der Fall. Im Wagnerschen »Sterilisationsbuch« wurden weitaus mehr Personen als im Aufnahmebuch genannt.[274] Im ersten sind es 226 Personen, im Aufnahmebuch 185. Diese Diskrepanz aufgrund der unterschiedlichen Quellen und verschiedener Nennungen wurde nun erstmals eingehend analysiert und die Personendaten im Rahmen dieser Studie auf ihre Plausibilität hin überprüft. Aufgrund des Abgleichs der verschiedenen Daten mit denen des Erbgesundheitsge-

Sterilisationen sind im Jahr 1936 verzeichnet. Hier finden sich 86 Eintragungen.«; Kohler-Gehrig, Krüger, Sozialdarwinismus, S. 171. Im Sterilisationsbuch wurde für jedes Jahr eine neue Zählung begonnen. Dies suggeriert eine klare Zuordnung zu dem entsprechenden Jahr, die jedoch nicht zutrifft. Dies erschließt sich erst, wenn die Aufnahmedaten und Operationsdaten miteinander in Beziehung gesetzt werden. Die Zahlen, die Eleonora Kohler-Gehrig und Friederike Krüger für Esslingen angeben, sind aufgrund des fehlenden Abgleichs der unterschiedlichen Quellen zu hoch.

270 Das Johanniterkrankenhaus Plochingen erhielt 1938 die Konzession, Sterilisationen vorzunehmen.

271 Breig, Anmerkungen, S. 328. Sie gibt an, dass in geringem Umfang in der Privatklinik Kennenburg Sterilisationen durchgeführt wurden. Dies muss nach neuerer Kenntnis revidiert werden. Es fanden in Esslingen ausschließlich im Städtischen Krankenhaus Sterilisationen aus eugenischer Indikation statt. Dorthin wurden auch zu diesem Eingriff Patienten und Patientinnen der Klinik Kennenburg verlegt.

272 StAE Krankenhausverwaltung 401–407.

273 StAL EL 902/15 Bü 23893.

274 1934 waren es 53 Personen, 1935 und 1936 zusammen 89 Personen, 1937 46 Personen, 1938 13 Personen, 1939 16 Personen, 1940 keine, 1941 eine, 1942 zwei, 1943 und 1944 jeweils 8. StAL EL 902/15 Bü 23893.

richts[275] und der Fürsorgeakten[276] konnten im Sterilisationsbuch solche Personen identifiziert werden, die, obgleich dort bereits namentlich genannt, in anderen Kliniken wie Göppingen, Waiblingen, Stuttgart sterilisiert wurden. Zudem fielen solche auf, die weder in Esslingen noch anderswo sterilisiert worden waren, bei denen jedoch ein Beschluss zur Sterilisation durch das Erbgesundheitsgericht vorlag. Hier zeigte sich, dass deren Sterilisation beispielsweise wegen einer Anstaltsverwahrung oder ihres fortgeschrittenen Alters auf unbestimmte Zeit verschoben worden war. Zudem wurde deutlich, dass einige Männer und Frauen zwar im Aufnahmebuch, aber nicht im »Sterilisationsbuch« verzeichnet waren und ihre Namen somit ergänzt werden mussten.

Betrachtet man den Aufbau und die Eintragungen des »Sterilisationsbuches«, so zeigt sich, dass zudem die Form der Buchführung zu einer falschen Beurteilung der Zahl Sterilisierter führen kann. Eine Zeile enthält verschiedene Spalten – und beginnt mit der laufenden Nummer und dem Namen des zu sterilisierenden Menschen. Diesen Daten folgen der Beschluss des Erbgesundheitsgerichts, das Datum des Eintreffens des Gerichtsbeschlusses, die Aufnahme des Patienten oder der Patientin im Krankenhaus, das Sterilisationsdatum und die Diagnose. Ein Eintrag zum Entlassungstag und das Datum, an dem der Operationsbericht an das Erbgesundheitsgericht verschickt wurde, beenden die jeweilige Spalte.

Aufgrund des Abgleichs wird deutlich: Die überzähligen Personen sind solche, für die ein Sterilisationsbeschluss des Erbgesundheitsgerichts vorlag, die Sterilisation schließlich in einer anderen Klinik vorgenommen wurde oder wegen einer Anstaltsverwahrung, einer Erkrankung oder des Alters unterblieb. In diesen Fällen fehlen in dem »Sterilisationsbuch« die Daten der Krankenhausaufnahme, des Operationstages und des Entlassungstages, der Name, der zur Sterilisation vorgesehenen Person hingegen ist bereits angeführt. Es ist davon auszugehen, dass das Erbgesundheitsgericht dem Krankenhaus und damit Wagner die Beschlüsse und Namen sofort nach dem Urteil mitteilte und er daraufhin die Operationen plante und die Männer und Frauen einbestellen ließ.

Einige Fallbeispiele belegen diese ermittelte Struktur: So findet sich 1935 unter der laufenden Nummer 27 ein 13-jähriges Mädchen, über das ein Beschluss des Erbgesundheitsgerichts vom 12. Dezember 1935 vorlag. Ein Widerspruch der Eltern gegen das Urteil des Erbgesundheitsgerichts vor dem Erbgesundheitsobergericht in Stuttgart wurde zwar abgelehnt, von einer Sterilisation wurde dennoch Abstand genommen, da das Mädchen in Mariaberg bei Gammertingen anstaltsuntergebracht war.[277]

275 StAL FL 30/6, Erbgesundheitsgericht Esslingen. Als übergeordnete Behörde fungierten die Erbgesundheitsgerichte, bei denen die Beschlüsse gefällt und an die der Vollzug gemeldet werden musste. Dieser Bestand ist sehr umfangreich, aber nicht vollständig im Staatsarchiv Ludwigsburg überliefert, und ergänzt damit Daten zu den Sterilisationen. Weitere Hinweise zu Sterilisationen und zur Tätigkeit der Erbgesundheitsgerichte tauchen in den Krankenakten der »Euthanasie«-Opfer auf und betreffen somit eine eng begrenzte Gruppe und nur wenige der Zwangssterilisierten. Z. B.: BAB R 179 und ADS V 03.

276 StAE Ordnungsamt 61, 62.

277 StAL FL 30/6 I Bü 975.

Als Nummer 39 wird im »Sterilisationsbuch« unter dem Jahr 1936 ein 15-jähriges Mädchen geführt, bei dem der Widerspruch zu keiner Aufschiebung der Sterilisation geführt hatte. Diese Operation wurde aber nicht im Städtischen Krankenhaus Esslingen, sondern in der Frauenklinik Stuttgart durchgeführt.[278] Diese Beispiele verdeutlichen, dass Daten aus unterschiedlichen Beständen zusammengesetzt werden müssen, um ein Bild der Situation im Krankenhaus Esslingen und der von Sterilisation Betroffenen aus Esslingen zeichnen zu können. Gleichzeitig bedeutet dieses Vorgehen, sich die Unzulänglichkeit und die möglichen Fehlerquellen der Daten bewusst zu machen.

Mittels dieser nun revidierten Zahlen ergibt sich Folgendes: Im Krankenhaus Esslingen führten Dr. Wagner oder einer seiner Oberärzte[279] im Jahr 1934 aufgrund von Entscheidungen der Erbgesundheitsgerichte 14 Sterilisationen an Frauen und acht an Männern durch. 1935 wurden 22 Frauen und 27 Männer einer gesetzlich beschlossenen Unfruchtbarmachung unterzogen. 1936 betraf diese Maßnahme 27 Frauen und 21 Männer; 1937 stieg die Zahl an auf 31 Frauen und 18 Männer, wobei hier ein Mann nicht nur sterilisiert sondern sogar kastriert[280] wurde. Bei einer Frau nahm Wagner zudem noch eine eugenisch indizierte Abtreibung vor. Ab 1938 nahm die Zahl der Sterilisationen deutlich ab. Im Krankenhaus Esslingen operierten Wagner und seine Kollegen noch sieben Frauen und sechs Männer, 1939 nur noch zwei Männer. Aufgrund Wagners Einberufung zum Heeresdienst als Leiter eines Feldlazaretts sank die Zahl der Sterilisationen in den Jahren 1940 bis 1942 noch weiter. 1940 fand im Krankenhaus keine Unfruchtbarmachung statt, 1941 sterilisierte Wagner eine Frau, 1942 einen Mann und eine Frau. 1943 stieg die Operationstätigkeit etwas an mit drei Frauen und fünf Männern, darunter einem als »Zigeunermischling« bezeichneten Mann. 1944 wurden sechs in Esslingen als »Zigeunermischlinge« klassifizierte Sinti sterilisiert und darüber hinaus noch eine weitere Frau und ein Mann. Im letzten Kriegsjahr nahm Wagner noch an einer Frau und einem Mann eine Sterilisation vor.

Insgesamt wurden in den Jahren 1934 bis 1945 108 Frauen und 96 Männer im Städtischen Krankenhaus Esslingen von Dr. Wagner oder seinen Oberärzten Dr. Seitz oder Dr. Noppe unfruchtbar gemacht. Im zeitlichen Verlauf manifestiert sich dort der landes- und reichsweite Trend: eine Zunahme der Unfruchtbarmachungen bis zum Jahr 1936 und ein deutlicher Rückgang ab 1938, der sich in den Kriegsjahren noch verstärkte. Im Januar 1942 wies der Reichsinnenminister Wilhelm Frick die Gesundheitsämter an, »in Zeiten, in denen Gesundheitsamt, Universitätskliniken und Krankenhäuser für kriegswichtige Zwecke stark in Anspruch genommen werden, soll der Amtsarzt das Vorliegen großer Fortpflanzungsgefahr nur in wenigen Fällen bejahen, während er in ruhigeren Zeiten mehr Anträge stellen kann.«[281]

Die häufigste Begründung für den Sterilisationsbeschluss und dessen Durchführung in Esslingen war »angeborener Schwachsinn«. Auch Reichsweit galten zwei

278 StAL FL 30/6 I Bü 1020.

279 Dies waren entweder Dr. Seitz oder Dr. Noppe.

280 StAL EL 902/15 Bü 23893. StAE Krankenhausverwaltung 403.

281 HStAS E 151/53 Bü 156.

Tabelle 2: Sterilisationen im Städtischen Krankenhaus Esslingen aufgrund des Erbgesundheitsgesetzes

Jahr	Männer	Frauen
1934	8	14
1935	27	22
1936	21	27
1937	18	31
1938	6	7
1939	2	0
1940	0	0
1941	0	1
1942	1	1
1943	5	3
1944	7	1
1945	1	1
Insgesamt:	96	108

Drittel aller Sterilisierten als »schwachsinnig«.[282] In einer zeitgenössischen Dissertation von Wilhelm Gläser zu den Erkrankten der Kreise Esslingen, Kirchheim-Teck und Stuttgart-Amt für die Jahre 1934 bis 1937 kommt der Autor nach seiner Auszählung zu dem Schluss, dass Schwachsinn in diesen drei untersuchten Landkreisen unter den »Erbkranken« am häufigsten auftritt.[283] Auffällig war überdies die im Vergleich zu den anderen Kreisen im Kreis Esslingen anteilig geringste Zahl der von diesem Autor als »erbkrank« bezeichneten Menschen.[284] Während er in Stuttgart-Amt auf eine Zahl von 0,48 % »Erbkranken« kam, waren es im Amt Kirchheim-Teck 0,25 % und im Amt Esslingen 0,19 %. Gläser erklärt dies mit dem hohen Anteil an Industriebevölkerung und bürgerlicher Intelligenz[285] im Kreis Esslingen. Weshalb in Bezug zur Gesamtbevölkerung der Anteil der Schizophreniekranken im Kreis höher war als in den Nachbarbezirken, vermochte der Autor nicht zu deuten. Gläser erwähnte nicht einmal, dass sich in Esslingen die Privatklinik Kennenburg befand, in den anderen Kreisen hingegen keine psychiatrische Einrichtung. Somit kamen für ihn als mögliche Deutung auch nicht die Klinik und ihr Klientel in Betracht. Stattdessen ließ er die Frage, warum im Kreis Esslingen vermehrt an Schizophrenie Erkrankte belegt sind, schlichtweg offen.

Betrachtet man die Zahlen der im Esslinger Krankenhaus sterilisierten Personen, so zeigt sich für das Jahr 1935 eine ähnliche Verteilung der Diagnosen. Von 42 Personen ist der Sterilisationsgrund aktenkundig: Demnach attestierte das Erbge-

282 Schmuhl, Zwangssterilisation, S. 204.

283 Gläser. Die Erbkranken in den Kreisen Eßlingen a.N.

284 Hierunter subsumierte er alle Sterilisationsfälle, unabhängig davon ob sie bereits durchgeführt waren, die Operation noch ausstand – oder eine Sterilisation abgelehnt worden war. Ebd., S. 10.

285 Ebd., S. 11.

sundheitsgericht bei 13 Männern und sieben Frauen Schwachsinn, bei drei Männern und acht Frauen Schizophrenie, bei einem Mann und drei Frauen Epilepsie, bei zwei Männern Alkoholismus, bei zwei Männern und einer Frau Taubheit, eine Frau hatte Tuberkulose und ein Mann eine Augenerkrankung. Damit bildeten die als »schwachsinnig« diagnostizierten und sterilisierten Personen im Städtischen Krankenhaus mit knapp der Hälfte aller Sterilisierten die größte Gruppe; die meisten kamen aus Esslingen, doch der Einzugsbereich reichte von den Fildern, Bernhausen, Sielmingen bis an den Fuß der Alb mit Kirchheim und Owen, nach Stuttgart und auf den Schurwald mit Hohengehren, Aichwald und Baltmannsweiler.[286] Da Untersuchungen über die Sterilisationspraxis an den benachbarten Krankenhäusern in Cannstatt, Stuttgart, Waiblingen oder Plochingen nicht vorliegen, lässt sich die Bedeutung des Esslinger Krankenhauses im Vergleich zu anderen Häusern nicht einschätzen. Sicher ist jedoch, dass in den ersten drei Jahren, als die meisten Sterilisationen vorgenommen wurden und andere Kliniken noch nicht damit betraut waren, dem Städtischen Krankenhaus Esslingen in der Region eine zentrale Rolle zukam.

Es ist gesichert, dass folgende Mitarbeiter und Mitarbeiterinnen dieser Klinik bis in Details über die Sterilisationen informiert waren: Inspektor Hindelbein von der Verwaltung, Krankenpfleger Kißling vom pflegerischen Bereich, Schwester Martha Roser, Schwester Julie Lederer, Schwester Maria Maier und die Weißzeugverwalterin[287] Waiblinger. Denn diese sieben Personen hatten im August 1934, nachdem sie über das Gesetz und seine Vorgaben, insbesondere über den Vollzug der Maßnahmen in einem ausführlichen Schreiben des württembergischen Innenministeriums informiert worden waren, eine Schweigepflichtvereinbarung[288] unterschrieben. Dass viele weitere Mitarbeiter und Mitarbeiterinnen darüber hinaus über die Vorgänge um die Sterilisationen Bescheid wussten, ist anzunehmen. Insbesondere gilt dies für die Schwestern, die im Operationssaal arbeiteten oder für die anschließende stationäre Versorgung zuständig waren, für den Pfleger der Männerstation und für die Mitarbeiter der Verwaltung und Abrechnung.

Männer und Frauen hielten sich für diese Operation unterschiedlich lang im Städtischen Krankenhaus Esslingen auf. Bei Männern sank die Verweildauer von durchschnittlich zwei Wochen Krankenhausaufenthalt im Jahr 1934 auf wenige Stunden durch ambulantes Operieren im Jahr 1937. Bei Frauen blieb die Verweildauer konstant und belief sich auf mindestens zehn Tage bis hin zu fünf Wochen. Sterilisationen von Frauen durch Röntgenstrahlen führten lediglich Universitätskliniken, nicht jedoch das Städtische Krankenhaus Esslingen durch. Bei Frauen mussten die Operationen noch mittels eines Bauchschnitts vorgenommen werden, was häufiger zu Komplikationen führen konnte.

Schon wenige Einzelfälle verdeutlichen, in welch hohem Maße die Sterilisation mit Risiken für die Operierten verbunden waren: Bei einem 23-jährigen Mann heilte die Wunde während des fünfwöchigen Krankenhausaufenthalts nicht und eiterte

286 Eigene Erhebungen aufgrund der Aufnahmebücher, der Sterilisationsbücher und der Erbgesundheitsakten.

287 Sie war für die Wäscherei und die Wäsche insgesamt zuständig.

288 StAE Wohlfahrtsamt 261.

weiterhin, so dass ihn sein Hausarzt ambulant weiter betreuen musste.[289] Die Arbeiterin Frau W. konnte ebenfalls wegen Wundheilungsstörungen[290] erst nach 5 ½ Wochen das Krankenhaus verlassen. Zudem erkrankte sie während des Krankenhausaufenthalts postoperativ an einem hartnäckigen »Blasenkatarrh«. Die 18-jährige I. hatte durch den Eingriff einen großen Bluterguss.[291] Frau A. erlitt 1943 nach der Operation einen Abort und Dr. Wagner diagnostizierte nun erst, dass sie im zweiten Monat schwanger gewesen war.[292]

Als eine besondere Form postoperativer »Problematik« wurde aus Sicht der Rassehygieniker und der Operateure die Unzulänglichkeit der Operation und somit der Misserfolg der Maßnahme angesehen. Bei Männern ließ sich dies, hatten sie häufig wechselnde Geschlechtspartnerinnen, mitunter schlecht nachweisen.[293] Bei Frauen hingegen traten mögliche Operationsfehler eindeutig in Erscheinung. Als eine im Städtischen Krankenhaus im November 1937 sterilisierte Frau im Herbst 1941 schwanger wurde und eine Fehlgeburt erlitt, stellte Amtsarzt Förstner Nachforschungen an. Dr. Wagner gab auf Nachfrage an, dass nicht er, sondern Oberarzt Seitz in Vertretung die Sterilisation vorgenommen hatte. Eine erneute Sterilisation, die direkt nach der Fehlgeburt medizinisch schwierig durchzuführen gewesen wäre, lehnte die 21-jährige Frau zu diesem Zeitpunkt ab und konnte, da ab 1. September 1939 kriegsbedingt nur besonders dringliche Verfahren durchgeführt werden sollten, eine erneute Operation und letztendliche Sterilisation verhindern.[294]

Um die Sterilisation auch gegen Widerstände durchzuführen, war es gesetzlich legitimiert – und im Gerichtsbeschluss wurde dies den Betroffenen schriftlich mitgeteilt –, dass sie bei Nichterscheinen mit einer polizeilichen Einweisung ins Krankenhaus zu rechnen hätten. Nur in außergewöhnlichen Fällen nahmen die Gerichte Abstand von dieser Maßnahme, wie bei dem Sterilisationsbeschluss der Frau T. Sie war französische Staatsangehörige und das Gericht wollte diplomatische Spannungen vermeiden. Hier dokumentierte das Gericht eigens: »von Zwang ist abzusehen.«[295]

Dissens herrschte zwischen Amtsgerichtsrat Metzger und Amtsarzt Schiler darüber, wer die polizeiliche Zwangsmaßnahme anzuordnen hatte. Metzger lehnte es ab, für die polizeiliche Vollstreckung zuständig zu sein, und betonte gegenüber Schiler: »Die Vollstreckung rechtskräftiger Entscheidungen des Erbgesundheitsgerichts ist Ihre Sache, nicht Sache des Amtsgerichts. [...] Wenn ein Unfruchtbarzumachender sich nicht innerhalb der Frist ins Krankenhaus begibt, müssen Sie die Polizei um Hilfe angehen.«[296] Die meisten Männer und Frauen beugten sich der Entscheidung, versuchten vielleicht noch einen geschickteren Termin auszuhandeln, begaben sich

289 StAL FL 30/6 I Bü 890.
290 StAL FL 30/6 I Bü 972.
291 StAL FL 30/6 I Bü 113.
292 StAL FL 30/6 I Bü 322.
293 In der Literatur zu einzelnen Kliniken wie der Universitätsklinik Tübingen und der Universitätsklinik Freiburg konnte zu Versageroperationen an Männern nichts gefunden werden; siehe: Kiessling, Die Umsetzung; Link, Eugenische Zwangssterilisationen.
294 StAL FL 30/6 I Bü 149.
295 StAL FL 30/6 I Bü 1103.
296 StAL FL 30/6 I Bü 616.

aber ins Krankenhaus. Der Hilfsarbeiter H. wandte sich bereits vor Gericht gegen eine Sterilisation, »da er nicht vorhatte zu heiraten und er es als unnötig erachtete«. Er fragte sodann freilich vor Gericht nach: »Wenn es dann dennoch sein muß, wer trägt dann die Unkosten und meinen Lohnausfall?« Seinem Anliegen, die Sterilisation erst Mitte März durchzuführen, »bei schönem Wetter, damit es besser heilen kann«, wurde aber nicht stattgegeben.[297]

Insgesamt wurden bis 1943 sechs Männer und eine Frau von Polizeibeamten in ihrer Wohnung abgeholt und so unter Zwang ins Städtische Krankenhaus Esslingen zur Sterilisation gebracht.[298] Herr A., dessen Einspruch gegen das Sterilisationsurteil zu spät eintraf, wandte sich hilfesuchend mit einem Schreiben an Hitler, da er sich in ihm einen Fürsprecher seiner Interessen erhoffte.[299] Doch dieses Vorgehen erwies sich als ebenso erfolglos wie die gleichzeitig vorbereitete Ausreise nach Frankreich, die ausschließlich dazu dienen sollte, sich der Unfruchtbarmachung zu entziehen.[300] Aufgrund eines gegen ihn anhängigen Strafverfahrens wurde er im Juli 1935 direkt vom Polizeigefängnis ins Krankenhaus verbracht und sterilisiert.[301]

Die Sterilisationskosten, die zwischen 27,50 RM und 100,58 RM lagen, übernahmen entweder die Wohlfahrtsämter oder die Krankenkassen. Die Kosten für das gerichtliche Verfahren trug generell die Staatskasse, Lohnausfall wurde auf Nachweis extra übernommen. Es gab mehrfach Direktiven, mit der Kostenübernahme eher großzügig zu verfahren, um die Sterilisationen zügig durchführen zu können und Missstimmungen bei den Betroffenen »unter allen Umständen zu vermeiden«.[302] Diese Anweisung galt auch bezüglich der Unterstützung und Vergütung bei Verdienstausfall.

2.7 Zwangsabtreibungen

Wiederholt mussten Erbgesundheitsgerichte Sterilisationsbeschlüsse aufgrund einer bestehenden Schwangerschaft der Frauen verschieben. Ob die Frauen, die eine Sterilisation befürchteten, bewusst schwanger wurden und damit die im Erbgesundheitsverfahren beschlossene Kinderlosigkeit hintertreiben wollten, ließe sich nur im Einzelfall klären. Reichsweit erschien dieser Akt des Widerstands quantitativ immerhin so gewichtig, »dass der Begriff ›Trotzschwangerschaft‹ kursierte.«[303] Das

297 StAL FL 30/6 I Bü 989. Zu Kosten siehe auch in anderen Fällen KAE F1 20/6 IV.

298 Angaben nach Durchsicht des Bestandes StAL FL 30/6 I.

299 Viele vertraten die Idee, dass Hitler für sie sorgen würde, ebenso wie die, dass er Maßnahmen, die sie als ungerecht erachteten, revidieren könnte. Daher wandten sich viele mit persönlichen Eingaben an ihn. Zur Idee des allmächtigen und sorgenden Führers: Kershaw, Der Hitler-Mythos.

300 Zu den Anstrengungen, sich der ungewollten Sterilisation zu entziehen siehe; Vossen, Gesundheitsämter, S. 276–281; Brass, Zwangssterilisation, S. 156–178.

301 StAL FL 30/6 I Bü 896.

302 Rundschreiben des Württembergischen Innenministers an die Landräte und Gesundheitsämter vom 13. Juni 1936. StAE Wohlfahrtsamt 261.

303 Bock, Sterilisationspolitik im Nationalsozialismus, S. 94.

Ausmaß des Widerstands gegen die erzwungene Sterilisation ist indessen noch nicht erforscht.[304] Die NS-Gesetzgebung wollte mit dem Änderungsgesetz vom Juni 1935[305] die Austragung der Kinder solcher »Trotzschwangerschaften« verhindern[306] und legitimierte bis zum Ende des sechsten Monats einen eugenisch indizierten Schwangerschaftsabbruch.

Im Änderungsgesetz war formuliert, dass die betroffene schwangere Frau der Interruptio zustimmen müsse. In den wenigsten Fällen lagen eine Freiwilligkeit dieser Abtreibungen und ein frei geäußertes Einverständnis vor. Meist waren die Frauen unter verschiedensten Szenarien unter Druck gesetzt worden oder sie willigten in die Maßnahme ein, ohne genau darüber informiert worden zu sein.[307]

In dem Zeitraum seit Inkrafttreten des Gesetzes bis zum Ende der nationalsozialistischen Diktatur wurden nach Angabe von Gisela Bock circa 30.000 Abtreibungen aus eugenischen Gründen vorgenommen.[308] Mindestens sieben Frauen aus Esslingen[309] waren von dieser Maßnahme betroffen, sechs galten als »schwachsinnig«, eine als psychisch krank. Die jüngste von ihnen war 17 Jahre, die älteste 41 Jahre alt. Erfolgten die Anzeigen zur Sterilisation von Ärzten, so wussten sie um die Schwangerschaft und forderten wie Dr. Paul Krauß daher ein beschleunigtes Verfahren.[310] Dr. Scholl, Frauenarzt in Esslingen, wies bei einer Sterilisationsanzeige auf die noch sehr frühe Schwangerschaft im zweiten Monat hin,[311] Amtsarzt Förstner bei einem Gutachten auf eine Schwangerschaft im fünften Monat.[312]

Fünf der sieben belegten Schwangerschaftsabbrüche fanden in den Jahren 1936 bis 1939 statt, je einer 1942 und 1943. Lediglich eine Interruptio – im Jahr 1937[313] – wurde im Städtischen Krankenhaus Esslingen von Dr. Wagner durchgeführt, alle anderen in Stuttgart in der Landeshebammenschule. Entgegen ansonsten üblicher Praxis konnte Wagner die überdies beschlossene Sterilisation nicht gleichzeitig mit dem Schwangerschaftsabbruch vornehmen, da das von ihm vorgenommene Verfahren des Abbruchs sich von dem unterschied, das die Gynäkologen in der Landeshebammenschule in Stuttgart in allen anderen Fällen anwandten. Wagner sprengte die

304 Es findet sich in den Studien zwar häufig diese Aussage, aber wenige empirische Daten dazu. Über die Motivlage von Frauen, die kurz vor einer angeordneten Sterilisation schwanger wurden, lässt sich aufgrund fehlender Aussagen ihrerseits nichts Genaues sagen.

305 Reichsgesetzblatt I, 1935, S. 773,

306 Schmuhl, Rassenhygiene, S. 161–164; Ders., Zwangssterilisation, S. 205. Die Innensicht der Sterilisierten untersuchte jüngst eingehend Westermann, Verschwiegenes Leid.

307 Zum Ausmaß und zur Praxis der Zwangssterilisation: Link, Zwangssterilisationen, S. 382–383; Czarnowski, Frauen als Mütter, S. 63; Vossen, Gesundheitsämter, S. 311–314.

308 Bock, Sterilisationspolitik im Nationalsozialismus, S. 101. In einer früheren Studie nannte sie noch 7.000 Abtreibungen. Dies ist der Grund, warum zwei unterschiedliche Zahlen kursieren. Bock, ›Zum Wohle des Volkskörpers …‹, S. 60. Eine neuere Überprüfung der Zahlen fand nicht statt.

309 Da diese Angaben mittels der Erbgesundheitsakten des Oberamts Esslingen erhoben wurden, können Frauen, deren Verfahren anderswo verhandelt wurde, nicht erfasst werden.

310 StAL FL 30/6 I Bü 286.

311 StAL FL 30/6 I Bü 159.

312 StAL FL 30/6 I Bü 624.

313 StAL FL 30/6 I Bü 255 und StAL FL 30/6 I Bü 1097.

Fruchtblase, so dass die Frau den Fötus gebären musste. Die »männliche Frucht«, so wurde dokumentiert, »war »28 cm lang«. »Die Nachgeburt« löste sich nicht selbstständig, wodurch ein hohes Risiko des Verblutens bestand, weshalb sie »bimanuell« gelöst werden musste. »Später wurde ein faustgroßes submuköses Myom spontan geboren.«[314] Aufgrund der Größe des Fötus kann von einer Schwangerschaft Mitte des 5. Monats ausgegangen werden. Zwei Monate später führte Wagner die Sterilisation durch und nach weiteren 2 ½ Wochen wurde die Frau nach Hause entlassen. Insgesamt war diese Frau zweieinhalb Monate im Städtischen Krankenhaus.

Die Ärzte der Landeshebammenschule wie der Oberarzt Dr. Waldemar Franz,[315] der 1942[316] und 1944[317] Schwangerschaftsabbrüche an zwei Esslinger Frauen vornahm, operierten die Frauen mittels eines Bauchschnitts, analog der üblichen Operationstechnik bei einem Kaiserschnitt, und exzidierten noch während der Narkose vom Uterus aus die Eileiter keilförmig. Hierbei lag die Aufenthaltsdauer zwischen zwei Wochen und einem Monat. Die Landeshebammenschule und Frauenklinik war für diese Eingriffe ausgerüstet und verfügte auch über das notwendige fachärztliche und pflegerische Wissen. Das Städtische Krankenhaus Esslingen führte hingegen bis Sommer 1941, als im ehemaligen Männerbau der Privatnervenklinik Kennenburg die Städtische Frauenklinik einzog, keine eigene gynäkologische Abteilung. Das Faktum, dass lediglich eine Abtreibung in Esslingen vorgenommen wurde, ist von daher strukturell bedingt und nicht als Zeichen der Ablehnung rassenpolitischer Positionen einzuschätzen. Zugespitzt kann formuliert werden: Hätte Esslingen vor Kriegsbeginn eine gut ausgestattete Frauenklinik in kommunaler Regie gehabt, wären dort mit Sicherheit weitaus mehr und regelmäßig Schwangerschaftsabbrüche aufgrund von Erbgesundheitsbeschlüssen durchgeführt worden. Bemerkenswert ist, dass sich auch hier wiederum ein Ermessensspielraum der Erbgesundheitsgerichte findet, denn mindestens vier Frauen aus Esslingen konnten aufgrund einer Schwangerschaft eine Sterilisation verhindern bzw. aufschieben und dies auch noch nach Inkrafttreten des Änderungsgesetzes.[318]

Zwangsabtreibungen erfolgten in Esslingen allerdings nicht nur im Kontext eugenisch indizierter Verfahren: In der seit 1941 bestehenden Frauenklinik als Abteilung des Städtischen Krankenhauses wurden mit großer Wahrscheinlichkeit Zwangsabtreibungen an Zwangsarbeiterinnen aus der UdSSR, Osteuropa und Westeuropa vorgenommen. Im Operationsbuch der Frauenklinik wurde seit 1942 bei Zwangsarbeiterinnen wiederholt die Diagnose »Blutungen« oder »Schwangerschaft« und als Operation eine »Abrasio« angegeben, was als eindeutige Hinweise auf Schwangerschaftsabbrüche interpretiert werden kann.[319] Diese Operationen folgten einer rassenpolitischen und wirtschaftlichen Logik, die jedoch im Gegensatz zu den eugenischen Zwangsabtreibungen nicht gesetzlich legitimiert waren, sondern auf

314 StAL FL 30/6 I Bü 255.
315 HStAS EA 2/150 Bü 381. Waldemar Franz wurde am 8. Dezember 1908 geboren.
316 StAL FL 30/6 I Bü 625.
317 StAL FL 30/6 I Bü 810.
318 StAE Ordnungsamt 61; StAL FL 30/6 I Bü 195; Bü 1029; Bü 1157.
319 Timm, Zwangsarbeit, S. 274f.

verschiedene Erlässe, wie die des Reichsgesundheitsführers Leonardo Conti aus dem Jahr 1943 zurückgingen. Die quantitative Dimension dieser Zwangsabtreibungen lässt sich nicht ermitteln.

2.8 Zwangssterilisationen von als »Zigeunermischlingen« klassifizierten Männern

Während bei der Sterilisation und selbst noch bei der Schwangerschaftsunterbrechung aus eugenischer Indikation Gesetze das Verfahren und die – obgleich sehr eingeschränkten – Rechte der Betroffenen regelten, unterlag die Sterilisation von Sinti und Roma und den sogenannten »Zigeunermischlingen« strukturell dem Konzept des Massenmords. Vielfältige Maßnahmen gingen der Sterilisation sogenannter »Zigeunermischlinge«, der Deportation und Ermordung der Sinti und Roma voraus und bereiteten diesen Genozid vor: So die Gründung der »Rassenhygienischen und bevölkerungspolitischen Forschungsstelle« unter Robert Ritter im Jahr 1936, der Erlass zur »Bekämpfung der Zigeunerplage« vom 8. Dezember 1938 oder der auf Anweisung Himmlers vom Reichssicherungshauptamt ergangene Festsetzungserlass vom 17. Oktober 1939, nach dem alle Sinti und Roma registriert wurden und ihren Aufenthaltsort nicht mehr verlassen durften. Die Verfolgung von Sinti und Roma kulminierte im sogenannten »Auschwitz-Erlaß« Himmlers vom 16. Dezember 1942, der mit seinen Ausführungsbestimmungen die Verschleppung und Ermordung nahezu aller im Deutschen Reich lebenden »Zigeuner« und »Zigeunermischlinge« in Auschwitz anordnete.[320] Nach der Deportation der »Zigeuner« konzentrierte sich die Kriminalpolizei auf die sogenannten »Zigeunermischlinge«, das heißt auf Menschen, bei denen ein bis drei der vier Großeltern »Zigeuner« waren. Diese Menschen lebten zuweilen in sogenannten »Mischehen« mit als erbbiologisch wertvoll erachteten Ehepartnern oder -partnerinnen oder in eheähnlichen Partnerschaften, da ihnen aufgrund ihrer Rassezugehörigkeit die Erlaubnis zu heiraten versagt worden war. Viele dieser Menschen wussten oder ahnten, was mit anderen Sinti und Roma geschah, wodurch es ein leichtes war, mit Deportation zu drohen, um eine Sterilisation zu erzwingen. Die Historikerin Heike Krokowski weist auf die besondere Form von Einschüchterung hin: »Im Fall der Zustimmungsverweigerung drohte die Einweisung in ein Konzentrationslager für die gesamte Familie.«[321] In der Hoffnung zu überleben, erduldeten sie die Sterilisation, obgleich viele von ihnen jede erdenkliche Chance suchten, dieser Operation zu entgehen. Zudem mussten sie weiterhin trotz des durchgeführten Eingriffs mit ihrer Deportation oder der von Angehörigen rechnen.

320 Vor dem Krieg lebten circa 20.000 deutsche Sinti und Roma in Deutschland. Von ihnen überlebte nur ein kleiner Teil die Deportationen in die Konzentrationslager, insbesondere in das »Zigeunerlager« Auschwitz-Birkenau. Wegweisend zu diesem Themenkomplex sind die Studien und Sammelbände: Zimmermann, Verfolgt, vertrieben, vernichtet; sowie Ders., Rassenutopie.

321 Krokowski, Die Last der Vergangenheit, S. 30.

In Esslingen führte Dr. Wagner im Städtischen Krankenhaus sieben Sterilisationen an als »Zigeunermischlingen« klassifizierten Männern durch. Der exakte Ablauf im Vorfeld des Verfahrens von der Erfassung bis zur Aufforderung zur Sterilisation lässt sich aufgrund der rudimentären Quellenlage nicht darstellen. Bei Wagners Entnazifizierungsverfahren äußerten sich einige der betroffenen Männer, so dass immerhin deren Wahrnehmung überliefert ist. Gleiches trifft auch auf Wagner zu, der sein Handeln in rechtfertigender Absicht vor dem Spruchkammerausschuss darlegte.[322]

Die Diskriminierung begann mit der Einschränkung der freien Wahl des Wohnorts und den rassisch begründeten Heiratsverboten. Einige der so klassifizierten in Esslingen lebenden »Zigeunermischlinge« nahmen erst nach 1941 die Diskriminierung wahr und erlebten sich als Ausgegrenzte. Vier von ihnen waren mit Kriegsbeginn als Soldaten bei der Wehrmacht eingezogen worden, »bis sie dann im Jahre 1941 [einer erst 1943, d. V.] als heeresunwürdig aus der Wehrmacht entlassen wurden.« In Esslingen wurden sie »und ihre Familienangehörigen, soweit sie auch Zigeunermischlinge waren, von 1941 ab des Öfteren und zu verschiedenen Zeiten von der Polizei vorgeladen, wobei ihnen zunächst eröffnet wurde, dass sie in ihrer Bewegungsfreiheit eingeschränkt seien und die Stadt Esslingen ohne besondere Erlaubnis der Polizei nicht verlassen dürften. Teilweise gleichzeitig oder auch im Laufe der Zeit wurden sie einzeln, teils mehrere zusammen, von der Polizei darauf aufmerksam gemacht, dass sie sich jedenfalls sterilisieren lassen müssten, wenn sie nicht ins KZ kommen wollten.«[323]

In Esslingen sind zwei Phasen der Zwangssterilisation an »Zigeunermischlingen« zu erkennen. Die erste betraf im Juli 1943 den 44-jährigen, in Tübingen geborenen Josef L.[324] In einem Schreiben, das wenige Tage nach der Operation verfasst wurde, hieß es, dass er sich freiwillig der Sterilisation unterzog, um »in das volle Recht eines deutschen Staatsbürgers zu kommen.«[325] Anordnende Behörde dieser Sterilisation war der »Reichsausschuss zur wissenschaftlichen Erfassung von erb- und anlagebedingten Leiden« in Berlin, der das Landratsamt Esslingen und die »staatliche Kriminalpolizei – Zigeunerfragen – Stuttgart« benachrichtigte. Das Gesundheitsamt selbst war im Gegensatz zu den Sterilisationen aufgrund des Erbgesundheitsgesetzes nicht involviert. Den Ablauf, wie die Terminabsprache mit dem Krankenhaus und die Einweisung, mussten der Landrat oder seine Vertreter übernehmen, wobei hier zunächst Unklarheiten bezüglich der Zuständigkeiten herrschten.[326] Dr. Förstner wies den Landrat eigens darauf hin, »dass das Gesundheitsamt bei der Unfruchtbarmachung von Zigeunermischlingen nicht eingeschaltet«[327] sei.

322 StAL EL 902/15 Bü 23893. Spruchkammerakte Julius Wagner.
323 Ebd.
324 Ebd. Im Internet sind Ausschnitte der Spruchkammerakten zugänglich, weswegen die dort geschwärzten Namenskürzel benutzt werden und eine weitere Anonymisierung unterbleibt. http://www.landesarchiv-bw.de/sixcms/media.php/120/45361/Wagner_Spruch1.pdf [Zugriff 28. Oktober 2014].
325 Ebd.
326 StAE Ordnungsamt 61.
327 Ebd.: Brief vom 12. Juli 1944 an den Landrat.

Dennoch blieb das Gesundheitsamt involviert, da es einen Operationsbericht erhielt, die Kostenrechnung zu prüfen hatte und Kenntnis von dem Vollzug der Sterilisation erhielt. Ein zweites Exemplar des Operationsberichts musste der Landrat an die Kriminalpolizeistelle Stuttgart schicken, die dann das Reichsinnenministerium informierte.

Josef L. hatte vergeblich bei verschiedenen Stellen in Berlin darum gebeten, von einer Sterilisation bei ihm und seinem Bruder abzusehen. Da diese Bemühungen jedoch erfolglos blieben, beschlossen beide Männer, zum Schutz vor weiteren Repressionen, der Maßnahme zuzustimmen. In Wagners Entnazifizierungsverfahren kam zudem zur Sprache, dass Josef L., nachdem ein weiterer Bruder im Konzentrationslager verstorben war, offenbar keinen anderen Ausweg mehr gesehen hätte. Josef L. wurde daraufhin im Städtischen Krankenhaus von Wagner am 16. Juli 1943 sterilisiert.[328] Die Kosten der Sterilisation übernahm das Reichsministerium des Innern.

Die zweite Phase der Sterilisationen betraf sechs Männer: Hermann L., Bruder des Josef L., Ernst H. und die Brüder Peter, Otto, Ludwig und Karl der Familie K. im Alter von 19 bis 27 Jahren. Auch die Frau von Karl K., die ebenfalls als »Zigeunermischling« klassifiziert war, sollte sterilisiert werden. Sie lehnte aufgrund einer bestehenden Schwangerschaft die Sterilisation ab und legte dem Landrat ein von ihrer Hebamme ausgestelltes Attest einer Schwangerschaft bei.[329] Die Kriminalpolizeileitstelle Stuttgart informierte die Kriminalpolizeiaussenstelle Esslingen am 21. August 1944 darüber und kommentierte: »Es liegt der Verdacht vor, dass sich A. K. dem Eingriff entziehen will.«[330] Frau A. K. musste sich daher im Städtischen Krankenhaus einfinden und gynäkologisch untersuchen lassen, inwieweit die Angaben zur Schwangerschaft korrekt wären. Unterlagen hierzu sind jedoch nicht überliefert. Ein Schwangerschaftsabbruch wäre nur aufgrund des Erbgesundheitsgesetzes möglich gewesen und hätte ihrer Zustimmung bedurft, von der nicht auszugehen war. Sie entging sowohl der Sterilisation als auch einer Interruptio. Welche Gründe dazu führten, dass keine dieser Zwangsmaßnahmen an ihr vorgenommen wurden, konnte nicht geklärt werden. Nach der Geburt des Kindes wurde sie nicht unfruchtbar gemacht. Da inzwischen ihr Mann sterilisiert worden war, schien es möglicherweise ökonomisch nicht sinnvoll, mit ihrer Sterilisation weitere Kosten ohne zusätzlichen Ertrag zu schaffen.

Am 25. Juli 1944 erhielt ihr Mann Karl K. vom Landrat bzw. von dessen Vertretung im Auftrag des Landrats[331] schriftlich die Aufforderung, sich am 31. Juli zur Unfruchtbarmachung im Städtischen Krankenhaus einzufinden. Es ist anzunehmen, dass seine Brüder ein inhaltlich gleiches Schreiben bekamen. Karl K. ließ diesen Termin verstreichen und bat stattdessen am 1. August um Aufschub, da er gerade innerhalb Esslingens umziehe. Weil ein Wohnungswechsel nur mit Erlaubnis der Polizeibehörden gestattet war, muss er davon ausgegangen sein, dass die jeweiligen

328 Ebd., auch StAE Krankenhausverwaltung 406.
329 StAE Ordnungsamt 61.
330 Ebd.
331 StAE Ordnungsamt 61, unterzeichnet war das Schreiben von Schindelin.

Beamten der verschiedenen Ämter ihre Informationen ausgetauscht hatten. Zudem war die Wohnung, in die er zog, in städtischem Besitz. Seine Sterilisation wurde verschoben, als noch über das Vorgehen um die Sterilisation seiner Frau verhandelt wurde. Am 18. August musste er sich im Landratsamt in der Ritterstraße »zur Vernehmung« einfinden, wo ihm der neue Operationstermin mitgeteilt wurde.[332]

Peter, Otto und Ludwig K. wurden hingegen am Dienstag, dem 1. August 1944, in das Krankenhaus aufgenommen. Rein formal hatten sie der Sterilisation zugestimmt, doch die Unterschrift war »durchweg unter Zwang, meistens der Drohung mit KZ, abgepresst«[333] worden, wie es der Kläger im 1947 eröffneten Spruchkammerverfahren formulierte. Da die Schwester Rosa K. am 6. Januar 1943 im Konzentrationslager Auschwitz ermordet worden war[334] und sie von diesem Tod wussten, fühlte sich die gesamte Familie äußerst bedroht. Otto K. konkretisierte und gab vor dem D & E Report (Delinquency and Error, das heißt beim Revisionsverfahren gegen Wagner, d. V.) der Militärregierung zu Protokoll: »Kriminalinspektor Litz [korrekt Lietz, d. V.] informierte mich mündlich: ›Entweder Sie stimmen Ihrer Sterilisation zu oder Sie werden das Schicksal Ihrer Schwester teilen.‹«[335] Unter diesem massiven Druck stand ebenso der jüngste Bruder Peter K., der aufgrund seiner nicht arischen Abstammung seine langjährige Freundin und Mutter der gemeinsamen Kinder nicht heiraten durfte. Er flehte noch unmittelbar vor der Operation Wagner an, die Samenleiter nicht durchzuschneiden und zu kürzen, sondern sie stattdessen nur zu unterbinden. Er hoffte, dass mit diesem operativen Vorgehen die Sterilisation zu einem späteren Zeitpunkt rückgängig gemacht werden könne.[336] Doch Wagner nahm die Sterilisation wie gewohnt vor.

In gleicher Weise, wie Otto, Peter und Ludwig K., wurden der zurückgestellte Karl K., Hermann L., dem es gelungen war, die Operation zweimal zu verschieben,[337] und Ernst H. am 29. August 1944 von Dr. Wagner in örtlicher Narkose sterilisiert und nach einer Woche aus dem Krankenhaus entlassen.

2.9 Spruchkammerverfahren und Diskussion nach 1945: Der Fall Dr. Julius Wagner

In den Nachkriegsjahren blieb das Thema der Zwangssterilisation an Behinderten, an den als erbkrank bezeichneten Menschen sowie an den Sinti und Roma außerhalb der öffentlichen Diskussion. Zwangssterilisation war individualisiert und schien lediglich Schicksal Einzelner und allenfalls noch das ihrer Familien zu sein. Da zudem dieser Akt für die größte Gruppe der Betroffenen nach einem gesetzlich vorgeschrie-

332 Ebd.
333 StAL EL 902/15 Bü 23893.
334 Ebd.
335 Ebd.
336 Ebd.
337 Ebd.

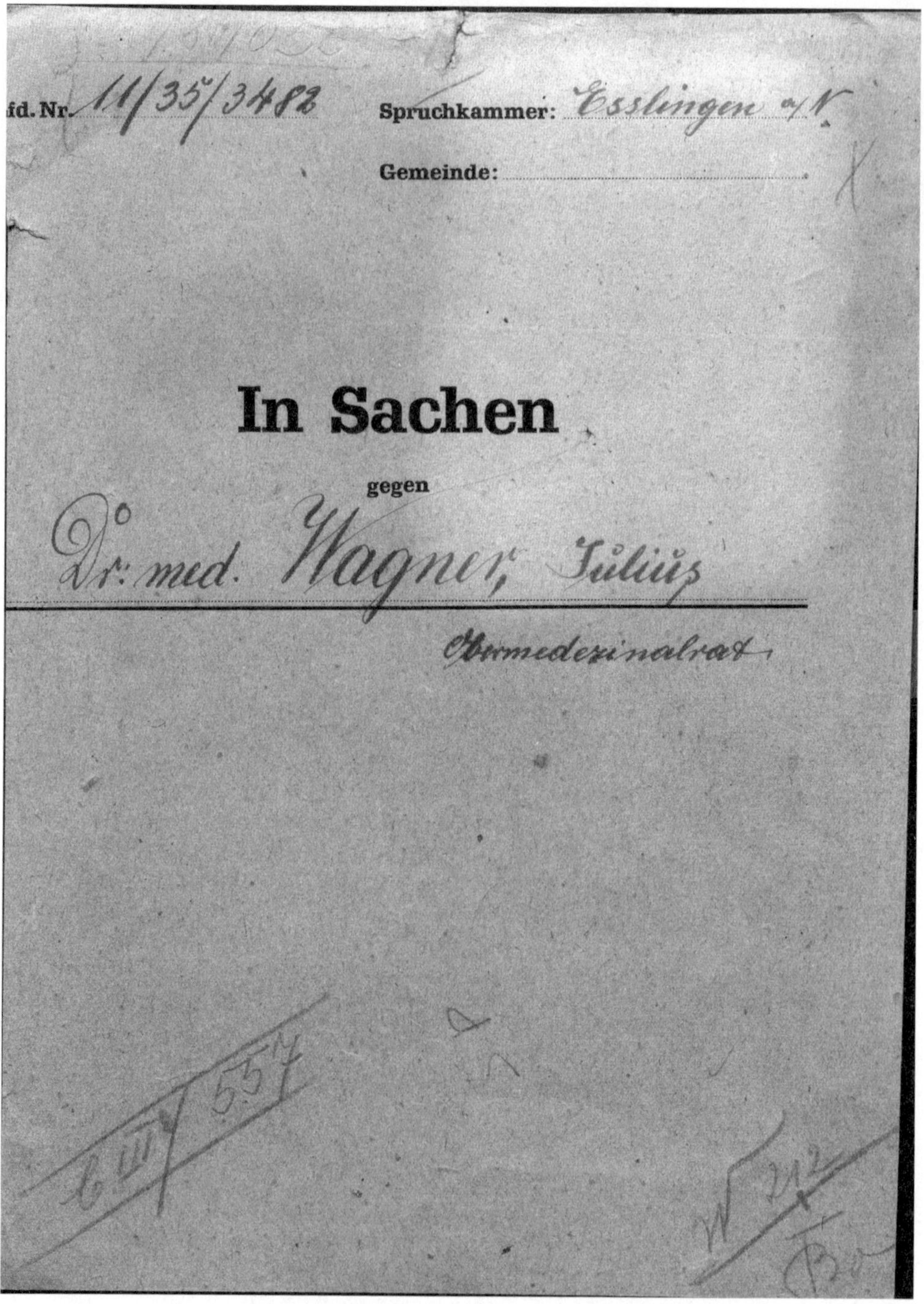

Lfd. Nr. 11/35/3482 Spruchkammer: Esslingen a/N.

Gemeinde:

In Sachen

gegen

Dr. med. Wagner, Julius

Obermedizinalrat

Abb. 3 Titelseite der Spruchkammerakte von Dr. Julius Wagner. StAL EL 902/15 Bü 23893

ben Verfahren abgelaufen war, beriefen sich diejenigen, die dabei mitgewirkt hatten, auf eine juristisch korrekte Abwicklung.

Besonderes Aufsehen in Esslingen erregte das Spruchkammerverfahren und das damit verbundene Hin und Her von Inhaftierung und Entlassung, befristetem Arbeiten und Suspendierung des Chirurgen Dr. Julius Wagner. Die sehr emotionale öffentliche Diskussion[338] in der Stadt um die Entnazifizierung der Chefärzte Wagner, Sänger und Niekau führt bereits in die Geschichte der Nachkriegsentwicklung hinein. Hier offenbart sich, wie gespalten die Gesellschaft bei der Aufarbeitung ihrer NS-Geschichte war, wie Stigmatisierte erneut ins Abseits gedrängt wurden und auch, dass eine kritische Auseinandersetzung mit dem Involviertsein in das NS-System nicht nur ausblieb, sondern persönlich und kollektiv bewusst verhindert wurde.[339]

Wagner, als Sohn des Fabrikanten Julius Wagner in Esslingen am 26. März 1889 geboren,[340] leitete seit 1930 die chirurgische Abteilung des Esslinger Krankenhauses, trat 1937 in die NSDAP ein und war überdies Mitglied in weiteren NS-Organisationen wie dem NSKK ab 1933, der NSV, dem NS-Ärztebund und dem NS-Altherrenbund. Mit Kriegsbeginn war er zum Heeresdienst einberufen, stand einem Feldlazarett vor und ab Februar 1942 in Esslingen einem Reservelazarett. Zugleich nahm er seine Chefarzttätigkeit in Esslingen wieder auf und hatte zudem noch die Funktion als beratender Chirurg beim Wehrkreiskommando. Wagner galt als hoch qualifizierter, äußerst anerkannter Arzt, dessen Tätigkeit in allen Bereichen als kriegswichtig eingeschätzt wurde. Angesichts seiner Qualifikation und des kriegsbedingten Personalmangels war er unverzichtbar.

Wie auch die anderen Chefärzte wurde er im Zuge der Entnazifizierung im September 1945 zunächst vom Dienst suspendiert.[341] Da Oberbürgermeister Landenberger sich sogleich erfolgreich bei Oberst Taylor, dem Vertreter der amerikanischen Militärregierung, um eine Wiedereinsetzung bemühte, konnten alle drei ihren Dienst ohne Unterbrechung fortsetzen. Für die meisten Bürger und Bürgerinnen in der Stadt unerwartet, wurde Wagner aber am 26. März 1946 inhaftiert, und »kam erst hier in Verwahrung und wurde dann in ein englisches Lager gebracht, wo sich zahlreiche Prominente der Industrie befanden«,[342] wie Oberbürgermeister Fritz Landenberger in seinem Bericht notierte. Grund der Festnahme und Internierung des Chefarztes war der Verdacht, sich mit der Sterilisierung der Sinti in den Jahren 1943 und 1944 eines Kriegsverbrechens schuldig gemacht zu haben. Die Bevölkerung solidarisierte sich mit Wagner. Wagners Unterstützergruppe benannte recht schnell als Drahtzieher der in ihren Augen stattgefundenen Diffamierungskampa-

338 Auch dargestellt von JENKNER, Vom schmalen Pfad zwischen Anpassung und Verstrickung.

339 Diese Beschreibung der Nachkriegsgesellschaft manifestiert sich in dem Spruchkammerverfahren. Stefanie Westermann argumentiert in gleicher Weise. WESTERMANN, Verschwiegenes Leid, S. 196.

340 Er besuchte in Esslingen das Georgii-Gymnasium.

341 StAE NL Landenberger 100, S. 73.

342 StAE NL Landenberger 101, S. 143. Um welches Lager es sich handelte, konnte nicht eruiert werden.

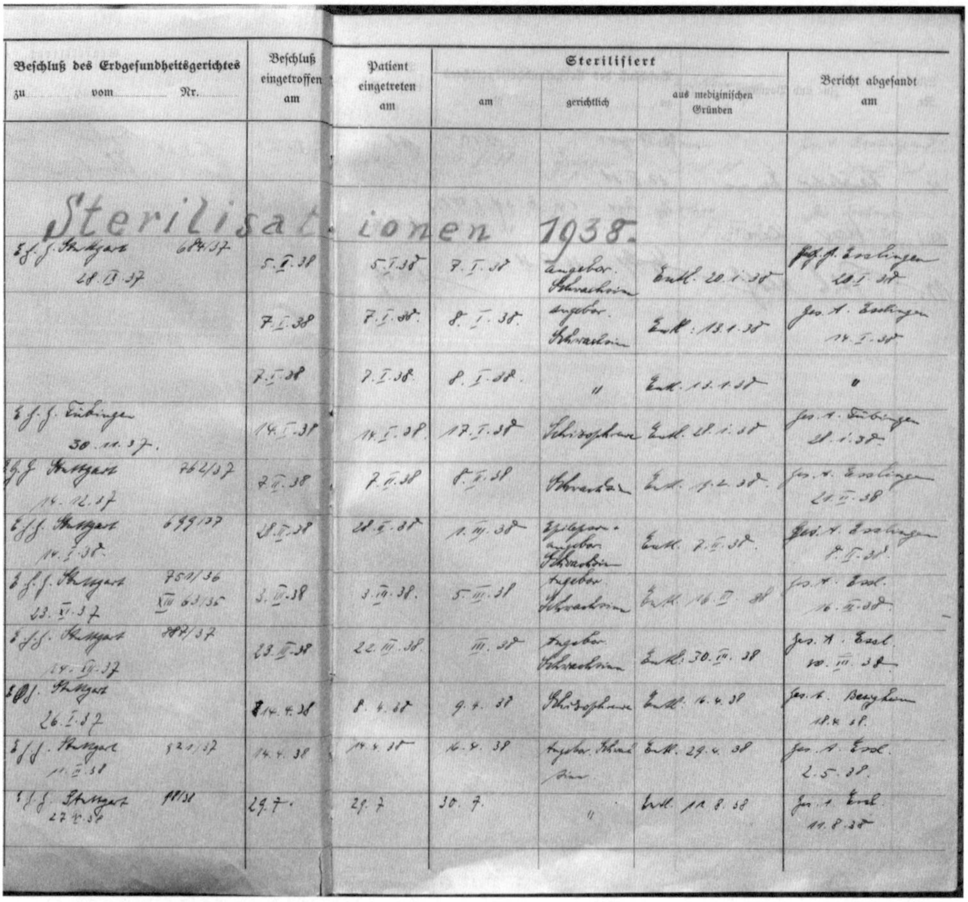

Beschluß des Erbgesundheitsgerichtes zu ... vom ... Nr. ...	Beschluß eingetroffen am	Patient eingetreten am	Sterilisiert am	gerichtlich	aus medizinischen Gründen	Bericht abgesandt am
Sterilisationen 1938						
E.G.G. Stuttgart 684/37 28.XI.37	5.I.38	5.I.38	7.I.38	angebor. Schwachsinn	Entl. 20.1.38	Erb.G. Esslingen 20.I.38
	7.I.38	7.I.38	8.I.38	angebor. Schwachsinn	Entl. 18.1.38	Ges.A. Esslingen 14.I.38
	7.I.38	7.I.38	8.I.38	"	Entl. 11.1.38	"
E.G.G. Tübingen 30.11.37	14.I.38	14.I.38	17.I.38	Schizophrenie	Entl. 28.1.38	Ges.A. Tübingen 28.1.38
E.G.G. Stuttgart 762/37 14.12.37	7.II.38	7.II.38	8.II.38	Schwachsinn	Entl. 19.2.38	Ges.A. Esslingen 24.II.38
E.G.G. Stuttgart 699/37 14.I.38	28.II.38	28.II.38	1.III.38	Epilepsie, angebor. Schwachsinn	Entl. 7.II.38	Ges.A. Esslingen 7.II.38
E.G.G. Stuttgart 750/36 XIII 63/36 23.XI.37	3.III.38	3.III.38	5.III.38	angebor. Schwachsinn	Entl. 16.III.38	Ges.A. Essl. 16.III.38
E.G.G. Stuttgart 887/37 14.II.37	23.III.38	22.III.38	III.38	angebor. Schwachsinn	Entl. 30.III.38	Ges.A. Essl. 30.III.38
E.G.G. Stuttgart 26.I.37	8.4.38	8.4.38	9.4.38	Schizophrenie	Entl. 16.4.38	Ges.A. Besigheim 18.4.38
E.G.G. Stuttgart 520/37 11.III.38	14.4.38	14.4.38	16.4.38	angebor. Schwachsinn	Entl. 29.4.38	Ges.A. Essl. 2.5.38
E.G.G. Stuttgart 11/38 27.4.38	29.7.	29.7	30.7.	"	Entl. 11.8.38	Ges.A. Essl. 11.8.38

Abb. 4 Spruchkammerakte von Dr. Julius Wagner mit Eintrag von Sterilisationen im Jahr 1938. StAL EL 902/15 Bü 23893

gne die Militärregierung, das Ministerium für politische Befreiung und seinen Minister Gottlob Kamm, die Esslinger Sozialdemokraten und Kommunisten und überdies die Sinti selbst. Dem Esslinger Oberbürgermeister Landenberger warfen sie vor, untätig gewesen zu sein und sich nicht offensiv für Wagner eingesetzt zu haben.

Landenberger beschrieb die Stimmung derart: »Um diese Zeit erzählte mir Stadtrat Ruess (KPD), dass im Zusammenhang mit der Verhaftung Dr. Wagner's seine Mutter auf der Strasse nicht mehr gegrüsst werde und man zu seiner Tochter gesagt habe, es wäre besser, ihr Vater wäre im Konzentrationslager umgekommen.«[343] Und weiter berichtete Landenberger, einen Tag nach Wagners Festnahme habe ein Pfarrer folgendes geäußert: »Was das Gewaltregiment und gewissenloses Bonzen-

343 Ebd., S. 144.

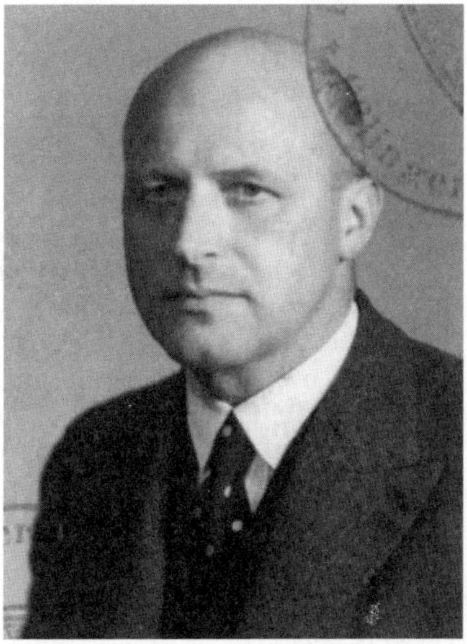

Abb. 5 Passfoto von Dr. Julius Wagner.
StAE Meldebescheinigung für die Ausstellung einer Kennkarte 1946

tum des Nazismus im Volk noch übriggelassen haben an Gutem und Wertvollem, wird jetzt durch die Entnazifizierung vollends zerschlagen, und überall entsteht eine erschreckende Leere und Verwirrung und hemmende Schlamperei oder Gleichgültigkeit.«[344]

Am Sonntag, 27. Oktober 1946, wurde Wagner wieder aus der Haft entlassen. Am gleichen Tag abends detonierte vor dem Gebäude der Spruchkammer Esslingen, dem Amtsgericht in der Ritterstraße 8, eine Sprenggranate, was zu weiteren Gerüchten und Mutmaßungen führte. Drei Wochen später konnte man als Täter die Gruppe um den jungen ehemaligen SS-Mann Siegfried Kabus festnehmen. Sie hatte eigens Spruchkammern als Ziel ihrer Anschläge gewählt, um dadurch den Aufbau demokratischer Strukturen gewaltsam zu stören.[345]

Nach Wagners Entlassung erwirkte Landenberger beim Ministerium für politische Befreiung für ihn[346] eine Sondergenehmigung, mit der er bis auf Widerruf seine Arbeit aufnehmen durfte. Nach Querelen mit der Krankenhausverwaltung musste Wagner auf Veranlassung der Militärregierung bereits am 11. November 1946 wieder seine Arbeit niederlegen. Hinter vorgehaltener Hand sprach man von Intrigen der neu in der Stadt arbeitenden Ärzte gegen die ehemaligen.[347] Nach einem weiteren Eklat, bei dem Dr. Smittka, der Arzt, der Wagners Stelle interimsmäßig inne hatte, in seinem Entnazifizierungsverfahren bewusst eine falsche Selbstauskunft gegeben

344 Ebd., S. 183f.
345 Ernst, Terroranschläge, S. 10.
346 Eine besondere Erlaubnis zu praktizieren erhielten zeitgleich auch Niekau und Kemmler.
347 StAE NL Landenberger 101, S. 194.

hatte, wurde dieser sofort am 16. Dezember 1946 entlassen und Wagner stattdessen für sechs Wochen befristet eingesetzt.[348]

Die Diskussion unter den Gemeinderäten verlief in dieser gesamten Ärztefrage äußerst kontrovers. Sie reichten von der Forderung, die Entnazifizierung und die Wiederbeschäftigung der Ärzte doch zu trennen und den Notstand im Krankenhaus als solchen anzuerkennen, bis hin zur Kritik, dass von außen kommende Ärzte vom Ministerium für Befreiung protegiert würden, und dem deutlichen Hinweis, dass die Verschärfung der Maßnahmen zur Entnazifizierung selbst verursacht seien.[349] Die Ärztefrage geriet immer mehr zu einem Schauplatz parteipolitischer Auseinandersetzungen und es zeigte sich, dass erst nach Abschluss der Spruchkammerverfahren tragfähige Personalentscheidungen gefällt werden konnten. Da die Verfahren sich jedoch verzögerten und Wagners Arbeitserlaubnis vom Ministerium in Absprache mit der Militärregierung stets nur für wenige Wochen erteilt wurde, stieg der Unmut in der Bevölkerung. Eine erneute Entlassung führte gar dazu, dass von einer »Revolte«[350] im Krankenhaus die Rede war. Unterstützer Wagners, Geschäftsinhaber, Bäcker und Metzger, sammelten Unterschriften für seine Wiedereinsetzung und hatten innerhalb kürzester Zeit 1.500 bis 2.000 beisammen – später ist gar von 13.300 die Rede,[351] die sie Captain Semaschko, dem nun zuständigen Vertreter der Militärregierung, übergaben. Die Divergenz der Angaben zur Zahl der Unterschriften ist entweder ein sich wiederholender Schreibfehler oder darauf zurückzuführen, dass sich die niedrigere Zahl auf den Stand von Anfang Februar 1947 bezieht und die höhere auf Mitte März, als die Sympathie- und Mitleidsbekundungen und Parteinahmen für Wagner auch aufgrund des plötzlichen Todes seiner Frau einen weiteren Höhepunkt erfuhren. Am 7. März hätte Landenberger die Interimslösung beenden und Wagner entlassen sollen, was er jedoch entschieden verweigerte, da Wagners Ehefrau genau an diesem Tag einem drei Tage zuvor erlittenen Schlaganfall erlegen war. Die Entlassung folgte dann am 15. März. Viele, auch Landenberger, sahen den Tod von Wagners Ehefrau in ursächlichem Zusammenhang mit dem Hin und Her von Einstellung und Entlassung und den Beschuldigungen, Wagner habe ein Kriegsverbrechen begangen.[352]

Inzwischen war die Interimsfrist abgelaufen, die Chefarztstelle offiziell ausgeschrieben und die Klageschrift des öffentlichen Klägers am 21. Februar 1947 an die Spruchkammer Esslingen ergangen. Gleichzeitig hatte Wagner über seinen Anwalt unzählige entlastende Aussagen für sein gegen das NS-Regime gerichtetes Verhal-

348 Ebd., S. 195.

349 StAE GRP: Sitzung der Verwaltungsabteilung vom 11. Dezember 1946 § 253.

350 StAE GRP: Sitzung der Verwaltungsabteilung vom 22. Januar 1947 § 21.

351 StAE GRP vom 5. Februar 1947 § 21; StAE NL Landenberger 89/2: Aktennotiz vom 17. März 1947. Im ersten Dokument werden 1.500 bis 2.000 Unterschriften genannt, in einer Aktennotiz des Gesprächs mit Semaschko, unterzeichnet von Hans-Karl Riedel, wird die Zahl von 13.300 angeführt.

352 StAE NL Landenberger 89/2: Brief Landenbergers an Captain Semaschko vom 15. März 1947.

ten, sogenannte Persilscheine,[353] gesammelt. In dieser erhitzten Stimmung trafen am 28. April 1947 Wagner und sechs der sieben zwangssterilisierten Sinti bei der Spruchkammerverhandlung aufeinander.

Zentrale Fragestellung in dem Spruchkammerverfahren Wagners war die der Sterilisation an den »Zigeunermischlingen« 1943 und 1944. Die Esslinger Kammer versuchte zu klären, inwieweit politische Motive Wagners Handeln bestimmten oder er vielmehr, so wie er es darstellte, selbst politisch unter Druck stand. Die Verhandlung begann um 14 Uhr und dauerte neun Stunden, 18 Zeugen wurden gehört, sechs von ihnen waren die Zwangssterilisierten, zwölf dienten der Verteidigung Wagners. Trotz der Forderung des Klägers, Wagner in die Kategorie der »Hauptbeschuldigten« einzureihen, weil er »sich als Arzt einer Krankenanstalt an Grausamkeiten beteiligt [... und] aus politischen Beweggründen Verbrechen gegen Opfer des Nationalsozialismus begangen hat,«[354] stufte die Spruchkammer Wagner schließlich als »Mitläufer« ein und argumentierte folgendermaßen: »Der Betroffene hat bei der Durchführung der Sterilisationen, wie erwiesen ist, den Willen, die nat.soz. Gewaltherrschaft zu fördern nicht gehabt. Sein Handeln war vielmehr bestimmt durch das Bestreben, den Zigeunermischlingen in ihrer Notlage zu helfen, nämlich durch die Vornahme der Sterilisationen, diese vor Schlimmerem zu bewahren. Es war weiter bestimmt durch die Besorgnis um das eigene Schicksal im Falle eines Widerstandes gegen den behördlichen Auftrag.«[355] Wagners mögliche Notlage gewichtete die Spruchkammer recht hoch, während der Kläger erfolglos bemüht war, diese zu relativieren, indem er feststellte: »Es mag zwar sein, dass der Betroffene auch unter bestimmtem Zwang stand und handelte. Seiner Auffassung, dass er im Falle der Weigerung, die Sterilisation durchzuführen, mit KZ hätte rechnen müssen, kann jedoch nicht ohne weiteres gefolgt werden. Man hätte voraussichtlich im 6. Kriegsjahr auf einen Chirurgen von dem Ansehen des Betroffenen kaum verzichtet und verzichten können. Der Betroffene unterstand seinerzeit der Wehrmacht. Es ist deshalb kaum anzunehmen, dass er wegen der Verweigerung der auf ganz anderem Sektor liegenden Operationen überhaupt zur Rechenschaft gezogen worden wäre.«[356]

Das milde Urteil, wie auch der Verlauf der Verhandlung, waren ein Eklat und führten zu heftiger Kritik der Militärregierung, der Sozialdemokraten und Kommunisten an diesem Verfahren. Sie monierten sowohl die Verhandlungsabfolge wie auch die Auswahl der Spruchkammermitglieder und sahen dieses als Teil einer Strategie, die Belastungszeugen einzuschüchtern: denn zunächst waren die Entlastungszeugen über 5 ½ Stunden hinweg und dann erst die Belastungszeugen nach ebenso langem Ausharren gehört worden. Diese gesamte Zeit hinweg mussten die Sinti in

353 Zur Problematik der Entnazifizierung siehe vor allem die Arbeiten Frei, Vergangenheitspolitik; Niethammer, Mitläuferfabrik; Vollnhals, Entnazifizierung. Niethammer betonte bereits, dass je höher der gesellschaftliche Status der sich vor der Spruchkammer zu rechtfertigenden Person war, desto umfangreicher die Zahl der vorgelegten ›Persilscheine‹. Ders., S. 614.

354 StAL EL 902/15 Bü 23893: Klageschrift vom 20. Februar 1947 verfasst von Dr. Klaiss.

355 Ebd., Spruch vom 28. April 1947.

356 Ebd., Klageschrift vom 20. Februar 1947 verfasst von Dr. Klaiss.

dem Zeugenraum auf ihre Befragung warten und hörten dabei die Reaktionen des Publikums auf Plädoyers der Anklage oder Verteidigung, wie lautes Trampeln sowie Rufe der Empörung oder Beifallslaute. Zudem durften Anhänger Wagners als Zuschauer den Verhandlungsraum über den Zeugenraum betreten, während Verwandte der Sinti nicht mehr in den Saal gelassen wurden. »Die Stimmung im Gericht war zu 95 % für Dr. Wagner, die ihn als Götzen anbeteten«,[357] schilderten die Sinti. Die Belastungszeugen erlebten den Gerichtssaal als eine Mauer von Feinden,[358] und mussten sich rechtfertigen, obgleich sie als Zeugen der Anklage eingeladen waren.

Eine Woche nach dieser Urteilsverkündung legten die von der Zwangssterilisation durch Wagner ihrer Fruchtbarkeit beraubten Sinti Widerspruch gegen das Spruchkammerurteil ein. Auch die Militärregierung unterstrich, dass der Spruch zu milde und daher falsch sei. Die Presse nahm ausführlich zu dem ungerechten Verfahren Stellung; der angegriffene öffentliche Kläger, Dr. Klaiss, bat Minister Kamm, ihn von seinem Amt zu entbinden. Das Ministerium selbst musste nun agieren und unterstützte die Untersuchung der US-Militärregierung. Der daraufhin von ihr verfasste so genannte Delinquency & Error Report berichtete über den Prozess derart: »Vor Beginn der Verhandlung war der Raum vor dem Gerichtssaal überfüllt mit Menschen, die hinein wollten. Die Polizei musste sie zurückschicken, da im Gerichtssaal kein Platz mehr war. Die Leute waren interessierter als je zuvor. Unter den Zuhörern befanden sich verschiedene Ärzte, Industrielle, ehemalige Nazis, ehemalige Hitlerjugendführer und BdM-Führerinnen. Die meisten dieser Leute waren persönliche Freunde Dr. Wagners. Auch einige Vertreter der politischen Parteien und der Presse waren anwesend. – Es gab jedes Mal viel Protest wenn die Dinge nicht liefen, wie die Leute wollten und als der öffentliche Kläger Arbeitslager beantragte. Der Vorsitzende musste mit Räumung des Gerichtssaales drohen. Das Gesamtbild war. Auf der einen Seite das Gericht. Die einzigen fähigen Männer waren der Vorsitzende und der Kläger, die Beisitzer schienen Durchschnittsmenschen zu sein, die mit der Arbeit nicht sehr vertraut waren. Auf der anderen Seite die gesamte Intelligenz, vertreten durch den ausgezeichneten Anwalt und die Zeugen der Verteidigung, die stadtbekannte Menschen waren. Es war überraschend, dass die Zeugen der Verteidigung zuerst gehört wurden, was kein ordnungsgemäßer Verlauf sein kann und dass so viel Zeit für die Verteidigung verwendet wurde.«[359]

Die Stuttgarter Zeitung notierte unter dem Titel »Krise in der Entnazifizierung in Eßlingen«[360] folgendes: »Unparteiische Beobachter, die der Verhandlung beiwohnten, gewannen den Eindruck, daß der Sitzungsaal voller Leute war, die für Dr. Wagner sympathisierten, daß diese Leute aber nicht die Meinung der gesamten Bevölkerung darstellen, daß die Spruchkammer ebenfalls für Dr. Wagner eingenommen war. [...] Das Urteil schien vorher abgesprochen worden zu sein. Außerdem erweckten die vorher verfaßten Bittschriften und Aeußerungen der Zuhörer im Sit-

357 Ebd., Widerspruch gegen das Spruchkammerurteil vom 5. Mai 1947.
358 Ebd.
359 StAL EL 902/15 Bü 23983: Report vom 22. Mai 1947.
360 Stuttgarter Zeitung vom 21. Mai 1947. Die Eßlinger Zeitung erschien erst wieder ab Februar 1949.

zungssaal den Eindruck, als ob die öffentliche Meinung für Dr. Wagner organisiert worden sei. [...] Der Leiter der SPD Eßlingen, Karl Hettich, hat seine Auffassung im ›Volkswillen‹ folgendermaßen ausgedrückt: ›sehr geschickt ließ der Vorsitzende die Entlastungszeugen ‚leerlaufen' und die Belastungszeugen wurden nur soweit es unumgänglich notwendig war, herangezogen. Außerdem waren Beisitzer gewählt worden, die gar keine oder sehr wenig Erfahrungen in öffentlichen Verhandlungen hatten.«[361]

Nachdem die Stuttgarter Spruchkammer als zweite Instanz beauftragt war, den Fall zu übernehmen und doch nicht aktiv wurde, übernahm die Spruchkammer Ludwigsburg das Verfahren und verhandelte am 23. April 1948 abermals.[362] Auch diese Kammer folgte der Argumentation Wagners, die Sterilisationen letztlich als lebensrettende Maßnahme zu bewerten, und resümierte, dass Wagner die Sinti »sterilisierte, um sie so, nach ihrer und seiner eigenen Überzeugung, vor dem KZ, vor Greueltaten, Grausamkeiten und wahrscheinlich auch dem Tod zu bewahren.«[363] Das Urteil der ersten Spruchkammer wurde bestätigt und Wagner durfte nun wieder als Arzt tätig sein. Ein weiteres Revisionsverfahren wurde nicht angestrengt.

Von 1948 bis 1951 leitete er als Chefarzt das Kreiskrankenhaus Plochingen und wurde sofort, als die Chefarztstelle in Esslingen vakant wurde, mit einem äußerst lukrativen Vertrag zurück ans Städtische Krankenhaus Esslingen geholt. Die Stadträte Karl Strauß und Dr. Deuschle sahen in der Wiederanstellung eine Form der »Wiedergutmachung eines durch die Entnazifizierung [...] zugefügten Unrechts.«[364] Einzig der kommunistische Stadtrat Ruess hatte sich gegen eine Berufung Wagners als alleinigen Bewerber und für ein breites Bewerbungsverfahren ausgesprochen.[365]

Wagner blieb bis zu seiner Pensionierung am 30. September 1955 am Städtischen Krankenhaus Esslingen. Anlässlich seines 90. Geburtstags verlieh ihm die Stadt Esslingen die Ehrenmedaille der Stadt; die Eßlinger Zeitung berichtete darüber und bezeichnete, ohne von der Zwangssterilisierung der Sinti zu sprechen, den Vorgang um seine Entnazifizierung als »betrübliche Kabale«, die er »nach dem Zweiten Weltkrieg erfahren mußte.« Gedanken Wagners aufnehmend heißt es abschließend: »Schwäbisches Denken macht den Chefarzt diese Intrigen nicht mehr grollen, aber es läßt sie auch nicht vergessen!«[366] Wagner starb am 3. Juni 1982 in Esslingen.

361 Ebd.

362 Das Verfahren führte Wilhelm Stoller, geb. am 8. April 1884 in Amstetten. Er vertrat von 1936 bis 1941 als Generalkonsul in Tiensin, China, die Interessen Deutschlands und war anschließend bis 1945 kommissarischer Leiter der Botschaft in Shanghai. Von 1948 bis 1950 war er als Vorsitzender der Spruchkammer in Ludwigsburg tätig. Eintrag »Stoller, Wilhelm« in Munzinger Online/Personen – internationales Biographisches Archiv, Url: http://www.munzinger.de/document/00000004294 [Zugriff 24. Oktober 2014].

363 StAL EL 902/15 Bü 23893: Spruch vom 23. April 1948.

364 StAE GRP: Sitzung der Verwaltungsabteilung vom 17. Oktober 1951 § 616.

365 StAE GRP vom 27. Juni 1951 § 237, Verwaltungsausschusssitzung vom 6. Juni 1951 § 291.

366 Eßlinger Zeitung vom 26. März 1979.

2.10 Zusammenfassung

Eine Gesamtschau bezüglich der Praxis des »Gesetzes zur Verhütung erbkranken Nachwuchses« in Esslingen zeigt, dass dessen Umsetzung auf allen Ebenen stattfand. Vorhandene oder neu gebildete staatliche und kommunale Institutionen in Esslingen mit Zugriff auf Esslinger Bürger und Bürgerinnen, wie die Fürsorgeämter, die Polizei, die Gesundheitsämter, die Erbgesundheitsgerichte und das Städtische Krankenhaus, agierten dabei in enger Kooperation. Über die in Esslingen niedergelassenen Ärzte und die Fachärzte lässt sich aufgrund schlechter Quellenlage keine Aussage treffen. Die Fachärzte, und hierbei vor allem die Nervenärzte Krauß, waren als Gutachter wiederholt zur Mithilfe aufgefordert und entschieden von Fall zu Fall, ob sie in dieser Funktion tätig werden sollten. Als Leiter einer Heilanstalt zeigte Dr. Reinhold Krauß Patienten und Patientinnen seiner Klinik zur Sterilisation an und stellte Sterilisationsanträge.

Die gesetzlich legitimierte und in den Verfahren beschlossene Sterilisation stellte bereits für die meisten Betroffenen eine Zwangs- und Gewaltmaßnahme dar: Ihre Selbstbestimmung über Sexualität, Familienplanung oder Kinderwunsch war ihnen von Staats wegen genommen, die Operation selbst war ein gewaltiger Eingriff in ihren Körper. Manche versuchten, sich der Operation zu entziehen und wurden mit Hilfe der Polizei ins Krankenhaus gebracht, Frauen sahen in einer Schwangerschaft noch die Chance, dass die Sterilisation ausgesetzt würde. Das Städtische Krankenhaus, und insbesondere die Ärzte Wagner und Niekau, nahmen in Esslingen zentrale Aufgaben dieser Politik einer »negativen Eugenik« wahr: Niekau, indem er in der Zeit, als das Erbgesundheitsgericht am häufigsten tagte und entschied, nämlich von 1934 bis 1937, Mitglied dieses Gremiums war. Er hatte sich eingehend mit dem Gesetz und seiner Auslegung beschäftigt. Die Medizin konnte bezüglich der Frage der Erblichkeit bestimmter Erkrankungen noch keine eindeutigen Aussagen treffen, so dass die Entscheidung darüber, ob eine Sterilisation durchgeführt werden sollte, auch vom Ermessen der jeweiligen ärztlichen Position abhing. Niekau argumentierte meist für eine sehr enge und strenge Auslegung des Erbgesundheitsgesetzes, was besonders in den Verfahren gegen Personen, die angeblich »erblich schwachsinnig« waren, deutlich wurde. Hier nahm Niekau wiederholt eine abwertende Beurteilung abnormen Verhaltens als »Schwachsinn« im Sinne des Gesetzes vor.

Wagner hatte bereits schon 1934 die Genehmigung erhalten, Sterilisationen durchzuführen. Er oder seine Oberärzte operierten insgesamt 204 Männer und Frauen aufgrund eines Urteils des Erbgesundheitsgerichts. Fast drei Viertel aller Sterilisationen wurden in den Jahren 1935 bis 1937 vorgenommen. Da keine Studien zu kommunalen Krankenhäusern ähnlicher Größe vorliegen, ist eine vergleichende Interpretation nicht möglich. Dass zu Sterilisierende selbst von den Fildern oder Waiblingen nach Esslingen kamen, erscheint jedoch als Hinweis auf die besondere Bedeutung der Klinik im Rahmen des Sterilisationsverfahrens.

Aufgrund des Gesetzes angeordnete eugenische Abtreibungen nahm der Chirurg Wagner an mindestens einer Frau vor. Diese Frau hatte wegen der unüblichen sehr invasiven Operationsweise einen nicht komplikationsfreien Genesungsverlauf und musste zweieinhalb Monate im Krankenhaus gepflegt werden.

Die Verschränkung von »hygienischem Rassismus«, der eine Gesundung des »Volkskörpers« durch Sterilisation »Erbkranker« propagierte, und einem »anthropologischen Rassismus« gegen sogenannte »minderwertige Rassen« manifestierte sich auch in Esslingen in der Ausweitung der Sterilisationspraxis auf Sinti und Roma. Hier veranlasste im Sommer 1944 die Kriminalpolizei Stuttgart in Zusammenarbeit mit dem Gesundheitsamt Esslingen unter Androhung von Deportation in Konzentrationslager die Sterilisation von sechs Männern, die als »Zigeunermischlinge« klassifiziert wurden, im Krankenhaus Esslingen. Ein Sinto hatte sich bereits im Jahr zuvor wegen permanenter Repressionen zur Sterilisation gemeldet. Chefarzt Wagner führte diese Operationen durch und musste sich im Entnazifizierungsverfahren, dessen Ausgang auch maßgeblich bestimmte, ob und wie schnell er als Arzt wieder zugelassen würde, dazu ausführlich äußern.

Im Spruchkammerverfahren manifestierte sich im Umgang mit den als »Zigeunermischlingen« bezeichneten Männern, dass die rassenpolitischen Grundannahmen der NS-Zeit weiter lebendig waren. Die gesellschaftliche Stimmung für Dr. Wagner war gleichzeitig eine antiziganistische. Die Stigmatisierten blieben somit Außenseiter und mussten sich vor übler Nachrede schützen. Auch in Esslingen wurde der Tatbestand der Zwangssterilisation lediglich von den Betroffenen als menschenunwürdige Verstümmelung eingeschätzt.

3 DIE PRIVATKLINIK KENNENBURG

Im Jahr 1840 als Wasserheilanstalt gegründet, existierte die Klinik Kennenburg genau 101 Jahre, bis sie 1941 geschlossen, die Gebäude und das Grundstück an die Stadt Esslingen verkauft und zur Städtischen Frauenklinik umgebaut wurde.[367] In dem Mikrokosmos der Klinik Kennenburg zeigen sich alle großen Entwicklungen in der Psychiatrie: Dies betrifft die Klassifikation von Erkrankungen, die Körperlehre und Prädisposition bestimmter psychischer Krankheitsbilder, die Diskussion um das Thema Vererbung wie auch die medikamentöse und verhaltenstherapeutische oder psychoanalytisch ausgerichtete Therapie und der Wandel der Diskurse über psychisch Kranke, der in der Debatte über den »Lebenswert« der Kranken und ihrer Ermordung in der »Euthanasie-Aktion« kulminierte.[368] Als Privatklinik am Rande der Stadt nahm die Einrichtung eine Sonderstellung in der Kliniklandschaft ein, denn sie beherbergte als relativ kleine, exklusiv angelegte Einrichtung vor allem Klientel aus wohlhabenden Familien aus dem gesamten Deutschen Reich. Staatspfleglinge waren hier, bis auf wenige Ausnahmen, nicht untergebracht. Das heißt, dass sich nur wenige kranke Männer und Frauen aus Esslingen hier behandeln lassen konnten. Die meisten psychisch kranken Menschen aus Esslingen wurden in der Klinik Christophsbad in Göppingen oder in den staatlichen Kliniken Winnenden, Weinsberg und Zwiefalten versorgt – manche waren auch im Altersheim in Esslingen in der Obertorstraße[369] als bereits langjährig Kranke über viele Jahre hinweg asyliert.

Die zum 100-jährigen Jubiläum von Dr. Paul Krauß verfasste Festschrift[370] stellt die Geschichte der Einrichtung als eine von ihren unterschiedlichen Besitzern und deren medizinischen Konzepten geprägte Entwicklung dar. Während der Zeit des Nationalsozialismus wurden die von der NS-Politik eingeführten Maßnahmen der Eugenik mit ihren einschneidenden Maßnahmen wie die der Zwangssterilisation und die im Rahmen der »T4-Aktion« vorgegebene Erfassung der Kranken zur Vorbereitung der Selektion bis hin zur Übergabe der Kranken an das Begleitpersonal der grauen Busse auch vom Personal der Klinik Kennenburg umgesetzt.

Eine Monografie zur Privatklinik Kennenburg liegt bisher nicht vor. Die zum 100-jährigen Jubiläum erschienene Festschrift orientiert sich sehr an der Charakterisierung der jeweiligen ärztlichen Leitungen und der ihnen untergeordneten Ärzte. Informationen über Patienten und Patientinnen finden sich in dieser Quelle nur verallgemeinernd. Da die Krankenakten nahezu vollständig vorliegen, wäre hierzu eine überaus spannende psychiatriegeschichtliche Arbeit möglich. Ob und wie die Ärzte und das weitere Personal am gesellschaftlichen Leben der Stadt Esslingen teilnahmen, erschließt sich aus der Festschrift nicht. Ebenso wenig erfährt man darüber,

367 Im Weiteren wird die Geschichte der Klinik nur in der Form knapp dargestellt, wie sie für ein Verständnis und den Ablauf der eugenischen Maßnahmen notwendig erscheint.

368 Zur Psychiatriegeschichte als Standardwerk: Blasius, »Einfache Seelenstörung«.

369 Holzwart-Schäfer, Vom Klarissenkloster zum Altenpflegeheim Obertor, S. 131f. Deutlich wird die Überbelegung und unzureichende Ernährung in der Einrichtung.

370 Krauss, Kennenburg 1840–1940.

wie in der Stadt über die Klinik und ihre Patienten und Patientinnen geredet wurde, ob Ängste und Argwohn gegenüber der Einrichtung herrschten und inwieweit die wiederholt vorkommenden Suizide zum Gesprächsthema der Esslinger und Esslingerinnen wurden. Diese diskursive Ebene zu beleuchten, wäre auch interessant bezüglich der Zwangssterilisationen an Patienten und Patientinnen der Privatklinik und hinsichtlich der Frage, inwieweit die Esslinger Bevölkerung an dem Schicksal der hier versorgten Kranken Anteil nahm.

3.1 Zur Geschichte der Privatklinik Kennenburg

Im Jahr 1840 gründete Dr. Hellmuth Steudel mit mehreren Teilhabern die Wasserheilanstalt Kennenburg. In diesem Sanatorium wurde das Wasser des Hainbachs zu therapeutischen Zwecken sowohl für körperliche wie auch für psychische Leiden genutzt.[371] Die der Hydrotherapie immanente Idee gründete darauf, das Gleichgewicht des Organismus wiederherzustellen. Deshalb ließ Steudel unterschiedlichste Bäder und Duschen installieren: Wannenbäder, Staub- und Regenbäder, Tropf- und Spritzbäder. Angewendet wurden therapeutische Bäder für eine Vielfalt von Erkrankungen wie rheumatischen, arthritischen und gichtischen Störungen, Erschöpfungszuständen aller Art, nervösen Leiden, Schwächezuständen der Sexualsphäre, Krankheiten der Verdauungsorgane, Hauterkrankungen, Quecksilbervergiftungen und auch Syphilis. Eine Besserung oder gar Genesung psychischer Erkrankungen trat jedoch selten ein. In seinem Rechenschaftsbericht schrieb Steudel 1842: »Bei Krankheiten, welche sich in unregelmäßiger Gehirnthätigkeit als Melancholie, Hypochondrie, Catalepsie, Epilepsie und Verrücktheit aussprechen, sind unsere Erfahrungen zu beschränkt, um etwas über die Wirksamkeit der Methode in denselben aussprechen zu können. Ein Fall von noch in milderem Grade bestehender Melancholie wurde vollständig geheilt, einer wesentlich gebessert, so dass der zur Arbeit völlig untüchtige Mann zu seiner Berufsthätigkeit zurückkehren konnte; nachherige Rückfälle aber bald wieder behoben wurden.«[372] Da die Zahl der Gäste stark rückläufig war, verkauften die Aktionäre die Klinik an die Brüder Stimmel, die diese Einrichtung ab Oktober 1845 als »Privatheilanstalt für Gemüths- und Nervenkranke« weiter betrieben und nun erfolgreich zahlungskräftige Patienten anwarben. Obgleich Friedrich Stimmel Maßnahmen wie das Einsperren und Fixieren seiner Patienten nicht für gut hieß, ließ er für Männer und Frauen, die an schweren Psychosen litten, ein etwas abgelegenes geschlossenes Zellengebäude mit vier Zellen und einem sich mittig befindenden »Tobhof« bauen. Weitere körperliche Maßnahmen, die das Agitieren und Fortbewegen massiv einschränkten, wie das Fixieren des unruhigen Menschen mittels einer »Zwangsjacke« oder das Festschnallen auf einem »Zwangsstuhl«, waren hier wie auch in anderen ähnlichen Kliniken üblich. Paul Krauß wusste zu berichten: »Besonders bei den Psychopathen schreckte Stimmel vor

371 Ausführlicher hierzu: Silberzahn-Jandt, Kennenburg.
372 StAE Kennenburg.

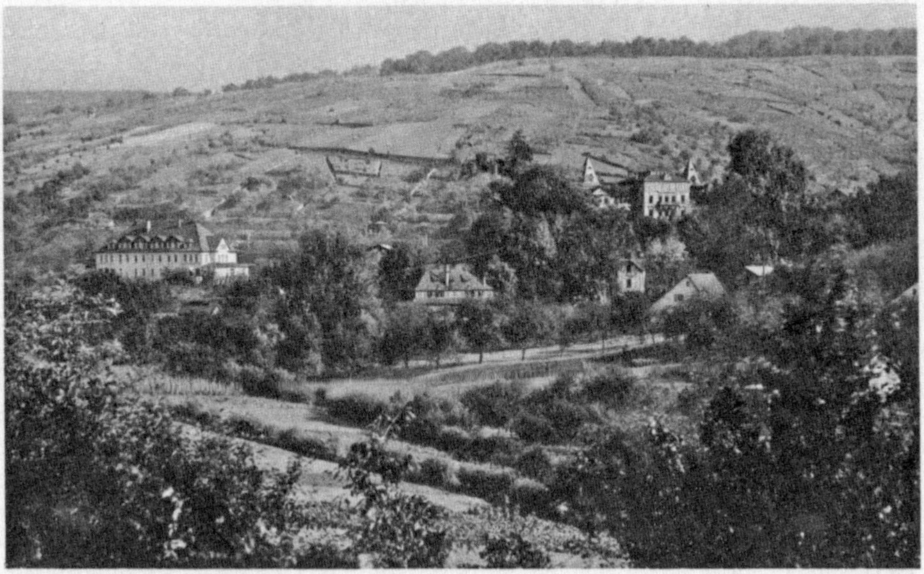

Abb. 6 Ansicht der Nervenheilanstalt Kennenburg unter der Leitung von Dr. Reinhold Krauß. StAE Postkarte 138

drastischen Maßnahmen nicht zurück. Zum Beispiel stellte er eine Frau mit lügnerischer Hysterika so oft unter Vorhaltung ihrer Lügen unter den dicksten Kaltwasserstrahl, bis sie bekannte und umschwenkte. Seine Onanisten kamen überhaupt nicht zur Ruhe; sie schliefen in hartem Bett, nur mit dem Teppich bedeckt, mussten nach dem Aufstehen ins kalte Vollbad, das nachmittags wiederholt wurde; abends gab es ein kaltes Fußbad. [...] Originell war sein Vorgehen bei erregten Nymphomanischen, die er nicht durch weibliches, sondern männliches Personal bedienen ließ [...].«[373] Als Friedrich Stimmel 1858 unerwartet 38-jährig starb, übernahm seine Frau die betriebswirtschaftliche Leitung des Hauses und sorgte dafür, dass durch angestellte Ärzte das nun florierende Unternehmen fortgeführt werden konnte. Zudem fand eine Spezialisierung für psychische Erkrankungen statt und die Klinik Kennenburg entwickelte sich vom »maison de sante« zu einer »Irrenanstalt für gebildete Stände«.

An dieser Klinik arbeiteten und forschten daraufhin Mediziner, die an Universitätsnervenkliniken Erfahrungen gesammelt hatten und somit ein fundiertes Wissen mitbrachten. Beispielsweise wertete der in Jena ausgebildete Karl Stark insgesamt 185 Krankenblätter aller Patienten und Patientinnen im Zeitraum von 1860 bis 1869 hinsichtlich Geschlecht, Alter und sozialer Stellung aus, um Schlüsse auf

373 Krauss, Kennenburg 1840–1940, S. 17f.

Krankheitsentstehung und Prognose zu ziehen.[374] Er folgerte aus seinem Material, dass zwar der Lebensstand für Krankheit und Verlauf bedeutungslos, Geschlecht und Alter jedoch sehr einflussreich seien. Aufgrund der Analyse der Krankenakten bezeichnete er die Erblichkeit als das bei weitem bedeutsamste ätiologische Moment für psychische Erkrankungen und unterstützte dabei die zu dieser Zeit üblichen Lehrmeinungen, wie die des Psychiaters Wilhelm Griesinger (1817–1868),[375] der oft auch als Wegbereiter der Psychiatrie als medizinische Wissenschaft bezeichnet wird.

Neben der Diagnostik und Klassifikation der Erkrankungen legte Stark besonderen Wert auf therapeutisch sinnvolle Beschäftigungsangebote – unterschiedlich für Männer und Frauen und deren Lebenswelt – und erweiterte diese. Auch die Hydrotherapie erlebte eine Renaissance. Neu war nun die medikamentöse Behandlung, die sich auf Sedativa – vor allem Opium und Morphium –, Stärkungsmittel, wie Malzextrakt, und Halluzinogene wie Coca konzentrierte. Zudem wurden weiterhin Zwangsmittel insbesondere bei Patientinnen eingesetzt. Stark argumentierte derart, dass »gerade feinfühlige weibliche Kranke die Erinnerung an schamloses Verhalten während der Erregung dem Arzt gegenüber später als viel drückender empfänden als das Bewußtsein, einmal in einer Zwangsjacke gesteckt zu sein.«[376] Stark behandelte unter anderem auch den renommierten Physiker und Arzt aus Heilbronn, Dr. Robert Mayer.[377] Mit Starks Weggang im Frühsommer 1873 fehlte ein qualifizierter Arzt seines Formats, so dass lediglich Interimslösungen gefunden werden konnten und die Klinik ein Jahr später vor der behördlichen Schließung stand. Dr. Paul Landerer, Sohn des Medizinalrats und Gründers der Heilanstalt Christophsbad in Göppingen, trat 1875 schließlich die Nachfolge an. Für die Ära Landerer merkte Paul Krauß kritisch an, dass sie mehr durch dessen Persönlichkeit als durch seine medizinische Kompetenz geprägt gewesen wäre.[378] Einer seiner ersten Patienten war Friedrich Mann, ein Onkel Thomas Manns, dessen Charaktereigenschaften Thomas Mann literarisch wohl in der Figur des Christian Buddenbrook beschrieb.[379]

Landerer sorgte für die bauliche und architektonische Entwicklung der Klinik Kennenburg. Als Psychiater orientierte er sich an der von Emil Kraepelin herausgearbeiteten Systematik. Für Kraepelin (1858–1926) waren psychische Erkrankungen in erster Linie durch den Verlauf gekennzeichnet, der wiederum entscheidend die Prognose beeinflusste. Aufgrund groß angelegter empirischer Studien teilte Kraepelin die endogenen Psychosen in zwei Gruppen ein. Die erste, das »Manisch-depressive Irresein«, könne nach einer Krankheitsepisode wieder vollständig abheilen; die andere nannte er Dementia praecox. Sie sei nicht heilbar und führe stets zu »Verblödung«.

374 Stark, Die Heilanstalt Kennenburg.
375 Verwey, Wilhelm Griesinger.
376 Krauss, Kennenburg 1840–1940, S. 25.
377 Schlösser, Neues vom größten Sohn der Stadt.
378 Krauss, Kennenburg 1840–1940, S. 28.
379 Blöcker, Buddenbrook.

Als Paul Landerer 1907 seine ärztliche Arbeit an Dr. Reinhold Krauß übergab, war die Klinik ein prosperierendes Unternehmen.[380] Dr. Krauß war bei Landerer Assistent gewesen, hatte dann aber noch in weiteren Kliniken und vor allem bei Kraepelin in Heidelberg seine Ausbildung fortgesetzt. Mit Landerer entstanden durch die Heirat mit dessen Nichte, der Tochter des Sanitätsrats Dr. Gustav Landerer aus Göppingen, zudem familiär enge Verbindungen. Dr. Krauß setzte innovative Methoden ein und konnte mit dem sich auf Sigmund Freud beziehenden, noch jungen psychoanalytischen Vorgehen, wie zum Beispiel Hypnose, Therapieerfolge erzielen. Sein Sohn Paul Krauß lobte: »Es glückte, schwere Neurosen von bis zu 20-jähriger Dauer, um die sich zum Teil die namhaftesten Internisten und Psychiater bemüht hatten, endgültig auf die Beine zu stellen; vorzugsweise schwere hysterische mit zahlreichen körperlichen Störungen. Gegen manche Anschauungen Freuds wehrte sich der gesunde Instinkt meines Vaters mit sachlichen Gründen; auch die persönliche Berührung mit Freud brachte keine Annäherung; trotzdem nötigte die eigene Erfahrung schon früh, sich mit Freuds Arbeiten auseinanderzusetzen und manche seiner Lehren anzuerkennen. Aber die Katharsis blieb die Methode der Wahl.«[381]

Unter Reinhold Krauß und ihm folgend Paul Krauß sowie dem in der Kennenburg bis zum Jahr 1931 tätigen Karl Tuczek »bestimmten [...] zwei Momente Art und Richtung der Weiterentwicklung der Lehren Kraepelins. Erstens der – man mag außerhalb Württembergs darüber lächeln – unbestreitbare Sondercharakter mancher ›schwäbischer' Psychosen und zweitens die aus der durchschnittlichen Differenziertheit der Kranken erwachsene Vielseitigkeit, auch Verschwommenheit der Syndrome und Verläufe. Sinnierendes Grüblertum, die Neigung zu mystischen und ekstatischen Erlebnissen, weltanschauliches Spintisieren, der Drang zur Erfassung übergeordneter oder kosmischer Zusammenhänge, zu spekulativem Denken überhaupt geben in Schwaben häufiger als anderswo den Psychosen ein oft schwer zu enträtselndes Gepräge.«[382] Karl Tuczek, legte ausführlich dar: »Als spezifisch für den württembergischen Volkscharakter erscheint uns immer wieder die, meist mit entsprechender religiöser Haltung, verbundene Neigung zur tiefgründigen Innenschau, zu ernster schwerblütiger Weltauffassung, zu gesteigertem Verantwortungsgefühl der eigenen Persönlichkeit und gelegentlich zu autistischer Eigenbrödelei und unbeugsamer Rechthaberei.«[383] Die Psychiatrie war, das wird deutlich aufgrund weiterer Forschungsergebnisse Tuczeks und seiner Typisierung der Psychosen in die der »schwäbischen Psychosen«, der »Gebildetenpsychosen« und der »jüdische[n] Psychose«, noch eine vor allem auf Beobachtung – und damit auch auf die eigene Urteilskraft sich berufende Wissenschaft. Sie war nicht gefeit vor den eigenen Stereotypien und hatte noch kaum ein geeignetes Instrumentarium entwickelt, diese aufzudecken.

380 Lauterbach, Anstalt.
381 Krauss, Kennenburg 1840–1940, S. 22–23.
382 Krauss, Kennenburg 1840–1940, S. 41.
383 Tuczek, Die Kombination des manisch-depressiven und schizophrenen Erbkreises, S. 333.

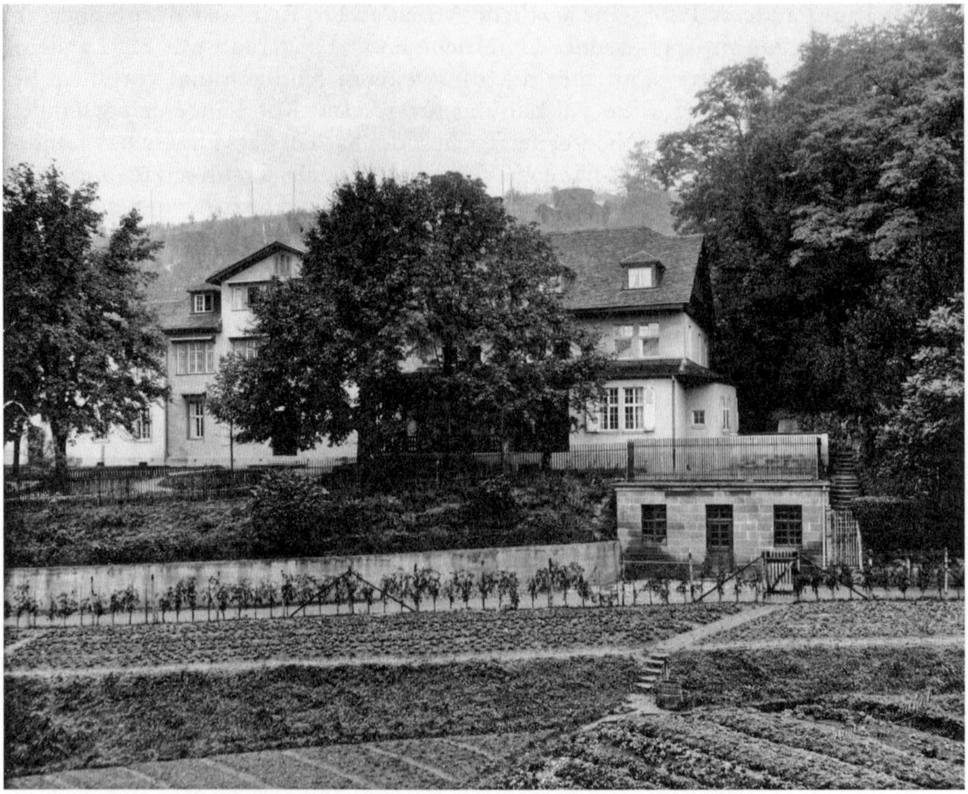

Abb. 7 Frauenbau der Heilanstalt Kennenburg. StAE Fotosammlung 3541

Die Frage der Genese von Erkrankungen wurde vornehmlich hinsichtlich einer möglichen Erblichkeit oder einer Konstitutionstypologie, wie sie der Tübinger Psychiater Ernst Kretschmer entwickelt hatte, untersucht. Auch an der Esslinger Klinik fanden dazu wiederholt Forschungen statt, die die Erblichkeit von Erkrankungen belegten und gleichwohl soziokulturelle Faktoren erkannten, wie sie Tuczek beschrieben hat. Die Klinik als Privatbetrieb war auf gut zahlende und langjährig betreute Patienten und Patientinnen und einen guten Ruf angewiesen. Sie versuchte, ein angenehmes Umfeld für ihr Klientel zu schaffen und war stets offen für neue Behandlungsansätze und die Kooperation mit anderen Kliniken, insbesondere mit dem Christophsbad Göppingen.

3.2 Die Privatklinik Kennenburg in den letzten Jahren ihres Bestehens

3.2.1 Zur Quellenlage

Da die Heilanstalt als Privatklinik der Inspektion der Gesundheitsbehörde des Landes Württemberg unterlag, ist die Quellenlage in den staatlichen Archiven sehr gut.

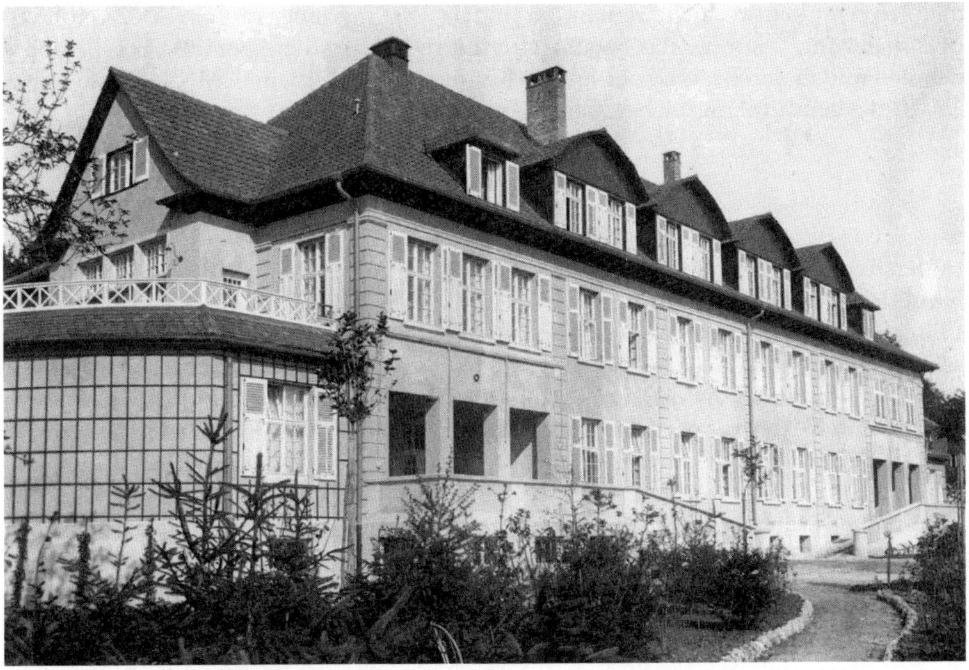

Abb. 8 Herrenhaus der Heilanstalt Kennenburg. StAE Fotosammlung 3511

Die jährlich nach einem standardisierten Verfahren vorgenommenen Visitationen sind ab 1882 vollständig überliefert. Dabei erhob das Innenministerium alle für seine Statistik und medizinische Überprüfung notwendigen Daten, wie die Zahl der Patienten und Patientinnen, die Zahl der Todesfälle und Suizide, sammelte Informationen zum Personal und seiner Qualifikation und stellte bei Mängeln Fristen und inhaltliche Vorgaben zur Behebung derselben.[384] Eine überaus interessante und bisher kaum genutzte Quelle stellt die Sammlung der Patientenakten dar, die, bis auf die der »Euthanasieopfer«, deren Akten mit in die Vergasungsanstalt kamen, vermutlich komplett vorhanden sind. Die Patientenakten ab 1932 wie auch die Aufnahmebücher der Klinik ab 1932 galten lange Zeit als verschollen. Diese Bücher sind eine überaus interessante Quelle, da darin Aufnahme- und Abgangsdatum des jeweiligen Patienten oder der Patientin sowie Herkunft und Alter notiert sind und man sich somit einen Überblick über die Patienten verschaffen, aber auch die »Euthanasieopfer« identifizieren kann. In Quellen des Hauptstaatsarchivs Stuttgart fanden sich zwar Hinweise darauf, dass eine Ablieferung in die psychiatrische Landesklinik Winnental stattgefunden haben musste,[385] doch in dem im Staatsarchiv Ludwigsburg archivierten Bestand von Winnenden waren diese aus Fremdprovenienz stam-

384 HStAS E 151/53 Bü 627: Erweiterung und Auflösung der privaten Heilanstalt Kennenburg sowie Inspektionen der Anstalt; HStAS E 151/53 Bü 628: Jahresberichte und Inspektionen der privaten Heilanstalt Kennenburg.

385 HStAS EA 99/001 Bü 207; HStAS E 151/53 Bü 627.

menden Krankengeschichten nicht zu finden. Erst mit einer im Jahr 2007 erfolgten Nachlieferung[386] konnte das Staatsarchiv Ludwigsburg diese zentrale Quelle übernehmen und in den Bestand der Klinik Kennenburg einarbeiten. Mittlerweile ist ein Teil dieses sehr umfangreichen Bestands erschlossen.[387]

3.2.2 Ärzte und sonstiges Personal

In der Regel versorgten drei Ärzte die Patienten und Patientinnen.[388] Neben dem Klinikleiter Sanitätsrat Dr. Reinhold Krauß (geb. 1870)[389] war dies bis September 1931 der Oberarzt und Stellvertreter des Klinikleiters Dr. Karl Tuczek, der am 24. September 1931 durch Suizid verstarb. Die Nachfolge Tuczeks übernahm der seit 1926 approbierte Sohn des Klinikleiters, Dr. Paul Krauß. Die dritte ärztliche Stelle war einem Assistenzarzt oder einer -ärztin vorbehalten. Die Assistenzärzte stammten aus den verschiedensten Gebieten des Reiches und darüber hinaus. Einer war gebürtig in der deutschen Kolonie Mariental an der Wolga, ein anderer kam aus Mannheim, weitere aus Berlin, Meiningen in Thüringen und Köln. Die Assistenzärzte hatten ihre psychiatrische Ausbildung in Universitätskliniken erhalten, so in Köln, Berlin oder Jena, und blieben bis auf Dr. Hans Fuhry, der 1935 die Stelle antrat, meist nur für ein halbes oder ganzes Jahr in Esslingen.

Für neue medizinisch und pflegerisch aufwändige Therapien benötigte die Klinik eine weitere ärztliche Stelle und besetzte sie zunächst mit einem Medizinalpraktikanten, später mit Assistenzärzten oder -ärztinnen, meist von der Universität Tübingen kommend. Diese Ärzte blieben selten länger als ein Jahr in Esslingen. Eine neu zusätzlich eingerichtete Stelle wurde zudem mit den häufigen Zeiten der Abwesenheit der ständigen Ärzte begründet: Dr. Hans Fuhry, der langjährige Assistenzarzt, war von Januar bis Juli 1939 zu einer Militärübung einberufen und musste anschließend zudem einen Landjahreinsatz absolvieren. Mit Kriegsbeginn rechnete die Klinikleitung mit weiteren Personalausfällen durch Einberufungen,[390] obgleich ihr Betrieb auf Antrag als kriegswichtig anerkannt war.[391] Fuhry erhielt zum 1. September 1939 eine Oberarztstelle[392] in der Privatklinik Kennenburg und übernahm

386 StAL PL 423 I Privatheilanstalt Kennenburg: Verwaltungsakten 1932–1941; PL 423 II Patientenbuch Männer und Frauen, Aufnahmen Nr. 3520–3944 vom 3. Juni 1938–15. Mai 1941; F 235 I Privatheilanstalt Esslingen-Kennenburg: Patientenakten 1860–1931. Die neueren Patientenakten sind noch nicht erschlossen.

387 Für die Nutzung dieses noch nicht verzeichneten Bestands bedanke ich mich herzlich beim Staatsarchiv Ludwigsburg und den Mitarbeitern und Mitarbeiterinnen, insbesondere bei Dr. Martin Häußermann.

388 Die Angaben stammen aus den jeweiligen jährlichen Visitationsprotokollen in HStAS E 151/53 Bü 628.

389 Seine medizinische Ausbildung absolvierte der in Musberg geborene Pfarrerssohn in Tübingen und Berlin. Er promovierte 1896 in Berlin mit einer chirurgischen Arbeit über die Behandlung congenitaler Klumpfüße. KRAUSS, Behandlung.

390 HStAS E 151/53 Bü 628: Bericht über die Privatklinik Kennenburg im Jahr 1939.

391 HStAS E 151/53 Bü 627.

392 StAL EL 902/6 Bü 6174.

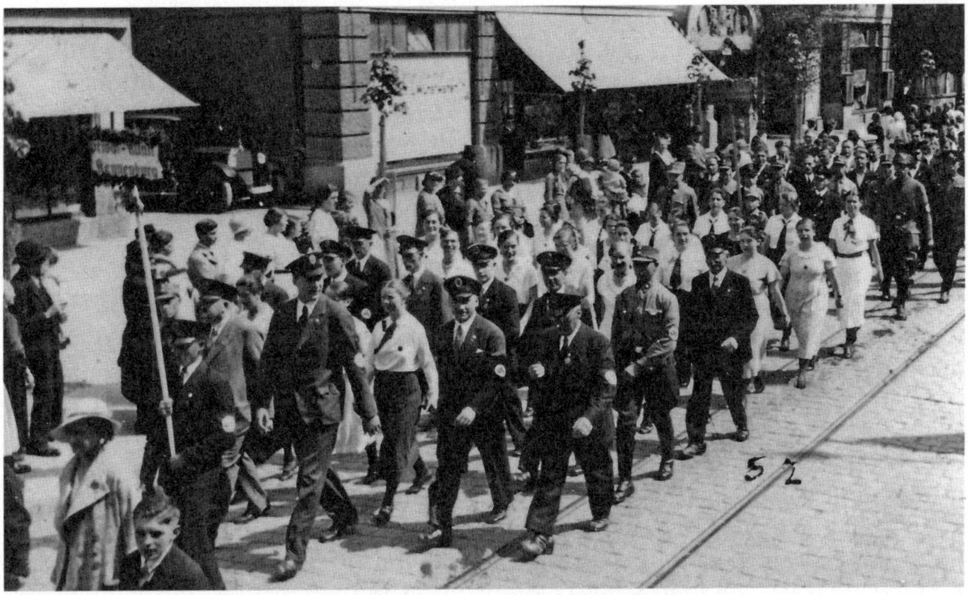

Abb. 9 Personal der Klinik Kennenburg bei NS-Aufmarsch. Aufnahme aus Privatbesitz. Vorlage: JPEG StAE Fotosammlung 3494

wiederholt seither bei Abwesenheit der Klinikleitung deren Aufgaben. So verfasste er in Stellvertretung der Drs. Krauß den auf 1. Mai 1940 datierten Jahresbericht des Jahres 1939. Mit weiteren Vertretungen überbrückte die Klinik das Jahr 1940: der Tübinger Emeritus, Professor Robert Eugen Gaupp[393] aus Degerloch, half im April und Mai 1940 aus.

Fachlicher Diskurs und persönlicher kollegialer Austausch sowohl durch Besuche von Kongressen, Mitgliedschaften in Berufsverbänden, Lektüre von Fachzeitschriften und eigene Veröffentlichungen wurden in dieser medizinischen Disziplin sehr rege geführt. Die Ärzte Drs. Reinhold und Paul Krauß waren beide Mitglied im Deutschen Institut für psychologische Forschung und Psychotherapie[394] und im Reichsverband Deutscher Privatkrankenanstalten[395] sowie in der Gesellschaft Deut-

393 Robert Eugen Gaupp (1870–1953) war von 1906 bis 1936 an der Universität Tübingen tätig und Leiter der Universitätsnervenklinik. Schon in der Weimarer Republik setzte sich Gaupp klar für die Zwangssterilisierung mit rassenhygienischer Begründung ein. Seit 1931 gehörte er dem Kuratorium des Kaiser-Wilhelm-Instituts für Hirnforschung an. GAUPP, Die Freigabe. Ein umfassender Nachlass befindet sich im Staatsarchiv Ludwigsburg: StAL M 660/087. Einen ersten biografischen Aufsatz verfasste MAUZ, Robert Gaupp. Zu seiner antisemitischen Haltung an der Tübinger Universität: PALETSCHEK, Erfindung. Zu seiner rassenpolitischen Haltung VOELKEL, Robert Gaupp.

394 Die Mitgliederliste findet sich bei: LOCKOT, Erinnern und Durcharbeiten, S. 352.

395 Adreßbuch der Sanatorien u. Heilanstalten und Kliniken. Die deutschen Privatkrankenanstalten. Berlin 1938.

scher Neurologen und Psychiater.[396] Zudem pflegten beide engen Kontakt zu ihren Ausbildungsuniversitäten; die Leiter der Privatkliniken tauschten sich ebenfalls untereinander aus[397] und überwiesen sich gegenseitig Patienten und Patientinnen.

Dr. Paul Krauß besuchte, um in seinem Haus die Arbeitstherapie zu intensivieren, die Kliniken Heidelberg, Freiburg und die Anstalt Emmendingen[398] und holte sich Anregungen. Im Oktober 1935 nahm Dr. Reinhold Krauß am Internationalen Kongress der Vereinigten Psychiater und Psychologen teil.[399] Neben dem wissenschaftlichen Austausch diente diese Tagung der Aussprache über die politische Situation in Europa. Dr. Reinhold Krauß unterzeichnete dort eine an alle Staatsmänner Europas gerichtete, ausführlich begründete Petition für eine dezidierte Friedenspolitik und gegen Kriegstreiberei. In einer Passage heißt es: »Die Geschichte wird über diejenigen zu Gericht sitzen, die ihre Völker militärisch drillen und dabei ständig das Wort ›Friede‹ im Mund führen. Nachdrücklich weisen wir darauf hin, dass Bezeugungen von Friedensbereitschaft, wenn auch aufrichtig gemeint, noch nicht den opferbereiten Willen garantieren, welcher notwendig ist, um den Frieden auf die Dauer zu gewährleisten, wenn nötig auf Kosten nationaler Opfer.«[400] Die Unterzeichnung führte für Dr. Reinhold Krauß zu einem politischen Nachspiel; die politische Landespolizei nahm Ermittlungen gegen ihn auf. Die Polizei vermutete, dass Emigrantenkreise aus der Schweiz die Petition initiiert hätten. Im überlieferten Schriftverkehr zu dieser politischen Auseinandersetzung zwischen Dr. Reinhold Krauß, dem Staatsministerium und dem Innenministerium sind vermutlich nicht alle Vorgänge vollständig dokumentiert. Manches mag auch in einer persönlichen Unterredung oder in Telefonaten geklärt worden sein. Abschluss fand das Verfahren mit folgender Aktennotiz am 11. Juni 1936: »Dr. Krauß hat angegeben, er sei mit dem Inhalt der Eingabe der Vereinigten Psychiater und Psychologen in Haarlem keinesfalls einverstanden gewesen und habe seine Unterschrift nur infolge eines Mißverständnisses gegeben. Er sei irrtümlich der Ansicht gewesen, dass es der internationalen Höflichkeit entspreche, wenn wenigsten ein deutscher Psychiater unterschreibe. Dr. Krauß wurde auf das Unzweckmäßige seines Verhaltens hingewiesen und wird sich künftig an derartigen Aufrufen nicht mehr beteiligen.«[401]

Dr. Reinhold Krauß lässt sich, bezüglich seiner politischen Position, als konservativ-liberal bezeichnen. Er ging konform mit der Idee der Zwangssterilisation als Maßnahme zur Erbgesundheit und begutachtete Patienten und Patientinnen im

396 Das Privatarchiv des Christophsbads enthält keine Unterlagen über die Mitgliedschaft in den diversen Verbänden. Die Geschichte der Gesellschaft Deutscher Neurologen und Psychiater wird derzeit von Hans-Walter Schmuhl im Auftrag der Fachgesellschaft erforscht.

397 Im Universitätsarchiv Tübingen ist Korrespondenz mit dem Leiter der Kreuzlinger Privatklinik Bellevue, Ludwig Binswanger, und Paul Krauß überliefert. UAT Nachlass Binswanger, 443/46,1 Bl. 297; 443/50,2 Bl. 277–278; 443/51,2 Bl. 495; 443/55,2 Bl. 277; 443/57,2 Bl. 315–316; 443/74,1: Korrespondenz Otto Binswanger.

398 HStAS E 151/53 Bü 628.

399 Über die Teilnahme an anderen Kongressen finden sich keine Hinweise. Eine intensive Recherche über Kongressberichte in Fachzeitschriften könnte diese Lücke jedoch schließen.

400 HStAS E 151/53 Bü 627.

401 Ebd. Hervorhebung im Original.

Zuge von Sterilisationsverfahren und befürwortete häufig die Operation.[402] Mit eugenischen Fragen setzte er sich bereits sehr früh auseinander. So referierte er 1905 bei dem in Stuttgart stattgefundenen Kongress der Juristen und Ärzte über »Die Berechtigung der Vernichtung des kindlichen Lebens mit Rücksicht auf Geisteskrankheit der Mutter«.[403] Hier kam er zu dem Ergebnis, dass eine einfache Antwort noch nicht möglich sei, da Kenntnisse zur Vererbung noch fehlten. Invasive Maßnahmen gegen Einzelne lehnte er ab, ein Heiratsverbot hingegen schlug er als mögliche Maßnahme vor. Reinhold Krauß war Freimaurer, der Sozialdemokratie und der Gewerkschaftsbewegung stand er aber äußerst kritisch gegenüber. Im Jahr 1923 hatten sich für kurze Zeit Mitarbeiter gewerkschaftlich organisiert und Lohnforderungen gegenüber der Klinikleitung gestellt. Für Dr. Reinhold Krauß war damit das Vertrauensverhältnis zu seinen Mitarbeitern und Mitarbeiterinnen zerstört und erst nach Austritt des gewerkschaftlich organisierten Personals wiederhergestellt. Auf dieses Ereignis nahm Dr. Reinhold Krauß auch in späteren Jahren wiederholt Bezug. Bei der Visitation am 8. November 1927 vermerkten die Inspekteure: »Mit den Angestellten selbst ist er zufrieden. Seit sie nicht mehr organisiert seien, komme er mit ihnen gut zurecht und es herrsche im allgemeinen wieder das frühere patriarchalische Verhältnis.«[404]

Die Gründung der Deutschen Arbeitsfront (DAF) und die nun stattgefundene Organisation der Mitarbeiter erfolgte 1934 und entsprach wohl nicht den Interessen von Reinhold Krauß. Für 1935 resümierte er, dass die Zusammenarbeit mit der DAF nicht gut sei. Erst nach einer Lohnerhöhung um 12 % ab April 1935 besserte sich das Verhältnis zwischen Klinikleitung und Personal. Kleine Bemerkungen weisen darauf hin, dass Dr. Reinhold Krauß wiederholt politische Manifestationen aus der Klinik fernhielt und dass er den von der NSDAP gewünschten Feierlichkeiten zumindest bis zu der Auseinandersetzung um die Unterschrift unter die Friedenspetition nicht die von ihr geforderte Priorität einräumte. Im Jahresbericht von 1935 heißt es: »Die Feier am 1. Mai musste wegen der Teilnahme des Betriebsführers und seiner Familie an einem Familienfest verschoben werden.«[405] Der zuständige Ministerialbeamte Dr. Camerer markierte diese Passage auffallend mit einem Doppelstrich. Welche Folgen dieses Verhalten hatte, ob es zu einer mündlichen oder telefonischen Nachfrage beziehungsweise Abmahnung kam, ist nicht bekannt.

Im darauf folgenden Jahr verhielt sich die Klinikleitung parteikonform. Das Personal beteiligte sich am 1. Mai 1936 am Umzug und abends organisierte die DAF einen sogenannten »Gemeinschaftsabend« mit Theateraufführung.[406]

402 Eine quantitative und qualitative Auswertung, inwieweit einzelne Ärzte Gutachten anfertigten, und wie sie dies jeweils begründeten, sprengt den Rahmen dieser Arbeit. Eine Studie dazu könnte sich auch nicht allein auf den Bestand der Erbgesundheitsgerichte Esslingen und Stuttgart stützen, sondern müsste auch noch die Nachbarkreise mit einbeziehen und kann nur im Rahmen eines großen Projekts geleistet werden.

403 Krauss, Die Berechtigung, S. 79–89.

404 HStAS E 151/53 Bü 628.

405 Ebd.

406 Ebd.

Dr. Paul Krauß, geboren am 10. Januar 1902, hatte zwar bereits seit 1931 die Nachfolge des Oberarztes Tuczek angetreten und war damit stellvertretender Chef der Klinik, übernahm aber erst 1940 deren Leitung. Er hatte in Tübingen, Kiel, Graz, Berlin und München studiert, anschließend in München und Rostock gearbeitet und 1927 in Rostock über »Kapillaruntersuchungen an Paralytikern, Epileptikern, Imbezillen und Kretins«[407] promoviert. Er trat 1937 in die NSDAP ein und war seit 1933 Mitglied der NSV; seit 1935 gehörte er dem NS-Ärztebund an.[408] Er hielt im Winter 1933/34 und 1934/35 je sechs öffentliche Vorlesungen über »die Pflege wertvollen Erbgutes« und »Typologie« und in den darauf folgenden Jahren trat er als Redner des rassenpolitischen Amtes Esslingen auf. Wie sein Vater, war auch er Mitglied in diversen wissenschaftlichen Fachgesellschaften. Zudem publizierte er unter anderem im Jahre 1937 in der renommierten Zeitschrift des Fachverbands, »der Nervenarzt« zu »Psychotherapie paranoider Entwicklungen«.[409] Paul Krauß favorisierte psychotherapeutische Methoden, die während des Nationalsozialismus vor allem in Kombination mit der Typen- und Rassenlehre Anwendung fanden. Er beteiligte sich – wie sein Vater – als Gutachter an den Verfahren der Zwangssterilisation. Als Klinikleiter konnte er den Mord an einigen seiner Patienten und Patientinnen verhindern, musste aber den an anderen hinnehmen. In seiner Leitungsfunktion musste er sowohl wirtschaftliche als auch medizinische Fragen im Blick behalten und – als patriarchal eingestellter Unternehmer – zudem die Fürsorge für seine Angestellten. Ob und inwieweit dies aufgrund widersprüchlicher Interessen und unterschiedlicher Dilemmata gelingen konnte, wird im Weiteren untersucht werden.[410]

Das Auffälligste bezüglich des Personals ist die konstant große Zahl der Angestellten. 1932 waren 55 Personen in der Klinik beschäftigt, 1933 zwischen 57 und 60, 1937 arbeiteten außer den Ärzten Krauß weitere 63 Personen in der Privatklinik Kennenburg.[411] Genauer aufgeschlüsselt finden sich die Angaben zum Personal in den jeweiligen Rechenschaftsberichten. Darin sind für 1937 angegeben: 18 männliche und 45 weibliche »Gefolgschaftsmitglieder«, ein Assistenzarzt, eine Medizinalpraktikantin. Als Pflegepersonal: eine Oberin, zwei Krankenschwestern, elf Pflegerinnen, vier Pfleger, fünf Zimmermädchen, vier Hausmädchen, eine Arbeitstherapeutin. Das Wirtschaftspersonal bestand aus neun Küchen- und einem Hausmädchen, sieben Waschfrauen, sechs Gärtnern, zwei Kraftfahrern, einem Hausmeister, einem Maschinisten, einem Heizer, einem Hausburschen, einem Pförtner, zwei Verwaltungsmitarbeiterinnen und einer Praktikantin.

Dr. Reinhold Krauß als Klinikleiter bemühte sich durch finanzielle Gratifikationen bei Jubiläen, durch Weihnachtszulagen und Finanzierung von Festen und »Kameradschaftsabenden« sowie innerbetrieblichen Ausbildungen, das Personal an die

407 Krauss, Kapillaruntersuchungen, S. 18. Die Informationen zu seiner Biografie sind dieser Dissertation entnommen.

408 StAL EL 902/8 Bü 8729.

409 Seine Publikationsliste liegt vor in: StAL EL 902/8 Bü 8729. Krauss, Zur Psychotherapie.

410 Eine umfassende Biografie vorzulegen, ist im Rahmen dieser Arbeit nicht beabsichtigt.

411 HStAS E 151/53 Bü 628.

Klinik zu binden.[412] Die durchschnittliche Arbeitszeit betrug bei einer Sechstagewoche zehn Stunden täglich. Urlaub gewährte die Klinik im ersten und zweiten Dienstjahr je neun Tage und bis zu 21 Tage ab dem zehnten Dienstjahr. Über die Herkunft des Pflege- und des hauswirtschaftlichen Personals ist weniger bekannt. Die meisten stammten aus Württemberg. Eine Arbeitstherapeutin, die 1936 in der Kennenburg ihren Dienst aufnahm, hatte zuvor in der Privatklinik Bellevue in Kreuzlingen gearbeitet.[413] Aufgrund guter Erfahrungen hatte die Klinik schon Ende der 1920er Jahre damit begonnen, weibliches Personal auf der Männerstation einzusetzen.

Jährlich organisierte die Klinik Ausbildungslehrgänge[414] für ihre Mitarbeiter und Mitarbeiterinnen. Diese schlossen mit einer von Obermedizinalrat Dr. Otto Mauthe vom Innenministerium abgenommenen Prüfung ab.[415]

Kriegsbedingt sank die Zahl der männlichen Beschäftigten. Neben Dr. Paul Krauß und Dr. Fuhry wurden in den ersten Mobilmachungstagen im September 1939 drei Pfleger, ein Pförtner, ein Fahrer und ein Gärtner eingezogen.[416] Durch Mehrleistungen des Personals und durch Übernahme von Arbeiten durch weibliche Angestellte konnte die Klinik das Fehlen der männlichen Arbeitskräfte zunächst noch kompensieren. Ab Mitte 1940 verschärfte sich jedoch die Personalsituation, weswegen die personalintensiven Therapien wie die Insulinkuren, die Gymnastik, Beschäftigungs- und Arbeitstherapie reduziert werden mussten.

3.2.3 Zum Klientel – mit besonderer Berücksichtigung der jüdischen Patienten und Patientinnen

Von den im Staatsarchiv Ludwigsburg aufgefundenen insgesamt 1.222 Krankenakten der Jahre 1932 bis 1941[417] wurden 400 gesichtet. Erstmalig soll auf der Basis dieses Materials eine Skizzierung des Klientels und einiger Besonderheiten erfolgen.[418] Da in Publikationen zu jüdischem Leben in Esslingen wiederholt die besondere Bedeutung der Heilanstalt Kennenburg für die jüdische Bevölkerung[419] des Landes betont wird, wurde bei der hier vorgenommenen Datenerfassung zwar das Zufallsprinzip zu Grunde gelegt, dennoch aber auch der Anspruch verfolgt, alle jüdischen Patienten und Patientinnen zu erfassen und mit den bisher veröffentlichten

412 Ebd.
413 Ebd.
414 Ob es sich hier um eine reguläre Ausbildung in der Krankenpflege handelte oder eine spezialisierte psychiatrische erschließt sich nicht.
415 HStAS E 151/53 Bü 628.
416 Ebd. Da Dr. Fuhry am Standort Esslingen eingesetzt war, führte er seinen Dienst in der Klinik Kennenburg fort.
417 StAL PL 423 I.
418 Umfassende psychiatriegeschichtliche Forschungen mit diesen äußerst interessanten Quellen stehen noch aus.
419 SCHILD, Jüdisches Leben, S. 20. Er schreibt fälschlicherweise: »Für psychisch kranke Juden wurde im Stadtteil Kennenburg eine Klinik gebaut.«

Daten der Studie von Joachim Hahn zu vergleichen.[420] Hahns Quelle zu den jüdischen Patienten und Patientinnen war das in den Nachkriegsjahren von Dr. Paul Krauß erstellte und im Hauptstaatsarchiv Stuttgart und im Stadtarchiv Esslingen vorhandene Verzeichnis aller jüdischen Patienten und Patientinnen seit 1932.[421] Paul Krauß hatte angegeben, diese Synopse anhand der Aufnahmebücher verfasst zu haben. Eine Überprüfung mit den nun im Staatsarchiv Ludwigsburg wiederentdeckten Aufnahmebüchern, zeigte jedoch, dass die Angaben aufgrund der seither bekannten Quellen und die darauf basierende Forschung unvollständig sind und ergänzt werden müssen. Damit kommen zu den bislang bei Joachim Hahn aufgeführten 21 Jüdinnen und 20 Juden nochmals drei jüdische Patientinnen und fünf Patienten[422] hinzu, so dass in den Jahren 1932 bis 1939 in der Privatklinik Kennenburg nicht 41 sondern insgesamt 49 Juden und Jüdinnen behandelt wurden.

In den Jahresberichten an das Ministerium[423] meldete Dr. Reinhold Krauß als Leiter der Klinik regelmäßig neben der Zahl der Zugänge, den aktuellen Stand der Patienten und Patientinnen, die Zahl von Todesfällen und seit Ende der 1920er Jahre auch die Zahl der jüdischen Patienten und Patientinnen unter den Neuaufnahmen. Diese sank von einem Anteil von 12 bis 16 Prozent in den Jahren 1927 bis 1932 auf ein niedriges Niveau von fünf bis sieben Prozent in der Zeit von 1933 bis 1939. In tatsächlichen Zahlen bedeutete dies zwischen drei und sieben neu aufgenommene jüdische Patienten oder Patientinnen. Die Gründe hierfür waren vielfältig: zum einen die vermehrte Auswanderung deutscher Juden und Jüdinnen und die abnehmenden finanziellen Möglichkeiten der jüdischen Familien wegen zunehmender beruflicher Einschränkungen. Inwieweit die Klinik selbst bei der Aufnahme zurückhaltend war, lässt sich nicht klären. Da ein auffallender Rückgang der Zugänge in das Jahr 1937 fällt, also direkt nach der polizeilichen Untersuchung wegen der Unterzeichnung der Petition, und im selben Jahr Dr. Paul Krauß Mitglied der NSDAP wurde, könnte dies auch als eine bewusste Annäherung an die Politik der NSDAP interpretiert werden.

Seit 1933 äußerten jüdische Kranke verschiedentlich ihre massiven Sorgen vor wirtschaftlicher Not durch Arbeitsplatzverlust und artikulierten ihre Ängste vor

420 HAHN, Jüdisches Leben in Esslingen, S. 511–515.

421 HStAS EA/99/001 Bü 207; StAE Kultur- und Freizeitamt 297.

422 StAL PL 423 I. Die nicht bei Joachim Hahn aufgeführten acht jüdischen Patienten und Patientinnen sind: Blandowsky, Charlotte geb. 11.2.1900, Geschäftsführerfrau, aus Esslingen, in der Klinik vom 3.1.1934 bis 24.2.1934 Aufnahmenr. 2913. – Dollinger (unleserlich), Ernst Kaufmann, geb. 19.11.1872 Verwalter in der Klinik vom 6.4.1932 bis 2.8.1932, Aufnahmenr. 2741. – Dürr, Helmut geb. 18.6.1890, Bankbeamter, aus Mannheim, in der Klinik vom 8.7.1936 bis 29.7.1936 Aufnahmenr. 3226. – Heilbronner, Luise geb. 22.2.1912, Haustochter in der Klinik vom 30.3.1932 bis 6.5.1932 Aufnahmenr. 2740. – Lust, Luise geb. Bloch geb. 29.12.1888, Kaufmannsfrau, aus Nürnberg, in der Klinik vom 22.4.1932 bis 4.6.1932, Aufnahmenr. 2744. – Lust, Peter Kaufmann geb. 15.1.1911 ledig aus Nürnberg vom 17.7.1932 bis 14.8.1932 Aufnahmenr. 2769. – Pinkuss, Dr. Hermann geb. 30.11.1867, Bezirksrabbiner aus Heidelberg, in der Klinik vom 25.5.1932 bis 1.8.1932, Aufnahmenr. 2755. – Silbermann, Sigmund geb. 22.7.1872, Justizrat Dr. jur. aus Würzburg, geboren in Bamberg, in der Klinik vom 8.11.1932 bis 20.12.1932, verstorben Aufnahmenr. 2806.

423 HStAS E 171/53 Bü 628.

politischer Verfolgung bis hin zur Konkretisierung der Ängste vor Konzentrationslager und Verschleppung. Die reale Verfolgungssituation, gepaart mit einer psychischen Labilität oder Erkrankung, verstärkte die ohnehin vorhandene Symptomatik und führte zum Aufenthalt in der Privatklinik Kennenburg. Inwieweit die Klinikleitung die Ängste ernst nahm oder als eine Form der »Wahnvorstellung« deutete, lässt sich nicht beurteilen und scheint abhängig gewesen zu sein von der Krankheitssituation der jeweiligen Patientin oder dem jeweiligen Patienten. Bei einer bereits bestehenden und eindeutig diagnostizierten Schizophrenie interpretierten die Ärzte die Ängste vor KZ und Verschleppung eher als »Wahnvorstellung«,[424] während bei der Erstmanifestation einer Psychose oder Depression dies als Teil der Angst erklärt wurde.

Charlotte Blandowsky (geb. 11. Februar 1900), Ehefrau des Karl Blandowsky, Geschäftsführer von »Wohlwert« in der Pliensaustraße 31, litt seit 1933, nachdem Mitglieder der NSDAP mit Tränengasbomben einen Anschlag auf das Kaufhaus verübt hatten,[425] unter einer Angstneurose. Die Erkrankung des bedeutenden Journalisten Leo Benario wird als Erschöpfungszustand bezeichnet. In der Anamnese heißt es: »Ursprünglich Journalist, 12 Jahre wirtschaftlicher Leitartikler der Frankfurter Zeitung, in den letzten Jahren Dozent an der Handelshochschule Nürnberg. Während dieser Zeit z. Tl. recht erhebliche Schwierigkeiten mit Magistrat, anscheinend auch anderen Dozenten gehabt, mehrfach Kränkungen erlebt. [...] Hat jetzt als jüdischer Dozent seine Stelle verloren, Kündigung, trotzdem vom Senat sein Abgang in einer sehr ehrenvollen und finanziell tragbaren Weise vollzogen werden sollte, durch den Nürnberger Stadtrat ausserordentlich schroff und kränkend. [...] Steht praktisch vor dem Nichts, hat keine Ahnung wie sich die Zukunft gestalten wird.«[426] Seine Frau ließ sich zeitgleich mit ihrem Mann im Sommer 1933 in der Kennenburg wegen Depressionen behandeln. »Durch den Umsturz und die damit verbundenen Erschütterungen ausserordentlich mitgenommen«, lautete der erste Eintrag in ihrer Krankenakte und weiter: »ängstlich, scheu, voller Befürchtungen, ihrem Mann könne etwas passieren, er werde verhaftet, ins Konzentrationslager verbracht. [...] Voller Besorgnisse um den Mann, um Familienangehörige, um andere Glaubensgenossen. Empfindet alles, was sie in der Zeitung über neue Inhaftierungen usw. liest, als eine Bestätigung, dass sie mit ihren Ängsten und Befürchtungen recht hat.«[427]

Nichtjüdische Patienten führten weitaus seltener politische Gründe für ihre Ängste oder Erkrankungen an. Von den 351 Nichtjuden waren es lediglich zwei, die Ängste auf Grund der politischen Situation nannten und deswegen in der Klinik Hilfe suchten, einer davon der evangelische Pfarrer Christian Heller aus Gochsen im Hohenlohischen.[428]

424 StAL PL 423 I Aufnahmenr. 3230.
425 StAL PL 423 I Aufnahmenr. 2913. Siehe auch: HAHN, Jüdisches Leben, S. 222.
426 StAL PL 423 I Aufnahmenr. 2869. Zu Leo Benario siehe auch: Institut für Zeitungsforschung, Das INSTITUT für Zeitungsforschung, S. 2.
427 StAL PL 423 Aufnahmenr. 2871.
428 Zu Christian Heller: StAL PL 423 I Aufnahmenr. 3653. FÄRBER, Bibersfeld, S. 109–119.

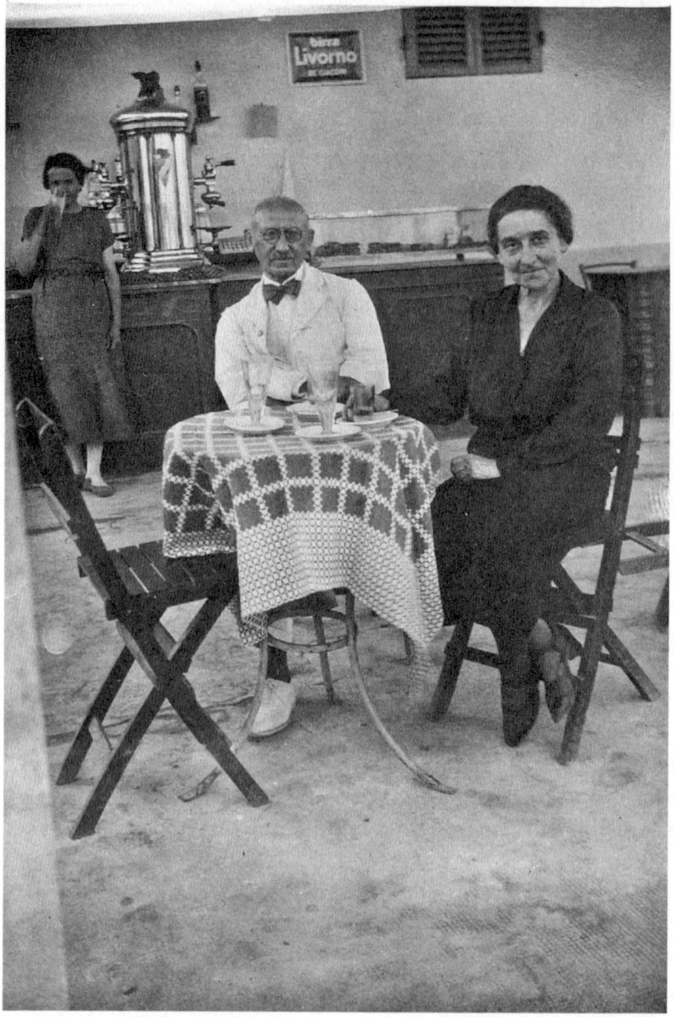

Abb. 10 Leo Benario und seine Frau Marie. StAL PL 423 I Aufnahmenr. 2871

Die Berufsangabe der Patienten und Patientinnen oder von deren Ehegatten und Eltern lassen, wie bei einer Privatklinik zu vermuten, Klientel aus begüterten und oft auch sehr gebildeten Familien erkennen. Handwerker wie Gärtner, Bäcker, Glaser oder Bierbrauer, Gastwirte und Landwirte oder Ehefrauen derselben suchten selten in der Privatklinik Kennenburg Hilfe, es sei denn, es handelte sich zudem um Besitzer größerer Betriebe.[429] Buchhalter, Lehrer, Reichsbahnbeamte, Pfarrer und Journalisten repräsentierten die Mittelschicht. Geprägt war die Privatklinik Kennenburg durch die Angehörigen der Oberschicht als Klienten, durch Ärzte und

429 Als Beispiel StAL PL 423 I Aufnahmenr. 3440.

Tabelle 3: Durchschnittliche Belegung der Klinik Kennenburg von 1932 bis 1941

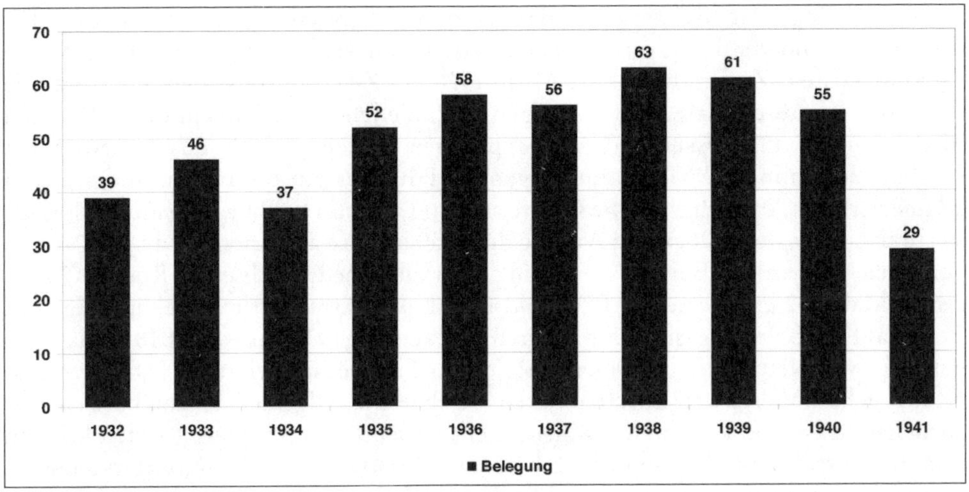

Apotheker, Fabrikanten, Prokuristen und höhere Beamte und Militärangehörige, höhere Geistliche, Diplomaten und Angehörige des Adels, sowie deren Frauen und Verwandte.

Die regionale Herkunft der Patienten und Patientinnen zeigt neben der Häufung aus Württemberg gleichfalls eine große Zahl aus dem Saarland, der Pfalz, Hessen und Bayern. Vereinzelte Kranke hatten ihren Wohnort in Berlin, Zürich, Hamburg oder in Pommern und suchten in Esslingen therapeutische Hilfe.

Die Klinikleitung stand mit anderen Kollegen in engem Kontakt, gegenseitige Überweisungen und Empfehlungen, das Versenden von Prospekten waren üblich. Viele Patienten und Patientinnen wurden von den Universitätskliniken Tübingen, Heidelberg, Frankfurt und Basel, dem Bürgerhospital Stuttgart und den Privatkliniken Binswanger Bellevue in Kreuzlingen oder Dr. Speer in Lindau, von den Sanatorien in Hirsau und Buchenbach im Schwarzwald in die Kennenburg zur Weiterbehandlung oder Anstaltspflege überwiesen.

3.2.4 Wirtschaftliche Situation der Klinik

Hinweise auf die ökonomische Lage geben die Visitationsberichte und in Ansätzen die Statistiken über die durchschnittliche Belegungszahl[430] und die Auslastung der Klinik. Sichtbar ist ein deutlicher Aufwärtstrend der Belegungssituation seit 1934.[431]

430 Erstellt nach den Angaben aus den jährlichen Inspektionen. HStAS E 151/53 Bü 627. Dank an Ralf Stepput für technische Hilfe.

431 Die niedrige Belegungsquote 1941 resultiert aus den Vorbereitungen zur Schließung der Klinik. Es fanden keine Neuaufnahmen statt, und bereits im Mai wurden die ersten Patienten und Patientinnen verlegt oder entlassen.

Im Inflationsjahr 1922 hatte die Klinik aufgrund zurückgehender Nachfrage finanzielle Engpässe und reagierte darauf mit der Schließung des Männerbaus für drei Jahre[432] und der damit verbundenen drastischen Reduzierung der Personal- und Gebäudekosten. Zudem führte sie Mitte 1928 ein Zweiklassensystem ein, um, wie Reinhold Krauß erklärte, »den heutigen finanziellen Verhältnissen des gebildeten Mittelstandes, aus dessen Kreise die hiesigen Patienten sich zusammensetzen, entgegenzukommen.«[433] Im darauffolgenden Jahr war gut die Hälfte in der ersten Klasse versorgt, danach sank die Quote auf ein Drittel. Die Belegungsquote stabilisierte sich Ende der 1920er und Anfang der 1930er Jahre auf einem niedrigen Niveau von circa 45 Kranken. Bei der Visitation durch Obermedizinalrat Dr. Rudolf Camerer im Mai 1932 erläuterte Dr. Reinhold Krauß die wirtschaftlich prekäre Lage mit Bezug auf die Belegungssituation, denn im Dezember 1931 kamen auf 18 Entlassungen nur zwei Neuzugänge. Camerer notierte: »Auch jetzt noch tut er [Dr. Reinhold Krauß sich, d. V.] schwer, durchzuhalten, da eben die Allgemeinkosten bei den Ansprüchen, die seine Patienten machen, nicht wesentlich verringert werden können und die Anstalt tatsächlich nur halb belegt ist. Das Durchhalten wird ihm dadurch etwas erleichtert, dass er eine ganze Reihe von Kranken aus Esslingen und Umgebung ambulant behandelt und zu diesem Zweck eine Sprechstunde eingeführt hat, die verhältnismäßig gut besucht ist.«[434] Auch 1934 klagte Krauß, obgleich die Belegung »an und für sich nicht schlecht sei«, dass die »wirtschaftliche Durchhaltung« wegen grosser Außenstände schwierig wäre.[435] Und nach der Visitation vom 21. April 1937 schrieben Dr. Otto Mauthe und Oberregierungsrat Wilhelm Kley[436] aufgrund der Informationen von Dr. Paul Krauß folgenden Bericht: »Die wirtschaftliche Lage der Privatheilanstalt Kennenburg ist nicht günstig. Der Besitzer erklärte uns, dass er sich eben halten könne, und dass [er, d. V.] sein ganzes Einkommen, auch aus seiner Privatpraxis, die er seit einigen Jahren betreibe, zur Erhaltung der Anstalt verwenden müsse. Er befürchtet vor allem eine Verschlechterung der Wirtschaftslage, sobald die Steuern voll zu zahlen seien, was voraussichtlich ab 1. Januar 1938 der Fall sein dürfte. [...] Im Vergleich zu früheren Jahren, vor allen Dingen den Jahren vor dem Krieg [1. Weltkrieg, d. V.] ist heute ein stärkerer Durchgang durch die Anstalt vorhanden. So waren es im Jahr 1936 bei 72 Betten 138 Aufnahmen, wogegen früher sehr viele Kranke in der Anstalt waren, die jeweils auf Jahre hinaus in dieser verblieben. Es sind heute auch mehr akute Krankheitsfälle in der Anstalt aufgenommen, mehr Psychopathen, weniger Psychosen. Dies macht sich natürlich auch wirtschaftlich nachteilig bemerkbar, da dann eben immer wieder viele Betten frei sind. Der Krankenstand am Besichtigungstag betrug 54 bei 72 Betten, davon waren 25 Männer und 29 Frauen. Die Kosten der Anstalt betragen täglich 9,50 bis

432 Krauss, Kennenburg 1840–1940, S. 39.
433 HStAS E151/53 Bü 628: Bericht über die Privatklinik Kennenburg im Jahre 1928, verfasst am 27. Juni 1929 durch Reinhold Krauß.
434 HStAS E 151/53 Bü 627.
435 HStAS E 151/53 Bü 628.
436 Bei den Visitationen überprüften Dr. Mauthe und Kley stets auch, ob und wie viele Juden in den Anstalten waren.

13 RM, je nach Größe und Lage des Zimmers. Die Verpflegung [der ersten und zweiten Klasse, d. V.] ist eine einheitliche.«[437] Krauß äußerte gar die Befürchtung, dass sich die Klinik nicht mehr rentiere.

Zusammenfassend kann man sagen, dass Fragen nach der Rentabilität der Klinik die Klinikgeschichte permanent bestimmten. Das wirtschaftliche Risiko nahm insbesondere während der Zeit der Weltwirtschaftskrise und in der Zeit des Nationalsozialismus zu. Gründe hierfür waren das Klientel, das nicht mehr in der Lage oder nicht mehr bereit war, die hohen Kosten zu tragen, die Veränderung im Klientel selbst, das Fehlen der wohlhabenden Patienten und Patientinnen und die gesellschaftliche Hetze gegen psychisch Kranke. Ihre Stigmatisierung nahm zu – und viele scheuten sich vor einem Klinikaufenthalt, durch den ihnen zwar therapeutische Hilfe zukam, bei dem sie aber auch erfasst wurden und somit von rassenpolitischen Zwangsmaßnahmen wie der Sterilisation betroffen sein konnten.

3.2.5 Therapiemethoden

Die Psychiatrie der 1930er Jahre hatte durch neue invasive Therapiemethoden auch bei Patienten und Patientinnen mit seither »therapieresistenten« schweren Psychosen Erfolge erzielen können. Gleichzeitig wurden jedoch die medizinische Versorgung und Pflege der weiterhin als »hoffnungslos« geltenden Kranken als gesamtgesellschaftliche Aufgabe immer schärfer in Abrede gestellt. Das hieß, dass die über Jahre dauernde Pflege von Kranken, die für die Klinik Kennenburg eine wichtige wirtschaftliche Größe darstellte, tendenziell abnahm.

Bei den in der Klinik behandelten multiplen psychiatrischen Krankheitsbildern, von Depressionen, Psychosen, Suchterkrankungen[438] oder Erschöpfungszuständen bis hin zu senilen Degenerationserkrankungen, bedurfte es ebenso vielfältiger Therapiemethoden. Psychotherapeutische Ansätze, psychoanalytische Verfahren, Beschäftigungs- und Arbeitstherapie wie auch neueste medikamentöse Methoden wurden angewandt. Der Tennisplatz sowie das Billard- und Lesezimmer, die hauswirtschaftliche Abteilung und der Garten boten, dem gebildeten Klientel entsprechend, verschiedenerlei Betätigung. Die unruhigen und erregten Patienten und Patientinnen waren in einem eigenen Trakt separiert; zum Teil fanden während der Akutphasen mechanische Zwangsmittel wie »Zwangsjacke«, »Dauerbad« und die freiheitsentziehende Maßnahme im Bett unter einem »Netz« Anwendung.

Die Heilanstalt führte nun auch moderne medikamentöse Therapien durch, die auf vertieftem internistischem Wissen aufbauten und für die während der invasiven

437 Besichtigung am 21. April 1937 mit Dr. Mauthe, geführt von Dr. Paul Krauß. HStAS E151/53 Bü 628.

438 Gehäuft suchten Wirte wegen ihres Alkoholmissbrauchs Hilfe durch einen Entzug in der Privatklinik Kennenburg. Eine berufsgruppenspezifische Häufung findet sich auch bei den in der Klinik behandelten Ärzten und Arztehefrauen. Sie waren zu 50 % Morphin-, Alkohol- oder Tablettenabhängig. Ausgehend hierfür ist die eingangs geschilderte Stichprobe der Krankenakten. StAL PL 423 I.

Maßnahmen Blutuntersuchungen in einem eigenen Labor durchgeführt werden mussten. Dies war nur mit besonders qualifiziertem, eigens geschultem Personal möglich. Ende 1934 hatte der Psychiater Manfred Sakel, eingeleitet durch eigene Beobachtungen an morphinabhängigen Patienten an der Universitätsklinik Wien, damit begonnen, insulininduzierte hypoglykämische Schocks bei Schizophreniekranken zur Therapie zu erproben. Mitte 1935 verbreitete sich in Fachkreisen rasch die Insulinschockbehandlung als neue Therapiemethode bei Schizophrenie.[439] Schon ein Jahr später hatte er genügend Erfahrungen in dieser Methode gesammelt, um seine Ergebnisse zu publizieren.[440] Bei seinen Probanden (50 Patienten und Patientinnen) war in 70 % eine Remission eingetreten.

Trotz unzureichender theoretischer Basis herrschte unter Teilen der Ärzteschaft eine euphorische Stimmung, andere hingegen waren extrem skeptisch. Betroffene und Angehörige hofften nun auf Heilung der Schizophrenie. Erste Erfolge der Therapie in Deutschland meldeten die Nervenklinik Tübingen und die badische Heil- und Pflegeanstalt Illenau. In Eglfing-Haar richtete der Psychiater Anton von Braunmühl eine Insulinstation ein, an der in dieser Methode ausgebildet wurde. In der Schweiz unternahm Max Müller in Münsingen bei Bern gleiches.[441]

Nahezu zeitgleich wurden Forschungen mit dem Medikament Cardiazol intensiviert. Dieses intravenös zu verabreichende Mittel rief Krämpfe und Konvulsionen hervor, die bei Patienten mit Schizophrenie ebenfalls zu Besserungen führen konnten. Die Kombination von Insulinschocktherapie und Cardiazol[442] erprobte von Braunmühl in Eglfing-Haar. Zeitgenössische Studien beschrieben eine Mortalität von 1,3 %,[443] bezeichneten diese hohe Rate aber aufgrund der Schwere der Erkrankung als vertretbar. Damit gab es praktisch keine Kontraindikation für diese Therapie. Die Privatklinik Kennenburg begann im Jahr 1937 mit diesen modernen, personalintensiven und risikoreichen Therapien. Für eine Klinik ihrer Größe, personeller und technischer Ausstattung bedeutete dies zunächst eine große finanzielle und medizinische Herausforderung und war eher außergewöhnlich. Selbst größere Kliniken wie das Christophsbad nahmen noch lange Abstand von der Insulinschocktherapie. Die Klinik Kennenburg investierte in die Ausbildung ihres Pflegepersonals und stellte einen weiteren Arzt ein. Der Laborbereich musste erweitert werden, da während der induzierten Schockzustände regelmäßig der Blutzucker kontrolliert werden musste. Zudem mussten Spritzen und Sonden in größerer Zahl angeschafft

439 Sakel, Neue Behandlungsmethode.

440 Dussik, Sakel, Ergebnisse.

441 Vgl. hierzu: Heintz, Die Einführung.

442 Paniflova, Insulinbehandlung. Walther, Die »Insulin-Koma-Behandlung«. Roemer, Insulin- und Cardiazolbehandlung.

443 Siehe: Müller, Die Insulinschockbehandlung; Leygraf, Die Behandlung, S. 10. »Die Insulinkur bestand aus 4 Phasen: 1. Phase: – dreimal täglich geringe Insulindosen, bis ein somatisch sichtbarer hypoglykämischer Zustand erreicht ist; 2. Phase: – Steigerung der täglichen Insulindosen, bis zum Eintreten eines schweren hypoglykämischen Schocks; 3. Phase: – Schonungsphase, Ruhephase 4. Phase: – entspricht Phase 1.«

und ihre hygienische Reinigung gewährleistet werden.[444] Diese Therapie wurde neben der medikamentösen Cardiazolbehandlung, die ebenfalls zunächst zu Unruhe oder komatösen Zuständen und erst im späteren Verlauf zur Besserung führen konnte, alternativ oder gar abwechselnd zehn- bis zwanzigmal als sogenannte Kur mehrere Tage nacheinander angewandt.

Obermedizinalrat Mauthe unterstrich in seinem Visitationsbericht vom 11. April 1938 ausdrücklich die Innovationsfreude und schrieb anerkennend: »Besonders bemerkenswert ist die Einführung der neuen Behandlungsmethoden der Schizophrenie im vergangenen Jahr, und zwar wurde zunächst Cardiazol, dann Insulin angewandt. Das Cardiazol wurde inzwischen wieder aufgegeben. Es ist jedoch beabsichtigt, die Insulinbehandlung mit Cardiazol nach Braunmühl zu kombinieren. Der Hilfsarzt Dr. Fuhri [sic!] ist zur Unterrichtung über die Behandlungsmethoden mit Insulin 4 Wochen bei Müller in Münsingen bei Bern gewesen. Die Behandlung wird für Männer und Frauen in zwei nebeneinander gelegenen Zimmern des Erdgeschosses im Frauenbau (alte Zellen) durchgeführt. Diese Räume eignen sich hiefür [sic!] sehr gut. Gleichzeitig werden je 5–6 Männer und Frauen behandelt, die nur zur Behandlung auf die Insulinabteilung gelegt werden, während sie im Übrigen auf anderen Abteilungen untergebracht sind. [...] Zwischenfälle ereigneten sich seither bei der Behandlung nicht. Etwa 25–30 Fälle wurden seither der Behandlung zugeführt, die Erfolge waren z. T. recht günstig.«[445]

Weniger erfolgreich war die kurz zuvor eingeführte Cardiazoltherapie. Sie war bei »10–12 Fällen« angewandt worden und hatte zum Teil zu besonders schweren Angstzuständen geführt. »Ein Kranker ist zweimal entwichen aus Furcht vor der Kardiazolbehandlung.«[446] In einem weiteren Bericht des Jahres 1938 schilderte Reinhold Krauß seine, auf Erfahrung gründende, veränderte Durchführung bei der Insulintherapie: »Vor allem hat uns die ›Zick-Zack Methode‹ nach von Braumühl [sic!] erhebliche Erleichterungen gebracht, sodass die Schockdosen heute im allgemeinen wesentlich niedriger liegen als früher und damit auch die Gefahrenfälle reduziert sind. Zwischenfälle unangenehmer Art haben wir erfreulicherweise nicht erlebt. Wir haben jeweils großen Wert drauf gelegt, an die Insulinbehandlung eine eingehende Psychotherapie anzuschliessen. Die Behandlung alter, namentlich über mehrere Jahre dauernder Schizophrenien hat sich nicht bewährt, wird infolgedessen in Zukunft nicht mehr erfolgen.«[447] Hans Fuhry veröffentlichte Erfahrungen mit der Dosis des Insulins und der Resistenz der Patienten im Jahr 1938 in der Fachzeitschrift »der Nervenarzt«.[448]

Anstelle des Cardiazols als krampferzeugendes Medikament setzten die Ärzte der Privatklinik das besser verträgliche Azoman ein. »Die Vorteile gegenüber Cardiazol liegen vor allem darin, dass«, so schrieb Dr. Reinhold Krauß, »die unange-

444 Da von der Klinik keine Verwaltungsakten und Rechnungen überliefert sind, kann hier keine Spezifizierung und detailliertere Darstellung erfolgen.

445 HStAS E 151/53 Bü 628.

446 Ebd.

447 Ebd.

448 Fuhry, Über psychische Insulinresistenz.

nehmen Angstzustände vor den Anfällen in kaum bemerkenswertem Masse aufzutreten pflegen oder überhaupt ausbleiben. Stattdessen tritt meist eine mehr oder weniger schwere Benommenheit ein, die die Patienten den Beginn des Anfalls nicht so merken lässt.« Herzkreislaufversagen als Nebenwirkung trat in einem Fall auf und konnte durch Gabe von Herzmitteln und Sauerstoffzufuhr wieder »behoben«[449] werden. Bei der Besichtigung der Klinik durch Obermedizinalrat Dr. Otto Mauthe am 19. April 1939 erhielten neun Kranke die Insulin-Azomankur. »Davon werden 5 mit Insulin bezw. Insulin und Azoman behandelt und 4 nur mit Azoman. Bezüglich des Erfolgs war Dr. Krauß inzwischen etwas skeptisch geworden. Er erzählte uns von einer Reihe von Rückfällen der zunächst geheilten bezws. gebesserten Schizophrenie. Das Azoman werde auch bei Depression mit Erfolg angewandt, sowie bei alten gesperrten Schizophrenien, die dann doch etwas aufgeweckter und gesellschaftsfähiger erscheinen.«[450]

Zur häufigen, manchmal auch täglichen Anwendung kamen Schlaf- und Beruhigungsmittel, bei erregten Patienten und Patientinnen zudem noch starke Sedativa; hierbei handelte es sich meist um Morphinderivate.

Nur am Rande erwähnte Dr. Reinhold Krauß die schon seit den 1920er Jahren erprobten und fortgeführten Therapiemethoden. Hydrotherapie, von Fuß- und Armbädern, Güssen und Abwaschungen bis hin zur Dauerbadtherapie nannte er für das Jahr 1935.[451] Von der Dauerschlaftherapie für Schizophreniekranke mit der von dem Züricher Arzt Max Cloetta[452] entwickelten Narkosemischung berichtete er für das Jahr 1934/35, mit Malariakuren bemühte sich die Klinik ebenfalls bei Schizophreniekranken um eine Besserung des Krankheitsverlaufs.[453]

Als psychotherapeutischen Ansatz führte Dr. Reinhold Krauß die kathartische Methode nach dem Züricher Nervenarzt Ludwig Frank[454] mit der von ihm beschriebenen Technik der hypnotischen Suggestion an. Besonders bei Alkohol- und Morphinabhängigen schätzte Krauß dieses Vorgehen und beobachtete gegenüber ausschließlich medikamentösen Entziehungskuren mit Opium größere Erfolge. Entziehungskuren unter Dauerschlaftherapie wurden nach kurzer Erprobung wieder aufgegeben.

Als Therapieerfolg galt bei lang andauernden, chronischen psychischen Erkrankungen bereits eine kurzfristige Remission oder das Ausbleiben von Erregungs- und Angstzuständen. Wie schwierig das Einschätzen des Gemütszustandes der Patienten und Patientinnen sich gestaltete, echte Fröhlichkeit von gespielter kaum zu unterscheiden war und daraus schwerwiegende Folgen für die Kranken resultieren konnten, manifestiert sich in den wiederkehrenden Selbstmordfällen. Trotz der großen Anzahl des Pflege- und Hauspersonals konnte eine lückenlose Überwachung

449 HStAS E 151/53 Bü 628.
450 Ebd.
451 Ebd.
452 Siehe hierzu: Paniflova, Insulinbehandlung.
453 Diese Therapie wurde 1937 erprobt. HStAS E 151/53 Bü 628,
454 Dr. Ludwig Frank 1863–1935 Nervenarzt aus Zürich. Die Technik ist u.a. erwähnt in: Henzler, Zur Technik.

der Patienten und Patientinnen nicht stattfinden. Manchmal wurden Angstzustände oder depressive Stimmungen auch erst zu spät erkannt und Kranke begingen auf unterschiedlichste Weise Selbstmord. Wiederholt kamen Suizide bei genehmigten Ausflügen im Esslinger Stadtwald am Jägerhaus oder Dulkhäusle vor.

Die Suizide zogen stets eine polizeiliche Untersuchung und eine Inspektion der Medizinalaufsichtsbehörde nach sich. Dabei wurde geprüft, ob und mit welchen Maßnahmen der Suizid vermeidbar gewesen wäre. Im Jahr 1934/35 war in 16 Monaten mit fünf Suiziden die höchste Zahl zu verzeichnen: Drei mal »Sprung aus dem Fenster«, einmal »Erhängung mit eigenem Haarnetz«, einmal »Entfliehen beim Spaziergang« und »Tod auf Schienen«.[455]

Die Klinik Kennenburg war mit ihren Therapieangeboten, der Ausrichtung auf Arbeitstherapie, Hydrotherapie, Psychotherapie und den neuesten, auch medizinisch sehr anspruchsvollen medikamentösen, und für die Patienten und Patientinnen stark invasiven Behandlungen eine äußerst breit aufgestellte Einrichtung. In ihr bildet sich auch der Aufschwung der Nervenheilkunde ab, die hoffte, manche Erkrankungen heilen oder zumindest deutlich bessern zu können, weshalb man sogar ein hohes Sterberisiko in Kauf nahm. Heutige Kritiker sprechen bei diesen invasiven Methoden wie der Malariakur, der Cardiazolbehandlung und der Insulinschocktherapie auch von »Menschenversuchen«.[456] Die Klinikleitung zeigte sich stets offen für neue medizinische Kenntnisse und investierte für diese sowohl in die Ausbildung ihrer Mitarbeiter als auch in begleitende Forschung. Dies war bei Kliniken ihrer Größe eher außergewöhnlich. Damit sorgte die Klinik für eine hohe Reputation und warb sogleich für sich. Dennoch konnte sie nicht immer erfolgreich therapieren: Nach anfänglichem Überschwang bei neuen Erfolg versprechenden Therapien folgte oft die Ernüchterung. Suizide kamen in Nervenheilanstalten wiederholt vor. Auch die Aufsichtsbehörde war sich bewusst, dass diese nicht generell vermeidbar seien, war jedoch bemüht, bauliche und andere Mängel, die ein solches Vorgehen begünstigten, zu beheben.

455 HStAS E 151/53 Bü 627. Die Klinikleitung erhielt daraufhin die Auflage, die Fenster sicherer zu gestalten und mit Gittern zu versehen. Um die Suizidrate zu beurteilen, müsste diese mit anderen, ähnlich ausgerichteten Kliniken verglichen werden.

456 Der Historiker Björn Felder urteilt anhand seiner umfangreichen Untersuchungen in den baltischen Staaten in der Zeit des Nationalsozialismus allgemein: »Es lassen sich Bezüge zur Psychiatriepraxis des 19. Jahrhunderts mit ihrem inhumanen Menschenbild herstellen, so dass sich die Insulin-Koma-Therapie, ähnlich wie die früheren Schocktherapien mit Wasser und später mit Malariaerregern oder Kardiazol, eher als Folter bzw. gezielte Gewaltanwendung charakterisieren lässt – ohne deren ursächliche oder symptomatische Behandlung – aus dem Körper zu zwingen.« FELDER, Menschenversuche, S. 554. WALTHER, Die »Insulin-Koma-Behandlung«. Als zeitgenössische Arbeit: KRAULIS, Über die Behandlung der Schizophrenie.

3.2.6 Die Schließung der Privatklinik

Zum 1. Juni 1940 übergab Dr. Reinhold Krauß die ärztliche Leitung der Klinik seinem Sohn Paul.[457] Das Unternehmen selbst blieb jedoch noch im Besitz von Dr. Reinhold Krauß. Im letzten Jahresbericht führte Dr. Paul Krauß an: »Am 26.4.1941 wurde die Klinik nach dem Scheitern anderweitiger Verhandlungen an die Stadt Esslingen verkauft. Der Entschluss war keineswegs die Folge finanzieller Schwierigkeiten, – die Liquidität konnte nach wie vor als gut bezeichnet werden – sondern entsprang auf weitere Zukunft berechneten Erwägungen. Die Klinik war in den vergangenen Jahrzehnten trotz stetig wachsender Aufnahmezahl besonders in den vergangenen Jahren ohne befriedigende Rentabilität geblieben. Infolge der Erhöhung der allgemeinen Lasten, vor allem der Steuern, der Löhne, der allgemeinen Lebenshaltungskosten und der Verteuerung der gegenüber früher viel intensiver gewordenen Psychosenbehandlung war die Ausgabenseite unverhältnismässig viel höher gestiegen als die Einnahmeseite. Um die Klinik auf den Stand zu bringen, auf dem sie entsprechend ihrer Tradition [den, d. V.] berechtigter Weise gestellten Anforderungen gewachsen gewesen wäre, wäre in Zukunft die Investierung grosser Summen notwendig geworden; nicht zuletzt das Alter der Bauten liess die Rentabilität dieser Investierungen von vornherein fraglich erscheinen. Eine Änderung des Charakters der Klinik war infolge ihrer Anlage ebenfalls schwer denkbar. Zudem hatten die vom Staat in jüngster Zeit getroffenen Massnahmen im Anstaltswesen den Gedanken der Abstossung des Anwesens gefördert. Da das Angebot der Stadt Esslingen befriedigend war, wurde zugegriffen. Die Stadt beabsichtigt, aus dem Hauptbau ein Rentnerheim, aus dem Männerbau die Städt. Frauenklinik zu machen.«[458]

Die gesamten Umstände des Klinikverkaufs und das Ende der Einrichtung als psychiatrische Klinik sind als vielgründiges Geschehen zu betrachten. Sicher führten finanzielle wie politische Motive zu diesem Schritt. Doch die Frage, welcher Leitgedanke überwog, muss offen bleiben.

Die wirtschaftliche Lage schien, folgt man diesem Bericht, noch nicht gänzlich geklärt. Denn einerseits beschrieb Paul Krauß die Liquidität als gut, andererseits beklagte er, dass die Ausgaben zu hoch und die Einnahmen zu niedrig wären. Betriebswirtschaftliche Bilanzen der Klinik liegen nicht vor, Zahlen über die Soll- und Habenseite erscheinen in keiner der Quellen. Die Privatklinik hatte mit dem Krankenmord zudem zahlungskräftige Patienten und Patientinnen verloren.

Als Vertreter der Stadt Esslingen übernahm Stadtpfleger Georg Deuschle die Verkaufsverhandlungen und meldete Interesse an der Immobilie an. Grundlage des Kaufpreises bildeten ein bereits 1939 erstelltes Gutachten und eine aktuelle Schätzung[459] des Architekten Dr. Bihl aus Stuttgart. Dieser hatte das Anwesen auf 687.400 RM ohne Mobiliar und 741.200 RM mit Inventar taxiert. Der letztlich ausgehandelte Preis von 560.000 RM ohne Inventar plus 50.455,68 RM für das Mobiliar, die medi-

457 StAE Hauptregistratur 3647.
458 HStAS E 151/53 Bü 628.
459 StAE Krankenhausverwaltung 118.

zinischen Geräte, Weißzeug, Geschirr, Gärtnerbedarf »inclusive Hühnerbestand und Nahrungsmittelvorräte« stellte sich, wie Oberbürgermeister Dr. Alfred Klaiber[460] in der öffentlichen Sitzung des Gemeinderats formulierte, als »ausserordentlich günstig«[461] dar: »Der Park und Garten sei tadellos in Schuss.«[462] Im Kaufvertrag wurden die Zahlungsmodalitäten derart geregelt: »Auf Wunsch der Verkäufer werde bei der Übergabe des Anwesens nur 310.000 RM bar bezahlt und der Rest mit 250.000 RM gegen 4 %ige Verzinsung und beiderseitiger Vierteljährlicher Kündigung, die aber seitens der Stadt nicht vor 1. August 1943 erfolgen dürfe, stehen bleiben. Herr Dr. Paul Krauß sei das Recht eingeräumt worden, bis auf weiteres in seiner Wohnung gegen die bisherige Miete von monatlich 100 RM einschliesslich Licht und Heizung wohnen zu bleiben. Die Stadt habe sich weiter verpflichtet, eine Anzahl Gefolgschaftsmitglieder, die noch näher benannt würden, mit ihren bisherigen Bezügen zu übernehmen, und den Gefolgschaftsmitgliedern, die schon über 15 Jahre im Dienst der Privatklinik Kennenburg stünden, bei einer späteren Zurruhesetzung eine zusätzliche Altersunterstützung, wie sie auch sonst bei der Stadt üblich sei, zu gewähren.«[463]

Im Gemeinderatsprotokoll heißt es überdies: »Auch der Vertragspartner Sanitätsrat Dr. Reinhold Krauß sei, so über den Vertragsabschluss hoch befriedigt.«[464] In der Erinnerung von Zeitzeugen soll Reinhold Krauß hingegen diesen Akt wiederholt als Verkauf unter Zwang der äußeren Bedingungen[465] bezeichnet haben. 1949 beschrieb er selbst den Verkauf in einem ausführlichen Brief an die Stadt Esslingen derart: »Bei der Haltung des nationalsozialistischen Staates im Bereich des Gesundheitswesens hatten Privatkrankenanstalten dieser Art im Dritten Reich mit mancherlei Schwierigkeiten zu kämpfen. [...] Der nationalsozialistische Staat musste die Tendenz haben, alle Institute, die mit der Gesundheits-, vor allem aber mit der Erbpflege praktisch zu tun hatten, unter seinen Einfluss, wenn nicht unter seine Regie zu bringen, um Widerstände gegen seine rassenhygienische Politik auszuschalten. Mit Kriegsbeginn setzten die bekannten Vernichtungsmassnahmen gegen Geisteskranke ein. Die praktische Motivierung zielte darauf ab, dass durch die Vernichtung ›lebensunwerten Lebens‹ Raum, Pflegepersonal, Lebensmittel usw. zu anderen Zwecken, insbesondere im Dienst der Kriegsführung nutzbar gemacht werden sollten. Auch meine Klinik wurde von den ›Räumungsmassnahmen‹ betroffen. Sie mussten sich bei einer relativ kleinen Privatanstalt wirtschaftlich schon auswirken, wenn auch nur ein Teil der Pfleglinge ›verlegt‹ wurde. Nachdem diese Mordmassnahmen in Gang gekommen waren, war bei der unnachsichtigen und grausamen Haltung des

460 Zu Dr. Alfred Klaiber und zu Georg Deuschle siehe: MENDE, Alfred Klaiber. MENDE, Georg Deuschle. Zu Deuschle wird jedoch falsch angemerkt, dass die Stadt Esslingen unter seiner Regie bereits während der Weimarer Republik die Heilanstalt Kennenburg erwarb. DIES., S. 448.

461 StAE Krankenhausverwaltung 118; StAE GRP vom 29. April 1941 § 41.

462 Ebd.

463 StAE Krankenhausverwaltung 118; StAE GRP vom 20. Mai 1941 § 51.

464 Ebd., StAE GRP vom 29. April 1941 § 41.

465 Eberhard Kenner, gebürtiger Kennenburger, in einem Brief vom 23. August 2006 an die Verfasserin.

Staates mit Sicherheit mit einer Fortsetzung dieser Massnahme zu rechnen, wie dies durch die anschliessende Entwicklung auch bewiesen wurde. Damit waren aber die wirtschaftlichen Voraussetzungen für die Weiterführung eines solchen Unternehmens nicht mehr gegeben. Dies sollte sich auch praktisch über Erwarten schnell verwirklichen. So erschienen bei mir [...] am 22.11.1940 [vier Tage vor der ersten Deportation nach Grafeneck, d. V.] die Kreisleiter Drautz von Heilbronn und Hund von Esslingen, ersterer mit den Worten: ›Ich beschlagnahme hiermit die Privatklinik Kennenburg. Sie werden dagegen Berufung einlegen. Ich werde ihnen die Stelle angeben, bei der sie es tun können, aber ohne Erfolg; denn übermorgen haben Sie den Erlass des Innenministeriums, dass Kennenburg beschlagnahmt ist.‹ Drautz verlangte weiter, dass Kennenburg innerhalb von 8 Tagen von seinen Patienten geräumt würde. Auf meine Vorstellungen, dass die Krankenüberwachungsabteilungen vollständig belegt seien und dass die Verlegung von so vielen überwachungsbedürftigen Kranken in dieser kurzen Zeit unmöglich sei, erwiderte Drautz: ›Die Versorgung Ihrer Kranken lassen Sie meine Sorge sein; die werden den Angehörigen zur Verfügung gestellt. Ihre Kranken haben es seither gut in Kennenburg gehabt; nun sollen es die Rückkehrer dort auch einmal gut haben.‹ Im Zusammenhang mit der gegen unsere Kranken laufenden Aktion sagte Drautz zu mir wörtlich: ›Diese Aktion geht weiter; verlassen Sie sich auf mich! Sehen Sie mich als Ihren Cherubim an, der Sie von Ihren Narren befreit!‹ [...] Auf meine Frage, in welcher Weise ich entschädigt werden sollte, sagte Drautz: ›Ich habe gedacht, Sie hätten so viel auf die hohe Kante gelegt, dass Sie Kennenburg kostenlos abgeben würden.‹ Am nächsten Tag liess mich der Esslinger Kreisleiter wissen, die Beschlagnahme könne für den vorgesehenen Zweck möglicherweise auch nicht durchgeführt werden, da die Kessel der Küche nur für 250 Personen ausreichten, während 450 Rückkehrer zu versorgen seien. [...] Eine Zurücknahme der Beschlagnahmung erfolgte nicht, die Gefahr tagtäglichen Zugriffes blieb bestehen und vermehrte sich im Ausmass der zunehmenden Aktion gegen die Kranken dieser Anstalten. [...] So musste ich mich, um noch Schlimmerem vorzubeugen, 1941 zum Verkauf meiner Klinik im hundertsten Jahres [sic!] ihres Bestehens und nach 41-jähriger ärztlicher Tätigkeit an ihr an die Stadt Esslingen entschliessen«.[466]

Wirtschaftlicher Zwang durch das Fehlen von Patienten und Patientinnen im Zusammenhang mit der »Euthanasie«-Aktion sowie der zunehmende Druck auf private psychiatrische Kliniken führten nach dieser Darlegung zum Entschluss, die Klinik so schnell als möglich zu verkaufen. Folgt man dieser Schilderung, so suchten Hund und Drautz vier Tage vor der Deportation, bzw. im Interimszeitraum zwischen der verschobenen und noch nicht stattgefundenen Deportation nach Grafeneck Reinhold Krauß auf. Ob die Klinik nun beschlagnahmt war oder nicht, ist in der Darstellung nicht eindeutig formuliert. Gegen eine offiziell stattgefundene Beschlagnahme durch Eugen Hund und Richard Drautz[467] spricht, dass beim Verkauf

466 StAE Krankenhausverwaltung 118. Dr. Reinhold Krauß beantragte bei der Stadt Esslingen Entschädigung für seine Verluste. Inwieweit das hier genannte Datum und die weiteren Informationen korrekt angegeben waren, ließ sich nicht überprüfen.

467 Schlösser, Die Heilbronner NSDAP.

die Kreisleitung in keiner Weise eingebunden war. Durch das harte Auftreten der beiden Kreisleiter existierte für die Klinik und insbesondere deren Leitung das Menetekel einer jeder Zeit möglichen Beschlagnahme. Eine generelle ablehnende oder gar feindliche Haltung der lokalen NSDAP-Vertreter gegenüber der Klinik und gegenüber Reinhold und Paul Krauß lässt sich trotz dieses Vorkommnisses nicht feststellen. Vielmehr wurde zeitgleich mit der von Reinhold Krauß als Beschlagnahmung beschriebenen Maßnahme ihm eine Ehrung zuteil. Die langjährige Oberin der Klinik Kennenburg, Fräulein Auch, schlug Oberbürgermeister Dr. Klaiber vor, »den Weg von der Kennenburger Mühle, der in nördliche Richtung geht«, Reinhold-Krauß-Weg zu nennen.[468] Bürgermeister Klaiber war zunächst zurückhaltend – jedoch nicht wegen der Ehrung, sondern weil der Weg ihm nicht bedeutend genug erschien, da es sich lediglich um einen Feldweg handelte. Dennoch genehmigten er – und zudem Kreisleiter Eugen Hund, der in Reinhold Krauß' Erinnerungen der Klinik feindlich gesonnen war, die Straßenbenennung. Das Schild wurde dann am 6. Dezember 1940 angebracht.

Am 30. Juni 1941 wurde der Betrieb der Privatklinik Kennenburg eingestellt. Der letzte Patient verließ die Klinik hingegen erst zwei Tage später, am 2. Juli 1941.[469] Anhand der Aufnahmebücher des Christophbads lässt sich nachvollziehen, dass sieben Patienten und 14 Patientinnen von der Klinik Kennenburg bereits seit März 1941 ins Christophsbad verlegt wurden, die meisten von ihnen im Juni.[470] Wie viele Patienten und Patientinnen nach Hause entlassen wurden oder von anderen Anstalten übernommen wurden, konnte nicht eruiert werden.

Die Stadt Esslingen übernahm, wie vereinbart, einen Großteil des Personals.[471] Dabei handelte es sich bis auf eine Pflegerin, die Wirtschafterin, den Obergärtner und Gärtner, um Hauspersonal. Die meisten der Krankenschwestern und Pfleger wechselten ins Christophsbad, in die psychiatrische Klinik Dr. Römer nach Hirsau oder übernahmen Privatpflegestellen. Dr. Hans Fuhry wurde von der Wehrmacht gänzlich beansprucht, Dr. Paul Krauß übernahm im Christophsbad eine Stelle.

Die Umbauten zur Frauenklinik dauerten ein Jahr. Die Stadt Esslingen setzte dabei eine nicht bekannte Zahl von Zwangsarbeitern[472] ein. Am 30. Juni 1942 konnte im ehemaligen Männerbau die Städtische Frauenklinik unter Leitung von Dr. Sänger eröffnet werden. Nicht das gesamte Mobiliar fand in der Klinik Verwendung. Manches wurde in der Ziegelei untergestellt oder nach und nach von diversen Einrichtungen, von HJ-Heimen, Kriegsgefangenenlagern, der Oberschule für Mädchen, der Dr. Salzmann-Kinderkrippe, dem Rathaus oder dem Stadttheater, erworben.[473]

468 StAE Hauptregistratur 1018.
469 HStAS E 151/53 Bü 628.
470 Archiv des Christophsbads Göppingen Aufnahmebuch.
471 HStAS E 151/53 Bü 627. Die Stadt Esslingen übernahm 18 von 29.
472 Timm, Zwangsarbeit, S. 178. Breig, S. 334. Die hier angegebene Eröffnung der Frauenklinik im Jahr 1941 ist jedoch nicht richtig. Eine Darstellung zur Geschichte der Frauenklinik liegt für Esslingen nicht vor.
473 StAE Städt. Liegenschaftsamt. Fahrnis Kennenburg.

3.3 Zwangssterilisationen an psychisch kranken Menschen der Privatklinik Kennenburg

Als Heilanstalt war die Klinikleitung dazu verpflichtet, alle als erbkrank geltenden Patienten und Patientinnen im Rahmen des »Erbgesundheitsgesetzes« zur Anzeige zu bringen und damit ein Verfahren zur Sterilisation vor dem Erbgesundheitsgericht in die Wege zu leiten. Reinhold Krauß vertrat Grundzüge einer Ideologie zur Verbesserung der Volksgesundheit und hatte bereits in seinem Vortrag bei der Versammlung der Juristen und Ärzte im Jahr 1905 betont, dass durch die erbliche Belastung Einzelner das »ganze Volk in Mitleidenschaft«[474] gezogen werden könne. Die Erblichkeit von Erkrankungen diagnostizierte Reinhold Krauß in den folgenden Dekaden zunehmend häufiger. Hatte er 1905 noch dargelegt, dass die Erblichkeit vieler Erkrankungen noch längst nicht eindeutig zu beurteilen ist, sah er dies bei psychiatrischen Erkrankungen in späteren Jahren als erwiesen an. In seinem Jahresbericht für das Jahr 1931 klassifizierte er seine neu aufgenommenen Patienten und Patientinnen nach ihrer familiären Veranlagung. Nach seiner ärztlichen Expertise waren von den 89 erstmals oder nach vorheriger Genesung aufgenommenen Kranken 37 erblich belastet. Als familiäre und somit vererbte Anlage nannte er unter anderem die Trunksucht eines Elternteils oder eines anderen nahen Verwandten, die nicht näher erläuterte »Geisteskrankheit« eines Elternteils oder auch nur in der nahen Verwandtschaft, den Suizid eines Verwandten und auch in einem Fall allein »auffallende Charaktereigenschaften« in der Familie.[475]

Da Paul Krauß im Rahmen von »volksbildenden Abenden« ab 1933 »erbbiologische Aufklärungsvorträge«[476] in Esslingen hielt, ist auch bei ihm davon auszugehen, dass er die Sterilisationsmaßnahmen befürwortete. Im ersten Jahr des Vollzugs des Erbgesundheitsgesetzes brachte Reinhold Krauß 67 Kranke zur Anzeige. Da für dieses Jahr hingegen keine Zahlen über die Kranken insgesamt und ihre erbliche Veranlagung vorliegen, ist die Frage, ob Reinhold Krauß tatsächlich alle potentiell vom Erbgesundheitsgesetz Betroffenen meldete, nicht endgültig zu beantworten. Dennoch: Die Zahl von 67 Anzeigen im Jahr 1934 ist als besonders hoch einzuschätzen, da im gleichen Zeitraum die Klinik gerade 69 Neuaufnahmen zu verzeichnen hatte und eine Durchschnittsbelegung von lediglich 37 Kranken bestand. Damit lag der Anteil derer, die Reinhold Krauß zur Anzeige brachte, höher als der, den er im Jahr 1931 als erblich belastet beschrieben hatte. Folglich erscheint es sehr wahrscheinlich, dass er 1934 sogar einfache Verdachtsfälle gemeldet hatte.

Im jährlichen Bericht an das Ministerium in Stuttgart nahm Reinhold Krauß umfassend Stellung zur Umsetzung des Erbgesundheitsgesetzes in seiner Klinik. Für das erste Berichtsjahr 1934 schrieb er: »Bei der Durchführung des Gesetzes zur Verhütung erbkranken Nachwuchses haben wir im allgemeinen größere Schwierig-

474 Krauss, Geisteskrankheit der Mutter, S. 86. Er plädierte in diesem Vortrag jedoch nicht für Sterilisation oder gar Schwangerschaftsabbruch, aber für ein Heiratsverbot.

475 HStAS E 151/53 Bü 628.

476 StAL EL 902/8 Bü 8729. Diese Informationen sind seinem Entnazifizierungsverfahren beigelegt.

keiten mit Angehörigen, Pflegern, usw. unserer Patienten nicht gehabt. Es wurden 67 Anzeigen erstattet und meistens dem zuständigen Oberamtsarzt das weitere Vorgehen durch einen Vermerk auf der Anzeige empfohlen. In 4 Fällen erstellte der Klinikleiter das zum Antrag notwendige Gutachten. In 2 Fällen wurde die Sterilisation von hier aus direkt ausgeführt, das eine Mal im Krankenhaus in Esslingen, das andere Mal im Karl-Olga-Krankenhaus in Stuttgart. Die Klinikleitung hat es sich zur Gewohnheit gemacht, bei allen Anzeigen dem für die Anzeige zuständigen Oberamtsarzt ihr Urteil über die Notwendigkeit der Sterilisation hinzuzufügen. Es wurde vor allem bei den Fällen auf sofortige Sterilisation gedrungen, bei denen die Fortpflanzungsgefahr gross erschien. Es handelte sich dabei um einen degenerativen debilen Psychopathen, um eine Manisch-Depressive, eine an remittierender, schizophrenieähnlicher Psychose leidende Schwachsinnige und einen Schizophrenen. In zweifelhaft erscheinenden Fällen wurde eine vorsichtig abwartende Haltung eingenommen und dem Oberamtsarzt die Gründe dafür mitgeteilt. [Ab hier am Rand angestrichen, d. V.] Die gesetzliche Bestimmung, dass unter das Erbgesundheitsgericht fallende Kranke nicht vor Ausführung der Sterilisation entlassen werden dürfen, konnte, wie andernorts auch, nicht eingehalten werden. Soweit eine Entlassung aus finanziellen Gründen notwendig war, geschah diese unter Mitteilung an den Oberamtsarzt.«[477]

Den Antrag zur Sterilisation einer 23-jährigen Patientin begründete Reinhold Krauß mit der familiären Häufung der Diagnose »manisch-depressiver« Erkrankungen mit »schizophrenie-verdächtigen Symptomen«.[478] Damit hatte er für diese junge Frau gleich mehrere medizinische Indikationen für eine Sterilisation im Sinne des Gesetzes benannt. Er führte aus: »Erfahrungsgemäss haben solche Erkrankungen, die schon in sehr jugendlichem Alter auftreten und sich sehr häufig wiederholen, im allgemeinen, auf längere Sicht gesehen, keine gute Prognose, auch wenn in den ersten Jahren nach dem Eintritt der Erkrankung jeweils recht gute Remissionen eintreten. Die erbliche Belastung ist im vorliegenden Fall zweifellos recht gross. Ich darf hier anfügen, dass auch die Mutter nach dem Eindruck, den wir gewonnen haben, und nach dem, was uns über sie bekannt ist, eine stark psychopatische Persönlichkeit zu sein scheint. Die Gefahr, dass etwaige Nachkommen der Patientin an Erbschäden im Sinne des Gesetzes vom 14.7.1933 leiden werden, ist aufgrund aller der angeführten Tatsachen als außerordentlich groß zu bezeichnen. Die Unfruchtbarmachung dürfte infolgedessen auf Grund der gesetzlichen Bestimmungen eine Notwendigkeit sein.«

Nachdem Dr. Reinhold Krauß im Jahr 1934 insgesamt vier Gutachten[479] über die von ihm behandelten Patienten abgegeben hatte, hielten er und sein Sohn sich mit Attesten, die während eines Verfahrens angefordert wurden und eigene – auch ehemalige – Patienten und Patientinnen betrafen, auffallend zurück. Vielmehr wiesen

477 HStAS E 115/53 Bü 628.
478 Name geändert: StAL F 30/6 I Bü 866.
479 HStAS E 151/53 Bü 628: Bericht über die Klinik im Jahre 1934 vom 16. April 1935, verfasst von Dr. Reinhold Krauß.

sie diese amtliche Aufforderung wiederholt ab.[480] Bestellte Gutachten für Patienten und Patientinnen, die nicht in seiner Obhut waren, führte Dr. Reinhold Krauß hingegen umfassend aus.[481] Hierbei bemühte er sich darum, die medizinischen Fragen exakt zu beantworten und zu klären, ob es sich um eine im Gesetz benannte Erkrankung handeln könne, z.B. ob »Schwachsinn« angeboren oder erworben sei. Auf dieser Grundlage befürwortete er Sterilisationen oder lehnte sie als Gutachter ab. Nach einer im April 1934 durchgeführten Untersuchung des 30-jährigen Fräulein Z. [Name geändert, d. V.] schrieb er: »Was wir bei Fräulein Z. beobachten, ist das deutliche Bild des angeborenen Schwachsinns, [...] Da nach ihren eigenen Äusserungen Fräulein Z. keinerlei Hemmungen besitzt, eine deutliche Gefahr besteht, dass sie das mangelhafte Erbgut weitergeben wird, halte ich die Unfruchtbarmachung von Fräulein Z. für dringend angezeigt.«[482] In einem Fall lehnte er eine Sterilisation ab, da es sich seiner Meinung nach zwar um eine asoziale, verarmte Frau, nicht jedoch um eine kranke oder erbkranke Frau handelte.[483]

Aus den jährlich dem Ministerium gemeldeten Zahlen geht hervor, dass und wie viele die Anzeigen zur Sterilisation Reinhold Krauß erstattete; es ist hingegen nicht eindeutig formuliert, wer das Verfahren weiter betrieb – es könnte sowohl der Amtsarzt als auch der Klinikarzt gewesen sein.[484]

Tabelle 4: Anzahl der von der Klinik Kennenburg an ihren Patienten und Patientinnen vorgenommenen Sterilisationsanzeigen

Jahr	**Sterilisationsanzeigen**
1934	67
1935	32
1936	30
1937	35
1938	10
1939	10
1940	30
1941 (bis 30.6.1941, Jahr der Schließung)	12

480 Bei dem an Schizophrenie erkrankten Herrn I. lehnte Dr. Reinhold Krauß ein vom Amtsarzt eingefordertes Gutachten mit dem Verweis, dass er behandelnder Arzt sei, ab. StAL FL 30/6 I Bü 965.

481 StAL FL 30/6 I Bü 1083. Für ein sechsseitiges Gutachten stellte Dr. Reinhold Krauß 10 RM in Rechnung.

482 StAL F 30/6 I Bü 863.

483 StAL F 30/6 I Bü 967.

484 HStAS E 151/53 Bü 628 Im Bericht für das Jahr 1937, verfasst am 25. Juni 1938, heißt es: »Es wurden im Jahre 1937 35 Anzeigen bei Erbleiden erstattet, 12 Sterilisationsanträge gestellt und 6 Patienten von der hiesigen Klinik aus sterilisiert.«

Die Zahl der Sterilisationsanzeigen nahm nach dem ersten Jahr um die Hälfte ab und blieb dann für die Jahre 1935 bis 1937 mit 32, 30 und 35 recht konstant. Im Jahr 1938 sank die Zahl dann nochmals auf unter ein Drittel des Standes von 1937. Diese Entwicklung entsprach zunächst der im Amtsbezirk Esslingen und in Württemberg.[485] In den Jahren 1939 und 1940 fällt die Privatklinik hingegen dadurch auf, dass die Anzeigen nicht in dem Maße sanken wie im Bezirk der Erbgesundheitsgerichte und im Land. Im Jahr 1940 stieg die Zahl der Anzeigen sogar um das Dreifache, während der Abwärtstrend sich andernorts weiter verstärkte. Möglicherweise spielte inzwischen das Bangen um die Zukunft der Klinik eine nicht unbedeutende Rolle und bestimmten das politische und medizinische Handeln. Denn Kreisleiter Eugen Hund, der sicherlich über die »Euthanasie«-Aktion Bescheid[486] wusste, hatte wiederholt mit einer möglichen Zwangsenteignung und Umnutzung der Klinik gedroht. Da Eugen Hunds Macht bekannt war und er die Politik der Stadt Esslingen in vielen Einzelthemen mitbestimmte, waren seine Drohungen besonders ernst zu nehmen. Oberbürgermeister Alfred Klaiber konnte sich selten den Interessen der NSDAP widersetzen,[487] sein politisches Handeln folgte hauptsächlich den Interessen der Partei und insbesondere denen des Kreisleiters Hund. Paul Krauß, der inzwischen die Klinik übernommen hatte, sondierte gleichzeitig die Chancen und Risiken eines Verkaufs. Möglich ist, dass Paul Krauß sich durch politisch konformes Verhalten der Kreisleitung andienen wollte und die Sterilisationspolitik als Instrument benutzte. Ebenfalls könnte der Wechsel in der Klinikleitung von Reinhold zu Paul Krauß diese offensivere Anzeigepraxis erklären. In den Quellen selbst ist keine Erklärung für dieses Verhalten zu finden.

Vergleiche mit anderen Kliniken sind nur schwer möglich, da die Daten zu den Sterilisationen zum Teil zu unpräzise aufbereitet sind. Der Kulturwissenschaftler Johannes May stellt für die Heilanstalten Schussenried, Zwiefalten und Weinsberg die Zahl der insgesamt sterilisierten Männer und Frauen in Korrelation mit der Bettenzahl der jeweiligen Kliniken. Für Schussenried ergibt sich dann eine Korrelation von eins zu vier, für die Anstalt Weißenau eins zu zwei, für Weinsberg eins zu drei.[488] Eine ebenso erstellte Beziehung für die Klinik Kennenburg käme zu einem Verhältnis von eins zu vier, nähme man die tatsächlich mögliche Höchstbelegung zur Grundlage der Berechnung, zu einem Verhältnis von eins zu drei, wenn die Durchschnittsbelegung verwendet wird. Die Klinik Kennenburg liegt somit mit ihren Sterilisationen etwas unter dem Durchschnitt der anderen genannten Heilanstalten.

Wurden Patienten und Patientinnen der Privatklinik Kennenburg während ihres stationären Aufenthaltes sterilisiert, so geschah dies im Städtischen Krankenhaus

485 Im Weiteren: HStAS E 151/53 Bü 163; E 151/54 Bü 4. Ein Vergleich mit anderen Kliniken ist nicht möglich. Zur Anstalt Stetten liegt zwar bereits Literatur vor, hier wies Martin Kalusche jedoch darauf hin, dass nicht zwischen Anzeige und Antrag unterschieden wurde. KALUSCHE, Stetten, S. 183–187. Zu dem deutlich größeren aber vergleichbaren Christophsbad gibt es zu dieser Fragestellung noch keine Forschungen.

486 Aufgrund seiner Machtposition ist davon auszugehen, dass er über die Mordaktion an den Kranken informiert war.

487 Vgl. MENDE, Klaiber, S. 455.

488 MAY, Schussenried, S. 46.

Esslingen. Zehn Sterilisationen an stationären Patienten und Patientinnen der Klinik Kennenburg während ihrer Behandlung sind nachgewiesen.[489] Zu einem nicht unerheblichen Teil fand die Sterilisation nach Entlassung aus der Psychiatrie in anderen Kliniken, so in Stuttgart oder an den Heimatorten der Patienten und Patientinnen statt. Dadurch schlägt sich dieser Vorgang nicht mehr in den regelmäßigen Visitationsprotokollen der Klinik Kennenburg nieder. Die Durchführung einer Sterilisation rief bei vielen Patienten und Patientinnen und deren Angehörigen große Ängste und gar Widerstände hervor. So schrieb Dr. Krauß: »Eine Patientin wurde, nachdem für die Angehörigen kein Zweifel mehr daran bestehen konnte, dass das Erbgesundheitsgericht zum Entscheid der Unfruchtbarmachung kommen würde, Ende letzten Jahres [1936, d. V.] von der Mutter in raffinierter Weise entführt.«[490]

Für das Berichtsjahr 1938, in dem keine Sterilisation an Patienten der Klinik ausgeführt wurde, erläuterte Dr. Reinhold Krauß: »Bei einem schizophrenen Kranken, bei dem es sich um den 1. Schub handelte, konnte sich das Erbgesundheitsgericht von einer sicher vorliegenden Schizophrenie nicht überzeugen. Eine andere Kranke wurde von ihrem Mann aus der Klink während des Verfahrens entführt, bei dem 3. Kranken, der wegen einer exsudativen Pleuritis[491] ins Krankenhaus in Esslingen zu einem operativen Eingriff überführt werden musste, genehmigte auf den Antrag der Angehörigen der Amtsarzt die Entlassung aus dem Esslinger Krankenhaus vor endgültigem Abschluss des Verfahrens.«[492]

Wenige Jahre nach Inkrafttreten des Gesetzes wurde der Vollzug der Sterilisation bei Anstaltsverwahrten nicht mehr mit aller Schärfe des Gesetzes durchgesetzt. Mit Kriegsbeginn galt überdies die medizinische Versorgung der Soldaten und der Bevölkerung als vorrangiger. Diesen Spielraum nutzte Reinhold Krauß bei einer schwerstkranken jungen Patientin und lehnte die Einweisung in das Städtische Krankenhaus Esslingen zur Sterilisation ab, da er sie aufgrund ständiger Anstaltsbedürftigkeit der jungen Frau als unberechtigt und unnötig einstufte.[493]

Die Haltung der Drs. Krauß kann derart zusammengefasst werden: Beide Ärzte befürworteten aus medizinischen und eugenischen Gründen die Sterilisation an psychisch Kranken und als »schwachsinnig« klassifizierten Männern und Frauen. Als Klinikleiter war Reinhold Krauß Ausführender dieser rassenpolitischen Maßnahme. Verglichen mit Dr. Niekau, dem Mitglied des Erbgesundheitsgerichts in Esslingen, legte er das Gesetz weniger streng aus. Auffallend ist seine durchaus ambivalente Haltung gegenüber seinen Patienten und Patientinnen. Hier konnte er einerseits nicht als deren Fürsprecher auftreten, da er vom politischen Wohlwollen des Ministeriums und seiner Beamten als Aufsichtsbehörde abhängig war, gleichzeitig durfte er das Vertrauen seiner Patienten durch eine zu direkte Unterstützung der Sterilisationsmaßnahme nicht zerstören. Das Agieren nimmt dadurch opportunistische Züge an; es wirkt widersprüchlich und gespalten: Auf der einen Seite traten

489 StAL EL 902/15 Bü 23893 und StAE Krankenhausverwaltung 400–405.
490 HStAS E 151/53 Bü 628.
491 Wundsekret bildende Brustfellentzündung.
492 HStAS E 151/53 Bü 628.
493 StAL PL 423 I Aufnahmenr. 3405.

die Drs. Krauß loyal gegenüber dem NS-Regime auf und taten sich dabei nicht schwer, weil auch sie überzeugt waren von den ideologischen Grundideen einer Eugenik – andererseits mussten sie sich für die Interessen der Kranken und der Klinik einsetzen. Sie fühlten sich der medizinischen Ethik verpflichtet und berücksichtigten im Umgang mit ihrem Klientel stets neben den medizinischen auch die wirtschaftlichen Interessen ihrer Klinik – und ein zufriedenes Klientel bildete einen Garanten für deren Prosperität.

3.4 Die »Euthanasie«-Aktion in der Privatklinik Kennenburg

Im Sommer und Herbst 1939 fanden die ersten Maßnahmen statt, die die reichsweite Ermordung psychisch kranker und behinderter Menschen zum Ziel hatten.[494] Mit der im September 1939 per Erlass begonnenen planmäßigen und vollständigen reichsweiten Erfassung aller Anstalten, in denen als »geisteskrank« bezeichnete Menschen sowie sogenannte »Epileptiker« und »Schwachsinnige« nicht nur vorübergehend verwahrt oder behandelt wurden, wurden die Voraussetzungen für ihre Vernichtung geschaffen. Ein darauf folgender zweiter Erlass des Reichsinnenministeriums vom 9. Oktober 1939 diente dazu, alle Anstaltsinsassen, die an Schizophrenie oder Epilepsie litten, senil erkrankt waren, als schwachsinnig galten, an einer Encephalitis oder Huntington oder anderen neurologischen Erkrankungen litten und zudem nicht produktiv arbeiten konnten, von den jeweiligen Anstalten mittels Meldebögen zu registrieren. Weiter mussten die Anstaltsleiter oder von ihnen Beauftragte für all diejenigen Kranken und Behinderten einen Bogen ausfüllen, die entweder als Kriminelle verwahrt waren, sich länger als fünf Jahre in einer Anstalt befanden oder nicht die deutsche Staatsbürgerschaft hatten bzw. nach der nationalsozialistischen Ideologie keine »Arier« waren.[495] Die Angaben in diesen Meldebögen dienten dann als Grundlage zur Selektion für die Vergasungsanstalten. Die ärztlichen Gutachter entschieden allein anhand der ausgefüllten Formulare über Leben und Tod.

Der Versand der Meldebögen fand für die einzelnen Regionen zu unterschiedlichen Zeiten statt. Als erstes trafen im Herbst 1939 in den Heilanstalten der Provinz Brandenburg und dem Land Württemberg[496] die Meldebögen ein. Bis zum Sommer 1940 hatten dann nahezu alle 1000 Pflegeeinrichtungen und psychiatrische Kliniken[497] des deutschen Reichs diese Formulare erhalten. Diese Bögen sollten inner-

494 Einen Überblick zum Ablauf der Aktion »T4« findet sich mit unterschiedlichem Schwerpunkt in jeder Lokalstudie zur »Euthanasie«. Hier wurde folgende aktuelle Literatur verwendet: Aly, Die Belasteten, S. 42–62; Ders., Medizin gegen Unbrauchbare, S. 9–74; . Hohendorf, Ideengeschichte, S. 42–50; Klee, Euthanasie, S. 112–133; Jenner, Quellen; Schmuhl, »Euthanasie« und Krankenmord, S. 213–255; Stöckle, Grafeneck, 3. erw. Aufl., S. 28–39.

495 Merkblatt z. B. veröffentlicht in: Stöckle, Grafeneck, 3. erw. Aufl., S. 37

496 Jenner, Quellen, S. 5.

497 Nicht erfasst wurden Einrichtungen, die als Sanatorium benannt und geführt wurden, obgleich auch diese solche Patienten und Patientinnen versorgten. Das bedeutete zugleich, dass

halb kurzer Frist ausgefüllt und nach Berlin zurückgeschickt werden.[498] Die Mitarbeiter der Zentraldienststelle der Kanzlei des Führers in Berlin versahen dann jeden der eingegangenen Meldebögen mit einer sechsstelligen Ziffer; sie wurden nach der Eingangsreihenfolge nummeriert. Die Privatheilanstalt für Nerven- und Gemütskranke Kennenburg erhielt die Nummer »3«.[499] Nach der mit einer 0 versehenen Anstalt Hartheim/Oberdonau, der Kreispflegeanstalt Bermersbach in Baden und der Landesfürsorgeanstalt Rabenhof in Württemberg,[500] war sie die vierte Einrichtung im gesamten Reich, die ihren Anstaltsbogen und die Meldebögen für ihre Insassen beantwortet zurückgeschickt hatte. Wer für die Klinik Kennenburg die Bögen ausfüllte, konnte nicht geklärt werden. Dr. Paul und Dr. Reinhold Krauß gaben glaubhaft an, in dieser Zeit abwesend gewesen zu sein. Möglicherweise, hat, so die Aussage von Paul Krauß,[501] Dr. Fuhry, der in Abwesenheit von Paul und Reinhold Krauß oft Verwaltungsaufgaben übernommen hat, die Bögen bearbeitet.

Es ist für das Agieren als Klinikleitung und die historische Beurteilung ihres Handelns durchaus von Bedeutung, ob die Erfassung früh erfolgte oder später und ob sich die Ärzte mit der Beantwortung der Fragen Zeit ließen oder nicht. Diejenigen, die die Meldeunterlagen schon im Herbst 1939 erhielten, hatten noch kein Wissen, allenfalls eine misstrauische Ahnung bezüglich einer bevorstehenden Ermordung ihrer schutzbefohlenen Patienten und Patientinnen. Diejenigen, die die Formulare später erhielten oder sich auch Monate Zeit ließen, sie auszufüllen, hatten von der Ermordung der Kranken zumindest durch weit verbreitete Informationen hinter vorgehaltener Hand Kenntnis. Die Leiter der staatlichen Einrichtungen hatte Dr. Stähle im Februar 1940 in Stuttgart zu einem Gespräch ins Innenministerium geladen und sie dort über das Vorgehen und die Morde in Grafeneck mit Kohlendioxyd informiert.[502]

Der Direktor der staatlichen Einrichtung Winnental, Dr. Otto Gutekunst, hatte im Herbst 1939 die Bögen pflichtgemäß ausgefüllt und nach Berlin zurückgeschickt. Sein Kollege in Weinsberg, Dr. Karl Joos, hatte seiner Pflicht ebenfalls genügt, hatte aber aus Sorge, dass arbeitsfähige Kranke dienstverpflichtet würden, für diese Erfassung deren Leistungen geringer dargestellt. Unter den privaten Anstalten hatte die zum Landesverband der Inneren Mission gehörende Einrichtung Mariaberg ähnlich agiert. Da jedoch eine geringe Arbeitsfähigkeit ein Selektionskriterium war, konnten die auf diesen Listen stehenden Menschen nicht vor der Ermordung gerettet werden.

aus solchen Einrichtungen kein Insasse zum Opfer der »Euthanasie«-Aktion wurde. Ebd.

498 Klee, Euthanasie, S. 112.

499 BAB R 96 I Akte 6. Für den Hinweis danke ich herzlich Sascha Topp. Im Weiteren folgten andere württembergische Einrichtungen.

500 Zum Rabenhof: Stöckle, Die Landesfürsorgeanstalt Rabenhof/Ellwangen.

501 StAL EL 902/8 Bü 8729, EL 902/6 Bü 6174. Dr. Fuhry wurde im Grafeneckprozess nicht befragt. In dem Spruchkammerverfahren wurde nichts dazu ausgesagt.

502 StAS 29/3 T 1 Nr. 1756/03/05: Aussage des Angeklagten Wilhelm Weskott, Leiter der staatlichen Anstalt Weißenau im Grafeneckprozess vom 12. Februar 1948.

Erfolgreicher waren die Rettungsbemühungen derjenigen Klinikleitungen, die sich lange und hartnäckig dem Ausfüllen der Bögen widersetzt hatten,[503] wie das Bruderhaus der Gustav-Werner-Stiftung Reutlingen,[504] das Christophsbad Göppingen[505] sowie die Taubstummenanstalt Wilhelmsdorf bei Ravensburg.[506] Heinrich Hermann,[507] Leiter der Taubstummenanstalt, schickte die nicht ausgefüllten Bögen im August 1940 mit einem Protestschreiben, in dem er die Morde anprangerte, an die »T4«-Zentrale zurück.

Die Leiter, die sich nicht konform der Direktiven des NS-Regimes verhielten, konnten die Morde zwar nicht verhindern, die Zahl der Ermordeten war aber in ihren Einrichtungen deutlich geringer.

Die Reihenfolge der Ablieferung der Meldebögen ist in einer am 31. August 1941 erstellten »Liste der Deutschen Anstalten für Geisteskranke und Schwachsinnige«[508] überliefert. Darin sind zudem Angaben aufgeführt über Träger, Bettenzahl und die Zahl der ausgefüllten Meldebögen, das heißt der Anzahl der Personen, die nochmals allein aufgrund der dort niedergeschriebenen Informationen begutachtet und dann von jeweils drei der insgesamt 40 medizinischen Gutachter entweder als lebenswert oder lebensunwert klassifiziert wurden und zur Tötung vorgesehen waren. Die Klinik Kennenburg hatte in diese Liste als maximale Belegungszahl 73 Betten eingetragen und 25 Meldebögen nach den vorgegebenen Kriterien ausgefüllt und nach Berlin geschickt. Diese Formulare wurden dann von den medizinischen Gutachtern allein aufgrund der in ihnen enthaltenen Angaben mit einem roten Plus zur Tötung oder einem blauen Minus zum Überleben[509] versehen.

In Berlin erstellten Mitarbeiter der »T4«-Zentrale dann Listen der zur Tötung vorgesehenen Menschen, die wiederum die Tötungsanstalt Grafeneck erhielt. Von dort aus wurden nun Todeslisten erstellt, die an das Württembergische Innenministerium geschickt wurden, wo Otto Mauthe und Dr. Eugen Stähle für den Ablauf verantwortlich zeichneten.[510] Mauthe und Stähle organisierten gemeinsam mit der Gekrat (Gemeinnützige Krankentransportgesellschaft GmbH) die Transporte in den Tod. Die Informationen, wer wann abtransportiert werden sollte, verschickte das württembergische Innenministerium an die jeweiligen Einrichtungen. Bereits im November 1939 unterrichtete Dr. Stähle alle Heil- und Pflegeanstalten in Würt-

503 Stöckle, Grafeneck, 3. erw. Aufl, S. 73–80.

504 Astfalk, »Das vergeß' ich nie mehr, solange ich lebe ...« Dr. Paul Krauß war 1940 im Aufsichtsrat des Bruderhauses und erhielt daher auch Kenntnis von den dort durchgeführten Verlegungen nach Grafeneck.

505 Da Dr. Karl John, Leiter des Christophsbads, die Listen des Reichsministeriums des Innern nicht ausgefüllt hatte, kam im April 1940 Dr. Otto Mauthe vom Innenministerium ins Christophsbad und forderte Dr. Karl John auf, die Listen zu erstellen. Siehe hierzu: Stöckle, Die »Aktion T4«; Jenkner, Am Ende verhandeln die Göppinger Ärzte.

506 Siehe hierzu: Klee, »Euthanasie«, S. 221.

507 Es wird wiederholt betont, dass er Schweizer Staatsbürger war. Ob dies der Grund war, dass sein Verhalten zu keinen Sanktionen durch den NS-Staat führte, ist nicht zu klären.

508 BAB R 96 I Akte 6.

509 Hohendorf, Ideengeschichte, S. 44f. Hier auch die Abbildung eines Bogens, der diese Entscheidung dokumentiert. Es ist das einzig bekannte Dokument dieser Art. BAB R 179/18427.

510 StAS 29/3 T 1 Nr. 1752.

temberg über die geplanten umfangreichen Verlegungen und die Sammeltransporte[511] in andere Anstalten.

Wann genau Dr. Mauthe und Dr. Stähle die so erstellte Liste mit den 15 Namen der für einen Transport nach Grafeneck und die dortige Vergasung vorgesehenen Personen an die Klinik Kennenburg[512] versandten, ist unklar. Vermutlich traf der Brief in der Zeit zwischen Juni und Oktober 1940 ein.

Mittlerweile kursierten Berichte über die Morde in Grafeneck unter der Bevölkerung. Bereits am 6. Juli hatte Landesbischof Theophil Wurm in einem Brief an den Reichsminister für kirchliche Angelegenheiten Wilhelm Frick – ohne den Ort Grafeneck zu nennen – von den Morden und der Besorgnis der Bevölkerung berichtet. Am 19. Juli wandte sich Theophil Wurm erneut an Frick, schilderte die Zustände in Grafeneck und protestierte dagegen, dass »das Leben Schwacher und Wehrloser vernichtet wird, nicht weil sie eine Gefahr für uns sind, sondern weil wir dessen überdrüssig sind, sie zu ernähren und zu pflegen – das ist gegen Gottes Gebot.«[513] Dieser Brief kam – ungeklärt auf welchem Weg – in die Hände weiterer protestantischer Pfarrer, die ihn weitergaben und als Predigt verlasen. Dass dies auch in Esslingen geschah, ist eher unwahrscheinlich, da sich keinerlei mündliche oder schriftliche Nachkriegsquellen dazu finden. Die Inhalte, über die Bischof Wurm in seinem Protestbrief berichtete, wie die Transporte der Kranken auf die Schwäbische Alb und ihre Ermordung, kursierten bereits als Wissen, Halbwissen oder Gerüchte. Fritz Landenberger notierte beispielsweise in seinem Tagebuch am 15. Juli: »Bei Pfarrer Schmidts. Wir hören Näheres über Grafeneck, Winnenden etc.«[514] und zwei Tage später vermerkte er: »Man spricht von Grafeneck, Geisteskranken und Krematorien. Dr. Bantlin [Kinderarzt und Oberstabsarzt, d. V.] weigert sich, es zu glauben.«[515]

Die Morde auf der Schwäbischen Alb mit den berüchtigten Transporten in den grauen Bussen hatten »die hybride Form des offenen Geheimnisses.«[516] Auch Reinhold und Paul Krauß wussten inzwischen, dass die Transportliste für die dort aufgeführten Kranken einem Todesurteil glich. Sicher hatten auch sie von Transporten aus anderen Heilanstalten wie Weinsberg, Winnenden und der Weißenau[517] gehört. Als Aufsichtsrat des Bruderhauses in Reutlingen wird Paul Krauß auch erfahren

511 StAL E 191 Bü 6861.

512 Die folgenden Ausführungen beruhen auf den Aussagen, die Paul und Reinhold Krauß im Grafeneckprozess abgaben und die Paul Krauß in seinem Entnazifizierungsverfahren machte. Die Ermittlungen der Staatsanwaltschaft zum Grafeneckprozess begann im September 1946. Dr. Otto Mauthe erhielt fünf Jahre Haft, die Untersuchungshaft von einem Jahr wurde auf die Strafe angerechnet. Aus gesundheitlichen Gründen musste er die Gefängnisstrafe nicht abbüßen. Zum Grafeneckprozess siehe auch: LANDESZENTRALE für politische Bildung Baden-Württemberg, »Euthanasie« im NS-Staat. Das Spruchkammerverfahren findet sich unter: StAL EL 902/8 Bü 8729, der Grafeneckprozess unter: StAS Wü 29/3 T 1 Nr. 1756. Inzwischen auch online-Abfrage möglich.

513 Zitiert nach: VON HASE, Evangelische Dokumente, S. 12.

514 StAE NL Landenberger 55a.

515 StAE NL Landenberger 99, S. 165.

516 WELZER, Die Deutschen, S. 27. Diese Formulierung, die Welzer für den Holocaust benutzt, trifft für diesen Genozid in gleicher Weise zu.

517 Siehe hierzu das von der Gedenkstätte Grafeneck erstellte Transportkalendarium.

haben, dass nach deren Weigerung, sich an der Erfassung zu beteiligen, Mauthe mit den Jugendarzt Eyrich die Anstalten visitierte und sie zur Abgabe aufgefordert hatte.[518] Krauß ging davon aus,[519] dass diese Kranken zunächst in eine andere Anstalt kämen, dort nochmals begutachtet würden und erst aufgrund der dann gefällten Entscheidung vergast würden. Als die Aufforderung, 15 Kranke für einen Transport vorzubereiten, in der Klinik Kennenburg eintraf, fuhr Paul Krauß unverzüglich nach Stuttgart ins Ministerium und sprach bei Ministerialrat Stähle vor, um das Schlimmste zu verhindern.[520] Er schilderte das Treffen derart: »Die Unterredung bei Stähle war ein Kampf um jeden einzelnen Kranken. Um überhaupt etwas zu erreichen, musste ich auf die Patienten abheben, die nicht bloss dahinvegetierten und noch Kontakt mit der Umwelt hatten, auch zumindestens im Rahmen des Anstaltsmilieus sozial brauchbar waren. So habe ich gegenüber Stähle alles ins Feld geführt, was für jeden einzelnen Kranken sprach, Arbeitsfähigkeit, Kontaktfähigkeit, Bedeutung und Einfluss der Angehörigen, Zugehörigkeit zu bekannten schwäbischen Familien. [...] Ein besonderer Kampf setzte ein um den Juden Dr. Herzfeld, der ein durchaus geordneter Epileptiker war und der noch als erhaltene Persönlichkeit angesprochen werden konnte. Mein Kampf um ihn war erfolglos, jedoch gelang es mir, etwa die Hälfte der auf der Liste stehenden Personen frei zu bekommen.«[521]

Dass Robert Herzfeld als Jurist für die »Rote Hilfe« tätig war, und sein Vater für die KPD als Abgeordneter ein Mandat im Reichstag innehatte,[522] wird sowohl Dr. Krauß als auch Dr. Stähle und Mauthe bekannt gewesen sein. Neben der jüdischen Herkunft war dies ein weiterer Grund, der zur Selektion führte und das Streichen von der Selektionsliste unmöglich machte. In der antikommunistischen Stimmung der Nachkriegsjahre, in der der Grafeneckprozess stattfand, wurde davon jedoch nichts erwähnt.

Paul Krauß war sich von Beginn an des Dilemmas bewusst, denn die Rettung der einen bedeutete den Tod der anderen. Es liegen keine Hinweise vor, dass Paul und Reinhold Krauß zu irgendeinem Zeitpunkt die Eltern oder Angehörigen der zum Transport bestimmten Männer und Frauen über die bevorstehende Verlegung informierten. Das Verhandlungsergebnis wurde, wenn auch mit sehr schwerem

518 Stöckle, Grafeneck, 3. erw. Aufl., S. 76.

519 Dies legte er beim Grafeneckprozess dar. Die Art und Weise, wie er es formulierte, impliziert, dass er auch 1940 von diesem Hergang ausging. StAS Wü 29/3 T 1 Nr. 1756. Die Aussagen selbst sind dann auf dieser jeweiligen Folie zu betrachten. Im Grafeneckprozess ging es darum, die Verantwortung und Schuld von Dr. Stähle an der »Euthanasie«-Aktion zu klären und vor Gericht die Zeugenaussagen der befragten Anstaltsärzte diesbezüglich einzuordnen. Beim Spruchkammerverfahren hingegen beurteilte der Entnazifierungsausschuss das Verhalten von Dr. Paul Krauß während des Nationalsozialismus, weswegen Krauß hier seine Rettungsbemühungen deutlicher hervorhob und für die nicht zu klärende Frage, wer wann die ersten Erfassungs- und Meldebögen ausgefüllt hatte, sich deutlicher auf seine Abwesenheit berief.

520 Wie groß dadurch der Zeitdruck war, ist nicht bekannt.

521 StAS Wü 29/3 T 1 Nr. 1756.

522 Brauns, Rote Hilfe, S. 168–169; Ladwig-Winters, Anwalt, S. 175; Schneider, Schwarz, Schwarz, Halle, Rechtsanwälte, S. 162; Weber, Herbst, Deutsche Kommunisten, S. 366.

Herzen, akzeptiert. Vielleicht herrschte auch die Sorge, dass das Wegschaffen einzelner Kranker den Tod anderer – noch nicht genannter- nach sich ziehen könne.

Der erste Transport von sieben Männern und Frauen von der Kennenburg nach Grafeneck war für den 16. Oktober 1940 vorgesehen. Die beiden im Bundesarchiv Berlin überlieferten Krankenakten Ermordeter der Kennenburg enthalten den jeweils wortgleichen Eintrag: »Am 16.10.1940 auf Grund besonderer Anordnung verlegt.«[523] Und lapidar erscheint dann als nächster Eintrag in anderer Handschrift: »26.11.40. Wird erst heute auf Grund besonderer Anordnung verlegt.«[524] An diesem Novembertag war Paul Krauß abwesend, da er im Lazarett tätig war. Sein Vater Reinhold Krauß war vor Ort und konnte noch die Herausgabe der Jüdin Lotte Schweizer verhindern, die für den Transport zwar vorgesehen, deren Name aber auf der Liste des Transportleiters vergessen worden war. »So kam es zum Abtransport von 7 Kranken«,[525] erklärte er im Grafeneckprozess als Zeuge. »Bei der Rücksprache meines Sohnes mit Dr. Stähle wurde mein Sohn verpflichtet, erst nach Ablauf des Monats November die Angehörigen von der Verlegung zu benachrichtigen. Da ich selbst diese Zusage ja nicht gegeben hatte, hielt ich mich nicht daran, sondern habe am nächsten Tage sämtliche Angehörigen benachrichtigt.«[526] Daran, ob der zweite Transport, der einzig Magdalene Maier-Leibnitz betraf, schriftlich oder mündlich erfolgte, konnte sich Paul Krauß nicht mehr erinnern. Auch ist unklar, ob Paul Krauß gehofft hatte, sie gerettet zu haben oder ob bereits früh feststand, dass es einen zweiten Transport in eine Vernichtungsanstalt geben würde. Ein nochmaliges Verhandeln mit Dr. Stähle blieb erfolglos. Paul Krauß erfuhr von Stähle jedoch, dass dieser Transport über eine Zwischenanstalt geplant war.[527]

Im Fall der Lotte Schweizer ging Paul Krauß davon aus, sein Vater hätte sie durch sein Eingreifen gerettet. Bei ihrer Verlegung in die ausschließlich Juden vorbehaltene Anstalt Bendorf-Sayn am 29. Mai 1941 ging er von einer regulären Überweisung aus. Eine Bewohnerin des Stadtteils Kennenburg erinnert sich daran, als jung verheiratete Frau[528] einen dieser Transporte gesehen zu haben. Ob es sich um den Transport nach Grafeneck oder in die Zwischenanstalt Weinsberg handelte oder um die Krankentransporte im Zuge der Schließung der Klinik und der Verlegung der Patienten und Patientinnen ins Christophsbad, ist nicht eindeutig zu klären.

In der Gesamtschau der Vorgänge bleiben einige Fragen offen: So konnte nicht geklärt werden, wer die Meldebögen ausfüllte, oder ob einer der Drs. Krauß unbe-

523 BAB R 179/4018; BAB R 179/5329.

524 Ebd.

525 StAS Wü 29/3 T 1 Nr. 1756.

526 Ebd. Dies als Form der Widerständigkeit zu interpretieren, ginge aber zu weit. Allenfalls war es eine kleine Form des Ungehorsams, bei dem er kaum mit Sanktionen rechnen musste.

527 Ebd. Dass von den ehemaligen Patienten und Patientinnen der Klinik Kennenburg vom Christophsbad aus Verlegungen in die Vernichtungsanstalt Hadamar stattfanden, konnte nicht belegt werden. Die beiden Autorinnen geben an, dass zwei Patienten der Klinik Kennenburg später in Hadamar ermordet worden seien. Vermutlich handelt es sich hier um Magdalene Maier-Leibnitz und evtl. um Lotte Schweizer, die jedoch in Sobibor umkam. Kohler-Gehrig, Krüger, Sozialdarwinismus, S. 186.

528 Gespräch mit Rosa Kenner am 11. April 2006.

darft jemanden damit beauftragte. Auch bleibt unbeantwortet, warum die Bögen derart schnell beantwortet wurden. Mit diesem ersten Schritt waren die Spielräume bereits eingeengt – nun waren alle unter die Kriterien fallenden Patienten und Patientinnen den »T4«-Gutachtern und dem Ministerium in Stuttgart bekannt.

Im Grafeneckprozess unterstrich Dr. Paul Krauß sein Kämpfen um jeden einzelnen kranken Menschen aus seiner Anstalt. Für die staatsanwaltlichen Ermittlungen stellte er nach Kriegsende eine Liste mit denjenigen Männern und Frauen zusammen, die zur Ermordung vorgesehen waren und eine mit denen, die gerettet werden konnten.[529] Diese undatierte Liste führt unter den 15 zur Ermordung vorgesehenen Patienten und Patientinnen zwei als »schwachsinnig«, einen als an Epilepsie leidend und zwölf an Schizophrenie Erkrankte an (acht Frauen und sieben Männer). Nach welchen eigenen Kriterien Paul Krauß entschied, sich für eine bestimmte Person einzusetzen, ist nicht zu klären. Gleichwohl gibt er in einer seiner Aussagen den Hinweis, dass er für diejenigen »kämpfte«, die nicht nur »vegetierten«,[530] sondern noch gesellschaftlich nützlich waren. Damit nahm auch er in dieser Situation eine Bewertung des Menschen nach seiner Nützlichkeit vor. Ob er sich zudem auch daran orientierte, welche gesellschaftliche Bedeutung und welchen Einfluss die Familie des Kranken hatte, wie eng die Beziehung des Kranken mit seinen Angehörigen war und wie häufig sie ihn besuchten, lässt sich nicht beurteilen. Paul Krauß rettete mit sechs Frauen und einem Mann deutlich mehr Frauen als Männer. Unklar bleibt, warum die Klinik nicht die Chance nutzte, die Angehörigen von der bevorstehenden Verlegung ihres kranken Familienmitglieds zu informieren. Dieses Vorgehen setzte er bei seiner weiteren ärztlichen Tätigkeit im Christophsbad ein und ersuchte im Oktober 1941 die Familie der von der Deportationsliste gestrichenen Marta Kauffmann,[531] ihre Tochter doch für wenige Tage nach Hause zu nehmen. Für die Klinik Kennenburg wurde eine Entlassung der Kranken anscheinend weder in Erwägung gezogen, noch wurden die Angehörigen dazu aufgefordert.

Da es beim Eintreffen der Meldebögen einen häufigen ärztlichen Wechsel in der Klinik Kennenburg gab, ist es glaubhaft, dass weder Reinhold noch Paul Krauß die Formulare ausfüllten. Ihr späterer massiver Einsatz für die Kranken entspricht auch nicht einer bewussten willfährigen Zustimmung zur »Euthanasie«-Aktion. Vielmehr wirkt die Aussage, möglichst viele Patienten und Patientinnen retten zu wollen, glaubhaft und nachvollziehbar.

529 Archiv Christophsbad Göppingen. Ohne Signatur. Die Liste ist undatiert. Mit freundlichem Dank an Dr. Burkhard Krauß, Sohn von Dr. Paul Krauß, der dieses Archivstück in Kopie übergab.
530 StAS Wü 29/3 T 1 Nr. 1756.
531 Archiv Christophsbad Aktennummer 12977.

3.5 Methodische und quellenkritische Fragen zur Rekonstruktion von Lebensgeschichten Ermordeter aus der Privatklinik Kennenburg

Opferbiografien mittels hermeneutischer Methoden ausführlich zu rekonstruieren, zu deuten und darzustellen, kann allein aufgrund des mehrfach gebrochenen Quellenmaterials wie Krankengeschichten oder Arztbriefen, nur zu einer fragmentarischen Annäherung an die jeweilige Person und die ihr eigene Geschichte führen. Die psychiatrischen Krankenakten reduzieren den Blick auf die Person, indem sie ihn auf die Krankheit, deren Geschichte und Verlauf einengen. Die Krankenblätter als Quellengattung enthalten Informationen zur Krankheit des Menschen und spiegeln die diagnostischen, therapeutischen und ideologisch-historischen Bedingungen; sie verweisen jedoch kaum auf eine subjektiv-individuelle Perspektive des Opfers. Die Begrifflichkeiten, mit der die Psychiatrie der 1930er und 1940er Jahre die Krankheitssymptome beschrieb, sind solche, die den geschwächten Verstand darstellten, wie »dumm, blöd, irre, dumpf«[532] oder »schwachsinnig und läppisch«.[533]

»Die dokumentarische Wirklichkeit in einer Krankenakte«, so formuliert es prägnant der Sozialwissenschaftler Ulrich Müller, »ist eine soziale Konstruktion, d.h. ein Endprodukt aus einer Vielzahl von sozialen (und biologischen) Parametern.«[534] Dennoch finden sich auch in der Krankenakte wiederholt biografische und autobiografische Elemente, wenn auch häufig verändert und kommentiert durch die Wahrnehmung des dokumentierenden Arztes. Briefe als Selbstzeugnisse[535] und weitere autobiografische Dokumente stellen in den Krankenakten die Ausnahme dar. Wenn vorhanden, manifestiert sich damit die psychiatrische Einrichtung als machtvolle Instanz, die die Briefe zurückhielt, nicht an den gewünschten Adressaten schickte und sie stattdessen zur Analyse der Krankheit missbrauchte.

Quantitative Analysen, die eine Kollektivbiografie anhand vergleichender Auswertungen individueller Lebensläufe der Opfer vornehmen, liegen erst mit dem von der Deutschen Forschungsgesellschaft geförderten Projekt der Ruprecht-Karls-Universität Heidelberg zur wissenschaftlichen Erschließung und Auswertung des »Euthanasie«-Krankenaktenbestandes R 179 im Bundesarchiv vor. Eine Opferanalyse für die Privatklinik Kennenburg nach den Kriterien von Alter, Geschlecht, Familienstand, Bildungsstand, sozialer Schicht, Diagnose und Dauer des Anstaltsaufenthalts erscheint aufgrund der empirisch-statistisch zu geringen Zahl und nicht komplett vorhandenen Angaben zu allen acht Opfern nicht sinnvoll.

Von den acht Opfern waren sechs Männer und lediglich zwei Frauen. Auf der ursprünglich zur »Euthanasie« vorgesehenen Liste hingegen stellte sich das Verhältnis anders dar: Hier waren es acht Frauen und sieben Männer. Das heißt, unter den noch geretteten Opfern befanden sich sechs Frauen und ein Mann.

532 Beispiele finden sich bei systematischem Suchen in allen Kliniken hier von einem »Euthanasie«-Opfer« der Privatklinik Kennenburg. BAB R 179/4018.

533 Krankenakte Magdalene Maier-Leibnitz aus Obersendling. Siehe dazu auch: CARIUS, STEINBERG, Allgemeinsprachliche Bezeichnungen.

534 MÜLLER, Metamorphosen, S. 82.

535 Zu Briefen als historische Quelle siehe: SCHULZE, Ego-Dokumente.

Für die Kollektivbiografie zeigt sich, dass unter den erwachsenen Kranken vornehmlich die an Schizophrenie erkrankten Frauen und Männer zu Opfern wurden. Zudem galt die Mehrheit der Selektierten als Langzeitpatienten und -patientinnen. Für alle Opfer der Kennenburg liegt die Nennung einer Diagnose vor; sechs waren an Schizophrenie erkrankt, einer wurde als schwachsinnig bezeichnet, der jüdische Patient war Epileptiker. Nachweisbar ist zudem als weiteres Merkmal für alle acht Opfer ihre jahrelange Anstaltsasylierung.[536] Eine weitere Erkenntnis aus der statistischen Aufbereitung der Forschungsarbeiten des DFG-Projekts ist, dass sich, entgegen der bisherigen Annahme, der Krankenmord nicht vorwiegend gegen die Unterschicht richtete und dort überproportional mehr Selektierte zu finden sind, sondern unerwartet häufig Angehörige der Mittelschicht[537] betroffen waren. Da sich die Klientel der Privatklinik Kennenburg fast ausschließlich aus der Mittelschicht und Oberschicht rekrutierte, kann diese Aussage anhand der Daten dieser Klinik nicht überprüft werden.

Deutlich formuliert die Medizinhistorikerin Petra Fuchs als Selektionskriterium das Merkmal der Religionszugehörigkeit: »Im Gegensatz zu den mehrheitlich evangelischen und katholischen Psychiatriepatientinnen und -patienten ist die Religionszugehörigkeit für die jüdischen Kranken das einzige Kriterium, das zu ihrer Vernichtung führt.«[538] Und insgesamt resümiert sie: »Letztlich ist es diese rationale, kühle und auf einen einzigen Aspekt menschlichen Lebens reduzierte Kosten-Nutzen-Strategie, die die Vernichtung der minderjährigen und erwachsenen psychisch kranken und geistig behinderten Menschen im Rahmen der »Aktion T4« bestimmt.«[539] Nach diesem Kalkül waren kranke Männer eher noch nützlicher als kranke Frauen, »Schwachsinnige« oft noch besser zu einfachen Arbeiten einzusetzen als an Schizophrenie erkrankte. Langjährig Kranke und eher schwerstkranke oder arbeitsunfähige Menschen, Kriminelle[540] und Juden hatten die geringsten Überlebenschancen.

Opferbiografien zu rekonstruieren ist eine wissenschaftliche und gesellschaftspolitische Aufgabe; sie ist akribische Forschungsarbeit und generiert Wissen über die jeweiligen Personen, ohne das keine Erinnerungs- und Trauerarbeit möglich wäre. Um diesem Anspruch gerecht zu werden, werden alle Opfer der Privatklinik Kennenburg mit Kurzbiographien vorgestellt. Dass zwei von ihnen und ihr Lebensweg breiter dargestellt werden, geschieht aus zwei unterschiedlichen, aber gleichwertigen Gründen. Zum einen soll damit, wie in einer »dichten Beschreibung«[541] die sperrige und oft durch die Fremdsicht der Krankengeschichte verzerrte Lebens-

536 StAL PL 423 I.
537 Fuchs, Die Opfer als Gruppe, S. 59–60.
538 Dies zeigte sich, wie bereits erwähnt, für die Situation der psychiatrischen Patienten und Patientinnen der Klinik Kennenburg am Umgang mit dem Juden Robert Herzfeld, der durchaus noch arbeitsfähig war.
539 Fuchs, Die Opfer als Gruppe, S. 68.
540 Siehe hierzu das Beispiel des Stefan R. in Plattenhardt. Er war wegen Mordes verurteilt und erkrankte während der Haft an Schizophrenie. Vom Gefängniskrankenhaus Wiesloch aus kam er im Juni nach Grafeneck und wurde dort ermordet. Silberzahn-Jandt, »Euthanasie«-Opfer, S. 149–152.
541 Geertz, Dichte Beschreibung.

wirklichkeit der Opfer ausführlich präsentiert werden. Dabei geht es nicht darum, ein einfaches Schwarz-Weiß-Bild von Opfern und Tätern zu zeichnen, sondern die Opfer dabei ebenso als Menschen mit ihren Ecken und Kanten darzustellen, wie auch ihre krankheitsbedingten, manchmal verstörenden und beängstigenden Verhaltensweisen mit zu benennen. Zum anderen steckt das Ansinnen dahinter, das Wiedergewinnen der ausgelöschten und zerstörten Leben und die Erinnerung an sowie die Trauer über diese Menschen zu ermöglichen.

Die folgende Darstellung widmet sich nacheinander intensiv zwei Frauen und ihren unterschiedlichen Lebensgeschichten, ihrem schulischen und beruflichen Weg und ihrem Dasein als Patientinnen. Zunächst wird ausführlich Magdalene Maier-Leibnitz portraitiert, anschließend knapper die Patientin Lotte Schweizer.[542] Dass Magdalene Maier-Leibnitz' Leben in dieser Breite erzählt werden kann, ist einem besonderen Quellenfund zu verdanken. Bei den ersten Recherchen und der Suche nach Verwandten der Opfer fand sich bei Magda Maier, der Nichte Magdalenes, eine nahezu vollständige Sammlung all ihrer nach Hause an die Mutter adressierten Briefe und Postkarten.[543] In zwei Kartondeckel verpackt wurde das chronologisch geordnete Konvolut übergeben. Dabei befanden sich zudem noch Kinderzeichnungen, Aquarellbilder der Schulzeit und kleinere Bastelarbeiten. Die Offenheit mit der dieses Material zur Forschung überlassen wurde, war gleichsam mit einem Auftrag verbunden, dieses Leben nachzuerzählen und damit zu rekonstruieren.[544] Die Familie befürwortet ausdrücklich die ausführliche Darstellung mit Nennung aller Namen. Das Besondere ist, dass die frühen Briefe einen Teil der subjektiven Wirklichkeit des Mädchens vor Ausbruch der Erkrankung abbilden und in der späteren Korrespondenz das Krankheitserleben und das Leiden besonders viel Raum einnehmen. Überdies kann mit diesem Material die Fremd- und Selbstsicht als Konstruktion sozialer Wirklichkeiten beschrieben werden. Magdalene Maier-Leibnitz als Person gewann mit der Recherche an Kontur. Ihre Person wurde vor allem mittels dieser Briefe, den Fotos, den Gesprächen mit der Cousine Magda Maier und der Nichte Christine Raum überaus lebendig. Nahezu von all ihren Aufenthaltsorten konnten in akribischer Suche Akten aufgespürt und eingesehen werden. Als Mädchen der Esslinger Oberschicht war sie zunächst eine ganz normale Tochter reicher

542 Ihre Kurzbiografie schrieb bereits HAHN, Jüdisches Leben, S. 514.

543 SILBERZAHN-JANDT, Über Pipa.

544 Den Karton mit den Briefen verwahrte über mehrere Jahre Magda Maier, die Cousine Magdalenes, im Auftrag von Christine Raum, der Nichte Magdalenes. Christine Raum, die älteste Tochter von Heinz Maier-Leibnitz, überließ mir freundlicherweise diese Briefe. Ihr sei herzlich gedankt. Unter den Briefen befindet sich auch einer von Magdalenes Schwester Susanne und eine kleine Korrespondenz der Eltern. Ebenfalls recht herzlich bedanken möchte ich mich bei Magda Maier, die mir den weiteren Kontakt zur Familie herstellte. Die Nichten und die Kusine bevollmächtigten mich, alle Unterlagen einsehen zu dürfen. Damit waren die Türen zu bisher unbekanntem Material geöffnet: zum Universitätsarchiv Tübingen, zum Archiv der Klinik Wiesneck, zum Archiv des Kurheim Hohenpeißenberg, zum Archiv des Sanatoriums Obersendling und zu Material des Georgii-Gymnasiums Esslingen. Die einzige Krankenakte, die nicht überliefert ist, ist die der Klinik Kennenburg. Dieser Nachlass befindet sich inzwischen im StAE.

und gebildeter Eltern, später dann eine typische Patientin einer Privatklinik wie der Klinik Kennenburg. Gleichzeitig war ihr Leben mit seinen Brüchen jedoch ungewöhnlich, nicht normal und geprägt von Besonderheiten und Absonderlichkeiten. Die in dem Karton gut verpackten und über Jahre ungelesenen Briefe Magdalenes dienen nun dazu, dass sie mit ihren eigenen Worten präsent wird und dadurch die Erinnerung an sie gepflegt werden kann.

Als für Magdalene Maier-Leibnitz 2011 in Esslingen ein Stolperstein vor ihrer Schule, dem Georgii Gymnasium, verlegt wurde, betonte ihre Nichte Dorothee Tillmanns nachdrücklich die zentrale Bedeutung des Erinnerns: »Über Magdalene wurde in der Familie fast nur bedeutsam geschwiegen. […] Respekt vor den Toten heißt, sich der Geschichte und der Erinnerung zu stellen.«[545]

Lotte Schweizer[546] erfüllte als Jüdin und an Schizophrenie erkrankte Frau gleich zwei Selektionskriterien zur Ermordung. Dennoch wurde sie weder in Grafeneck noch in Hadamar ermordet, sondern am 29. Mai 1941 in die jüdische Heilanstalt nach Bendorf-Sayn verlegt und ein Jahr später am 15. Juni 1942 in den Osten deportiert und dort umgebracht. Ihre Geschichte entbehrt nicht der Tragik: Denn Paul Krauß hatte sich um sie bemüht und dafür gesorgt, dass sie nicht mit dem Transport am 26. November 1940 nach Grafeneck deportiert worden war, und er war noch viele Jahre lang der Meinung, sie gerettet zu haben. Über sie konnte nicht die Fülle an Quellen aufgetan werden, wie bei Magdalene Maier-Leibnitz. Es ist davon auszugehen, dass die meisten Verwandten der Lotte Schweizer Opfer des Holocaust wurden. Denn nur wenigen gelang es, rechtzeitig zu emigrieren. Daher sind keine persönlichen Unterlagen von ihr überliefert. Hier dient die Studie in Stellvertretung derer, die es nicht einfordern können, dazu, Lotte Schweizers Biographie zu erzählen, damit ihrer erinnert werden kann.

So kann und will dieser Text gleichsam eine »Mauer gegen das Vergessen«[547] sein, wie es Burkhardt Krauß, der Sohn des letzten Anstaltsleiters, bei der Einweihung des Gedenksteins[548] für die Opfer formulierte.

3.6 Magdalene Maier-Leibnitz (1916–1941)

Magdalene Maier-Leibnitz wurde als drittes Kind des Hermann Maier-Leibnitz geb. Maier und der Marianne Maier-Leibnitz geb. Leibnitz am 25. Januar 1916 in Esslingen geboren. Beide Eltern wuchsen in gutbürgerlichen, begüterten Familien auf. Magdalenes Vater stammte aus Schorndorf, ihr Großvater väterlicherseits, Gott-

545 Eßlinger Zeitung vom 20. April 2011.
546 Ihre Krankenakte wird im Staatsarchiv Ludwigsburg verwahrt. StAL PL 423 I Aufnahmenr. 3405.
547 Zitiert nach: von Leesen: »Kein Mensch ist eines Zweckes wegen da.«
548 Dieser Gedenkstein befindet sich im Garten der ehemaligen Klinik, die heute eine Altenhilfeeinrichtung des diakonischen Trägers »Dienste für Menschen« ist.

lieb Maier, war linksliberaler Lokalpolitiker und Stadtbaumeister.[549] Der Großvater mütterlicherseits war Forstmeister. Auf Antrag ihres Vaters wurde nach der Eheschließung am 28. September 1909 eine Namensänderung des Familiennamens von Maier in Maier-Leibnitz vorgenommen. 1909 trat Hermann Maier-Leibnitz in die Maschinenfabrik Esslingen (ME) ein und stieg dort 1912 zum Oberingenieur der Stahlbauabteilung auf; 1914 erhielt er die Prokura der ME. Am 28. März 1911 wurde in Esslingen als erstes Kind des Ehepaars Maier-Leibnitz Heinz geboren, ihm folgte am 25. Februar 1913 Susanne. In den ersten Jahren zog die Familie innerhalb Esslingens zweimal um; zunächst wohnte sie am Marktplatz 35, dann in der Burgsteige 1, wo Magdalene zur Welt kam, bis die Familie um 1919 das 1902 von Architekt Schäffler errichtete Haus in der Deffnerstraße 5/1 bezog.[550]

Vor allem zwei Quellengruppen bilden die Grundlage zur Rekonstruktion der Biografie von Magdalene Maier-Leibnitz: ihre eigenen, vor allem der Mutter gesandten Briefe und ihre Krankenakten. Die Familie pflegte untereinander einen äußerst regen Briefverkehr. Nahezu vollständig überliefert sind die Briefe, die Magdalene ihrer Mutter schickte. Anlässe zum Schreiben waren Aufenthalte in Arosa im Ferienhaus Schönblick, entweder allein ohne Familie nur mit Dienstpersonal, mit ihren Geschwistern oder Cousin oder Cousine. Auch während ihrer Sanatorienaufenthalte und aus der Schweizer Privatschule, später aus dem Internat Schloss Salem, schrieb Magdalene regelmäßig. Weiter ist Korrespondenz erhalten, die Magdalene von zu Hause aus ihrer Mutter schickte, wenn diese im Krankenhaus, in Kur oder auf Reisen war. Einige Briefe an den Großvater mütterlicherseits und an die Schwester Susanne, Susel genannt, sind ebenfalls von der Mutter aufbewahrt worden. Diese insgesamt 239 Briefe und Karten thematisieren Alltägliches wie Erfolge und Misserfolge in der Schule, Erkrankungen, Fortschritte beim Klavierspielen, das Wetter. Magdalene erzählt von ihren Geschwistern, von der Haushälterin, den Besuchen, von Festtagsvorbereitungen und Feiern oder Verwandtschaftsbesuchen sowie von Arbeiten auf dem Baumstückle.

Der Korpus der Briefe beginnt mit einem Dankschreiben an den Großvater vom 28. Dezember 1924 für das Weihnachtsgeschenk, ein Necessaire. Die letzten überlieferten – und vielleicht auch die letzten geschriebenen – Briefe stammen aus der Zeit um den Jahreswechsel 1935/36 und sind bereits durch die psychische Erkrankung Magdalenes gezeichnet. Waren die Eltern in Kur, der Vater auf Geschäftsreisen mit seiner Ehefrau oder Magdalene allein in Arosa, wusste Magdalene, dass die Eltern alle ein bis zwei Tage eine Nachricht von ihr erwarteten. Die Korrespondenz zeigt jedoch, bis auf wenige Ausnahmen, nur die eine Seite des Dialogs. Briefe der Mutter an ihre Tochter sind nur in sehr geringer Zahl vorhanden. Somit bleibt unklar, welchen Erzählduktus die Mutter hatte, ob sich Magdalene daran orientierte, ob die Mutter

549 Das bekannteste Mitglied der Familie ist der jüngere Bruder Reinhold Maier, erster Ministerpräsident von Baden-Württemberg. Zu Magdalenes Vater Hermann Maier-Leibnitz und dessen beruflichem Werdegang: KURRER, Wegbereiter.

550 Zu den Adressen siehe: Adress- und Geschäftshandbuch der Stadt Esslingen. 1911 war aufgeführt: Marktplatz 35, im Jahr 1912: Burgsteige 1. StAE Bauakte 3568.

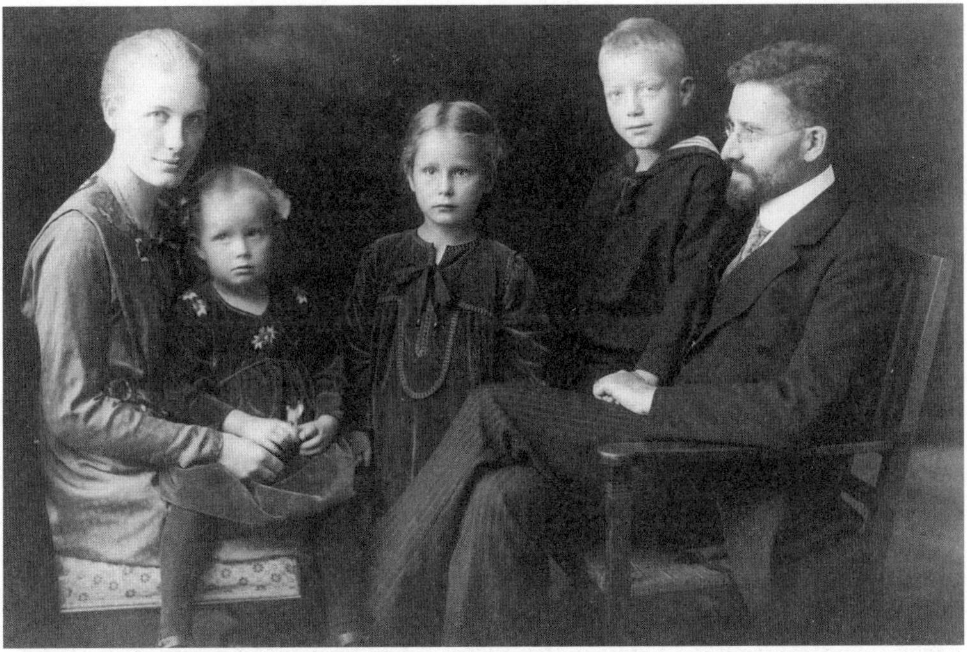

Abb. 11 Familie Maier-Leibnitz im Jahre 1919. Von links nach rechts: Marianne Maier-Leibnitz, die Kinder Magdalene, Susanne und Heinz sowie der Vater Hermann Maier-Leibnitz. StAE Fotosammlung 3489

tröstete, tadelte, Ratschläge gab, Ansprüche und Forderungen formulierte und welche Reaktionen Magdalene mit ihren Briefen beim Gegenüber, den Eltern, auslöste.

Magdalene orientierte sich im Aufbau ihrer Briefe und Karten[551] am klassischen Muster: Nach Datum und höflicher Anrede folgten der Bezug auf vorhergehende Briefe des Gegenübers und der Dank dafür. Anschließend erzählte sie von sich und fragte dann nach dem Befinden des Gegenübers und endete mit Grüßen. Durchgängig benutzte Magdalene in der Anrede die liebevolle Kurzform »Machen« statt Mama oder Mutter. Auch unterschrieb sie die Briefe mit ihrem innerhalb der Familie geläufigen Kosenamen »Pi« oder »Pipa«.

Besondere Vorlieben werden in der Korrespondenz auch deutlich. Magdalene spielte mit der Sprache und goss Gedanken in Versform. So reimte sie am 17. April 1929 in einem Brief an ihren Großvater aus Arosa:

»Vergleich
Wir vergnügen uns im Schnee
drunten blüht schon bald der Klee
Du sitzt nun in Tübingen
Während wir im Schnee springen

551 Wenn im Folgenden aus ihrer Korrespondenz zitiert wird, wird ihre Rechtschreibung übernommen.

Frühlingswinde um Euch tosen,
und es treiben schon die Rosen
Während uns ein Sturm umweht
Und ein Schwarm von Raben kräht.
Aber jeder Teil zufrieden,
Freuen wir uns dort hinnieden!«[552]

Wiederholt zeigen die Briefe den Konflikt Magdalenes mit den tatsächlich formulierten oder nur von ihr imaginierten Ansprüchen an ihre Person, an ihre Leistungen, an ihr Benehmen. Selbstzweifel und Selbstkritik, aber auch Wut auf sich und andere, manifestieren sich deutlich in diesem Schriftverkehr. In einem Brief an ihre Mutter, als diese im Krankenhaus Esslingen eine Darmerkrankung kurierte, formulierte Magdalene: »Du brauchst auch gar keine Eile zu haben, zu mir abscheulichem Kindchen zu kommen. Denn ich bin sehr böse und faul.«[553] Aus dem Internat Salem schrieb sie am 20. Mai 1932 Folgendes: »Entschuldige die Briefe. Es ging wirklich nicht anders. Ich wusste ganz genau, dass das keine richt[igen] Briefe sind, Du brauchst mir nicht noch Vorwürfe zu machen.«[554]

Die Briefe dienen hier dazu, Magdalenes Sicht auf ihren Alltag, auf ihre Freunde wie Feinde, auf ihren Tagesablauf und ihr Befinden nachzuzeichnen. Ein quellenkritischer Umgang stellt die Briefe in den historischen Kontext und deutet sie als subjektive Sichtweise. Aus diesen Ego-Dokumenten retrospektiv Rückschlüsse zu ziehen auf einen weitaus früheren Ausbruch der psychischen Erkrankung, als ihn die Ärzte diagnostizierten, wäre unangemessen. Die Briefe erlauben jedoch in Form einer »dichten Beschreibung«[555] das Nachzeichnen der psychischen Verfassung Magdalenes in der Art, wie sie es zu Papier gab und ihrer Mutter und ihrem Vater mitteilte.

Die zweite große Quellengruppe, die in weiten Teilen überliefert ist und das Leben von Magdalene erhellt, sind Krankenakten aus vier unterschiedlichen Einrichtungen: vom Kurheim im Pfaffenwinkel, zwei Sanatorien in München und im Schwarzwald und der Universitätsnervenklinik Tübingen.[556] Vom Mai 1935 bis zum

552 StAE NL Magdalene Maier-Leibnitz 2: Brief an den Großvater vom 17. April 1929.

553 StAE NL Magdalene Maier-Leibnitz 3: Brief an ihre Mutter ins Krankenhaus Esslingen vom 4. Juli 1931.

554 StAE NL Magdalene Maier-Leibnitz 4: Brief an ihre Mutter aus Salem vom 20. Mai 1932.

555 Dieser Begriff von Clifford Geertz wird hier bewusst verwendet, da es bei dem Beitrag über Magdalene Maier-Leibnitz auch um das Verstehen ihres »Systems« geht. GEERTZ, Dichte Beschreibung.

556 Krankenakten konnten in den unterschiedlichen privaten und staatlichen Archiven ausfindig gemacht werden: 24. Mai – 13. Juni 1935 Kurheim Hohenpeißenberg; 13. Juni – 4. August 1935 Privatklinik für weibliche Nerven- und Gemütskranke Obersendling; 4. August 1935 – 14. August 1936 Sanatorium Wiesneck in Buchenbach; 21. September 1936 – 3. Januar 1937 Universitätsklinik Tübingen; 6. Januar – 25. März 1937 Universitätsklinik Tübingen. Ab 26. Januar 1938 war Magdalene in der Privatklinik Kennenburg. Von dem dreiviertel Jahr nach der Entlassung aus der Universitätsnervenklinik Tübingen und vor der Aufnahme in

März 1937 liegen die Krankenakten lückenlos vor. Und über die Dauer eines halben Jahres existieren parallel Briefe und Krankengeschichten.

3.6.1 Kindheit und Schulzeit in Esslingen

Als Magdalene am 25. Januar 1916 geboren wurde, war ihr Vater als Unteroffizier der Reserve wegen der kriegswichtigen Produktion der Maschinenfabrik Esslingen und seiner Position als Ingenieur und Prokurist vom Kriegseinsatz beurlaubt. Die Taufe zu Hause in der Burgsteige 1 fand erst ein halbes Jahr später am 5. Juli statt. Paten waren Fritz Blank[557] und die im April desselben Jahres zum Christentum konvertierte Jüdin Anne Reinach geb. Stettenheimer[558] aus Göttingen. Damit wurde jeweils väterlicher- und mütterlicherseits eine Person mit diesem Amt betraut. Die Wahl der Paten zeigt durchaus die Werteorientierung der Familie. Anna Stettenheimer gehörte zu den ersten drei Studentinnen an der Universität Tübingen; sie promovierte in Physik und heiratete den Philosophen und Phänomenologen Adolf Reinach. Sie galt als sehr kluge, tief christliche Frau, die, so die Zeugnisse von Edith Stein, den Tod ihres Mannes Adolf Reinach im Ersten Weltkrieg 1917 mit erstaunlichem Gottvertrauen hinnahm. Fritz Blank war Prokurist in einer Lederfabrik. Bildung und wirtschaftliches Können, Fleiß und Ehrgeiz kennzeichneten die Familie Maier-Leibnitz. Dies bedeutete, dass nicht nur der erstgeborene Sohn Heinz, sondern auch die Töchter Susanne und Magdalene eine ausgezeichnete Bildung erfahren sollten. Schließlich hatte schon ihre Mutter Marianne Maier-Leibnitz zu den frühen Abiturientinnen des Stuttgarter Mädchengymnasiums gezählt. Gleichwohl verbanden sich damit hohe Erwartungen der Eltern an die Leistungen der Kinder. Ruth Blank, Nichte und Patenkind von Magdalenes Vater Hermann Maier-Leibnitz,

der Privatklinik Kennenburg gibt es keine Unterlagen und auch keine Hinweise über die Unterbringung Magdalenes.

557 Fritz Blank war der Ehemann von Hedwig Maier, der Schwester von Hermann Maier-Leibnitz.

558 In den Quellen taucht als Vorname sowohl Anne als auch Anna auf. Der Kontakt zwischen der Mutter Marianne Maier-Leibnitz und Anna Stettenheimer war vermutlich über das Mädchengymnasium Stuttgart entstanden, das beide besucht hatten. Anne Reinach und ihr Mann spielten auch eine besondere Bedeutung in der Lebensgeschichte der 1998 heilig gesprochenen Edith Stein. Siehe hierzu: SCHNEIDER, Die ersten ordentlichen Studentinnen an der Universität Tübingen. Corinna Schneider erklärt: »Die Begegnung Edith Steins mit Anne Reinach nach dem Weltkriegstod von Adolf Reinach war der Anlass, über die Konversion zum Christentum nachzudenken.« Der Jesuitenpater Professor Johannes Hirschmann, der Edith Stein kennenlernte, als sie schon Nonne war und bei dem sie während ihrer Zeit im Karmel zu Echt in Holland Exerzitien machte, schreibt in einem Brief vom 13. Mai 1950: »Schwester Theresia Benedicta [Edith Stein] unterschied selbst den Anlaß ihrer Konversion zum Christentum von […] ihrem Eintritt in die katholische Kirche. Der entscheidende Anlaß zu ihrer Konversion zum Christentum war, wie sie mir erzählte, die Art und Weise, wie die ihr befreundete Frau Reinach in der Kraft des Kreuzesgeheimnisses das Opfer brachte, das ihr durch den Tod ihres Mannes an der Front des ersten Weltkrieges auferlegt war. In diesem Opfer erlebte sie den Erweis der Wahrheit der christlichen Religion und ward ihr geöffnet.« In: KOEPCKE, Edith Stein, S. 134.

formuliert in ihren Kindheitserinnerungen: »Die Familie meines Patenonkels Hermann Leibnitz mit ihren hohen Ansprüchen jeder Art war für uns Kinder eher abschreckend.«[559]

Heinz meisterte die Schule mit Leichtigkeit,[560] studierte Physik in Stuttgart und Göttingen, promovierte 1935 über ein Thema der Atomphysik und wurde Assistent am Kaiser-Wilhelm-Institut für medizinische Forschung in Heidelberg.[561] Die Schwester Susanne legte im Frühjahr 1930 in Esslingen das Maturum ab. Magdalene nahm an der schulischen Laufbahn ihrer älteren Schwester großen Anteil und berichtete davon in einem Brief an ihren Großvater mütterlicherseits: »Susel hatte 3 Aufsatzthemen: Über 1. Todesstrafen 2. Vereinigung von Deutschland mit Österreich und 3. Quo vadis? Eine Selbstprüfung zum Abgang von der Schule. Das dritte Thema wählte sie.«[562]

Magdalene wollte beiden Geschwistern nacheifern. Sie besuchte das Georgii-Gymnasium in Esslingen,[563] in das bereits einige andere Mädchen aus gebildeten, begüterten Esslinger Familien gingen. In ihrer Klasse kamen auf 25 Knaben gerade drei Mädchen.[564] Neben den schulischen Aufgaben und Terminen war für die Töchter der Familie Maier-Leibnitz, Susanne und Magdalene, das Klavierspiel von großer Bedeutung. Als Zwölfjährige berichtete Magdalene davon ihrer Mutter nach Krems an der Donau, wohin diese zusammen mit ihrem Mann zur Erholung verreist war: »Ich habe gestern und erst vorher fest Klavier gespielt, weil ich doch heute Nachmittag Klavierstunde habe. Ich spiele schon aus dem Buch mit den Volksliedern, in dem auch das Lied von der Sennerin kommt, das Susel schon gespielt hat. Ich spiele ›Abschied vom Dirndel‹ einzeln. Es fängt an: ›Von meinem Bergli muß i scheiden‹.«[565]

Für die Gartenarbeiten im Baumgut scheint in erster Linie Heinz zuständig gewesen zu sein. Magdalene erzählte zwar wiederholt vom Ernten der Birnen und Äpfel, war aber selbst nicht beteiligt, obwohl ihre Schwester mithalf. »Heinz, Susel und Waltraud sind auf das Baumgut gegangen. Als ich fertig war und dann wieder

559 Brief von Ruth Blank an die Autorin vom 11. Januar 2008.

560 In der Klasse acht, ein Jahr vor dem Abitur war er der zweitbeste von fünf Schülern in der Klasse. Seine Begabung wurde mit der höchsten Note bewertet. In den Beurteilungen zum »häuslichen Fleiß«, dem »Verhalten« und der »Aufmerksamkeit« erhielt er lediglich die Note gut. StAE Georgii-Gymnasium 129.

561 Hier nur knapp die, für Magdalenes Lebenszeit, relevanten Daten. Sein großes Wirken als Kernphysiker und Vater des Garchinger Atomeis sowie seine Arbeit als DFG-Präsident können hier nicht angerissen und noch weniger gewürdigt werden. Zu seiner Biografie: Mössbauer, Heinz Maier-Leibnitz; Edingshaus, Heinz Maier-Leibnitz.

562 StAE NL Magdalene Maier-Leibnitz 2: Brief an ihren Großvater Gottlieb Maier vom 4. Februar 1930.

563 Erhalten sind die Zeugnisse ab der Klasse II des Gymnasiums bis Klasse IV in StAE NL Magdalene Maier-Leibnitz 1.

564 StAE Georgii-Gymnasium 13. Die Überlieferung des Georgii-Gymnasiums ist sehr bruchstückhaft. Schüler- und Schülerinnenlisten sind nicht vorhanden.

565 StAE NL Magdalene Maier-Leibnitz 2: Brief an ihre Mutter in Krems vom 19. September 1928.

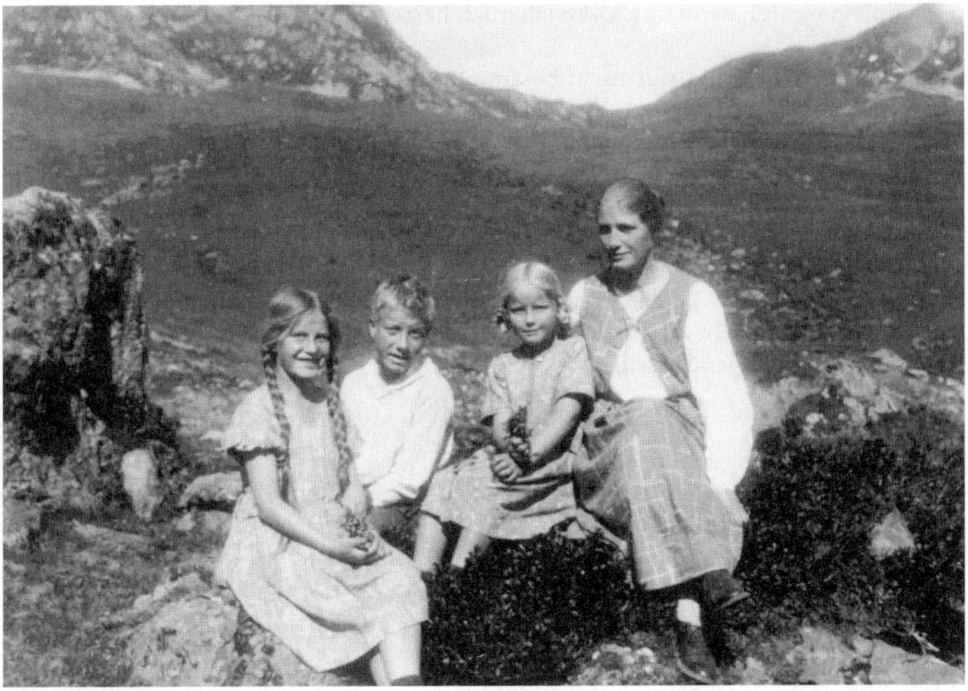

Abb. 12 Marianne Maier-Leibnitz mit ihren Kindern in den Bergen, aufgenommen am 17. September 1924. StAE Fotosammlung 3484

in den Garten ging, kamen sie gerade die Treppen herauf. Sie haben die Birnen heruntergetan.«[566]

Zu den regelmäßigen und willkommenen Abwechslungen der Familien Maier-Leibnitz und Reinhold Maier gehörten die Aufenthalte im »Haus Schöneck« bei Arosa, das im Jahr 1925 Hermann Maier-Leibnitz und sein Bruder Reinhold Maier gemeinsam erworben hatten und das sie dann häufig mit der gesamten Verwandtschaft und Freunden nutzten.[567] Dort verbrachte die Familie oder auch nur einige von ihnen Weihnachten und Silvester, Ostern und die Sommerferien. Bereits vor Erwerb des Hauses war Arosa ein gern besuchter Erholungsort der Familie. Im März 1925 hielt sich Magdalene zur Kur in Arosa bei Dr. Bär in der Villa Franka auf.[568]

Im Jahr darauf kurierte sie im inzwischen erworbenen Chalet ihre Blinddarmoperation aus. Sie teilte ihren Geschwistern mit: »Am 21. April machte man den Verband weg u. machte nachher nur ein kleines Plätzlein auf den Bauch. Ich fühle

566 Ebd.: Brief an ihre Mutter in Krems vom 22. September 1928.
567 Siehe hierzu die Biografien Reinhold Maiers, z.B.: SAUER, In stürmischer Zeit.
568 StAE NL Magdalene Maier-Leibnitz 2: Postkarten von Magdalene aus Arosa an ihre Eltern vom 21., 22., 24., 25. März 1925. Vermutlich hatte sie Bronchialkatarrh.

mich nun ganz frei, denn nun kann ich mich besser bewegen, weil der Sandsack weg ist.«[569]

Das Leben in Arosa war nicht bestimmt von den Zwängen der Schule und der bürgerlichen Etikette. Andere Verpflichtungen wie das Klavierspiel fielen ebenfalls weg. Oft waren die Kinder auch ohne die Eltern dort und genossen die kleinen Freiheiten. Gäste waren in Arosa stets herzlich willkommen und somit herrschte dort häufig ein reges Treiben. Im Dezember 1927 teilte Marianne Maier-Leibnitz als Anhang eines Briefes von Magdalene an ihren Vater mit: »Studenten kamen gestern, diesmal nur 7.«[570]

Mit 13 Jahren, als Magdalene ein Interesse an Poesie und Reim und wohl auch an manchen romantischen Zügen der Dichtkunst entwickelte, verfasste sie in Arosa für ihren Großvater folgende Zeilen:

»Die Berge
In diesen hohen Bergen
– sie sind wie treue Fergen
Die uns hinüberleiten
In selen Ewigkeiten –
Ist es so wunderschön

Verlockend sind die Berge
– Wir sind dagegen Zwerge –
Und bieten viele Lust.
Es schwellt manchen die Brust,
Vom Berg ins Tal zu sehn.

Drum sind die Berg' mir lieb.
Es zwingt mich stets ein Trieb,
Auf Bergeshöhn zu steigen,
Vor ihnen mich zu neigen!«[571]

In der Briefsammlung befindet sich überdies eine Vielzahl von Zeichnungen und Aquarellen, Stickereien und Scherenschnitten Magdalenes. Ein Großteil dieser Arbeiten waren Schulaufgaben, andere entstanden während der regelmäßigen Aufenthalte in Arosa, so die mit Wasserfarben kolorierte Zeichnung des Chalets oder das im Juli 1928 gefertigte Stillleben »Alpenrosen«.

Andere Bleistiftzeichnungen, vermutlich vor 1926 angefertigt, sind Alltagsstudien, die Magdalenes gute Beobachtungsgabe erkennen lassen. Bei der Skizze »Die Obst-Ernte« schüttelt ein großer Mann mit Hut den Baum, während eine gebückte, sehr kleine Frau mit Dutt das Obst aufliest. Auf einer weiteren Seite befinden sich Detailzeichnungen zum Waschtag. »Die Mutter wäscht« lautet eines, in dem sich die

569 Ebd.: Brief aus Arosa an Heinz und Susanne Maier-Leibnitz vom 24. April 1926.
570 Ebd.: Brief aus Arosa an den Großvater vom 27. Dezember 1927.
571 Ebd.: Brief aus Arosa an Gottlieb Maier vom 7. April 1929.

schwere Arbeit und die besonders geschäftige, vielleicht gar gereizte Stimmung eines Waschtags erkennen lassen.

Die geschlechtsspezifische Erziehung wird auf den Seiten »Spielsachen« und »Was die Mädchen spielen« deutlich. Bei den Spielsachen zeichnete Magdalene Puppen und Puppenkleider, bei den Mädchenspielen versuchte sie Bewegungsspiele im Freien aufs Papier zu bringen, das Seilspringen und Ringelreihen. Typischerweise hat sie alle Mädchen mit langen Zöpfen dargestellt, manche tragen Schürzen. Ihre gestalterischen Arbeiten brachten ihr wiederholt Anerkennung ein. Tante Anne Reinach aus Göttingen lobte derart: »Meine liebe Pipa! Ich danke Dir und Deinen Geschwistern herzlich für die wunderschönen Arbeiten, die Ihr mir zu Weihnachten geschickt habt. Ihr seid so geschickt u. besonders Deinen Scherenschnitt haben alle Leute, die zu mir kamen, sehr bewundert. Die kleinen Unglücksstellen daran sieht man ja gar nicht u. niemand hat sie bemerkt.«[572]

Die Schulzeugnisse der Gymnasialklassen II bis IV der Jahre 1926 bis 1929 weisen Magdalene als durchschnittliche Schülerin aus, wobei ihre Stärken in den Sprachen Latein und Griechisch lagen, mit Noten zwischen gut und befriedigend.[573] Schwächen hatte sie im Turnen, wo sie selten besser benotet wurde als mit einem »genügend«. Schwierigkeiten entwickelte sie im Laufe ihrer Esslinger Schulzeit in Mathematik. In der II. Klasse konnte sie schriftlich noch die gute Leistung einer fünf erreichen, mündlich eine vier, in der III. Klasse holte sie vom ersten auf das zweite Halbjahr sogar noch auf eine fünf auf. Doch in der vierten Klasse hatte sie einen massiven Einbruch und schloss die Arithmetik mit einem nicht genügend ab, obwohl ihr älterer Bruder Heinz ihr wiederholt in Rechnen und Arithmetik Nachhilfe gegeben hatte.[574]

Sechs Jahre später, als sie bereits psychisch erkrankt war, wird in der Anamnese in der Klinik Obersendling Magdalenes Schulzeit derart charakterisiert: »Hatte immer Angst, ihre Schulleistungen würden nicht genügen, von Anfang an. Kam z.B. weinend heim, weil sie ev[entuell] einen Fehler im Diktat gemacht haben könnte.«[575]

Drei Tage vor der Zeugnisausgabe der vierten Gymnasialklasse hatte Magdalene in der Kirche St. Dionys ihre Konfirmation gefeiert. Als Geschenk erhielt sie von ihrem Großvater väterlicherseits, für den sie dann dichtete, einen Spiegel:

»Ich danke dir herzlich für den Spiegel
Und für den Brief mit guten Sachen!
Ich will, will's Gott die vielen Riegel
zur richtigen Wahrheit zu öffnen versuchen.

572 StAE NL Magdalene Maier-Leibnitz 2: Brief von Anne Reinach aus Göttingen vom 29. Januar 1927.

573 In der damaligen Notengebung war die schlechteste Note die eins, ganz ungenügend, die beste die acht, vorzüglich. Magdalene hatte in Latein und Griechisch eine sechs bzw. fünf.

574 StAE, NL Magdalene Maier-Leibnitz 2: Brief an ihre Eltern, die sich gerade in Krems aufhielten, vom 19. September 1928.

575 Auszug aus der Krankengeschichte Obersendling (Privatklinik für weibliche Nerven- und Gemütskranke) Aufnahme 13. Juni 1935, entlassen am 4. August 1935. Entnommen aus: Krankenakte des Sanatoriums Wiesneck in Buchenbach.

Ich möchte meine Erkenntnis machen
Und immer nach dem Wahren suchen!

Wahr will ich wandeln hier auf Erden
Und dann ein Engel Gottes werden!«[576]

Die Überlieferung der Schulzeugnisse endet mit dem vierten Gymnasialjahr. Magdalene war ein körperlich eher schwaches und kränkliches Kind. Neben den üblichen Kinderkrankheiten Scharlach, Keuchhusten und Masern machte sie noch eine Diphterie durch, litt unter häufigen Bronchitiden und musste sich früh einer Blinddarmoperation unterziehen. Wiederholt fehlte sie deshalb über Wochen und Monate in der Schule, das erste Mal im Alter von acht Jahren, als sie zunächst zu Hause versorgt wurde und dann nahezu ein halbes Jahr in Arosa in Kur war. In den Jahren 1930 und 1931 besuchte sie deshalb nur sehr unregelmäßig das Gymnasium in Esslingen.

Noch Anfang 1930 schien nichts auf eine Schulunterbrechung hinzudeuten. Sie war zwar bereits im April nicht mehr im Unterricht, bearbeitete aber wie bei anderen Krankheitsfällen auch, selbständig den Lernstoff zu Hause und hielt engen Kontakt zur Schule über ihre Freundinnen. In einem Brief an ihren Vater plauderte sie von der Erholung in Arosa und vom Gymnasium: »Lieber Papa! Vielen Dank für die nette Karte. Sie hat mich sehr gefreut. – Bei uns ist eigentlich sehr wenig los. Frau Hengstenberg war einmal da und gestern Frau Nitsche. Vorgestern tranken Dolly und Suse Landau bei uns Tee. Mit Suse war Heinz gestern auf »Gärtigs-Älpl«. Sie kamen gerade zum Mittagessen zurück. [...] Ich bin jetzt nur dreimal skigefahren. – Heute morgen war ich auch auf der Post, und wie ich wieder kam, legte ich mich ins Bett. In dieser Vakanz fahre ich nicht mehr Ski [...] Ich finde, dass ich hier schon ziemlich viel gelernt habe, besonders Griechisch. Die paar Aufgaben habe ich geschafft. An den Grammatikaufgaben habe ich schon ordentlich herumgemacht. Von Bruni G. habe ich einen langen begeisterten und lustigen Brief bekommen. Herr Schlenker machte nämlich mit einem Teil der Klasse einen Ausflug ins Wental und nach Söhnstetten (wo das liegt – davon habe ich keine Ahnung) und da hat's ihr ordentlich gut gefallen. Sie erzählt, sie seien geklettert und hätten Zigaretten geraucht, und es sei oben wunderschön gewesen. – Evi hat mir überhaupt noch nicht geschrieben.– Gestern habe ich einen ganzen Pack Strümpfe geflickt. Das ist schon eine Leistung. – Ich habe aber auch fast jeden Tag ein Paar zerrissen. Ich glaube, meine Schrift ist entsetzlich, besonders im Bett! Irgendwo auf einer Veranda haben wir Rotkehlchen. Ich habe sie (auf dem Liegestuhl) zirpen gehört. Die Alten machten einen Lärm auf dem Dach, den man ihnen nicht zutraut. Nun nochmals vielen Dank für d. lb. Karte Viele herzl. Grüße, Deine Magdalene.«[577]

Im Frühjahr 1931 suchten Hermann und Marianne Maier-Leibnitz für Magdalenes andauernde Kopf- und Halsschmerzen und Bronchitiden Hilfe in der Klinik

576 NL Magdalene Maier-Leibnitz 2: Brief aus Esslingen an den Großvater Gottlieb Maier vom 24. März 1929.

577 Ebd.: Brief aus Arosa an ihren Vater vom 13. April 1930.

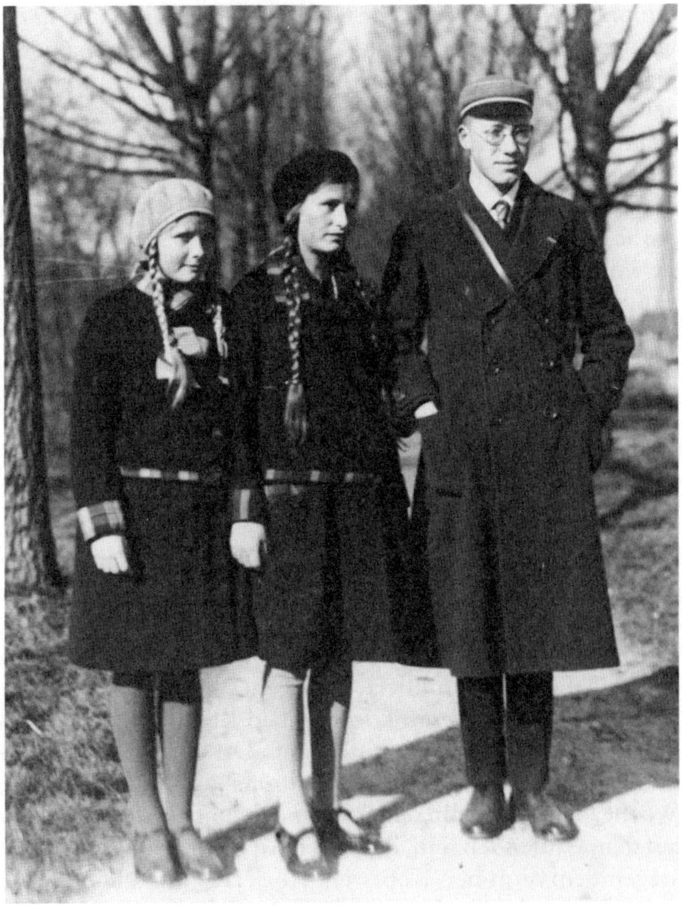

Abb. 13 Magdalene Maier-Leibnitz mit ihren Geschwistern Susanne und Heinz um 1930 (von links nach rechts). StAE Fotosammlung 3491

Bircher-Benner in Zürich.[578] Mit diätetischen Mitteln, Schwitzbädern, Wickeln, Spaziergängen, Turnen, Gesprächstherapien und auch dem Absaugen der vereiterten Mandeln konnten manche der Symptome gelindert werden. Dennoch blieben viele der verschiedenen, auch unspezifischen Krankheitserscheinungen bestehen, manche, wie Verdauungsbeschwerden, gesellten sich hinzu. Mal berichtete Magdalene von leichter Temperatur, dann wieder von Kopfschmerzen oder extremer Müdigkeit oder auch Niedergeschlagenheit und Traurigkeit. Magdalene schilderte ausführlich die Therapien und die Gespräche mit ihrer Ärztin, in denen sie oft auch religiöse und philosophische Themen diskutierten, oder Magdalene erklärte in den Briefen die psychotherapeutischen Ansätze des Sanatoriums, wie den, Träume niederzuschreiben und zu analysieren. Magdalene gab ihrer Mutter gelegentlich ganze Tagesabläufe

578 Die Klinik hatte durch ihre prominenten Patienten große Popularität erlangt. Dort verweilten u. a. Thomas Mann und Hermann Hesse.

minutiös wieder, sprang aber auch thematisch hin und her. In einem der ersten Briefe heißt es: »Ich bin schon mit verschiedenen Leuten spazieren gegangen. Aber manchmal ist das dumme Gespräch, das die Leute verführen, ganz entsetzlich; manchmal geht es einem richtig auf die Nerven! [... Die Ärztin] hat mir gesagt, ich solle meine Träume aufschreiben. Ich hab nur einen Traum geschrieben, der übrigens sehr einfältig war, weil ich von der ersten Nacht nichts mehr wußte, was ich geträumt hatte, und dann auch anderes.«[579] Magdalene war in dieser Zeit von Selbstzweifeln geplagt, die Sorge und Traurigkeit der Mutter wegen ihrer Erkrankung plagte sie zudem, und sie wollte ihr Ratschläge geben und sie trösten: »Du mußt es nicht so schwer nehmen, daß Susel und ich nun fort sind. Du hast doch noch Pachen und Heinz auch noch. Und irgendwelche Angst brauchst Du ja nicht zu haben. Nehm's dir doch vor, ein wenig Humor zu haben. Wenn man es versucht, geht es sicher ganz leicht.« An späterer Stelle des Briefes teilte sie ihre Befindlichkeit mit folgenden Worten mit: »Weißt Du, ich bin sehr oft müde und traurig. Aber es hat keinen Wert – und Du hast viel weniger Grund, weil Du schon Manches geleistet hast und viele Dich lieb haben und weil Du schöne Erinnerungen hast.«[580]

Im Sommer 1931, als Magdalene endlich wieder in Esslingen zur Schule ging, erkrankte ihre Mutter schwer. Wegen gynäkologischer Beschwerden erhielt Marianne Maier-Leibnitz im Esslinger Krankenhaus Röntgenbestrahlungen. In den drei ins Krankenhaus geschickten Briefen formulierte Magdalene mehrere, sich in vieler Hinsicht widersprechende, inkongruente Botschaften an ihre Mutter. Zunächst begann sie, höflich formuliert, ihr eigenes Befinden als »ganz gut« zu beschreiben, um dann sogleich mit ihren körperlichen Beschwerden, den Schulschwierigkeiten und harscher Selbstkritik fortzufahren: »Du darfst Dir keine Sorgen um mich machen. Ich bin auch sehr vernünftig und mache immer Waden- und Halswickel. [...] Die Woche bleibe ich wahrscheinlich noch zu Hause. [...] Mit dem Lernen werde ich bald auf dem Laufenden sein, denke ich. In der Beziehung habe ich nicht viel getan gestern wegen dem dummen Kopfweh. Aber faul bin ich, daß es eine Schande ist. Gestern hab ich aufstehen wollen und Dich besuchen und hab es auch versucht bin dann aber wieder davon abgekommen. [...] Bist Du mir nicht böse, daß ich so faul und gleichgültig bin und dich nicht besuche?« Aufmunternd endet sie mit Worten, die sie vermutlich selbst so oder ähnlich von ihrer Mutter gehört hatte: »Fröhlich und munter mußt Du sein und an lauter schöne Sachen denken. Lies nicht zu viel und ruhe dich schön aus und sei recht vernünftig! Dein Pichen.«[581]

Es ist anzunehmen, dass Magdalene das gesamte Jahr 1931 in Esslingen blieb.[582] Da das Gymnasialzeugnis nicht mehr fortgeführt war, mag es sein, dass sie Privatunterricht bekam oder wegen ihrer langen Abwesenheit nicht beurteilt worden war.

579 StAE, NL Magdalene Maier-Leibnitz 3: Brief aus dem Bircher-Benner Sanatorium Zürich an ihre Mutter vom 4. April 1931.

580 Ebd.: Brief aus dem Bircher-Benner Sanatorium Zürich an ihre Mutter vom 15. April 1931.

581 Ebd.: Brief von Esslingen an ihre Mutter im Esslinger Krankenhaus vom 2. Juli 1931.

582 Aus dieser Zeit existieren keine Briefe, was auch darauf hindeutet, dass weder sie auswärtig weilte, noch die Mutter große Reisen unternahm. Es ist kaum anzunehmen, dass hier in der ansonsten sehr kompletten Sammlung eine Lücke besteht.

3.6.2 Klosters

Von Januar bis April 1932[583] hielt Magdalene sich in Klosters auf, wo ihre Atemwegserkrankung und die anderen Leiden behandelt wurden und sie zudem noch gemeinsam mit anderen Mädchen Privatunterricht erhielt. Sie äußerte große Freude über die Lehrerinnen, ihre kleine Lern- und Unterrichtsgruppe und die Auswahl der Fächer. Vermutlich war die Entscheidung, Privatunterricht in einem kleinen Institut zu nehmen, aufgrund ihrer häufigen Erkrankungen gefallen. Zudem sollte die Zeit genutzt werden, um Unterrichtsstoff nachzuholen und bezüglich der Schulausbildung weitere Entscheidungen zu fällen. Offen hielten sich die Eltern die Möglichkeit der Rückkehr an das Esslinger Gymnasium. Andere Optionen, wie der Wechsel in ein Internat, waren ebenfalls im Gespräch.

Nach Ankunft in Klosters teilte Magdalene zunächst ihrer Mutter mit, welche Utensilien, Schulunterlagen und Kleidung sie noch benötigte. Dies waren: spezielle Notenhefte für das Klavierspiel, ein Zentimetermaß und »Zwintschertabletten«.[584]

Detailliert legte Magdalene den Stundenplan dar, der aus Klavierunterricht vormittags und einer Stunde Fachunterricht (Latein, Griechisch, Englisch, Deutsch oder Mathematik) bestand. Sie teilte mit: »Sigrid hat mir geschrieben. Ich brauche eine Logarhitmentafel 4 stellig von Gauß. Entweder ist eine daheim oder Benno (?) hat sicher eine. Ein Buch fürs Deutsche brauche ich eigentlich. Man muß wissen was drinsteht, wenn man im Gymnasium ist. Es heißt ›Die Schule des Schreibens‹ von Fritz Kuhn für die Oberstufe.«[585]

Neben dem Lernen waren die Tage ausgefüllt mit Ski- und Schlittschuhlaufen, dem Besuch von geselligen Veranstaltungen vor Ort wie Filmvorführungen, gemeinsamen Unternehmungen und Spiel- oder Musikabenden mit den anderen Mädchen und Männern[586] des Hauses. Obgleich sie weiterhin geplagt war von Halsschmerzen oder leichtem Fieber, nahm sie an vielen der Aktivitäten teil. Am 5. Februar teilte sie ihrer Mutter mit: »Ins Freie gehe ich meines Wissens genügend. Mit anderen bin ich auch genügend zusammen. Abends Spiele zu machen finde ich Zeitverschwendung. Es ist langweilig, wenn man nicht weiß, was man spielen soll und nichts dabei herauskommt. Und immer nur die einzelnen beobachten ist auch nicht interessant. Trotzdem spiele ich öfters mit. [...] Nächsten Sonntag ist wahrscheinlich Karneval. Ich weiß noch nicht, was ich anziehe. Jetzt muß ich aufs Eis. Herzliche Grüße auch an Papa Pi« Auf derselben Seite setzte sie tags darauf den Brief fort: »Gestern Abend haben wir noch Kostüme beraten. Ich habe jetzt ein Dirndlkleid, blau dazu eine weiße Bluse. Weiße Strümpfe. Vielleicht setze ich auch wegen

583 Einige Briefe Magdalenes vom Januar 1932 sind fälschlicherweise auf das Jahr 1931 datiert.

584 StAE NL Magdalene Maier-Leibnitz 4: Brief aus Klosters an ihre Mutter vom 14. Januar 1932 (im Brief selbst steht als Jahr fälschlicherweise 1931). Hier handelt es sich um ein Naturheilpräparat der in Karlsruhe ansässigen Pharmafirma Zwintscher.

585 Ebd.: Brief aus Klosters an ihre Mutter vom 5. Februar 1932.

586 Ebd.: Brief aus Klosters an ihre Mutter vom 12. Februar 1932.

der Sonne ein Kopftuch auf. Wenn es mich friert kann ich noch eine weiße Jacke anziehen.«[587]

Die Reserviertheit bezüglich abendlicher Spielrunden legte sich während des Aufenthalts, denn eine Woche später verkündete sie: »Gestern Abend spielten wir, Erika, Rosemarie, Hermann Lüdecke, Ulrich Hoeffken und ich ›kein … ohne‹.«[588] Die Ungewissheit über die weitere schulische Laufbahn führte wiederholt zu persönlicher Verunsicherung und nagte an ihrem Selbstvertrauen. »Liebes Machen! Vielen Dank für Deine 3 letzten Briefe. Weißt Du, ich hab mir öfters Briefe an Dich ausgedacht, aber geschrieben nicht. Ich komme nie dazu. Ich habs mir oft vorgenommen. Es ist sehr dumm und böse von mir, dass ich keine Karte geschrieben habe. Ich liege auch gar nicht im Bett, und es geht mir sehr gut. Wir fahren Ski und laufen Schlittschuhe. […] Sind Heinz und Susel in Arosa, wenn ich nachkomme? Wenn ich nur in die 8. Klasse kommen könnte! Glaubst Du nicht, dass ich das arbeiten könnte, wenn ich weiß, was sie in der Schule durchmachen? Aber das weiß ich nur ganz ungefähr. Auch nicht alles. Sigrid schrieb ja fast nichts. Es ist so ein dummes Gefühl, wenn man gar kein richtiges Ziel hat. Man lernt, so gut man kann, drauf los – und so besonders viel kommt nicht dabei heraus. Ich finde überhaupt, dass bei mir bei allem nicht viel rauskommt. Ich kann das wirklich nicht anders sagen, wenn es auch sehr unvernünftig ist.«[589] Drei Tage später reagierte Magdalene auf die Entscheidung ihrer Eltern, sie ins Internat in Salem[590] zu schicken, zurückhaltend ängstlich. Dennoch schien sie erleichtert darüber, dass die Frage, wie ihr weiterer Lebensweg verlaufen sollte, damit geklärt war. »Ich glaube dass ich gerne nach Salem gehe. So genau weiß ich ja gar nicht, wie es dort ist. Es ist sehr nett von Euch, daß Ihr das für mich tun wollt.«[591]

587 Ebd.: Brief aus Klosters an ihre Mutter vom 5. und 6. Februar 1932.

588 Ebd.: Brief aus Klosters an ihre Mutter vom 12. Februar 1932.

589 Ebd.: Brief aus Klosters an ihre Mutter vom 21. Februar 1932.

590 Der Politiker und Pädagoge Kurt Hahn und der Regierungsrat Karl Reinhardt sowie Prinz Max von Baden gründeten 1920 die Schule und das Internat Salem und gaben der Schule eine reformpädagogische Ausrichtung. Diese Grundidee blieb trotz aller Modernisierung von Erziehung und Unterricht und Inhalten bis heute für das Leben in Salem relevant. So ist Salem seit seiner Gründung im Jahre 1920 koedukativ. Erfahrungsgestützte Zusammengehörigkeit von Erziehung und Schule, von Leben und Lernen, ob in gemeinschaftlicher, akademischer oder musisch-kreativer und körperbildender Ausrichtung, ist eine Grundmaxime der Salemer Pädagogik. Diese Idee fasste Kurt Hahn schon für die von ihm gegründeten verschiedenen Schulen und Internate in seinen sogenannten sieben Salemer Gesetzen zusammen. Die Salemer Dienste, Handwerk, Landwirtschaft, Sport, Musik, Theater, Erlebnispädagogik, eine Vielzahl von weiteren freien Lernangeboten stehen für den umfassenden Erziehungs- und Bildungsanspruch Salems. Über Max von Baden und Kurt Hahn, der in Oxford studierte hatte, bestanden enge Verbindungen nach Großbritannien und zum englischen Adel. http://www.salem-net.de/privatschule-internat/schule-schloss-salem/geschichte.html [Zugriff 24. Oktober 2014]; Friese, Kurt Hahn.

591 StAE NL Magdalene Maier-Leibnitz 4: Brief von Magdalene aus Klosters an ihre Mutter vom 24. Februar 1932.

3.6.3 Internatsschule Schloss Salem

Bevor das Internatsleben begann, erholte sie sich mit ihren Geschwistern gemeinsam in Arosa und hielt sich danach ein paar Tage in Esslingen auf. Ihre Mutter begleitete sie anschließend nach Salem. Aufnahmetag war Freitag, der 6. Mai 1932, der Unterricht als Unterprimanerin begann dann am darauf folgenden Montag. Die Korrespondenz aus Salem ist sehr umfangreich. Mindestens alle drei bis vier Tage, manchmal aber auch jeden Tag, schrieb Magdalene Briefe nach Hause. Die Briefe enthalten ausführliche persönliche Schilderungen des Alltags im Internat, sie zeigen ihre persönlichen Eindrücke und Stimmungen.

Wenig Freiraum und viel schulische und körperliche, vor allem sportliche Betätigung, daneben noch Klavierunterricht und Gemeinschaftsaufgaben und nach Neigung und Interesse gewählte Arbeitsgemeinschaften, die sogenannten »Innungen«, kennzeichneten das Internatsleben. Das Leben war geprägt von Disziplin und Strenge: »Zielstrebigkeit, Ehrlichkeit und Selbstkontrolle waren Primärziele der Charakterbildung. Schüler sollten Tages- und Wochenziele entwickeln und darüber Buch führen, ob sie diese erreichten. Die Charakterbildung erfolgte vor allem durch strenge Organisation und Regelhaftigkeit des Tagesablaufs. Die Jungen und Mädchen waren auf unterschiedlichen Fluren und – je nach Altersstufe – in Zimmern zu acht oder viert untergebracht; jeder Raum hatte einen Gruppenleiter bzw. eine Gruppenleiterin, der/die auf Ordnung zu achten hatte. Um 6:30 Uhr war Weckzeit, nach der Morgenwäsche mussten sich alle Schüler in Zweiergruppen im sogenannten Prinzenpark warmlaufen, anschließend die Zimmer aufräumen und in Schuluniform – graues Hemd und graue kurze Hosen – zum Frühstück erscheinen. Täglicher Morgensport sollte den Körper lockern, der Nachmittagssport Wagemut, Teamgeist, Schnelligkeit, Entschlossenheit und Fairness schulen. Der Sport erfüllte – wie im englischen Erziehungssystem – eine zentrale Funktion bei der von Hahn und dem Prinzen von Baden angestrebten Herausbildung einer Elite.«[592]

Diese ungewohnte Häufung von Terminen und Pflichten und der sich für Magdalene daraus resultierende Zeitdruck wird in den ersten Briefen deutlich: »Heute ist Interessennachmittag; ich habe zu schaffen. Spazierengehen eigentlich auch noch. Da drunten ist ne Schafherde. Gestern war Feuerwehrprobe. – Gestern 3 Std. Gartenarbeit (Unkraut rausmachen). Heute in der Turnpause machte ich Waldlauf. Der ist anstrengend. – Dauerlauf fiel wegen Regen aus. – Morgen ist Sportnachmittag. In der Turnpause ist Bügelstube für 2 Mädchen und mich.«[593] Der Schluss des Briefes unterstreicht den gehetzten Eindruck: »Entschuldig Schrift. Eile.« Die Sätze sind in knappem Staccato verfasst, es fehlen Buchstaben, Artikel oder Satzzeichen. Magdalenes Briefe wirken gehetzt und so, als ob sie unter Zeit- und Erwartungsdruck verfasst worden seien. Am Pfingstmontag gönnte sich Magdalene einen »Ruhetag«, der dennoch mit einem Ausflug zu Fuß nach Birnau ausgefüllt war.

592 SCHULZ, Golo Manns Bildungserfahrungen, S. 47.
593 StAE NL Magdalene Maier-Leibnitz 4: Brief aus Salem an ihre Mutter vom 12. Mai 1932.

Als Gemeinschaftsaufgabe erhielt sie neben dem Tischdienst noch den Auftrag, den Betsaal zu richten. Dieses Amt und die Teilnahme am Gebet abends um 9 Uhr waren ihr zuwider. »Betsaal ist was fürchterliches. Da muss man aufbleiben, wenn man todmüde ist.«[594] Der Pflichtenplan[595] bedeutete ein strenges Zeitkorsett und diente zur Selbstdisziplinierung.

Besondere Probleme bereitete ihr das Essen. Sie beklagte sich in den Briefen an ihre Mutter, dass auf sie als Vegetarierin zu wenig Rücksicht genommen werde, das Essen sei zu fettig, deshalb bekäme sie Verstopfung und überdies habe sie inzwischen schon gar keinen Hunger mehr. Dennoch erhielt sie ab und zu bei Tisch eine extra Salatportion.[596] Anfangs monierte sie auch, dass es in Salem zu schmutzig sei. Obst durften die Schüler nicht in ihren Zimmern aufbewahren, was Magdalene gerne gemacht hätte. Ihre Mutter schickte ihr wiederholt Päckchen mit Trockenobst und Feigen. Auf ihre kleineren körperlichen Leiden gingen die Internatsleitung und das Personal ihrer Meinung nach nicht ernsthaft genug ein. Dies verwundert jedoch nicht, da die körperliche Ertüchtigung, Bewegung jeder Art und die Überwindung von Empfindlichkeit einen Teil des pädagogischen Konzepts der Internatsschule Salem darstellte. Magdalene hatte in Kenntnis und Sorge ihrer vielen körperlicher Malaisen im Reisegepäck verschiedene homöopathische Medikamente, medizinische Cremes und Eukalyptusbonbons und nahm diese bei Bedarf ein. Ihrer Mutter klagte sie nach zwei Wochen: »Die Schwester sagte, ich sollte mehr essen. Und ich sagte, da bekäme ich Verst[opfung]. Da sagte sie, ich müsse deshalb viel essen und einen Tee trinken. Tabletten solle man nicht immer nehmen. Mein Magen verträgt aber das viele Essen nicht. Und das ist der grösste Unsinn, den ich gehört habe. Einen X-beliebigen Tee trink ich auch nicht.«[597] Dem Wunsch, die im Internat tätige Schwester solle Augensalbe auftragen, wurde nach Ansicht Magdalenes nur ungern, zu wenig sensibel oder nur unwirsch nachgegangen.[598] Über Monate hinweg hatte Magdalene Kopf- und Halsschmerzen und war deshalb von dem ihrerseits nicht so geliebten Turnunterricht befreit.

An anderen körperlichen Aktivitäten fand sie nach einer Weile durchaus Gefallen: Sie fing an, Rad zu fahren und diese Art der Fortbewegung zu lernen. »Ich freue mich, bis ich Radfahren kann«,[599] erzählte sie ihrer Mutter. Und die gemeinsame Landarbeit der Schüler und Schülerinnen bereitete ihr Spaß: »Bei der Landarbeit machten wir Unkraut aus dem Kartoffelfeld und fuhren zum Schluss den Schubkarren mit den Geräten zum Gerätehaus. Schubkarrenfahren ist schön.«[600] An anderer Stelle beschrieb sie diese Pflicht derart: »Heute hatten wir Landarbeit. d.h. eigent-

594 Ebd.: Brief aus Salem an ihre Mutter vom 16. Mai 1932.
595 Den in Salem üblichen Begriff des Pflichtenplans, den man auch abzuhaken hatte, und wodurch die eigenen Schwächen schnell in diesem Plan sichtbar wurden, erwähnte sie einmal in einem Brief an ihren Vater. Brief von Magdalene aus Salem an ihren Vater vom 29. September 1932.
596 StAE, NL Magdalene Maier-Leibnitz 4: Brief aus Salem an ihre Mutter vom 30. Mai 1932.
597 Ebd.: Brief aus Salem an ihre Mutter vom 21. Mai 1932.
598 Ebd.
599 Ebd.: Brief aus Salem an ihre Mutter vom 5. Juni 1932.
600 Ebd.: Brief aus Salem an ihre Mutter vom 25. Mai 1932.

lich war es Bauarbeit. Wir machten einen Weg breiter, auf der Wiese. Das war ganz nett. Wir hackten, dass es Funken gab. Es sind nämlich unter dem Gras lauter Steine u. Kies. Wir fuhren das Gras auf Schubkarren weg. Zuletzt waren nur noch Gerda, Erika u. ich da, einzige Senioren, die 3 Stunden nacheinander Landarbeit machen müssen.«[601]

An manchen Pflichtveranstaltungen, wie Tanzabenden oder dem regelmäßigen Dauerlauf, beides Dinge, die sie ohnehin nicht mochte, musste sie wegen ihrer Kopf- und Halsschmerzen nicht teilnehmen. »Jetzt muss ich Hockey spielen, als Verteidiger«,[602] teilte sie am 30. Mai 1932 ihrer Mutter mit. Immer wieder übte Magdalene Selbstkritik, vor allem wegen ihrer schulischen Leistungen. So ärgerte sie sich »wahnsinnig«[603] über ihre Leichtsinnsfehler in der Lateinklassenarbeit, beklagte ihr schlechtes Gedächtnis für Englischvokabeln, war über ihre Englischkenntnisse enttäuscht, da sie bei Tisch mit englischen Gästen kaum etwas von der Konversation verstehe. Zu den Selbstvorwürfen bezüglich der Zensuren bemerkte sie an sich charakterliche und Verhaltenseigenschaften, die ihr missfielen und die sie ändern wollte. Vielleicht motiviert durch eine Rede des Internatsgründers und -leiters Kurt Hahn auf der Schulversammlung erklärte sie, sie habe als Ziel, sich die »Kleinlichkeit abzugewöhnen.«[604] Meist paarte sich die Selbstkritik mit Klagen über ihre Erkrankungen und Schmerzen und über die Internatssituation. »Durch das Dreinschreien in unserer Klasse kommt man furchtbar draus. Nächste Woche muss das besser werden. Ich muss mich abhärten und tapfer sein. Man muss besser merken, dass ich eigentlich was kann. Durch Kopfweh, Hitze und Dazwischenrufe komme ich zu sehr draus. Ich muß mir das abgewöhnen. Sonst komme ich hier nicht durch. Aber ich werde mich an alles gewöhnen, wenn ich alles besser kenne.«[605] Knapp drei Wochen später teilte sie ihrer Mutter mit: »Die englischen Vokabeln fallen einem so wahnsinnig schnell wieder aus. Man kriegt schon anfangs kaum in den Kopf rein, wenn man noch so lange gegen das Kopfweh macht. Glaubst Du, dass ich, wenn ich in den Ferien englische Gedichte lerne aus meinem Kalender, ein besseres Gedächtnis bekomme? [...] Hier sind die Leute so neugierig und aufdringlich und taktlos. Ich glaube, ich bin das bald auch, vielleicht jetzt schon. – Es ist haarsträubend, wie man oft behandelt wird auf die Weise. Aber man gewöhnt sich an alles. – Die Speisen sind hier sehr fett und nichts ist sauber. Aber in so einem großen Betrieb kann man das wohl nicht anders verlangen. Die einzelnen Leute sollten eben sauberer sein. Es ist nicht ganz schön, immer das Gefühl von Schmutz zu haben.«[606]

Magdalene berichtete ihren Eltern in den ersten Wochen nichts Erfreuliches aus Salem. Die Anpassung an die anderen Strukturen, an das Essen, an die Mitschüler und Mitschülerinnen und das Lehrpersonal fiel ihr extrem schwer. Kein einziger ihrer Briefe strahlt ungetrübte Freude aus, stets ist nach kleinen positiven narrativen

601 Ebd.: Brief aus Salem an ihren Vater vom 29. September 1932.
602 Ebd.: Brief aus Salem an ihre Mutter vom 30. Mai 1932.
603 Ebd.: Brief aus Salem an ihre Mutter vom 28. Mai 1932.
604 Ebd.: Brief aus Salem an ihre Mutter vom 5. Juni 1932.
605 Ebd.: Brief aus Salem an ihre Mutter vom 21. Mai 1932.
606 Ebd.: Brief aus Salem an ihre Mutter vom 5. Juni 1932.

Fragmenten etwas Missliebiges zu finden. Ihre Stimmung wird in der Häufung dieser Misstöne deutlich. »Geheult hab ich bis jetzt noch nicht«, schrieb sie am 17. Juni 1932 und es schwingt in dieser Aussage mit, dass sie sich das Heulen verbat, es aber auch nicht mehr viel bedurft hätte, sie zum Heulen zu bringen. Wenige Tage darauf formulierte sie eine – wenn auch mit Einschränkung und Bedacht artikulierte – positive Notiz: »Ich glaube, ich habe mich jetzt an die Klasse gewöhnt. Es sind auch ein paar nette dabei. Wir bekommen jetzt auch Obst bei Tisch, gestern Kirschen, heute Erdbeeren.«[607] In einem anderen, mit Selbstvorwürfen gespickten Brief merkte sie am Ende hoffnungsvoll an: »Einmal komme sogar ich zurecht.«[608]

Knapp ordnete sie die Mädchen ihrer Klasse als »nett«, »nicht so nett« oder »grässlich«, »abscheulich«, »blöd« und »höchstverdächtig« ein.[609] Auch über die Lehrer bildete sie sich ihre Meinung. So waren ihr anfänglich der Klavierlehrer und sein Unterricht unheimlich, da dieser andere Prioritäten setzte als ihre bisherigen Lehrerinnen in Esslingen oder Klosters und Wert auf eine lockere Sitz- und Handposition legte. Den Internatsleiter Hahn[610] hingegen schätzte sie sehr. Er hielt abends in unregelmäßigen Abständen politische Vorträge, so am 14. Juli 1932 über »Die Verantwortung für den Ausgang des Weltkriegs« oder über »Die Reichskanzlerschaft des Prinzen Max«.[611] Magdalene brachte ihm großen Respekt und Achtung entgegen. Hahn galt trotz aller Kritik als charismatische Figur in Salem.

Nach den Sommerferien 1932 sollte Magdalenes Klasse Hahn als Englischlehrer erhalten, »manche Leute behaupten, man lerne nichts bei Hahn«, teilte sie ihrer Mutter im Plauderton mit, verteidigte ihn vorab und erklärte kategorisch: »Das glaube ich aber nicht. Ich freue mich darauf.«[612] Eine Woche später nahm sie dieses Thema wieder auf und stellte fest: »Wir hatten wieder eine Stunde bei Hahn. Wir lernen was.«[613]

Die Berichte Magdalenes veränderten sich in ihrem Duktus. Gegenüber ihrer Mutter, die lange erkrankt war, wirkte sie in ihrer Ehrlichkeit mitunter ungewohnt hart, wenn sie als Rückmeldung zu einem Obstpaket mitteilte: »Liebes Machen! Vielen Dank für das Obstpaket und den Koffer und das andere Paket. Die Pfirsiche waren reichlich verfault. Die Trauben etwas vermatscht. [...] Die Wacholderbeeren kann ich gut brauchen, sie waren im ganzen Koffer zerstreut.«[614] Gleichzeitig blieb sie wegen der Erkrankung der Mutter sehr besorgt und bedauerte deren Zustand.

607 Ebd.: Brief aus Salem an ihre Mutter vom 22. Juni 1932.
608 Ebd.: Brief aus Salem an ihre Mutter vom 29. Juni 1932.
609 Ebd.: Brief aus Salem an ihre Mutter vom 14. Juli 1932, 15. September 1932, 30. März 1933.
610 Die politische Ausrichtung Hahns adäquat zu benennen, ist kaum möglich. Er galt als Verfechter einer Monarchie, vertrat autokratische wie demokratische Positionen gleichermaßen. Anja Pielorz verortet Hahn in der Nachfolge des parteilichen Liberalismus. Siehe: PIELORZ, GRATZEL, Liberale Pädagogik. Leo Abse hingegen sah in Hahn »einen irrwitzigen Nachfahren urgermanischer Wüteriche.« Leo Abse zitiert nach: FRIESE, Kurt Hahn, S. 164. Siehe auch ABSE, Wotan.
611 StAE NL Magdalena Maier-Leibnitz 4: Brief aus Salem an ihre Mutter vom 14. Juli 1932.
612 Ebd.: Brief aus Salem an ihre Mutter vom 10. September 1932.
613 Ebd.: Brief aus Salem an ihre Mutter vom 15. September 1932.
614 Ebd.: Brief aus Salem an ihre Mutter vom 24. September 1932.

Neben den Rapports über den eigenen Gesundheitszustand, das Kopfweh, einen Arzt- und Röntgentermin, Fieber und Bettlägerigkeit folgten Aufzählungen über Utensilien, die ihr abhanden gekommen waren und ihrer Wahrnehmung nach gestohlen worden waren. »Du, ich hab keinen Kamm mehr. Er wurde mir einfach geklaut. [...] Ich finde das einfach die Höhe. [...] Meine Seife ist auch geklaut.«[615] Tags darauf notierte sie empört: »Mein Messer ist mir auch geklaut worden. Das von Susel.«[616] Zu einem der vorherigen Diebstähle merkte sie an: »Mein Kamm wurde mir nach der Mädchenversammlung stillschweigend in den Schrank gelegt.«[617] Aus diesen Vorgängen resultierte, dass Magdalenes Misstrauen gegenüber ihren Mitschülerinnen und -schülern wuchs: »Meinen Mercedes-Füllhalter hatte ich in der Tulipia liegen lassen und der Finder hat sich bis jetzt noch nicht gemeldet. (Ich liess es aussagen.)«[618] Ob sie ihre Dinge lediglich verlegte und vergaß, jemand sie auslieh ohne Magdalene gefragt zu haben, oder, wie sie es darstellte, Füller, Kämme oder Messer gestohlen wurden, lässt sich nicht klären. Alle möglichen Ursachen des Verschwindens von Dingen scheinen möglich. So erwähnte Golo Mann für seine Salemer Zeit von 1923 bis 1927, fünf Jahre vor Magdalenes Schulzeit, die Häufung von Diebstählen, die alle auf das Konto eines Kleptomanen gingen.[619]

Die Internatsschule Salem befand sich Ende 1932 in einer schwierigen Situation, die die Schüler und Schülerinnen, so auch Magdalene, sehr verunsicherte. Ungeklärt war, ob Salem weiterhin selbständig das Abitur abnehmen dürfe, oder ob dies in Karlsruhe unter ministerieller Aufsicht geschehen sollte. Visitationen durch Mitarbeiter des badischen Kultusministeriums wie den Referenten für Gymnasien Leo Wohleb[620] sorgten für Unruhe und Irritationen im Schulbetrieb. Magdalene schrieb dazu: »Wenn die jetzige Oberprima ebenso schlecht abschneidet wie die vorige, darf Salem kein eigenes Abitur mehr machen. Dann müssen wir nach Karlsruhe fahren. Deshalb kommen jetzt andauernd Leute vom Ministerium und besuchen alle Klassen. Es handelt sich nicht um Schüler, nicht um Lehrer, sondern um Salem. (Frl. Disch wäre nicht so gemein zu unserer Klasse gewesen.) (Hahn hat Herrn Wohleb gesagt, wir seien alle ausser einem nicht in Salem erzogen, – als Entschuldigung. usw. –) Es werden in nächster Zeit in allen Fächern Herren vom Ministerium kommen, auch in Geschichte.«[621] Der Bericht über die Prüfung folgte sogleich: »Freitag u. Samstag waren in Latein u. Griechisch Herr Baumann, Herr Meese und Herr Wohleb vom Ministerium anwesend. Herr Wohleb diktierte Deutsch u. wir mussten Griechisch niederschreiben. Das gab natürlich eine Katastrophe. Herr Schulrat Wohleb ist Humanist und Hahn sagte, er habe viel Wohlwollen für Salem. [...] Bei der Lehrkonferenz sagte er die Unterprima-Humanisten befänden sich in den verspäteten

615 Ebd.
616 Ebd.: Brief aus Salem an ihre Mutter vom 19. September 1932.
617 Ebd.
618 Ebd.: Brief aus Salem an ihre Mutter vom 29. September 1932.
619 Mann, Kurt Hahn, S. 31.
620 Zu seiner Biografie siehe u. a.: Weinacht, Leo Wohleb; Hochstuhl, Wohleb.
621 StAE NL Magdalene Maier-Leibnitz 4: Brief aus Salem an ihre Mutter vom 24. September 1932.

Flegeljahren und habe[n] keine Achtung vor Lehrern und dem schönen Stoff, der uns geboten werde.«[622]

Über die »wie ein Theaterstück« gleichsam »einstudierten Latein- und Griechischstunden« des Lateinlehrers ärgerte sie sich besonders: »Vor Herrn Wohleb blamierte er einzelne unserer Klasse, legte sie ganz gemein rein und spielte sich auf.« Wie die Bewertung der Schule durch Geheimrat Wohleb ausfiel, lässt sich aus den Briefen Magdalenes nicht eindeutig schließen. Die Schüler und Schülerinnen wurden jedoch abends noch aus ihren Betten geholt und mussten zur Konferenz zu Hahn in die Tulipia. »Hahn sagte, er hätte uns was Trauriges mitzuteilen und erzählt uns das von Herrn Wohleb. [...] Hahn war gar nicht schlechter Laune gestern Abend oder böse zu uns.«

Anfang Oktober 1932 wurde, vielleicht als Reaktion auf die Visitation, der Tages- und Stundenplan verändert. Die Landarbeit wurde um eine Stunde reduziert, der Unterricht wurde wenn möglich als Doppelstunde ohne Pause abgehalten. Den Brief, in dem Magdalene dies ihrer Mutter mitteilte, schrieb sie nicht wie üblich mit ihrem Füller, sondern mit Bleistift. Denn der Füller war nicht in ihrem Etui, das ihr gerade ins Krankenrevier gebracht worden war, wo sie eine Halsentzündung auskurierte. Sie hoffte aber, der Füller sei nur aus dem Etui gerutscht und nicht verloren gegangen. Obgleich sie krank war, schrieb sie ihrer Mutter, dass es ihr gut gehe. Die verordnete Quarantäne, gemeinsam mit einer anderen Schülerin, empfand sie als sehr angenehm. Lediglich die Lehrerinnen durften sie kurz besuchen. Im »Krankenquartier« kümmerte sich eine Schwester um sie, sie durfte im Bett liegen, lesen und Radio hören, »eine Feier im Dom von Münster«, was sie als »schön«[623] empfand. Nach längerer Krankheit musste sie zunächst nicht im Chor mitsingen und hatte Kochdienst, der ihr ganz gut gefiel.

In den dann anschließenden Briefen vom Oktober und November 1932 berichtete sie nicht von irgendwelchen Zensuren. Ob keine Klassenarbeiten stattfanden oder sie diese nicht mitschrieb, bleibt unklar. Magdalenes Mutter war den ganzen Herbst hindurch krank, antwortete aber weiterhin auf jeden Brief. Die Familie befasste sich mit einem Hauskauf und Umzug in den Stuttgarter Osten. Magdalenes Briefe wirken Ende des Jahres 1932 weniger gehetzt. Kein Kopfschmerz oder Halsschmerz plagte sie. Lediglich einmal erwähnte sie knapp eine Siebbeinentzündung.[624] In der Post nach Hause nahm sie die Position einer Beobachterin ein und erscheint fast distanziert zum Internatsgeschehen, wenn sie mitteilte: »Heute morgen oder vielmehr gestern Abend sind 3 Salemer, auch einer aus unserer Klasse mit den Rädern durchgebrannt, nach Freiburg. [...] Hahn ist sehr aufgeregt. Der aus unserer Klasse ist mal 8 Tage nach Mailand durchgebrannt.«[625] Ein eigener Kommentar und eine dezidiert eigene Meinung zu diesem Abenteuer fehlten. Andererseits war sie aber in vielen Bereichen deutlich mehr ins Internatsleben eingebunden als noch zur Jahresmitte. Sie wurde in die Heroldinnung, die auch für die Bibliothek zuständig

622 Die folgenden Zitate, wenn nicht anders angegeben: Ebd.
623 StAE NL Magdalene Maier-Leibnitz 4: Brief aus Salem an ihre Mutter vom 9. Oktober 1932.
624 Ebd.: Brief aus Salem an ihre Mutter vom 19. November 1932.
625 Ebd.: Brief aus Salem an ihre Mutter vom 3. Dezember 1932.

war, als Gast aufgenommen,[626] machte eine Exkursion nach Konstanz mit und kommentierte diese: »den ganzen Tag auf den Beinen, das war sehr schön. Wir hätten gar nicht gedacht, dass es mit unserer Klasse auch schön sein könnte.«[627]

Auf die bevorstehenden Weihnachtsferien freute sich Magdalene sehr, insbesondere auf »Ruhe«,[628] die es in Salem aufgrund der Fülle von Aktivitäten und der vielen Menschen nie gab. Nach einem wenige Tage dauernden Aufenthalt in Esslingen fuhr sie mit ihrem Vater nach Arosa. Dort traf sie ihren Bruder Heinz, ihre Tante Gerda und deren vierjährige Tochter Magda, später kam Onkel Reinhold noch hinzu. Susel und ihre Mutter blieben zu Hause in Esslingen.

1933 meldete sich Magdalene aus Salem seltener. Zu den bisher dominierenden Themen, den Schulleistungen und den Inhalten der einzelnen Fächer und ihrem körperlichen Befinden sowie dem, das aus dem Miteinander mit den anderen Zöglingen resultierte, kam als weiteres die Beschreibung der politischen Situation hinzu. Von den politischen Veränderungen im Internat und dem Dorf Salem berichtete sie stets. Die Machtübernahme Hitlers kommentierte sie knapp und mit Ablehnung: »Hitler Reichskanzler geworden! Gestern Abend sahen wir während des Religionskurses den Fackelzug, den die Nationalsozialisten durch Salem machten, mit Gesang und üblicher Musik. Fast hätten wir gerufen: Heil Moskau.«[629] Am 21. März 1933, anlässlich der Einberufung des neuen Reichstags in Potsdam, veranstaltete die Schule, wie andere staatlichen Schulen auch, eine »nationale Feier«.[630] Einige der Schüler traten im Mai 1933 der Hitlerjugend bei.[631] Ende desselben Monats wurde in der Schule eine eigene Hitlerjugend gegründet und erhielt kurz darauf den Status einer Innung,[632] wozu Magdalene knapp anmerkte: »auch hier wird gleichgeschaltet«.[633] Von der Inhaftierung Hahns vom 11. bis 16. März teilte Magdalene ihren Eltern nichts mit, dagegen erwähnte sie, dass im Mai 1933 die Schule unter Aufsicht eines NS-Kommissars gestellt wurde und es politischen Ärger um die Frage der Zukunft der Schule gab. Als Anweisung erhielten alle Lehrer, Lehrerinnen und Internatszöglinge die Maxime: »Wir sollen uns mehr fürs Vaterland betätigen.«[634]

Der Alltag in Salem veränderte sich, die Zukunft des Internats schien unsicher und von der Bewertung und dem Wohlwollen der NS-Kommissare abhängig zu sein. Magdalene schrieb dazu ihrer Mutter: »Der N.S. Kommissar hält sich dauernd hier auf zur Klärung der Lage. Endgültige Entscheidung kann noch endlos dauern. Jugendliche Übergriffe, Übereifer werden abgestellt werden. Sabotageleute werden rausgeschmissen. Bis auf weiteres sind scheinbar die politischen Verbände aufgelöst, bis wieder Ruhe und Ordnung herrscht. Die Schule Schloss Salem bleibt bestehen.«[635]

626 Ebd.
627 Ebd.: Brief aus Salem an ihre Mutter vom 13. Dezember 1932.
628 Ebd.: Brief aus Salem an ihre Mutter vom 11. Dezember 1932.
629 StAE NL Magdalene Maier-Leibnitz 5: Brief aus Salem an ihre Mutter vom 31. Januar 1933.
630 Ebd.: Brief aus Salem an ihren Vater vom 21. März 1933.
631 Ebd.: Brief aus Salem an ihre Mutter vom 16. Mai 1933.
632 Ebd.: Brief aus Salem an ihre Mutter vom 22. und 24. Mai 1933.
633 Ebd.: Brief aus Salem an ihre Mutter vom 22. Mai 1933.
634 Ebd.
635 Ebd: Postkarte aus Salem an ihre Mutter vom 11.–13. Juni 1933.

Wer als »Saboteur« in Salem galt, bleibt allein mit diesen spärlichen Informationen unklar. Propaganda im Sinne nationalsozialistischer Politik wurde Teil der Agenda Salems. Am 26. Mai wurde auf Veranlassung der Regierung eine Schlageterfeier veranstaltet: »Bei allen Versen des Deutschlandliedes und Horst-Wesselliedes muss man die rechte Hand hochheben. Man soll das Horstwessellied singen«,[636] teilte Magdalene am 24. Mai 1933 mit. Auf der ehemaligen Kunkenhalde, die in Hitlerhöhe umbenannt worden war, feierten die Salemschüler und -schülerinnen mit einem großen Feuer das Sonnwendfest.[637]

Für Magdalene potenzierte sich die Aufregung – und zeitgleich mit der durch die NS-Vertreter herbeigeführten unsicheren Zukunft des Schulbetriebs eskalierten ihrem Empfinden nach die Animositäten der Mädchen ihr gegenüber. In einem der letzten Briefe vor den Osterferien und dem Schuljahresende brachte Magdalene über eine ihrer Mitschülerinnen in sehr deutlicher Sprache all ihren Ärger, Zorn und gar körperliches Unbehagen zu Papier: »In der Realisten-Parallelklasse ist meine grösste Feindin. Jetzt hab ich sie endlich dazu gebracht, dass sie ihre abscheuliche Gesinnung gegen mich offen sagte, allerdings mir nur unter 4 Augen, aber immerhin. Bisher war sie eine Feindin hinterrücks. Im übrigen schreibt sie aus den Heften ihrer ›Freundin‹ ab und hasst alle Leute, die sie mal bei irgendeiner sonstigen abscheulichen Tat ertappt haben. – Sie hatte nämlich eben einen Wutanfall und störte mich dadurch beim Briefeschreiben. Diese blöde Klatschbase: Und was die Leute von uns reden ist alles nicht wahr. – Klatschleute. – Mit ziemlicher Sicherheit hat Gisela den Brief bis hierher gelesen. [...] Heute sass ich dieser furchtbaren Person bei Tisch gegenüber. Das gäbe eine wunderbare Hungerungskur, wenn sie jeden Tag da sässe. So abscheulich wie Gisela war noch nie ein Mensch zu mir, trotzdem ich nicht behaupten kann, dass die Mädchen mich gut behandeln.« Die emotionale Stimmung Magdalenes tritt drastisch zu Tage, wenn sie zudem andere Jugendliche des Internats beschreibt: »Heute hat Gretl Geburtstag. Gretl ist sehr nett. Sie ist eigenartig. Aber sie versteht doch ganz viel. Zum Unglück sass noch Hess, der furchtbarste Junge aus unserer Klasse 2 Leute weiter. Da vergeht's vollends. Man kriegt die Wut, obwohl der mich gut leiden kann.«[638] Diese gefühlsmäßige Anspannung setzte sich nach den Ferien, die sie wieder in Arosa verbracht hatte, fort. Die Zimmeraufteilung brachte die beiden »Feindinnen« auf Distanz. Magdalene teilte mit »Lisl, Lilo und Helga das Zimmer«.[639] Eine Engländerin war noch für wenige Tage im gleichen Zimmer. Als Pflicht erhielt Magdalene die »Schuhputzkontrolle« und die Rolle »Hilfszimmerführer«, womit sie ganz zufrieden schien.[640]

Magdalene reagierte allein auf die Anwesenheit besagter »Feindin« mit Abwehr und Argwohn, sie nennt sie »höchstverdächtig«.[641] In der Beurteilung weiterer Personen klingt sie extrem hart und unversöhnlich. Einen Arzt nannte sie »furchtbar«

636 Ebd.: Brief aus Salem an ihre Mutter vom 24. Mai 1933.
637 Ebd.: Brief aus Salem an ihre Mutter vom 17. Juni 1933.
638 Ebd.: Brief aus Salem an ihre Mutter vom 31. März 1933.
639 Ebd.: Brief aus Salem an ihre Mutter vom 6. Mai 1933.
640 Ebd.
641 Ebd.: Postkarte aus Salem an ihre Mutter vom 7. Mai 1933.

und »abscheulich«.[642] Die Stimmung ihr gegenüber empfand sie als zunehmend negativ und sie zeichnete folgendes Bild: »Die feindliche Gesinnung gegen mich (nicht von allen, aber von vielen) ist offenkundig. Schliesslich ist es mir egal. Ich kann ja nichts dafür. Manche verteidigen mich. Ich darf nichts draus machen. Alles Gute und Schöne Deine P. Ich versuche zu allen Leuten nett zu sein.– Du sollst Dich nicht aufregen. Man muss nur alles mal sagen, dass es raus ist. Man braucht auch keine Antwort. Dann Dacht man nicht mehr dran. Jetzt hab ich Dir aber genug so Zeug geschrieben. Jetzt lern ich Mathematik. Deine Pi.«[643] Diesen leidenschaftlich erregten Brief hatte sie auf einer Karte und fünf je 2 cm breiten und bis zu 20 cm langen Papierschnipseln, teils mit Tinte, teils mit Bleistift geschrieben. Die Briefform, an der sie sich ansonsten orientiert hatte, hatte an Relevanz verloren. Orthografische Fehler und falsche Interpunktion häuften sich. Auf die empfundenen Aggressionen reagierte sie mit vermehrter Angst vor ihren Mitmenschen, mit Rückzug und schliesslich erkrankte sie wieder für längere Zeit. Gedanklich entwickelte sie Strategien, belastende Situationen zu vermeiden. Dies führte sie am Beispiel des täglichen Waldlaufs folgendermaßen aus: »Und eine große Blamage ist es, vor den Jungens so langsam zu trotteln. Rossidee: Ich kann doch einfach Heimübungen machen, wie man es machen muss, wenn man keinen Sport macht. Oder ich zieh mich ganz an und geh in den Wald und bald wieder heim bis es Zeit zum Frühstück ist.«[644]

Die Symptome ihrer diversen Erkrankungen waren vielfältig und diffus und Magdalene konnte sie kaum trennen von der ihr als unangenehm empfundenen Stimmung anderer Zöglinge ihr gegenüber: »Abscheuliche Leute gibt es immer genug und die Verdauung geht gründlich schwer. [Darüber steht unterstrichen und mit 6 Ausrufezeichen ›Wahrheit'] Bitte bitte Zet 26 oder Fruchtpaste oder Lapidar! Ich bin vollkommen vergiftet. Bauchkolik, peinlich. Scheussliche Kopfschmerzen sind die natürliche Folge. Aber rege Dich ja nicht auf. Auch nicht darüber, dass es mir immer schwarz wird vor Augen und komisch und müde. Kopfweh, dass ich nichts mehr denken kann. Scheusslich war's. Es wird und muss weg. Ich tue alles, inhalieren usw., ganz brav. Nach dem Brief und nachdem Du doch mal geschrieben hast, wird es wohl besser. [...] Wenn ich mal mehr Zeit u. ›nicht schlecht sein‹ habe, will ich gern neben ›Gandhi‹ usw. lesen auch dichten oder Ähnliches. – Dann geht alles besser: mit weniger Zeit u. Kraftverlust!!! – Papa gute Besserung; Alles Gute für Dich. Mama, Mamachen Ich bin ganz verrückt. Gandhi hab ich auch angefangen. Heute war 1. Englisch 2. Latein 3. griechisch 4. Pause 5. Geschichte 6. Mathem. Kopfweh anstrengend. Aber es wird sicher schön. Wir werden viel lernen u. arbeiten. Jetzt mach ich dann Studien. Heute ist Regen, kalt, Studien 3 Stunden. Ich werde ab morgen einfach heizen. – Schule fing ½ 8 an, Frühstück 7 10 Mittagessen 12. 45, Gottseidank ist jetzt auch Tischordnung. Mit der Zeit werden meine Tische [gemeint Leute, die mit ihr am Tisch sitzen, d. V.] auch was mit mir reden. Wir lesen Ilias. Alles Gute Pi. Kein Bett am Fenster. In der Klasse sitz ich nicht bei den Mädchen.«[645]

642 Ebd.: Brief aus Salem an ihre Mutter vom 8. Mai 1933.
643 Ebd.: Brief aus Salem an ihre Mutter vom 16. Mai 1933.
644 Ebd.
645 Ebd.: Brief aus Salem an ihre Mutter vom 8. Mai 1933.

Magdalene behielt ihre skeptische Grundhaltung gegenüber ihren Mitschülerinnen und -schülern. Ihre Stimmung blieb meist getrübt, wenn sie auch Tage hatte, an denen sie weniger darunter litt, ihre Situation positiver einschätzte und dann auch gut in der Schule mitarbeiten konnte. Diese Schwankungen, das leichte Auf und tiefe Ab der Befindlichkeiten nahm sie an sich deutlich wahr und bat ihre Mutter deshalb um Nachsehen: »Entschuldige, wenn ich manchmal nicht so ganz schöne Briefe schreibe.«[646] Gut gelaunt nutzte sie einmal eine Englischarbeitsstunde zum Briefschreiben auf Englisch. Da ihr jedoch einige Vokabeln fehlten, sprang sie zwischen Deutsch und Englisch hin und her, was dem Brief eine ungewollte aber von ihr akzeptierte Komik verlieh: »We must go to our Mentor every week one time. Isn't it awfull? If we don't do it we have a ›minus‹ in the ›Trainingsplan‹ – If I › mich ärgere‹ I eat much because I then› höre auf mich zu beherrschen'. But some times I can't eat if I ›mich ärgere'.«[647] Metaphorisch beschrieb sie ihre physische und mentale Lage: »Manchmal bin ich wie vernagelt. Dann hab ich fest Kopfweh. Manchmal weiss man eine Zeitlang nichts mehr, wie wenn man gar nicht da wäre. Aber das wird sicher bald besser.«[648]

Grundthema blieb in der Korrespondenz die »feindliche Gesinnung« ihr gegenüber. »Weißt Du, es gibt so viele Leute, die mich verleumden«,[649] endete ein Brief. Das Pfingstwochenende verbrachte sie zu Hause noch in Esslingen, der Umzug der Eltern nach Stuttgart stand kurz bevor; das neue Haus konnte sie schon besichtigen. Zu Schuljahresende, die meisten Klassenarbeiten waren geschrieben, stabilisierte sich Magdalenes Zustand, jedoch nur für wenige Tage: »Übrigens geh ich zur Zeit viel spazieren und der Wald und die Sonne sind herrlich. Ich freu mich auf die Sonnenbäder in Stuttgart, in dem Zimmerchen, jeden Tag, herrlich. – Wir lesen ›Die Braut von Messina‹ – Wie Du siehst geht es mir sehr gut. – Und das Unglücklichsein hat aufgehört, sicher. Es war nämlich schlimm. Viele liebe Grüße Pi.«[650] Der letzte Brief Magdalenes aus Salem zeigt nochmals ihre schwierige, fast verzweifelte Lage: »Liebe Mama! [...] Du darfst Dich nicht freuen, daß ich komme. Ich bringe nichts Erfreuliches. Hoffentlich machst Du Dir nicht zuviel Mühe mit Haushalt. [...] Montag – Dienstag – Mittwoch waren fürchterlich, so fürchterlich, dass nichts Schlimmeres nachkommen kann und ich wohl alles überwunden habe. Ich werde ganz viel mit dir reden.«[651]

Die schulischen Leistungen Magdalenes hatten mit der Verschlechterung ihrer körperlichen und seelischen Verfassung in diesem Trimester sehr abgenommen, obgleich Magdalene noch zeitweilig Einzelunterricht erhalten und bei einem Besuch ihres Vaters mit ihm gemeinsam Mathematik gelernt hatte.[652] Die Schulleitung unterrichtete die Eltern sowohl schriftlich als auch bei Besuchen im direkten Gespräch

646 Ebd.: Brief aus Salem an ihre Mutter vom 15. Mai 1933.
647 Ebd.: Brief aus Salem an ihre Mutter vom 23. Mai 1933.
648 Ebd.: Brief aus Salem an ihre Mutter vom 15. Mai 1933.
649 Ebd.: Brief aus Salem an ihre Mutter vom 28. Mai 1933.
650 Ebd.: Brief aus Salem an ihre Mutter vom 2. Juli 1933.
651 Ebd.: Brief aus Salem an ihre Mutter vom 20. Juli 1933.
652 Ebd.: Brief aus Salem an ihre Mutter vom 28. Mai 1933.

über die Leistungen und das Befinden Magdalenes.[653] Daher entschieden ihre Eltern, »dass es bei dem körperlichen und seelischen Zustand« ihrer Tochter »nicht zweckmässig ist, sie den Anforderungen und Aufregungen eines Abiturs jetzt auszusetzen, und da bei einem vergeblichen Versuch ein völliger Zusammenbruch zu befürchten ist, möchten wir Magdalene zunächst hier behalten bis sie seelisch und körperlich wieder ins Gleichgewicht gekommen ist.«[654] Die Ärzte, die die Eltern bereits konsultiert hatten, übermittelten den Eltern zum Zustand Magdalenes, »dass die seelischen Hemmungen unter denen sie leidet, [...] mit einer körperlichen Frühreife zusammenhängen«,[655] und dass davon auszugehen sei, dass diese überwunden werden.

Geplant waren zunächst eine Unterbrechung des Internatsaufenthalts von Magdalene und eine spätere Fortsetzung der schulischen Laufbahn in Salem. Tatsächlich endete damit Magdalenes Gymnasialzeit.

Aus den nächsten Monaten des Jahres 1933 und den ersten den Jahres 1934 liegt keine Korrespondenz vor. Der wahrscheinlichste Grund dafür ist, dass sich Magdalene zuhause bei ihren Eltern aufhielt.

Wie sich Magdalene in dieser Zeit entwickelte, ob sich ihre multiplen Krankheitssymptome und ihr psychisches Befinden besserten, bleibt unklar. Anzunehmen ist, dass sich die Eltern ärztlichen Rat holten und dazu in ihrem Bekanntenkreis kundig machten und dabei auf innovative Einrichtungen aufmerksam gemacht wurden.

3.6.4 Haus Aichele in Beuren

Im März 1934 wurde Magdalene im Haus Aichele in Beuren am Fuß der Schwäbischen Alb aufgenommen. Die Leiterin dieser Einrichtung, Julie Aichele,[656] war Psychotherapeutin und hatte ihre Ausbildung bei Emma Jung, der Ehefrau von C.G. Jung, und dem Stuttgarter Arzt Wolfgang Stockmeyer absolviert. 1922 eröffnete sie in Beuren ein Kinderheim mit einem psychotherapeutischen Ansatz, das das erste in dieser Art in Deutschland war. Sie arbeitete mit Phantasiegeschichten, Traumdeutung und Spiel als Möglichkeiten eines eigenen Schutzraums und der Idee, in der Regression Heilung erfahren zu können. Sie erläuterte: »Die Therapie besteht darin, dass dem jungen Menschen Raum und Zeit gegeben wird. Noch einmal einen Zustand des Kleinkindes durchzumachen, jene Zeit, da der Mensch noch ohne äussere Verpflichtung in sich ruhend war und alle Beziehungen aus sich heraus aufbaute.«[657]

653 Leider ist diese Korrespondenz nicht überliefert. Manche Informationen fanden wohl auch mündlich und direkt bei Besuchen des Vaters oder der Mutter statt.

654 Ebd.: Brief von Hermann Maier-Leibnitz an die Verwaltung der Schule Schloss Salem vom 31. Juli 1933.

655 Ebd.

656 Zu Julie Aichele: HAUSER, Julie Aichele; SCHAUDE, Julie Aichele; PIPIORKE, »Bedeutende Persönlichkeiten aus der Geschichte Beurens«; OBERBORBECK, Julie Aichele; LOCKOT, Erinnern und Durcharbeiten, S. 203, 352 und 355.

657 Aichele 1935, unveröffentlicht, zitiert nach OBERBORBECK, Julie Aichele, S. 192.

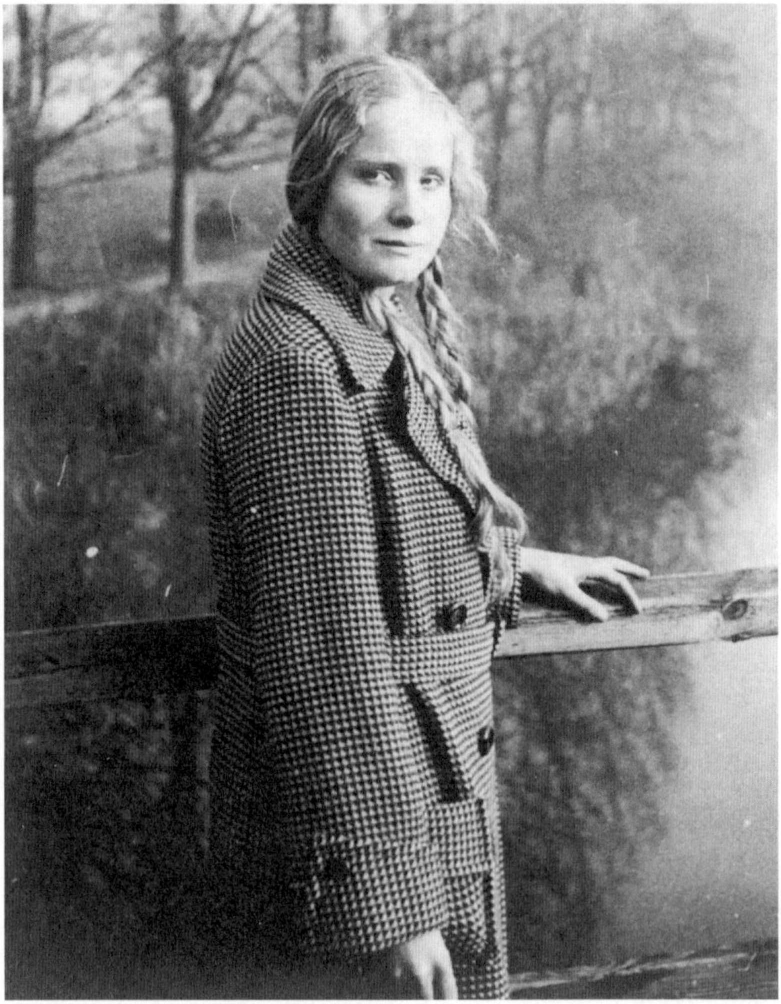

Abb. 14 Magdalene Maier-Leibnitz um das Jahr 1934. StAE Fotosammlung 3487

Zudem legte sie großen Wert auf Elternarbeit. Überdies war sie Mitglied des »Deutschen Instituts für Psychologische Forschung und Psychotherapie« in Berlin.

Der erste Brief, den Magdalene in Beuren verfasste, klingt sehr verzweifelt. Ohne Anrede, mit Bleistift niedergeschrieben heißt es da: »Mama komm und hol mich. Fräulein Aichele war mir von Anfang an nicht sympathisch. Der Zeitpunkt ist auch so ungünstig wie nur möglich. Komm schnell. Seit gestern bin ich unwohl. Daheim bin ich gesund und fröhlich. Wie diese Leute schauspielern ist unverschämt. Komm schnell Pi.«[658] Sicher ist, dass nach diesem Hilferuf Frau Maier-Leibnitz ihre

658 StAE NL Magdalene Maier-Leibnitz 6: Brief aus Beuren an ihre Mutter, datiert 2. März 1933, muss 1934 lauten.

Tochter besuchte. Ob sie sie auch für einige Tage wieder nach Hause nahm, erschließt sich nicht. Der nächste Brief folgte erst eine Woche später. In diesem äußerte Magdalene ihr Unverständnis über ihren Aufenthalt im Haus Aichele und ihr Unbehagen dort. »Mittwoch war Frl. Aichele nach Dir da und sagte unter anderem, ich müsste zu mir heimfinden. [...] Es ist so ungemütlich hier. Im Zimmer besonders. [...] Meine Arznei (Pyrit D3 Tabletten) ist aus. [...] Hast Du gestern Abend mit Frl. Aichele telephoniert? Das Telefon ist hier eine schwierige Angelegenheit. Was kann Heinz brauchen? Was wünscht er sich? Daheim könnte ich in allen Fächern repetieren, Physik, Geschichte etc. und in die Hitlerjugend gehen und Abitur machen ohne Hochschulreife. Gruß Pi.«[659]

Die Berichte aus Beuren wirken sehr sprunghaft, kaum ist ein Thema angeschnitten, folgt das nächste. Manchmal werden nicht einmal die Sätze komplett zu Ende geführt. Magdalene erlebte selbst dieses Durcheinander an sich und nahm dies als sehr irritierend wahr. Sie erzählte von den Bemühungen Fräulein Aicheles und merkte an: »Frl. Aichele ist weitsichtig, hat 'ne Brille und zittert mit den Händen. Da tickt immer 'ne Uhr. [...] Gestern Nachmittag hab ich mit Fräulein Aichele Fäden durch den Webstuhl gezogen und angespannt. Da wird's einem warm. Aber wenn man dabei steht, wird's einem gleich wieder kalt. Ich werde nicht gern zornig. Wenn ich zornig werde, dann geht es so schlecht wieder weg. Das halten meine Brillengläser fest in den Augen. Das ist nicht schön. Briefkouverte brauch ich. [wiederholt sie später noch einmal, d. V.] [...] Das nächste mal schreib ich einen geordneteren Brief. Ich möchte so gern wissen, ob ich noch immer diese Siebbeinentzündung geheilt und nicht mehr da ist. [sic!, d. V.] Das wäre schön, wenn Krankheit immer nur Einbildung wäre. Dann wäre ich gesund. [...] Macht Heinz wieder etwas mit Dr. Götz. – Die machen oft schlechte Witze und wollen einen auf leicht zu durchschauende Art aufziehen.«[660]

Magdalene nahm zudem an sich eine Antriebsarmut wahr, die sie sehr störte. Sie schien kaum fähig zu einem Spaziergang, nahm sich dies eigens vor und musste sich dennoch sehr dazu durchringen. Kurz berichtete sie auch davon, dass sie wenig spräche und sie sich deswegen sorge: »Verkrümmen meine Lungen, wenn ich wenig rede?«[661] Im folgenden Brief kommen die verschiedenen Varianten negativer Emotionen zu Tage: die Gefühle sich und ihrer Umwelt gegenüber, das Weinen und Traurigsein Magdalenes, das die Mutter vermutlich bereits oft miterlebt hatte, das Misstrauen anderen Menschen gegenüber, die Ablehnung gegenüber ihrem Aufenthaltsort. Als positives Gegengewicht erscheint in diesem Brief die Naturbeschreibung, die an ihre frühen poetischen Versuche erinnern lässt. »Liebe Mama! Seit ich wieder hier bin, hab ich noch nie geheult. [...] Nach dem Mittagessen möcht ich eigentlich spazieren gehen. Aber gemacht hab ich's erst einmal, höchstens. [...] Ein blendender runder Fleck hinter den Wolken: die Sonne. Die Berge sind so flach. Rechts von dem grossen Berg im Vordergrund zeigt der Himmel gelbliche Färbung.

659 Ebd.: Brief aus Beuren an ihre Mutter, datiert 9. März 1933, muss 1934 lauten.
660 Ebd.: Brief aus Beuren an ihre Mutter, begonnen am 10. März 1934 fortgesetzt am 11. März 1934, Teil vom 11. März 1934.
661 Ebd.

Darüber dunkle drohende Schwaden in einem sich lang hinstreckenden Streifen. Darüber geht der Himmel ganz langsam in eine hellere grauweisse Tönung über. – [Nach zeitlicher Unterbrechung des Schreibens] Abend Vielleicht ist heute Abend 'ne Stalllaterne aufgegangen. Wunderbarer Sternenhimmel. Wunderbarer Sturm. Hast Du den Sternenhimmel angeschaut? [Fortsetzung des Briefes am nächsten Tag, d. V] 12.3. [...] Gelt, denen kann man an und für sich allen vertrauen Das tu' ich eigentlich auch. Die glauben wohl, ich misstraue ihnen. – P.S. So wie es hier ist, stell ich's mir in einem Konzentrationslager vor. – wenn ich wenigstens Konzentrationslagerbedürftig wäre – [...] Ich weiss wie man Briefe aufmacht. Ich weiss, wie man unsichtbar schreibt und es nachher doch lesen kann. – Die scheinen ja vielerlei Quellen zu haben.«[662] Überdeutlich erscheint erneut die Inkonstanz von Themen, die Schärfe der Ablehnung und der starke kompromisslose Vergleich mit einem Konzentrationslager.[663] Lediglich bei der Beschreibung der Landschaft und des Himmels blieb Magdalene mit der eher ungewohnt langen Passage beim gleichen Thema. Das Durcheinander, das bereits in diesem Brief aufschien, zeigte sich im nächsten Brief nochmals verstärkt: Er war mit Bleistift geschrieben, zunächst in sehr strenger, dann riesiger Schrift, mit eingefügten und wieder durchgestrichenen Kästen, wie »!Nicht lesen!« oder »Zettel an Mama!«, die Rückseite auf dem Kopf geschrieben, manches noch klein an den Rand gedrängt, und ringsrum geschrieben. Ohne Anrede begann Magdalene: »Gestern Nachmittag im Dorf. Wäsche, Post. – Bei Fräulein Aichele – ›Alle guten Geister‹ von Anna Schieber – Die glauben scheinbar, ich sei so leicht beleidigt. Spät eingeschlafen gestern Abend. [...] Ins Dorf: Wäsche geholt, Wäsche aufgehängt. Mittagessen. Viel Suppe, Schmalzküchle (Pfui Teufel), Apfelkompott. Spazieren gestrolcht. Ausgeruht – Nimmer lernen. Das geht nimmer. Mein Magen und Darm streikt, rumort. – Nähmaschine. – Fräulein Aichele. Gelesen. !Nicht lesen! ...) Soooo viele Nachthemden brauch ich doch nicht. Aber auch Strümpfe. Mein Radiergummi ist fort. Ich brauch einen. Einen Beruf möcht ich, aber was für einen? Sonst möchte ich gar nix. – Ein Deckchen hab ich genäht.«[664]

Der Duktus der Briefe änderte sich nach einigen Tagen. Auch das Schriftbild und der Aufbau der Inhalte zeigten sich nun geordneter. »Mir geht es ausgezeichnet«,[665] teilte sie am 19. März 1934 ihrer Mutter mit: »Gestern waren wir in Nürtingen. Wir liefen durch das Tiefenbachtal hin und zurück. Das war doch eine Leistung. Und es war schön. Fräulein Mathilde Planck ist gekommen. Gestern abend saß sie da, wie wir um ¾ 8 h heimkamen. Ist das die Leiterin vom früheren Mädchengymnasium? Eine würdige, liebenswürdige, energische Dame. Sie kennt Dich gut.«[666]

662 Ebd.: Brief aus Beuren an ihre Mutter vom 11. März 1934 Nachmittag, fortgesetzt am Abend des 11. März 1934 und am 12. März 1934.

663 Zu dieser Zeit bekannt, als Drohung benutzt und in der Presse mehrfach dargestellt, war das KZ Heuberg auf der Schwäbischen Alb, wo vornehmlich Kommunisten und Sozialdemokraten in den ersten Wochen nach der Machtübernahme der Nationalsozialisten inhaftiert waren.

664 StAE NL Magdalene Maier-Leibnitz 6: Brief aus Beuren an ihre Mutter vom 13. März 1934, fortgesetzt am 14. März 1934.

665 Ebd.: Brief aus Beuren an ihre Mutter vom 19. März 1934, fortgesetzt am 20. März 1934.

666 Ebd.

Magdalene schien ausgeglichener zu sein, sie war aktiver geworden und nahm ihre Umgebung und die anderen im Haus Aichele offener und interessierter wahr. Sie entwarf nun auch konkretere Zukunftspläne: »Ich muss mich eben gut erholen und ertüchtigen und dann tüchtig lernen und repetieren. Meiner Meinung nach müßte ich nicht mehr lange hier bleiben. Mich auf Oberprima vorbereiten könnte ich wohl besser in Stuttgart und Schreibmaschinenschreiben und Fortsetzung und Stenographie auch. Ich fühle die Kraft für einen durchschnittlichen Weg in mir. Ich möchte selbständig und tüchtig werden. Dazu muß man sich möglichst viel Wissen und Können aneignen.«[667] Zu den Zielen, die sie sich steckte, gehörte das, sich die »Schwerfälligkeit«[668] abzugewöhnen. Als Berufswunsch nannte Magdalene einmal knapp: »Weißt Du dass ich Krankenschwester werden will?«[669]

Im April war für längere Zeit Magdalenes Schwester Susel zu Besuch in Beuren, weswegen sie seltener Nachrichten nach Hause schrieb und die Mutter sogleich beunruhigt war. Auf die Kritik der Mutter reagierte Magdalene sehr souverän: »Eben hab ich deinen Brief erhalten. Was soll denn los sein zwischen uns? Ich kann doch nicht tag täglich schreiben. Damit verplempert man doch bloß Zeit. Und durch Susel habt ihr doch immer Nachricht von mir gehabt.«[670] Magdalene beteiligte sich rege und mit Begeisterung an den gemeinsamen Ausflügen, sei es auf die Teck, den Neuffen, nach Urach in die Stadt und zu den Wasserfällen oder nach Nürtingen, zu Fuß oder mit dem Bus.[671] Das Radfahren, das sie in Salem zwar geübt hatte, aber doch noch nicht selbständig konnte, lernte sie nun in Beuren vollends. Sie perfektionierte so manche Handarbeitstechnik, nähte mit der Nähmaschine, wurde im Weben, Stricken und Flicken eingewiesen. Auch Küchen- und andere Hausarbeiten, wie Wäschewaschen und Putzen übernahm sie schließlich gern. Ihre körperlichen Beschwerden nahmen ab, von Kopfschmerzen berichtete sie gar nicht mehr, selbst die Magen- und Verdauungsprobleme wurden geringer und so bemerkte sie, in einem Brief: »Ich esse jetzt auch Fleisch.«[672] Und kurz zuvor war zu lesen: »Mir geht es blendend.«[673] Dennoch mischten sich immer wieder kritische Töne darunter, so: »Ich war absolut nicht darauf gefasst, dass ich für längere Zeit hier bleiben soll. [...] Ich lege absolut keinen gesteigerten Wert darauf hier zu bleiben.«[674]

Es ist durchaus möglich, dass Magdalenes Aufenthalt in Beuren immer wieder unterbrochen war und sich Zeiten zu Hause mit denen in Beuren abwechselten, da es zum Konzept von Fräulein Aichele gehörte, die Kinder und Jugendlichen für möglichst kurze Zeit aufzunehmen. Dies bedeutete, »lieber mehrere kurzfristige Aufenthalte mit Unterbrechungen durchzuführen«,[675] als mehrmonatige oder gar jahrelange Heimaufnahme anzustreben. Üblicherweise bezog Fräulein Aichele in

667 Ebd.
668 Ebd.: Brief aus Beuren an ihre Mutter vom 29. März 1934.
669 Ebd.: Brief aus Beuren an ihre Mutter vom 15. Mai 1934.
670 Ebd.: Brief aus Beuren an ihre Mutter vom 27. April 1934.
671 Ebd.: Brief aus Beuren an ihre Mutter vom 15. Mai 1934.
672 Ebd.: Brief aus Beuren an ihre Mutter vom 20. Juni 1934.
673 Ebd.: Brief aus Beuren an ihre Mutter vom 16. Juni 1934.
674 Ebd.: Brief aus Beuren an ihre Mutter vom 15. Juni 1934.
675 Oberborbeck, Julie Aichele, S. 188.

die Therapie die Eltern eng mit ein, sei es ambulant oder gar stationär, so dass Mütter oder Väter monatelang mit im Heim lebten.[676] Inwieweit Fräulein Aichele im Fall Magdalenes eng mit den Eltern zusammenarbeitete, kann aus den Quellen nicht erschlossen werden. Die Quellenlage, die sich auf Briefe von Magdalene beschränkt, gibt Hinweise über Besuche der Mutter und der Schwester und Fahrten von Magdalene nach Hause; von einem Besuch des Vaters war aber nicht die Rede. So teilte sie im August ihrer Schwester Susel mit, dass sie wieder gut angekommen sei und zusammen mit ihrer Mutter im Freibad in Oberlenningen gewesen sei: »Wir liefen hin und wieder zurück.«[677]

Wie lange Magdalene schließlich in Beuren behandelt wurde, lässt sich nicht rekonstruieren. Vieles deutet darauf hin, dass Magdalene dort ausgeglichener, fröhlicher und körperlich belastbarer wurde und auch Freude an sportlichen Betätigungen gewann. Ihren Wunsch, einen Schulabschluss zu erhalten oder eine Ausbildung zu beginnen, verfolgte die Familie weiter. Mit dem Landschulheim Marquartstein im Chiemgau fanden die Eltern eine Institution, in der beides möglich schien.

3.6.5 Landerziehungsheim Marquartstein im Chiemgau

Woher die Eltern die Informationen über das Landerziehungsheim Marquartstein hatten, erschließt sich aus den Briefen nicht. Die Einrichtung vertrat wie Salem ein reformpädagogisches Konzept, allerdings eine liberalere Ausrichtung. Hermann Harleß[678] hatte 1928 Schule und Internat Marquartstein eröffnet, zuvor hatte er bereits verschiedene reformpädagogische Einrichtungen mit aufgebaut und durch seinen pragmatischen und toleranten Stil geprägt. Als Mitarbeiter von Hermann Lietz hatte er an der Odenwaldschule gearbeitet, als Leiter des Internats von Hellerau und des Nordseepädagogikums Südstrand auf Föhr hatte er Leitungserfahrung erworben. Die koedukative Erziehung war für ihn selbstverständlich; Sport, Schwimmen, Rudern, Skilaufen und musische Ausbildung gehörten ebenfalls zum Lernkonzept.

Magdalene trat am 9. Oktober 1934 in das Internat ein, eine erste Postkarte aus Marquartstein an die Mutter schickte sie im Oktober 1934, die nächsten überlieferten Briefe liegen erst wieder für Ende Januar 1935 vor. Die Schreibfrequenz Magdalenes war deutlich geringer. Marianne Maier-Leibnitz schien sich schon zu sorgen

676 Ebd., S. 196.

677 StAE NL Magdalene Maier-Leibnitz 6: Postkarte aus Oberlenningen an ihre Schwester Susel Misch vom 18. August 1934.

678 Obgleich Hermann Harleß (1887–1961) ein umfangreiches Schrifttum hinterlassen hat und pädagogisch reich gewirkt hat, gibt es noch keine umfangreiche Biografie über ihn. Hierdeis, Landerziehungsheimbewegung, S. 130f. Hierdeis formuliert: »Harleß selbst verkörperte auf seine Weise die ›Tragödie des deutschen Bildungssystems‹, indem er sich einerseits mit dem Pathos und dem Großmachtstreben der Nationalsozialisten identifizierte und andererseits seinen Schülern eine christlich-humanistische Bildung zu vermitteln suchte.« Ebd., S. 131. Einer der bekanntesten Schüler in Marquartstein, der von 1933–1935 die Schule besuchte, ist Christoph Probst, Mitglied der Weißen Rose. Moll, Alexander Schmorell, Christoph Probst.

und fragte nach: »Nun bist Du schon fast eine Woche fort und hast uns noch gar kein Lebenszeichen gegeben. Wir möchten doch so gerne wissen, wie es auf Deiner langen Reise gegangen ist. Was hast Du denn die ganze Zeit in München gemacht? Und ob Du wohl jetzt in Marquartstein Ski fährst manchmal? [...] Hier ist heute ganze Stadt beflaggt wegen der Saar und Papa hat ganz frei. Am Sonntag waren Papa und ich in einem sehr schönen Kulturfilm, ›Die Männer von Aran‹ in dem man das Leben auf einer irischen Insel sieht. Dieser Film ist sehr schön und eindrucksvoll; es ist eigentlich schade, daß du ihn hier nicht gesehen hast. Wie geht es denn mit der Arbeit und dem Kochen? Du hast Dich wohl erst wieder an alles gewöhnen müssen.«[679] Nicht unmittelbar, sondern mit etwas Verzögerung, antwortete Magdalene sehr knapp und hakte damit alle wichtigen Punkte ab – Schule, Politik, eigenes Befinden und Verwandtschaft. »Liebe Mama! Hier ist es dieses mal viel schöner als letztes Jahr. In München hab ich zu Mittag gegessen, bin in der Kälte rumgelaufen und hab dann im Unterstand gewartet. Wir fahren viel Ski. [...] Bei uns war auch Saarfeier. Daß ich den Führer nicht gesehen hab', bedauer ich gar nicht. Es geht alles blendend. Wir haben einen umgeänderten Stundenplan. Grüße Pipa. Tante Anne scheint nicht da gewesen zu sein.«[680]

Magdalene war zunächst im hauswirtschaftlichen Zug der Schule, lernte nähen, kochen und backen und berichtete stolz von ihren selbst gefertigten Kleidungsstücken, wie einer »Skibluse«.[681] Im darauf folgenden Schuljahr beabsichtigte Magdalene den Gymnastikkurs zu belegen. Vermutlich wiesen die Eltern Magdalene auf die hohen Kosten des Internats hin, was insbesondere jetzt nach dem Umzug nach Stuttgart die Familienfinanzen mehr belastete. »Wie ist denn das mit Euren Geldverhältnissen jetzt? Müßt Ihr sehr sparen?«,[682] fragte Magdalene im Februar 1935. Im selben Brief erwähnte sie, dass sie kein Geld mehr habe und doch welches für neuen Stoff brauche.

Die Freizeitaktivitäten in Marquartstein wie Skitouren, das Wochenende auf einer Hütte und Faschingsbälle kosteten stets extra, auch wenn Magdalene durch Ausleihen von Kleidung oder Ausrüstung Geld sparen wollte. Für eine dieser Veranstaltungen borgte sie sich »ein grün orange schwarz weiß gelb blau gemustertes Dirndl von Bärbel«, steckte sich Spängchen ins Haar und eine rotpapierne Blume.[683] Das Magdalene zugeteilte Geld reichte immer nur für kurze Zeit.[684] Ob dies jedoch ohnehin zu knapp bemessen war oder Magdalene durch Ausflüge und Feste mehr be-

679 NL Magdalene Maier-Leibnitz 7: Brief von Marianne Maier-Leibnitz ins Landschulheim Marquartstein vom 15. Januar 1935.

680 Ebd.: Brief aus dem Landerziehungsheim Marquartstein an ihre Mutter vom 20. Januar 1935. Die im Brief angesprochene Tante ist ihre Patentante, die inzwischen nach München-Bogenhausen verzogen war.

681 Ebd.: Brief aus dem Landerziehungsheim Marquartstein an ihre Mutter vom 25. Februar 1935.

682 Ebd.

683 Ebd.

684 Ebd.: Brief aus dem Landerziehungsheim Marquartstein an ihre Eltern vom 6. März 1935. Darin bedankte sie sich für das erhaltene Geld. Am 30. März 1935 hatte sie das Geld bereits wieder ausgegeben.

nötigte, lässt sich nicht klären. Ende März schrieb Magdalene ihren Eltern nach Stuttgart, wusste jedoch nicht, ob diese doch nach Arosa abgereist waren, weswegen sie in der Anschrift vermerkte »wenn nötig bitte nachsenden!«[685] Die Frage nach ihrer weiteren Ausbildung und dem Einverständnis der Eltern zu der von ihr favorisierten Entscheidung, ließ Magdalene nicht mehr los, denn sie wusste nicht, wie das Verhalten der Eltern zu interpretieren sei: »Liebe Mama! Hast Du die schreibmaschinengeschriebenen Nachrichten der Schule über unseren Abreisetermin etc. bekommen? Weißt Du also, dass am Donnerstag, den 4. April Reisetag ist? Weißt Du, dass ich nicht im Besitz von Reisegeld bin? Wir haben 5.– zum letzten Tiefschnee auf der Winkelmoosalm ausgegeben. Ich würde sehr großen Wert darauf legen, heim zu fahren, obwohl ich mich weder nach Stuttgart noch nach hier sehne. Ich finde übrigens, daß ich hier in Manchem für mich Wichtigem richtige Fortschritte gemacht habe, mich auch mit vielem ausgesöhnt und an so viel gewöhnt habe. Das ganze heißt man wohl innerlich Weiterkommen. Neulich hab ich Herr Steuers Flöte 2mal schon auf dem Klavier begleitet. Ich bitte dringend um Nachricht! Bist Du noch krank und erholungsbedürftig? Bist Du in Stuttgart? Ist das Haus offen? Ist Papa mit seinem gebrochenen Knöchel noch in Arosa? Wann kommt Heinz nach Stuttgart? […] Was denkt ihr über das Gymnastikseminar? Wie ist das mit den Kosten? Warum lasst Ihr mich ohne Nachricht über Eure Krankheit und über meine Ferien? Es ist wirklich unangenehm, so zu warten, ohne zu wissen, was es ist. Alles Gute! Magdalene Maier-Leibnitz
Sollte dieses Schwitzenlassen einen erzieherischen Einfluß auf mich ausüben? Ich fasse nämlich zur Zeit alles und Jedes als erzieherische Maßnahme auf. Darum bin ich ja in einem Landerziehungsheim.
Ich bin vor lauter Warten nicht in der Lage, irgend etwas Gescheites anzufangen oder meinen Lebenslauf für die Gymnastikausbildung aufzuschreiben. Ich bin ganz gesschlagen und wie gerädert. Ich sitze wie auf heißen Eisen und warte, warte, warte. Ist Euch das klar, dass Ihr Eure Meinung über meinen Eintritt oder mein Vorhaben, in das Gymnastikseminar eintreten zu wollen, mir gegenüber noch in keiner Weise geäußert habt und ich hier ganz einsam u. jämmerlich wartend sitze? Es ist für mich von wirklich brennendem Interesse wie Ihr zu der Sache steht. Ich hoffe, daß Ihr diesen Brief nicht irgendwie unhöflich auffasst oder sonst irgendwie mißversteht. Denn unhöflich soll er gewiß nicht sein. Ich bin nämlich die Bescheidenheit selbst. Bitte recht freundlich! Euch! Ich bemühe mich nach Möglichkeit, möglichst freundlich zu sein und es mit niemandem zu verderben. Mißverständnisse sind für mich das gräulichste auf der Welt. Nichts kann einen so aus der Entspannung und um jede Beherrschung bringen als das.«[686]

Eine knappe, Anfang Mai verfasste Postkarte gibt Antwort darauf, wie die Entscheidung gefallen war. »Hier ist's herrlich«,[687] begann sie und erwähnte anschließend kurz, dass sie die erste Gymnastikstunde hatte.

Diese Karte war zugleich die letzte Post Magdalenes aus Marquartstein.

685 Ebd.: Brief aus dem Landerziehungsheim Marquartstein an ihre Eltern vom 30. März 1935.
686 Ebd.: Brief aus dem Landerziehungsheim Marquartstein an ihre Mutter vom 30. März 1935.
687 Ebd.: Postkarte aus dem Landerziehungsheim Marquartstein an ihre Eltern vom 3. Mai 1935.

3.6.6 Der Ausbruch der Erkrankung – Erklärungsdiskurse

Am Samstag, den 11. Mai 1935, kehrte Magdalene Maier-Leibnitz nach einem Spaziergang nicht ins Landerziehungsheim Marquartstein zurück. Sie lernte einen jungen Mann, Alfred Jarosch, kennen, war mit ihm eine Woche lang unterwegs und hatte mit ihm eine intime Beziehung. Magdalene wurde inzwischen polizeilich als vermisst gesucht. Nach Aufgreifen des Paares durch die Gendarmerie in Österreich wurde Magdalene ärztlich behandelt und im Kurheim Hohenpeißenberg[688] untergebracht. Das Schicksal Alfred Jaroschs bleibt unbekannt.

In allen Kliniken, aus denen Krankengeschichten Magdalenes überliefert sind, finden sich als Teil der Anamneseerhebung der Ärzte stets Erzählungen über das oben skizzierte Ereignis.

Die erste Anamneseerhebung bei Aufnahme in Hohenpeißenberg nahm der behandelnde Arzt vor, indem er Magdalenes Mutter befragte. Damit ist die erzählte Lebensgeschichte noch um ein weiteres Mal gebrochen: durch die Erzählweise und Beurteilung des Ereignisses durch die Mutter und durch die Art der Dokumentation des aufnehmenden und protokollierenden Arztes.[689] Jeder Arzt, der erneut die Anamnese erstellte, ordnete das Verhalten Magdalenes in ihren Krankheitskontext ein und maß diesem Vagabundieren somit einen krankheitsspezifischen Stellenwert zu. Erstmals erhielt Magdalene nun in diesem Kontext eine psychiatrische Diagnose.

Die anamnestisch verschriftlichten Geschichten über Magdalenes Beziehung zu Alfred Jarosch weisen sowohl inhaltliche Gemeinsamkeiten als auch Unterschiede auf, die die Brechungen und die sich verändernde Gewichtung dieses Ereignisses wie auch der Rolle Magdalenes deutlich werden lassen.

In der Krankengeschichte des Kurheims Hohenpeißenberg wurde bei der Aufnahme Magdalenes am 24. Mai 1935 das Ereignis derart beschrieben: »Zuletzt in der Frauenschule und dann in der Gymnastikschule in Marquartstein. Dort kehrte sie am 11.5. von einem Spaziergang nicht wieder. Erst nach 6 Tagen wurde sie mit Hilfe der österreichischen Polizei im Salzburgischen auf einer Landstraße gefunden in Gesellschaft eines vagabundierenden jungen Mannes. Der inzwischen herbeigeeilten Mutter hat sie über ihr Erlebnis Folgendes erzählt: Auf jenem Spaziergang näherte sich ihr der vagabundierende junge Mann mit erotischen Absichten. Sie verlangte von ihm zunächst, daß er sie töte, gab sich ihm dann aber hin, fand Gefallen an ihm und ging mit ihm ›schwarz‹ über die österreichische Grenze. Wanderte dann tagelang mit ihm herum, ohne jede Ausrüstung. Begann, mit ihm Pläne zu machen

688 Die Gemeinde liegt im so genannten Pfaffenwinkel.

689 Der Historiker Ulrich Müller schreibt dem Arzt eine »selektive Wahrnehmung« zu, »weil er ja auf der Spur des Pathologischen, des Krankhaften ist. Dabei ist seine grundsätzliche Wahrnehmung als Mensch bereits geformt von den sozialisierten Normalitätsvorstellungen seiner sozialen Herkunftsgruppe; die ›Normalität‹ aber weicht zumeist sehr ab von der kulturellen ›Normalität‹ der Erkrankten.« Müller bezeichnet diesen Vorgang als Verzerrung, die bei direkter Aufnahme durch den Arzt bereits vier Stufen aufweist. Die erste ist das Hören der Worte durch den aufnehmenden Psychiater, »im Gehirn – selektiv – wahrgenommen und ›befundet'« bezeichnet er als Verzerrungsstufe zwei und drei und die Verschriftlichung der Krankengeschichte als vierte Stufe. MÜLLER, Metamorphosen, S. 86 und S. 89.

über ein künftiges gemeinsames Leben; sie wollten zusammen in einem Bauernhof arbeiten oder dergl. Pat[ientin] glaubt, der Verkehr mit dem jungen Mann könne Folgen haben. Sie will diese Folgen bejahend auf sich nehmen, sieht überhaupt in ihren Handlungen ein wesentliches Lebensschicksal und eine Lebenswendung, obwohl der junge Mann verheiratet ist und ohne rechte Existenz herumwandert.«[690]

Diese Version ist die längste des Ereignisses. Beide, der vagabundierende junge Mann und Magdalene, nehmen darin einen aktiven Part ein: Der Mann als derjenige, der erotisches Verlangen nach ihr hatte, Magdalene als diejenige, die zunächst den Tod durch seine Hand wünschte, dann eine Beziehung einging, diese gut hieß und schließlich gemeinsam mit ihm Zukunftspläne schmiedete. Eine mögliche Schwangerschaft nahm sie in Kauf. Die im letzten Satz genannten Deutungen des Ereignisses als Lebensschicksal und Lebenswendung erscheinen im Kontext der Erzählung zunächst als positiv richtungsweisend.

Wegen wiederholten Versuchen, das Kurheim ohne Erlaubnis zu verlassen, wurde Magdalene am 13. Juni 1935 in das Sanatorium Obersendling bei München verlegt, wo sie besser beaufsichtigt werden konnte. Auch bei der dort erfolgten Anamnese fand dieses Ereignis Erwähnung als Schlüsselerlebnis, das zum Ausbruch der Erkrankung geführt haben könnte: »Am 11. Mai lernte sie dort auf der Straße einen Mann kennen, der sich arbeitslos auf der Wanderschaft befand, und ging mit ihm durch. Sie übernachteten in Scheunen und schlugen sich bettelnd durch. Am 17.5. wurden sie in Lend (Rend???)[691] in Österreich festgenommen. Sie wurde nach Marquartstein zurückgebracht und dort von ihren Eltern in Empfang genommen.«[692] In dieser sehr knappen Fassung erscheint sie durchaus als aktiv Handelnde, die diesen Mann kennenlernte. Die Bezeichnungen »durchgehen« im ersten Satz und anschließend »durchschlagen«, »übernachten in Scheunen« erscheinen wie eine Zuschreibung und eine Qualifikation der Handlung als dummer oder abenteuerlicher Jugendstreich. Die einzigen Charakterisierungen des Mannes lauten »arbeitslos« und »auf der Wanderschaft« befindlich. Das Betteln bezeichnet eine Handlung, die beide – Magdalene und der in dieser Version nicht mit Namen genannte Mann – vornahmen und womit sie die gegenwärtigen Bedürfnisse stillten.

In der nächsten Einrichtung, dem Sanatorium Wiesneck in Buchenbach im Schwarzwald, einer anthroposophisch ausgerichteten Anstalt, respektierte der aufnehmende Arzt im August 1935 die Weigerung Magdalenes, von sich zu erzählen. Deswegen wurde auch hier die Anamnese durch Erfragen der Mutter erstellt. In der Krankengeschichte sind zwei unterschiedliche Fassungen der von der Mutter erzählten Geschichte festgehalten. Einmal wurde diese Episode wie folgt beschrieben: »Besondere Bedeutung legen die Eltern einem Schokerlebnis [sic!] bei. Sie sei eines Tages spazieren gegangen und im Walde von einem Mann überfallen und vergewaltigt worden. Mit diesem sei sie dann 8 Tage lang gewandert bis nach Österreich hi-

690 Abschrift der Krankengeschichte Magdalene Maier-Leibnitz aus der Kuranstalt Hohenpeißenberg, enthalten in der Krankengeschichte des Sanatoriums Wiesneck.

691 Es handelt sich vermutlich um den Ort Lend im Salzburgerland/Österreich.

692 Abschrift der Krankengeschichte aus Obersendling, enthalten in der Krankengeschichte des Sanatoriums Wiesneck.

nein. Noch heute schien sie innerlich von diesem Mann nicht losgekommen zu sein und habe wohl von ihm das Ideal eines möglichst primitiven und naturnahen Lebens übernommen. Dieses Ereignis war der Anlass, daß die Tochter in nervenärztliche Behandlung kam.«[693] Diese Version der Darstellung geht gleich zu Beginn darauf ein, dass es sich um eine Krankheitstheorie der Eltern handelt. Die Geschichte selbst ist in drei Teile gegliedert. Zunächst der Spaziergang im Wald mit Überfall und Vergewaltigung, dann die gemeinsame Wanderung nach Österreich und als Schluss die aktuelle Situation mit emotionaler Abhängigkeit und dem Ideal eines primitiven und naturnahen Lebens. Als Coda folgt die Interpretation des Ereignisses wie bereits zu Anfang. Hier wird der Wald zum gefährlichen Ort, der Mann der Aggressor, Magdalene das Opfer. Sexualität kommt nur in gewaltsamer Form vor. Unerklärt bleibt zunächst, warum Magdalene mit ihm weiter wanderte. Mit der Deutung, dass eine emotionale Abhängigkeit zum Täter bestand, schließt diese Geschichte. Das Ideal Magdalenes wird als Übernahme der Vorstellungen des Mannes erklärt. Mit den Begriffen »primitiv« und »naturnah« erscheint nochmals der Wald als Ort des Geschehens vor einem inneren Auge, wie auch die Bewertung des Geschehens selbst.

Aus der Klinik Buchenbach findet sich in der Patientenakte eine weitere Variante der Geschichte. Marianne Maier-Leibnitz hielt sich zu Anfang des Klinikaufenthalts von Magdalene mehrere Tag lang in Buchenbach auf und führte mit dem Klinikleiter Dr. Husemann[694] Gespräche. Drei Tage nach der ersten Notiz in der Krankenakte vermerkte Dr. Husemann: »Im Herbst 34 Frauenschule Marquartstein, wohnte aber in einer Lehrerfamilie. War gern dort. Lebte sich gut ein, verstand sich gut mit den Menschen, anfangs sogar ausgelassen. Frühjahr 35 nach Stuttgart nach Beendigung des Frauenschulkurses, anfänglich ganz nett – beschäftigte sich nicht, wollte dauernd spazieren gehen, Einkäufe machen, war unruhig. Wurde nach 4 Wochen nach Markwartstein [sic!] zurückgebracht zu einer Gymnastikausbildung. Nach 14 Tagen sei sie ganz verzweifelt gewesen, ging nachmittags spazieren und kam nicht zurück, denn sie begegnete einem Landstreicher, mit dem sie 8 Tage zusammen lebte. (siehe Seite 2 der Kr. G.) Ref. stellt den Vorgang als Begegnung, nicht als Überfall dar. Die Tochter habe bis in die letzte Zeit hinein versucht, mit dem Mann in Verbindung zu treten, aber ohne Erfolg, da er zur abessinischen Armee[695] gegangen sei. War später mit der Mutter in München bei einem Frauenarzt, der ihr die Sorge, daß ihr Abenteuer weitere körperliche Folgen gehabt hätte, nehmen konnte. Darauf sei die Tochter wie befreit und erlöst geworden.«[696] In dieser Version der Geschichte ist die Begegnung mit dem fremden Mann klar eingeordnet in die Zeit davor und danach und verliert damit seinen einzigartigen Charakter. Obgleich noch drei Tage zuvor von Überfall gesprochen, erscheint jetzt das Kennenlernen als ganz normale Begegnung. Es wird aber mehr über Magdalenes psychische Verfassung berichtet. Sie war zuhause in Stuttgart »unruhig« und sie sei in Marquartstein »verzweifelt

693 Krankengeschichte des Sanatoriums Wiesneck e. V. in Buchenbach vom 4. August 1935.

694 Zu Friedrich Husemann siehe: Selg, Friedrich Husemann.

695 Mussolini hat in seinem Eroberungskrieg gegen Äthiopien 1935/36 auch Söldner eingesetzt. Ob Alfred Jarosch tatsächlich Söldner war, ist fraglich.

696 Krankengeschichte aus dem Sanatorium Wiesneck e. V. in Buchenbach vom 7. August 1935.

gewesen«. In der kurzen Erzählpassage über das Ereignis selbst sind die Informationen dürftig. Erst durch den Hinweis auf den Besuch beim Frauenarzt wird klar, dass beim »Zusammenleben« die sexuellen Begegnungen einen großen Stellenwert eingenommen hatten. Das Ereignis wird als »Abenteuer« klassifiziert, das erst seine Auflösung findet durch die Gewissheit Magdalenes und die »Erlösung«, nicht schwanger zu sein. Als Besonderheit gegenüber den anderen Erzählungen fällt hier die Aussage über den weiteren Lebensweg des Mannes auf. Nach diesen Angaben hat er sich als Söldner durchgeschlagen.

Nach einem Jahr Aufenthalt drängte die Mutter auf Entlassung aus Wiesneck und Übernahme der Kranken nach Tübingen in die Universitätsnervenklinik. Hier konnte die Anamnese ebenfalls nicht in einem Gespräch mit Magdalene erhoben werden. Erneut übernahm die Mutter diese Aufgabe und es wurde notiert: »Dort [in Marquartstein, d. V.] sei sie gelegentlich eines abendl[ichen] Spazierganges von einem vagabundierenden tschechischen Theologen belästigt worden. Ihre Tochter sei aber unerklärlicher Weise mit dem Manne weiter herumgezogen, hätte mit ihm in Heuschobern übernachtet, sei mit ihm auch über die Grenze gegangen und musste schließlich auf polizeilichem Wege nach Deutschland zurückgebracht werden. Sie sei nach ihrer Rückkehr sehr verstört gewesen, habe ihr zunächst noch über ihre Erlebnisse berichtet, es scheint offenbar zu sex[uellen] Intimitäten gekommen zu sein, bald aber sei sie in einen Zustand völliger Apathie verfallen. Man habe den Eindruck gehabt, dass sie doch an dem Mann hänge und gewissermassen aus Trotz sich den Angehörigen gegenüber völlig negativistisch verhalten [habe].«[697]

Diese Erzählung wartet mit vielen – sich jedoch widersprechenden – Informationen über den unbekannten Mann auf, er sei Tscheche, Theologe und vagabundierend. Die Tatzeit bleibt mit dem schlichten Begriff »abends« unpräzise, die Art des Kennenlernens wird hier als Belästigung beschrieben. Gewalt spielt in dieser Version keine Rolle. »Unerklärlich« ist der Ausdruck, mit dem das weitere Umherziehen mit dem Mann bezeichnet wird und das dann auf die Erkrankung selbst zutrifft. Die Erwähnung über sexuelle Intimitäten war außerhalb der eigentlichen Geschichte aufgeführt und wurde fortgesetzt mit der Apathie als Symptom der psychischen Erkrankung. Als Letztes folgte die Interpretation des Ereignisses auf der Folie der Erkrankung Magdalenes, die in der Affinität zu dem Mann bestünde und der Apathie als extremer Form des Trotzes und der Aggression gegenüber den Angehörigen.

Magdalene schrieb in den Briefen aus Hohenpeißenberg und Obersendling nichts über ihre Erkrankung, gleichwohl reagierte sie auf die Zuschreibung, verrückt zu sein und ihr vorgebrachte Vorwürfe: »Eure undankbare und egoistische Tochter macht sich mancherlei nicht mal unwichtige Gedanken. Vielleicht wird doch noch was aus mir.«[698] Aus Hohenpeißenberg und Obersendling schrieb sie Postkarten und Briefe an den Mann,[699] mit dem sie eine Woche lang unterwegs war. Offen

697 UAT, Bestand Universitätsnervenklinik 669/7491: Krankenakte von Magdalene Maier-Leibnitz.

698 NL Magdalene Maier-Leibnitz 7: Brief aus dem Kurheim Hohenpeißenberg an ihre Eltern vom 7. Juni 1935, datiert 1936!

699 Hier taucht das erste Mal der Name des Mannes, Alfred Jarosch, auf.

berichtete sie darin von der gewollten sexuellen Beziehung. Magdalene sprach über einen von ihr begonnenen Hungerstreik und dessen Abbruch vor Erschöpfung. Sie versuchte mit einem Brief an den Polizeiposten von Land bei Zell am See, den Aufenthaltsort von Alfred herauszufinden. Die Klinik leitete die Briefe jedoch nie weiter. »Lieber Fred? Was ist aus Dir geworden?? Hast Du nach unserer Festnahme am 17.5. Deine 2 Tage Haft abgesessen? Bist Du staatenlos geworden? Hast Du Arbeit gefunden? Um Nachricht bittet dringend ein Lenchen. Wenn Du Nachricht gibst, ist alles vorbei was vorher war. Vor dem Polizeiinspektor hast Du gesagt, dass ich nicht mehr vom Totmachen reden soll, wie im Wald. Du darfst aber auch nicht vom Abstürzen reden, noch es tun. Das hast Du zuerst gesagt, dazu bist Du zu schade. Ich gehör immer noch nur Dir und sonst niemand.«[700] In einer weiteren Postkarte an den Polizeiinspektor mutmaßte sie, dass Alfred in ein Konzentrationslager nach Deutschland ausgeliefert worden sei.[701] Und tags darauf versuchte sie es erneut mit den gleichen Fragen und endete ihr Schreiben: »Ohne Gewissheit werde ich nämlich tatsächlich noch verrückt.«[702]

In Magdalenes Wahrnehmung löste nicht die Begegnung mit Alfred Jarosch die Erkrankung aus, sondern die abrupte Trennung und die fehlende Möglichkeit des Kontakts mit ihm. »Eine Hitze hab ich in mir. Das ist fast gräulich. Dass ich heftig werde, finde ich in der Ordnung, Das wird auch so bleiben. Und ist richtig. Alles vorher soll vorbei sein«, schrieb sie an ihre Mutter. »Was man durchmacht – ist unbeschreiblich. Man merkt vieles und ist machtlos. […] Alles ist egal! Frühere Trostworte. So ist's recht. Das kann jedem passieren. Das muss jeder selbst wissen – wenn jemand dumm rausschwätzt, hülle ich mich in stillschweigen oder auch nicht. Es ist wirklich unbeschreiblich. Alles ist egal. […] Alle gegen mich ist gemein. Da ist nichts zu machen. Mach Dir um mich keine Sorgen, was Du sowieso nicht tust.«[703]

Die diskursive Ebene, auf der dieser Erklärungsansatz verläuft, ist die der Abweichung von der Normalität, definiert durch die bildungsbürgerliche Gesellschaft und ihre Vorstellungen über Weiblichkeit, speziell über weibliche Erziehung, Sexualität und weibliche Lebensentwürfe. Im Besonderen ist es der Diskurs der Familie Magdalenes über deren Vorstellungen, Wünsche und Enttäuschungen. Folgt man den Krankengeschichten und der Wahrnehmung der Mutter, so ist die wesentliche oder auch einzige Erklärung der Erkrankung in der Affäre mit diesem Alfred Jarosch zu sehen. Im weiteren Krankheitsverlauf übernimmt die Medizin Deutungsversuche, weshalb dann andere Diskurse an Bedeutung gewinnen. Hierbei geht es zentral auch im Sinne erbbiologischer und zudem nationalsozialistischer Rassentheorie um die Frage der Heredität der Erkrankung, aber gleichermaßen auch um eine

700 NL Magdalene Maier-Leibnitz 7: Brief aus dem Kurheim Hohenpeißenberg an Alfred Jarosch ohne Datum, Juni 1935, nicht versandt.

701 Ebd.: Postkarte aus dem Kurheim Hohenpeißenberg an den Polizeiinspektor von Land bei Zell am See vom 15. Juni 1935, nicht versandt.

702 Ebd.: Brief aus dem Kurheim Hohenpeißenberg an den Polizeiinspektor von Land bei Zell am See vom 17. Juni 1935, nicht versandt.

703 Ebd.: Brief aus dem Sanatorium Wiesneck e. V. in Buchenbach an ihre Mutter vom 1. August 1935.

eventuelle somatische Genese oder um eine eher gesellschaftlich-pädagogische und verhaltenspsychologische Erklärung und somit um Fragen nach der Erziehung und Kindheit Magdalenes.

3.6.7 Diagnosestellung

Bei der psychiatrischen Anamneseerhebung suchten Ärzte – und bei Magdalene Maier-Leibnitz fällt auf, dass dies unabhängig davon war, ob die Ärzte an einer Universitätsklinik, einem Sanatorium oder einer anthroposophisch ausgerichteten Anstalt arbeiteten – grundsätzlich nach familiärer Häufung von psychischen Erkrankungen, aber auch nach Auffälligkeiten des Charakters.[704]

Meist erfragten und dokumentierten sie dies an erster Stelle, noch vor der somatischen und psychiatrischen Krankengeschichte der Patientin. Die Angaben hierzu lauten in der Akte in Hohenpeißenberg nach Angaben der Mutter Magdalenes: »Ihre beiden anderen Kinder sind auch nervös, im Übrigen ist aber in der Familie von Nerven- oder Gemütsleiden irgend einer Art nichts bekannt«.[705] An exponierter Stelle, direkt nach den Aufnahmedaten, den Angaben zur Verpflegungsklasse und Diagnose, folgte in der Universitätsnervenklinik Tübingen die Familienanamnese, dann erst erschien die somatische und psychiatrische Krankengeschichte der Patientin. »Ehrgeiz«, »Schüchternheit«, nicht weiter definierbare »Eigenartigkeit«[706] mutieren hier zur psychiatrischen Begrifflichkeit. Charaktereigenschaften werden pathologisiert, obgleich Normalität nicht definiert wird und die Grenzen zwischen »normal« und »verrückt« beziehungsweise »krank« undeutlich bleiben oder jedes Mal aufs Neue konstruiert werden. Die Daten von Magdalenes Familie gaben dennoch keine hinreichende Erklärung für ihre Erkrankung.[707]

Die Erhebung früherer körperlicher Erkrankungen nahmen die Ärzte routinemäßig vor. Es war keine gezielte Suche eventueller somatischer Ursachen für die psychische Auffälligkeit Magdalenes, vielmehr lediglich ein möglicher Nebenbefund. Magdalenes Mutter hingegen sehnte sich nach einer somatischen Erklärung. Sie versprach sich damit eine schnellere, einfache Heilung und, stets die weitere Entwicklung der NS-Rassenpolitik beobachtend, auch weniger Repressionen und mehr

704 Luxenburger, Fortschritte. Luxenburger arbeitete am Kaiser-Wilhelm-Institut für Anthropologie, menschliche Erblehre und Eugenik in Berlin-Dahlem. Unter den Wissenschaftlern gab es trotz mancher gleicher Prämissen kein einheitliches wissenschaftliches »Rassenkonzept«. Auch in einzelnen Teilbereichen kamen die Wissenschaftler zu unterschiedlichen, zum Teil konträren Positionen. Besonders umstritten waren Fragen nach der Einteilung und Abgrenzung der jeweiligen »Rasse«, die Auswirkungen vom Mischen verschiedener »Rassen« und das Zusammenspiel von Vererbung und Umwelt. Siehe dazu: Schmuhl, Rürup, Rassenforschung. Aufschlussreich sind neben den Aufsätzen die Biogramme, z. B. über Luxenburger, S. 333–334. Kaufmann, Eugenische Utopie.

705 Krankengeschichte Magdalenes aus dem Kurheim Hohenpeißenberg.

706 UAT Bestand Nervenklinik 669/7481.

707 Charaktereigenschaften der Familie finden sich auch in den sogenannten Winnentaler Patientenblättern. StAL F 235 III Bü 526.

Schutz der körperlichen Unversehrtheit Magdalenes. Sie wies wiederholt die Ärzte auf mögliche internistische Krankheitstheorien hin. In einem Brief an Dr. Husemann vor Übernahme Magdalenes nach Wiesneck teilte sie mit: »Ich selbst möchte Ihnen noch sagen, daß ihr körperliches Befunden auch sehr unbefriedigend ist. Sie leidet an Periodenstörungen, an Blutarmut u. mangelhafter Blutzirkulation, an Magen- und Darmstörungen. In Obersendling hatte sie während der Periode 2 mal eine tiefe Ohnmacht. [...] Vor einiger Zeit war ich mit meiner Tochter bei Dr. Kleeblatt; er sagte, daß die Schilddrüse, die Hypophyse u. die Keimdrüsen gestört seien u. gab ihr entsprechende homöopathische Medikamente.«[708] Die Anamnese selbst ergab zwar, dass Magdalene bereits als Kind häufig krank war, gleichwohl zeigte sich kein Hinweis auf eine Erkrankung, die als Spät- oder Direktfolge von neurologischen oder psychiatrischen Symptomen hätte eingeordnet werden können.

Auffallend ist in den Anamnesen: Je eindeutiger die psychiatrische Erkrankung als diagnostisch gesichert galt, desto knapper und unbedeutender und weniger schwerwiegend wurden in der Anamnese ihre vorherigen somatischen Erkrankungen dargestellt. Das Sanatorium Wiesneck lehnte eine schnelle Diagnosestellung ab, fasste nochmals die gesamte Krankengeschichte zusammen und verwies dabei auf einen nach dem Entweichen in Marquartstein geäußerten ärztlichen Verdacht auf Schizophrenie, der zu überprüfen sei. Die Vorberichte aus Hohenpeißenberg und Obersendling lagen in Wiesneck vor.

Im Kurheim Hohenpeißenberg formulierte Dr. Unger als Erkrankung: »Konstitutionelle Psychopathin, Impulshandlungen, Intraversion.«[709] Aber auch hier wurde bereits als mögliche Diagnose Schizophrenie formuliert.[710] Im Sanatorium Obersendling wurde keine neue Diagnose gestellt, vielmehr wurden Magdalene und ihr Verhalten beschrieben, wobei hier ihre Suizidalität hervortrat und Dr. Ranke sie zudem als »leicht schwachsinnige Persönlichkeit«[711] beschrieb. Zudem reagierte Dr. Steger auf die von Dr. Unger in Hohenpeißenberg genannte Verdachtsdiagnose Schizophrenie derart: »Diagnostisch konnten wir uns nicht auf das Vorliegen einer Schizophrenie festlegen. Es scheint uns vielmehr, daß die etwas debile Persönlichkeit der Patientin den häuslichen Schwierigkeiten und den damit verbundenen nicht immer glücklichen Erziehungsexperimenten nicht gewachsen war.«[712]

An früheren Krankheiten führte Dr. Ranke die Appendicitis und Bronchialdrüsentuberculose auf und ergänzte, dass die Behandlung recht langwierig war. Die somatische Anamnese in Wiesneck war recht umfangreich: »Pat[ientin] ist das jüngste von drei Kindern, Geburt normal, sei etwas rachitisch gewesen, wurde ein Viertel Jahr von der Mutter gestillt. Hatte Keuchhusten, leichten Scharlach, Diphterie, wurde mit Serum gespritzt. Mit 8 Jahren Bronchialdrüsengeschichten nach vo-

708 Krankengeschichte des Sanatoriums Wiesneck e. V. in Buchenbach: Brief von Marianne Maier-Leibnitz an Dr. Husemann vom 28. Juli 1935.
709 Krankengeschichte des Kurheims Hohenpeißenberg.
710 Krankengeschichte des Sanatoriums Wiesneck e. V. in Buchenbach.
711 Krankengeschichte des Sanatoriums Obersendling.
712 Krankengeschichte des Sanatoriums Wiesneck e. V. in Buchenbach, darin Arztbrief von Dr. Steger aus Obersendling vom 1. August 1935 mit Vorgeschichte aus Hohenpeißenberg.

rausgegangener Grippe. Fehlte damals 13 Monate in der Schule, war ein halbes Jahr in Arosa, wo sie sich ganz gut erholte. Dort Appendektomie. War immer anfällig. [...] Hatte damals schon jahrelang Kopfschmerzen, oft geschwollene Füsse. Hatte auch jahrelang chronische Anginen, bis sie mit 15 oder 16 Jahren nach einer Kur bei Bircher-Benner verschwanden. Schnell gewachsen, zeitweise dick und schwammig. Verdauung immer unregelmässig.«[713]

In Wiesneck trennten die Ärzte nicht so rigide in Familien- und Patientenanamnese, in somatische und psychische Auffälligkeiten und Leiden: »Der Grossvater mütterlicherseits ist rheumatisch und gichtisch, die Grossmutter desgl[eichen], starb an Brustkrebs. Grossvater väterlicherseits starb mit 78 Jahren an Darmkrebs, Grossmutter mütterlicherseits hatte Platzangst, Gebärmutterschwäche und Verdauungsstörungen. Vater gesund, sei sehr heftig. Deshalb Pat[ientin] oft Angst vor dem Vater gehabt. Mutter macht einen etwas kühlen Eindruck, scheint das Regiment im Hause allein zu führen. Leidet von Jugend auf an Verdauungsstörungen und Gebärmutterschwäche, hatte mehrere Fehlgeburten. Musste sich wegen heftiger Blutungen Röntgenbestrahlen lassen, war danach lange Zeit todkrank in den Jahren. Zwei ältere Geschwister der Pat[ientin] gesund, d.h. ältere Schwester an Gallenblasenentzündung operiert.«[714]

Erst nach einem Jahr Aufenthalt und am Tag der Entlassung legte sich Dr. Husemann auf die psychiatrische Diagnosestellung folgendermaßen fest: »Doch ist letzten Endes kein beweisendes Symptom für eine ernstere Erkrankung [Schizophrenie, handschriftlich hinzugefügt, d.V.] erbracht. Und man kann schließlich alle Eigenheiten verständlich erklären. [...] Es handelt sich doch wohl um eine reaktive Erscheinung nach einem schockartigen Erlebnis im Sinne einer Psychogenen Depression.«[715]

In der Universitätsnervenklinik Tübingen sollte die Diagnose erneut und endgültig geklärt werden. Eine weitreichende und empirisch haltbare Theorie der Ätiologie zur Schizophrenie existierte in den 1930er Jahren nicht. Die Diagnostik orientierte sich an der Exploration, der Anamnese und dem Krankheitsverlauf. Psychosoziale Faktoren, insbesondere die Familiensituation, die Charaktere und Erziehungsstile der Eltern, wie Dominanz oder Überfürsorglichkeit, wurden ebenfalls wissenschaftlich diskutiert. Bemerkungen zur Person der Mutter, die gegenüber Magdalene zu nachgiebig sei, ansonsten aber daheim das Regiment führe[716] oder über den Vater, der als »zornig«[717] bezeichnet wurde und von dessen Erziehungsstil es heißt, er habe »immer zwischen ausserordentlicher Strenge und dann wieder weitgehender Nachsichtigkeit geschwankt«,[718] zeigen solche psychosozialen Ansätze. Obgleich wesentliche Elemente einer Schizophrenie wie Halluzinationen und Wahnvorstellungen während Magdalenes Krankheitsverlauf nicht eintraten, formu-

713 Krankengeschichte des Sanatoriums Wiesneck e.V. in Buchenbach.
714 Ebd.
715 Krankengeschichte des Sanatoriums Wiesneck e.V. in Buchenbach vom 14. August 1936.
716 Krankengeschichte des Sanatoriums Wiesneck e.V. in Buchenbach.
717 UAT Bestand Nervenklinik 669/7481.
718 Ebd.

lierten die Ärzte den Verdacht einer Schizophrenie und bestätigten schließlich diese Erkrankung ohne genauere Erläuterungen zu formulieren, welche Gründe zu dieser Diagnose geführt hatten.[719]

3.6.8 Kurheim Hohenpeißenberg

Bei der Konsultation zweier Ärzte in München[720] wurde Marianne Maier-Leibnitz abgeraten, ihre Tochter in einer psychiatrischen Abteilung unterzubringen. Die Wahl fiel deshalb auf das Kurheim Dr. Unger in Hohenpeißenberg. Dort sollte Magdalene eine »Liegekur« erhalten und durch Arbeiten in Haus und Garten beschäftigt werden. Ihrem Tagesplan folgte sie nach Aussage des Arztes Dr. Unger »willig«, und öffnete sich auch gegenüber anderen Patienten. Doch Magdalene äußerte ständig das dringliche Verlangen, ihren Bekannten wiederzusehen und sich aus dem Kurheim davonzuschleichen. Dr. Unger formulierte: »Versucht wie sie geht und steht, das Haus zu verlassen. Wird einmal von der Schwester und bei einem zweiten Versuch vom Arzt zurückgeholt. Bleibt nun zunächst unter ständiger Überwachung.«[721] Da das Kurheim nicht über eine geschlossene Abteilung verfügte, wurde Magdalene Maier-Leibnitz in eine auf die Behandlung psychisch Kranker spezialisierte Klinik verlegt. Am 13. Juni begleiteten sie dabei ihre Schwester Susel und der Arzt Dr. Unger.

3.6.9 Privatklinik für weibliche Nerven- und Gemütskranke Obersendling

Wegen der vorausgegangenen Fluchtversuche wurde Magdalene Maier-Leibnitz nun in einer geschlossenen Abteilung untergebracht. Aussagen über eine medikamentöse Behandlung oder gezielten Einsatz von Beschäftigung als Therapie finden sich nicht. Vielmehr reagierte die Klinik auf ihre Symptome. Die diagnostischen Maßnahmen beinhalteten vor allem die Beobachtung und die Exploration, die jedoch keine sichere Diagnosestellung ergaben. Am auffälligsten manifestierten sich zunächst die klar geäußerten Suizidgedanken. Zwölf Tage nach Aufnahme in der Klinik »frägt [sie, d. V.] den Arzt bei der Visite, welches das sicherst wirkende Gift sei.«[722] Selbstmordversuche unternahm Magdalene jedoch nicht. Schwierigkeiten bereitete die wiederholte Nahrungsverweigerung, die Dr. Steger als »Hungerstreik«[723] und zudem als direkte Reaktion auf die Verlegung aus Hohenpeißenberg interpretierte. Während des Aufenthalts nahm Magdalene wegen Essensverweigerung oder mangelhafter Ernährung stetig ab, von anfänglich 60 kg auf 51 kg bei einer Größe von

719 Ebd.
720 Einer davon arbeitete homöopathisch. Krankengeschichte der Klinik Hohenpeißenberg.
721 Krankengeschichte der Klinik Hohenpeißenberg.
722 Krankengeschichte des Sanatoriums Obersendling.
723 Krankengeschichte des Sanatoriums Wiesneck e. V. in Buchenbach, darin Arztbrief von Dr. Steger aus Obersendling vom 1. August 1935 mit Vorgeschichte aus Hohenpeißenberg.

167 cm.[724] »Ihr Kräftezustand litt« darunter, so dass zwei Tage lang eine »künstliche Ernährung«[725] durchgeführt wurde. Während der Menses litt sie vermehrt an Bauchkrämpfen und Ohnmachtsanfällen.[726] Anfangs war Magdalene Maier-Leibnitz verschlossen, bald jedoch sprach sie ausführlich über ihre Erlebnisse. Wiederholt hätte sie sich ohne erkennbaren Grund zurückgezogen, wäre im Bett geblieben, hätte auf Fragen nicht geantwortet und wäre auf Drängen »massiv grob«[727] geworden. Grobheiten zeigte sie während des Klinikaufenthalts vor allem gegenüber ihrer Mutter.

Von Obersendling aus bemühte sich Marianne Maier-Leibnitz um eine Unterbringung in einer anderen Klinik. Welche Gründe für den Wechsel ausschlaggebend waren, ob es therapeutisch-medizinische oder finanzielle waren, ob die Entfernung von zu Hause eine Rolle spielte oder die Sorge um eine Zwangssterilisation, lässt sich nicht klären. Auf Empfehlung einer Bekannten meldete Marianne Maier-Leibnitz im Sommer 1935 ihre Tochter im Sanatorium Wiesneck e.V. in Buchenbach im Schwarzwald an. Sie schilderte dem dortigen Klinikleiter Dr. Friedrich Husemann: »Da meine Tochter in Obersendling eigentlich nur seelisch behandelt wird und sie nur die landläufige Kost bekommt, möchte ich sie gern in Ihr Sanatorium bringen, wo sie unsere vegetarische Lebensweise fortsetzen kann und eine psychotherapeutische Behandlung ohne allopathische Medikamente findet.«[728] Ein Hinweis auf ein mögliches finanzielles Argument für den Wechsel der Einrichtung ist die Bitte um »eine denkbar einfache Unterbringung.«[729]

3.6.10 Sanatorium Wiesneck e. V.

Am Sonntag, den 4. August, brachten Hermann und Marianne Maier-Leibnitz ihre Tochter mit dem PKW ins Sanatorium Wiesneck. Magdalene machte den Aufzeichnungen der Krankengeschichte nach einen »etwas gespannten abwesenden Eindruck.«[730]

Bereits nach drei Tagen begann Magdalene mit Arbeiten in der Küche. Gegenüber der Krankenschwester erklärte sie: »Es sei ihr alles gleichgültig, man solle sie in eine Irrenanstalt stecken, dort müsse sie dann drei Monate bleiben, dann werde

724 Die Gewichtsangaben sind: Entlassgewicht aus der Klinik Hohenpeißenberg und Aufnahmegewicht aus dem Sanatorium Wiesneck e.V.

725 Krankengeschichte des Sanatoriums Wiesneck e.V. in Buchenbach, darin Arztbrief von Dr. Steger aus Obersendling vom 1. August 1935 mit Vorgeschichte aus Hohenpeißenberg. Was hier unter künstlicher Ernährung zu verstehen ist, ist nicht expliziert. Vermutlich wurde sie über eine Magensonde ernährt.

726 Brief von Marianne Maier-Leibnitz aus Stuttgart an Dr. Husemann Sanatorium Wiesneck e.V. in Buchenbach vom 28. Juli 1935. Im Arztbrief wurde dies nicht erwähnt.

727 Krankengeschichte des Sanatoriums Wiesneck e.V. in Buchenbach, darin Arztbrief von Dr. Steger aus Obersendling vom 1. August 1935.

728 Brief von Marianne Maier-Leibnitz an Dr. Husemann Sanatorium Wiesneck e.V. in Buchenbach vom 28. Juli 1935.

729 Ebd. Die Rechnungen des Sanatoriums sind nicht vorhanden.

730 Im Weiteren, wenn nicht anders notiert aus: Krankengeschichte des Sanatoriums Wiesneck e.V. in Buchenbach.

sie sterilisiert und wieder herausgelassen, dann könne sie tun, was sie wolle.« Die Gleichgültigkeit steigerte sich im Verlauf noch bis zur Teilnahmslosigkeit. Magdalene wurde abweisend und blieb im Bett. Zudem aß sie nichts, was sich in der Krankenakte als »Nahrungsverweigerung« niederschlug. Mitte August begann die Klinik mit einer regelmäßigen Therapie durch Darmbäder, Rosmarin und Zucker, später ergänzt durch die homöopathischen Verdauungs- und Aufbaupräparate Digestodoron[731] und Anaemodoron,[732] woraufhin sich ihr Zustand derart besserte: »Ist zugänglich auf humorvolle Anreden und, einmal in Gang gekommen, verhält sie sich normal. Ist völlig orientiert über Ort und Zeit. Keinerlei Anzeichen von Verwirrung, keine Halluzinationen.«[733]

Neben der Krankengeschichte, die den Verlauf und die Therapie regelmäßig aus medizinischer Sicht wiedergibt und damit den Informationsfluss unter den Mitarbeitern und Mitarbeiterinnen sicherstellt, befinden sich in dieser Krankenakte die Briefe, die die Ärzte des Sanatoriums an die Eltern schickten. Zum Teil ist auch die Korrespondenz der Eltern mit der Klinik dieser Akte beigelegt. Vergleicht man die Briefe der Klinikleitung an die Eltern mit der Krankengeschichte, so fällt auf, dass die Ärzte deutlichere Zusammenhänge zwischen äußeren Ereignissen und dem Krankheitsverlauf herstellten und diese in direkter, nicht beschönigender Sprache mitteilten, wenn es beispielsweise heißt: »Nach dem Besuch Ihrer Frau Gemahlin hat es fast eine Woche gedauert, bis Magdalene wieder ins Gleichgewicht kam.«[734] Und in der Krankengeschichte zu lesen ist: »6. 9. […] unterhält sich mit der Mutter, ist jedoch keineswegs über ihren Besuch erfreut.«

Im Herbst 1935 hatte Magdalene sich nach einer ersten Phase des Rückzugs, die die Ärzte als Reaktion auf den Klinikwechsel und als durchaus adäquate Form der Eingewöhnung interpretierten, stabilisiert. Sie arbeitete regelmäßig in der Küche, im Garten und unternahm kleine Spaziergänge; sie konnte sogar für einen Monat mit einer anderen jungen Patientin gemeinsam ein Zimmer teilen. Kompliziertere Arbeiten als Gemüse waschen, Kartoffeln schälen und Salat putzen überforderten sie jedoch. Beim Weben am Webstuhl trat ihre »Zerfahrenheit« zu Tage, notierte Dr. Husemann, überdies konnte sie keine Muster herstellen, nur einfach hin- und herweben und war zudem extrem langsam. Sie aß weiterhin für sich alleine und nahm nicht an der gemeinsamen Tafel teil. »Sie hat wiederholt den Anlauf gemacht, ist aber dann im letzten Moment immer wieder abgeschwenkt«,[735] schrieb die Ärztin Frau Dr. Hüneberg.

Die Eltern wollten aus Sorge vor einer Zwangssterilisation und wegen der Planung weiterer Betreuung eine eindeutige Prognose. Sie fragten konkret danach, ob Magdalene wieder gänzlich genesen werde oder damit zu rechnen sei, dass sie in

731 Ein verdauungsförderndes homöopathisches Mittel.
732 Ein die Blutbildung stimulierendes homöopathisches Mittel.
733 Krankengeschichte Eintrag vom 16. August 1935.
734 Ärztlicher Brief des Sanatoriums Wiesneck e.V. in Buchenbach an Prof. Hermann Maier-Leibnitz vom 19. September 1935.
735 Ärztlicher Brief des Sanatoriums Wiesneck e.V. in Buchenbach an Prof. Hermann Maier-Leibnitz vom 4. November 1935.

Anstalten leben müsse und pflegebedürftig bliebe. Diesbezüglich beschäftigte sich Hermann Maier-Leibnitz auch mit der Finanzierung der Pflege, die im Sanatorium für ihn nicht länger aufzubringen wäre. Da eine Unterbringung zu Hause mit Privatpflege günstiger käme, wollte er die ärztliche Meinung dazu hören. Die Antwort Dr. Husemanns fiel lediglich diesbezüglich eindeutig negativ, da nicht sinnvoll, aus. Den Krankheitsverlauf schätzte er zurückhaltend optimistisch ein: »Ohne Zweifel wird es möglich sein, Ihre Tochter auf der Ebene zu halten, auf der sie sich jetzt befindet, d. h. sie wird relativ im Gleichgewicht bleiben, wenn sie eine befriedigende Tätigkeit in einem ihr angemessenen und auf ihren Zustand Rücksicht nehmenden Milieu erhält. Ich halte es für möglich, dass sie wieder ganz gesund wird, doch wird man vorsichtigerweise noch mit einem längeren Krankheitszustand rechnen müssen.«[736] Eine kurzfristige Entlassung nach Hause über die Weihnachtstage hielt Dr. Husemann aus therapeutischen Gründen ebenfalls für falsch. Die Eltern waren in Sorge, dass Magdalene unter das Erbgesundheitsgesetz falle und gegen ihren Willen sterilisiert werden würde und formulierten in einem Schreiben an Dr. Husemann dies mit folgender Umschreibung: »Um Magdalene nicht zu beunruhigen, sehen wir selbstverständlich vorerst davon ab, sie aus der Anstalt herauszunehmen. Wir kennen die gesetzlichen Bestimmungen. Wir nehmen aber an, dass Magdalene noch nicht als geisteskrank gemeldet ist. Denn solange sie sich selbst über die Schwere der Erkrankung noch nicht ganz klar sind u. die Meinung Dr. Stegers, der das Bestehen einer Schizophrenie in Abrede stellte, dagegen spricht, ist das doch wohl nicht möglich.«[737] Ob die Klinik Magdalene Maier-Leibnitz bereits dem Erbgesundheitsgericht gemeldet hatte, ist nicht bekannt.

Magdalenes Zustand verschlechterte sich indes Ende November 1935. Eine Verlegung innerhalb des Hauses in ein anderes Zimmer sei, nach Angaben der Klinik, möglicherweise Ursache dieses ungünstigen Krankheitsverlaufs. Magdalene wurde apathisch, fast stuporös, stand nicht mehr oder nur mit Mühe auf, legte sich sofort wieder hin und reagierte »läppisch«. Dieses Verhalten dauerte zweieinhalb Wochen an bis zu ihrer Menses und einem damit verbundenen impulsiven Gefühlsausbruch: »Sie zerreist das Hemd als man lebhaft auf sie eindringt. Erst ein grösserer Einlauf mit Cupr. Sulf. bringt deutlich vermehrte Spontanität«, heißt es in der Krankengeschichte. Magdalenes Rückzug hielt über Weihnachten an und besserte sich langsam, so dass sie Ende Januar die Arbeit in der Küche wieder aufnehmen konnte. Sie sprach zwar weiterhin kaum, lachte aber ab und zu bei Späßen der Küchenmädchen mit. Als Magdalenes Eltern die Klinikleitung baten, Magdalene nach einem Geburtstagswunsch zu fragen, war es eines der Küchenmädchen, dem es gelang, Magdalene einen Wunsch zu entlocken. Magdalene wollte einen Fotoapparat und erhielt auch einen einfachen – doch sie benutzte ihn nie.

Die psychischen und physischen Auffälligkeiten während oder einige Tage vor der Menses traten häufiger, ja fast regelmäßig alle vier Wochen auf. Wiederholt be-

736 Ärztlicher Brief des Sanatoriums Wiesneck e. V. in Buchenbach an Prof. Hermann Maier-Leibnitz vom 12. Dezember 1935.

737 Brief von Hermann und Marianne Maier-Leibnitz an Dr. Husemann, Sanatorium Wiesneck e. V. in Buchenbach, vom 27. Dezember 1935.

gann Magdalene dann unvermittelt laut zu schreien. Einmal war sie auffällig verändert, legte sich ins Bett, zog die Decke über sich, redete kein Wort und schrie abends laut auf, bellte wie ein Hund. Ein anderes Mal, als sie so plötzlich und laut schrie, wich sie dem Nachfragen des Arztes zunächst »mit einem nichtssagenden Lächeln aus.« Später antwortete sie, »sie habe ihre Tage bekommen und dabei plötzlich heftige Schmerzen gehabt.« Im darauf folgenden Monat war sie zur Schwester abweisend und barsch und wollte tagelang nicht aufstehen. Eine Rückkehr in den strukturierten Tagesablauf und zur Arbeit in der Küche war nach Abklingen dieser Attacken oft erst nach mehreren Tagen möglich.

Im März 1936 schilderte der Klinikarzt die Bemühungen; so erklärt vermutlich Dr. Frobenius: »Das Befinden Ihrer Tochter ist unverändert, wenigstens im grossen und ganzen. Während ihrer Periode ist sie allerdings das letzte Mal wieder etwas umgekippt, insofern sie da einige Zerstreutheiten an den Tag gelegt hat. Zu einer gemeinschaftlichen Betätigung, Skifahrt oder Spaziergang, ist sie noch nicht gekommen, aber an Fastnacht hätten wir sie beinahe soweit gehabt, mitzumachen. Sie liess sich ein Kostüm besorgen, wollte als Bauernmädel kommen, hat aber leider ganz kurz vorher ihre Beteiligung abgesagt. Leider muss man ja auch sagen, dass sie ausser ihrer Küchenarbeit kein Interesse an den Tag legt, weder Vorträge noch Konzerte besucht sie. Sie liest auch nicht viel und hält sich immer ganz abseits.«[738]

Im nächsten Brief wird das instabile und sehr wechselhafte Befinden abermals deutlich: »Seit unserm letzten Bericht ist das Gesamtbild bei Ihrer Tochter etwas uneinheitlich. Wir dachten erst, dass sie in der Arbeit nachließ, läge an dem gleichzeitigen Eintreffen der Periode. Nun hat sich aber diesmal ein Mangel an Aufmerksamkeit und Konzentration länger hingezogen, sie wirkte bei der Arbeit des öftern sogar zerfahren.«[739]

Magdalenes Mutter besuchte ihre Tochter weiterhin regelmäßig alle sechs bis acht Wochen. Magdalene reagierte auf ihre Mutter inzwischen nur noch selten ablehnend und gereizt So heißt es: »Frl. M.-L. zeigte sich der Mutter gegenüber freundlicher als früher. Allerdings war sie zuletzt wieder mürrisch u. abweisend. Dem Bruder gegenüber ist sie direkt schelmisch-heiter, auch in der Unterhaltung mit ihm natürlich u. unauffällig. Nur einmal hat sie ihm eine kleine Szene gemacht, lag anderntags lange zu Bett, drehte den Rücken nach außen u. war für nichts zugänglich. Nur die Nachricht, daß ihr Bruder gekommen sei, interessierte sie anscheinend wieder, sie stand auf, zog sich an u. war, wie wenn nichts gewesen wäre.«[740]

Nach einem ¾ Jahr war die Diagnose immer noch nicht gestellt. Frau Maier-Leibnitz' Vertrauen in die Ärzte des Sanatoriums Wiesneck schwand. Gegenüber einem Arzt in Stuttgart erklärte sie ihre Bedenken. Dieser wiederum holte sich Rat an der Universitätsklinik Tübingen und teilte den Sachverhalt derart mit: »In meine psychotherapeutische Sprechstunde kam letzte Woche eine Frau Professor X (sie

738 Ärztlicher Brief aus dem Sanatorium Wiesneck e.V. in Buchenbach an Marianne Maier-Leibnitz vom 3. März 1936.
739 Ärztlicher Brief aus dem Sanatorium Wiesneck e.V. in Buchenbach an Marianne Maier-Leibnitz vom 16. März 1936.
740 Bericht vom 2. August 1936.

bittet dringend, vorerst keinen Namen zu nennen) und bat um Rat wegen ihrer jüngsten 20jährigen Tochter, die seit ¾ Jahren in dem früheren anthroposoph. Sanatorium Wiesneck v. Dr. Husemann in Baden sei und nicht freigegeben werde wegen Schizophrenieverdachtes. Dr. Husemann habe mitgeteilt, daß er die Tochter erst dem Bezirksarzt vorstellen müsse, da nur mit bezirksärztlicher Erlaubnis ein Verlassen seiner Anstalt auch für vorübergehenden Urlaub gestattet sei für Patienten, die im Verdacht stünden, an einer erblichen Geisteskrankheit zu leiden. [...] Dieses Verhalten des Dr. Husemann kommt mir sehr eigenartig vor und ich kann nicht verstehen, wie man ohne jegliche Behandlung nur mit ›Arbeitstherapie‹ ein 20jähriges Mädchen [ein, d. V.] ¾ Jahr seinen Eltern vorenthalten kann mit der Begründung ›Sie ist nicht geisteskrank, kann aber dafür gehalten werden, deshalb warten wir zu, bis sie einen besseren Eindruck auf den Bezirksarzt macht!‹. – Ich möchte nun bitten, mir mitzuteilen, ob ein solches Verhalten Dr. H.'s zulässig ist, ob die Eltern nicht darauf bestehen können, ihr Kind nach Hause zu nehmen, wenn sie bereit sind, dasselbe sofort wieder unter ärztliche Aufsicht und Behandlung zu stellen und so, bei tatsächlichem Schizophrenieverdacht, durch den betreffenden Arzt die vorgeschriebene Meldung an den zuständigen Kreisarzt gemacht würde.«[741]

Unklar ist, ob Prof. Gauss oder Dr. Weitbrecht auch direkten Kontakt mit Dr. Husemann aufnahmen. Weitere Nachfragen und Bitten der Eltern nach einer zumindest befristeten Entlassung Magdalenes führten dann am 14. August 1936 zum Erfolg. Am 2. August 1936 heißt es: »Da die Eltern sie mit auf Urlaub nehmen wollen, Anfrage beim zuständigen Gesundheitsamt unter Darlegung des Sachverhaltes.« Der nächste Eintrag vom 14. August 1936 lautet: »Mit telef[onisch) eingeholter Erlaubnis des Gesundheitsamtes entlassen. Frl. M.-L. nimmt die Nachricht mit sichtlicher Freude auf und fährt mit ihrem Bruder zu den Eltern nach der Schweiz ab.«

3.6.11 Nervenklinik der Universität Tübingen

Am Montag, den 21. September 1936 traf nach vorheriger Anmeldung Magdalene Maier-Leibnitz in Begleitung ihrer Mutter in der Universitätsklinik Tübingen ein. »Sie steht unter Skopolamin-Morphium Wirkung.«[742] Diese Mischung eines Alkaloids mit einem starken Schmerzmittel galt als Mittel der Wahl zur akuten Behand-

741 UAT Bestand Nervenklinik 669/7481: Brief von Dr. Weitbrecht an Prof. Gauss vom 1. Juli 1936.

742 Jan Leygraf formuliert dazu in seiner medizinhistorischen Dissertation: »Eine wichtige Rolle, besonders bei der Behandlung agitierter Patienten, nahmen die verschiedenen Sedativa ein. Hier kamen vor allem Morphium, Scopolamin, Bromide, Chloralhydrat, Paraldehyd und schließlich die Barbiturate zum Einsatz. Diese Medikamente wurden natürlich nicht mit kurativem Anspruch gegeben, sondern dienten lediglich einer Beeinflussung der Symptomatik. Der Umgang mit diesen Medikamenten wird durch ein Zitat von Binswanger verdeutlicht. Dieser hob in seinem Lehrbuch der Psychiatrie die Wirkung von Scopolamin hervor: ›Das souveräne Mittel zur raschen Bekämpfung schwerer tobsüchtiger Erregung, das auch in der Hand des praktischen Arztes bei der Einlieferung von Geisteskranken in die Irrenanstalten unentbehrlich ist, ist das Scopolamin. Es versagt fast nie. Wenn ja, so liegt der

lung schwerer Erregungszustände bei psychisch kranken Menschen. Aufgrund der Medikamentengabe war sie zunächst sediert und wurde auf ein Zimmer in der Verpflegungsklasse II gebracht. Tags darauf gab die Mutter bei der Ordination die Krankengeschichte wieder. Insbesondere schilderte sie den Verlauf seit der »Beurlaubung« aus Wiesneck. Der Arzt der Universitätsklinik fasste zusammen: »Zu Hause sei es allerdings wesentlich schlechter gegangen. Sie habe sich völlig gehen lassen, tagelang keine Körperpflege betrieben, fast jede Nacht Schreianfälle gehabt, in denen sie namentlich sie selbst mit den gemeinsten Ausdrücken belegt habe. Im übrigen völlig stuporös, gab keinerlei Auskunft, verweigerte oft die Nahrung, dann aber auch zeitweilig geordnet, so dass sie mit nach Arosa genommen werden konnte. Sie schloss sich dabei namentlich an ihren Bruder an, war allerdings meist wortkarg und ihre Erlebnisse wurden absichtlich nicht berührt. Nach der Rückkehr nach Stuttgart sei sie jedoch wieder in ihren alten Zustand verfallen, ja es sei sogar schlimmer geworden, weil sie häufiger wie vorher in diese Erregungszustände verfallen sei.«

Da Magdalene nach Tagen immer noch »völlig mutistisch« und in ihren Stupor verfallen war, wurde mit einer Insulintherapie begonnen. Die Insulinschocktherapie rief »zunächst Negativismus hervor.« Darunter sind folgende Handlungen zu verstehen: Widerstand, starke Verweigerungshaltung und massive Angst. Konkret beschrieb der behandelnde Arzt: »Steht nach mittags [sic!] nicht oder nur nach Anwendung von Gewalt auf. Dabei treten starke psychogene Mechanismen zu Tage. Wirft sich im Bett hin und her, fängt auch zu schimpfen an. Gelegentlich treten epileptische Anfälle auf.«[743] Auch nach der ersten Phase der Therapie, nach zwei Wochen, trat keine Besserung ein: »Bild unverändert, tageweise fügt sie sich unauffällig ein, geht mit der Schwester spazieren, sprachliche Äusserung sind spontan nicht zu beobacht [sic!], auf Befragen nur bei ganz indifferenten Augen, tageweise ist sie nicht zu bewegen, aufzustehen. Spontane Schreianfälle sind auch zu beobachten.«[744] Auf Wunsch der Mutter wurde nach weiteren zwei Wochen die Insulinkur abgebrochen; Magdalenes Zustand hatte sich leicht gebessert, sie wurde als »zugänglicher und geordneter«[745] beschrieben. »Schreianfälle« traten seltener auf, standen dann aber in Verbindung mit Anforderungen an sie: Eine Exploration beispielsweise führte zu dieser Reaktion. Am 20. Dezember erhielt Magdalene Maier-Leibnitz auf Wunsch der Mutter Ausgeherlaubnis in Stuttgart, kam jedoch nicht selbständig zurück, sondern wurde von der Polizei gebracht, die »das Mädchen am Neckar auf- und abgehend fand.«[746] Sie blieb über die Weihnachtsfeiertage bis zum 3. Januar 1937 in der Klinik und wurde dann wie geplant nach Hause entlassen.

Drei Tage später wies der Hausarzt sie bereits wieder ein, »da sie in der letzten Nacht unheimlich gebrüllt habe, so dass sie in einem Familienhaushalt nicht tragbar

Fehler gewöhnlich daran, dass zu kleine Dosen injiziert werden.« LEYGRAF, Die Behandlung, S. 8.

743 UAT Bestand Nervenklinik 669/7481: Eintrag vom 15. Oktober 1936.

744 Ebd.: Eintrag vom 1. November 1936.

745 Ebd.: Eintrag vom 15. November 1936.

746 Ebd.: Eintrag vom 20. Dezember 1936.

sei. Liegt in der gewohnten Weise mit geschlossenen Augen im Bett und reagiert auf nichts. Wenn man sie aufrichtet lässt sie sich wieder völlig schlaff zusammensinken und bleibt in dieser Haltung unbewegt liegen.«[747] Auf Beschäftigungsversuche reagierte sie abwehrend und mit Schreien. Bei einem Spaziergang versuchte sie auszureißen und musste mit dem Auto geholt werden. Mittels Injektion eines Morphinderivats wurde sie zugänglicher[748] und gesprächiger und »brachte zum Ausdruck, dass sie die beansichtigte [sic!] Übersiedlung zu Frl. Aichele ablehne, diese sei ihr unsympathisch, im übrigen sei es ihr egal wo man sie unterbringe, das Leben habe keinen Wert und keinen Sinn. An niemanden auf der Welt habe sie eine Bindung, ihre Haltung ist auch in den sprachlichen Aeusserungen durchaus ablehnend, aber inhaltlich korrekt.«[749] In der Klinik blieb Magdalenes Zustand sehr labil. An manchen Tagen schien sie aufgeschlossener zu sein, dann wiederum war sie unzugänglich, schrie angstvoll, wirkte »infantil«, »läppisch« und »trotzig«.[750] Am 25. März erfolgte die versuchsweise Entlassung nach Hause, nachdem die Mutter über eine mögliche Verschlimmerung in Kenntnis gesetzt worden war.

Ob Magdalene nun zu Hause in Privatpflege betreut wurde – oder eventuell doch im Haus Aichele in Beuren war, wie in Tübingen angedeutet, konnte nicht eruiert werden. Die nächste biografische Information findet sich ein dreiviertel Jahr später mit der Aufnahme als Patientin in die Privatklinik Kennenburg am 26. Januar 1938.

3.6.12 Privatklinik Kennenburg

Von ihrem längsten Klinikaufenthalt ist die Quellenlage am dürftigsten. Die erhaltenen Archivalien beschränken sich auf eine Sammlung von Klinikrechnungen für das Jahr 1940, einige wenige Briefe der Klinik an die Eltern und Angaben aus den Klinikaufnahmebüchern und Statistiken.[751]

Mit einem Brief vom 27. Januar 1938 teilte Reinhold Krauß Herrn Maier-Leibnitz mit: »Ihr Fräulein Tochter wurde gestern anstandslos, ohne dass sie irgendwelche Schwierigkeiten gemacht hätte, von Herrn Dr. Fuhry hierher überführt.«[752] Der Tagessatz der Privatklinik betrug 1940 9 RM, ab September wurde der Preis nach einem Gespräch mit Marianne Maier-Leibnitz auf 8 RM reduziert. Dazu addierten sich noch die Kosten für Flickarbeiten, besondere Getränke oder Süßigkeiten, Seifen und Monatshygiene, Friseur, Bäder, Porto oder Arztbriefe. Die Arzneimittelausgaben schwankten extrem zwischen 24,73 RM im April 1940 und 2,85 RM im Juli 1940.

747 Ebd.: Eintrag vom 6. Januar 1937.
748 Ebd.: Eintrag vom 15. Februar 1937. Zudem ist hierbei formuliert: Apomorphingabe »Um sie zu etwas disziplinierterem Verhalten zu zwingen.« In dieser Formulierung manifestiert sich überdies der zeitgenössische Diskurs über Devianz und gesellschaftliche Forderungen. Das erwartete Verhalten war »Disziplin«, das auf Seiten der Pflege und Medizin angewandte Mittel »Zwang«.
749 Ebd.: Eintrag vom 15. Februar 1937.
750 Ebd.: Eintrag vom 25. März 1937.
751 HStAS E 151/53 Bü 628: Liste aller Patienten und Patientinnen, Stand 1. Januar 1940.
752 Im Folgenden: StAE NL Magdalene Maier-Leibnitz 8.

Hygieneartikel und Saft standen regelmäßig jeden Monat auf der Rechnung, Friseurkosten alle drei Monate. Lediglich zwei Mal, im September und November 1940, entstanden noch Ausgaben für Schokolade. Im September 1940 und im Oktober 1940 berechnete Paul Krauß noch ein Honorar für einen extra verfassten ärztlichen Bericht. Aufgrund des zeitlichen Ablaufs könnten diese Arztberichte im Zusammenhang mit der »T4-Aktion« und der Selektion Magdalenes gestanden haben.

Die Klinikleitung unterrichtete die Eltern regelmäßig in Briefen oder bei den Besuchen über den Zustand ihrer Tochter. Am 4. September 1940 teilte Dr. Reinhold Krauß[753] mit: »Im grossen und ganzen ist das Befinden Ihres Fräulein Tochter unverändert. Sie war in letzter Zeit recht schwer aus dem Bett zu bringen und setzte Versuchen, das Aufstehen zu erreichen, jeweils erheblichen Widerstand entgegen. Ein kurz dauernder Erregungszustand klang bald wieder ab.«

Wer jeweils und in welchem Turnus Magdalene besuchte, ist nicht belegt. Es gibt Hinweise, dass die Kontaktpflege weiterhin hauptsächlich die Mutter übernahm. Sie wurde dabei auch unterstützt; so besuchte im September 1940 die Schwägerin Rita die kranke Magdalene. Die letzte vorhandene Nachricht aus der Privatklinik Kennenburg stammt vom 12. März 1941. In diesem Brief an Prof. Maier-Leibnitz berichtete Paul oder Reinhold Krauß[754] knapp: »Über das Befinden Ihres Fräulein Tochter ist nichts Neues zu berichten. Sie ist nach wie vor teilnahmslos und inaktiv. Einige Male wurden kurz dauernde und rasch abklingende Erregungen beobachtet.«

3.6.13 Ermordung in Hadamar

Die nächste überlieferte Nachricht an die Eltern kam von der Heilanstalt Weinsberg mit der Verlegungsmitteilung, dann folgte eine Todesnachricht aus der Landes-Heil- und Pflegeanstalt Sonnenstein am 8. Mai 1941. In diesem »Trostbrief« wurde sowohl die Verlegung Magdalenes nach Sonnenstein als auch ihr unerwarteter Tod »an einer durch Lungentuberkulose hervorgerufenen Lungenblutung«[755] mitgeteilt. Hermann Maier-Leibnitz forderte den Nachlass seiner Tochter ein und ließ die Urne auf dem Waldfriedhof Stuttgart bestatten.

Der tatsächliche Ablauf war wie folgt: Am 27. März 1941 wurde Magdalene Maier-Leibnitz in die psychiatrische Landesklinik Weinsberg verlegt.[756] Von dort aus wurde sie mit 63 weiteren Patienten am 22. April 1941 nach Hadamar transpor-

753 Beide Ärzte, Dr. Reinhold und Dr. Paul Krauß, unterschrieben nur mit ihrem Nachnamen. Die Unterschriften sind ähnlich. Hier unterschrieb Dr. Reinhold Krauß.

754 Es lässt sich bei diesem Brief nicht klären, ob ihn Dr. Reinhold Krauß oder Dr. Paul Krauß verfasst hat.

755 StAE NL Magdalene Maier-Leibnitz 8: Brief der Landes- Heil- und Pflegeanstalt Sonnenstein Pirna an Hermann Maier-Leibnitz vom 8. Mai 1941.

756 StAL PL 423 I: Aufnahmebuch der Privatklinik Kennenburg, F 1/234 Bd. 317, Verpflegungsgelderliste Landesfürsorgeverband für vorübergehend verlegte Kranke von 1941 Bd. 3/1941 (betrifft Verlegung nach Weinsberg), sowie Bd. 316. Als Tagessatz wurde ihren Eltern von der Klinik in Weinsberg, wie schon in der Privatklinik Kennenburg, 8 RM in Rechnung gestellt. Bei den Patienten der 3. Klasse lag der Tagessatz lediglich bei 1,50 RM.

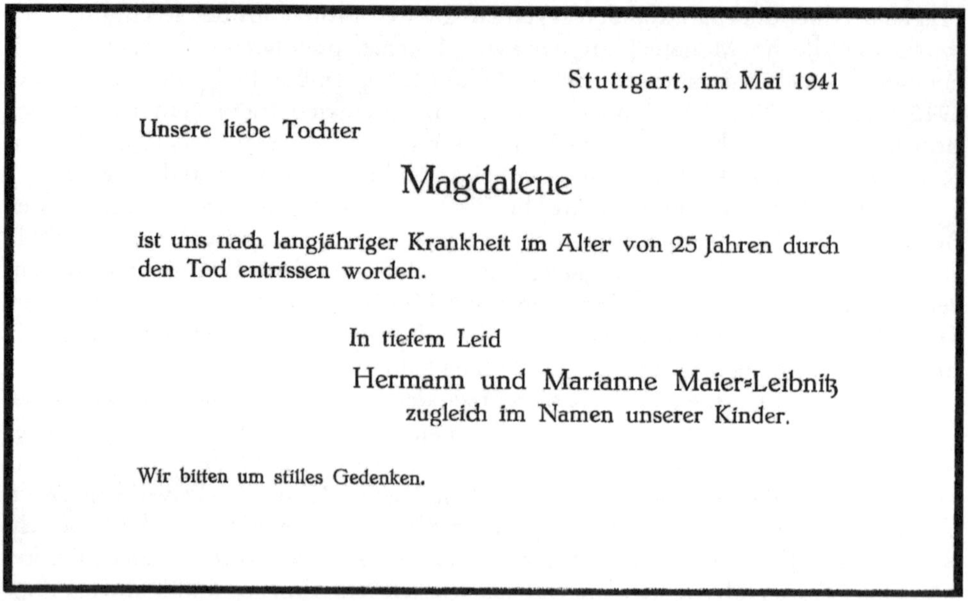

Stuttgart, im Mai 1941

Unsere liebe Tochter

Magdalene

ist uns nach langjähriger Krankheit im Alter von 25 Jahren durch den Tod entrissen worden.

In tiefem Leid

Hermann und Marianne Maier-Leibnitz
zugleich im Namen unserer Kinder.

Wir bitten um stilles Gedenken.

Abb. 15 Benachrichtigungskarte der Familie über den Tod von Magdalene Maier-Leibnitz, Mai 1941. StAE Nachlass Magdalene Maier-Leibnitz 8

tiert und in der im Keller der Anstalt befindlichen Gaskammer ermordet.[757] Die Verpflegungskosten wurden der Familie bis zu dem falschen, später datierten Todestag in Rechnung gestellt.

3.6.14 Andenken

Mit der umfassenden Rekonstruktion der Lebensgeschichte der im Alter von 25 Jahren ermordeten Magdalene Maier-Leibnitz und der Übergabe eines ersten umfangreichen Manuskripts an die Angehörigen Magdalenes, an die Evangelische Gesamtkirchengemeinde und das Stadtarchiv Esslingen im Sommer 2008 konnten weitere Formen des Gedenkens angestoßen werden. So wurde im Juni 2009 ein Gedenkstein für alle Opfer der ehemaligen Privatklinik Kennenburg im Rahmen einer eindrucksvollen Feier gesetzt. Im Hof des Georgii-Gymnasiums erinnert seit April 2011 ein Stolperstein an Magdalene als Schülerin und eine Arbeitsgruppe des Gymnasiums befasste sich auf Grundlage der in der Schule verwahrten Unterlagen mit ihrer Biographie. Ein weiterer Stolperstein wurde im April 2011 vor ihrem Wohnhaus in der Deffnerstraße verlegt.

In der von der Deutschen Gesellschaft für Psychiatrie und Psychotherapie, Psychosomatik und Nervenheilkunde im Januar 2014 im Paul-Löbe-Haus in Berlin

757 E-mail Gedenkstätte Hadamar: PD. Dr. Georg Lilienthal an die Autorin vom 28. Juni 2006.

präsentierten Wanderausstellung werden ihr Leben und die bewusst falsche Aussage zu ihrem Sterben ausführlich dargestellt.[758]

3.7 Lotte Schweizer (1912–1942)

Lediglich eine Kennenburger Krankenakte über den Zeitraum vom 2. September 1937 bis 29. Mai 1941 eröffnet den Blick auf die jüdische Patientin[759] Lotte Schweizer.[760] In dieser Zeit wurde sie in der Privatklinik Kennenburg versorgt. Die Akte enthält die Krankengeschichte, einige Briefe des Vaters an die Klinik und die regelmäßigen, fast monatlichen Briefe an diesen von der Klinikleitung. Diese Briefe sind meist unterschrieben mit dem Grußwort: »Mit höflichen Empfehlungen«, nur selten mit »Heil Hitler«. In der Krankenakte liegt zuoberst zudem ein Briefumschlag, in dem neun Fotos in Passbildformat von Lotte Schweizer, datiert vom 29. Dezember 1938, aufbewahrt werden.

Die Fotos erschrecken; Lotte Schweizer wirkt entstellt, die Augen werden ihr aufgehalten, die Gesichtshaut ist sehr fleckig. Am äußeren rechten Bildrand sieht man die Krankenschwester oder zumindest deren Hände, die Lotte Schweizer festhalten. Die Position von Lotte Schweizer ist stets die gleiche. Doch der Kopf erscheint auf vier der Fotos leicht geneigt. Die Kissen im Rücken und unter dem linken Arm erwecken den Anschein, als ob sie Stabilisierung für diese Haltung benötigte. Die Knöpfe der Bluse oder des Pyjamaoberteils lassen im Bauchbereich den Blick auf die Haut zu. Im Hintergrund, dem unteren dunkleren Teil der Wand ist ein Netz zu erkennen, das auch in der Klinik Kennenburg zur Ruhigstellung und Fixierung von Kranken über das Bett geworfen und befestigt wurde.[761] Der kleine Lappen, der sich am Bauch, ausgehend von der Hose, zeigt, kann ein Hinweis auf Inkontinenz und eine Einlage sein.

Im Kontext der Krankengeschichte erhalten die Photoaufnahmen und die Art des Portraits eine Plausibilität. Lotte Schweizer, geboren am 16. April 1912, war Jüdin und litt seit circa 1931 an einer Schizophrenie. Die Vorgeschichte, verfasst von Privatdozent Dr. Herz von der Klinik Frankfurt, in der Lotte Schweizer vor ihrer Übernahme in die Privatklinik Kennenburg behandelt worden war, findet sich in einer Zusammenfassung in der Krankenakte: »Die Pat. hat das Abitur gemacht,

758 Lutz, Plagemann, Schneider, Erfasst.

759 Auf die noch sehr rudimentäre Forschung zu jüdischen Patienten und Patientinnen und insbesondere das Fehlen ausführlicher Biographien weist Lilienthal, Jüdische Patienten hin. Aktuell siehe auch: Hinz-Wessels, Antisemitismus und Krankenmord. Zur Rolle der Heilanstalt Zwiefalten als Sammelstelle für jüdische Patienten siehe Rexer, »Euthanasie«, S. 18–22.

760 Im Folgenden, wenn nicht anders angegeben, aus: StAL PL 423 I Aufnahmenr. 3405. Lotte Schweizer war von 27. Juni 1937 – 2. September 1937 in der Universitätsklinik Frankfurt/Main in Behandlung.

761 Siehe hierzu die Geschichte der Gertrud N., ebenfalls Euthanasieopfer, die in der Privatklinik Kennenburg behandelt, nach Grafeneck verlegt und dort ermordet wurde. Topp, Im Netz.

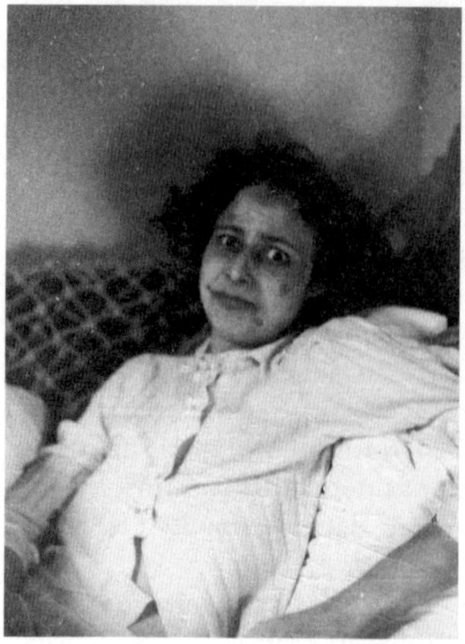

Abb. 16 Lotte Schweizer.
StAL PL 423 I Aufnahmenr. 3405

nachher zu studieren versucht, sich dann auf die Photographie geworfen, sei nirgends bei der Stange geblieben, habe längere Zeit in der Schweiz gelebt. [...] Cardiazolkur in Frankfurt in der Kleist'schen Klinik gemacht ohne Erfolg.«

In der Klinik Kennenburg, in die sie am 2. September 1937 aufgenommen wurde, war zunächst eine Beschäftigungsbehandlung vorgesehen. Aufgrund der Schwere der Erkrankung begann man jedoch am 26. Oktober 1937 mit einer Insulinkur. Eine Besserung trat zunächst nicht ein. Die Klinik notierte: »Sie ist absolut krankheitsuneinsichtlich [sic!] Sie verplempert ihren Tag ohne etwas damit anzufangen, legt sich häufig ins Bett. Wäscht sich ungern, ist nicht dazu zu bewegen ihre Haare zu kämmen.«

Im Dezember 1937 zeigte sich unter der Insulintherapie mit insgesamt 34 Schockbehandlungen innerhalb von zwei Monaten doch noch eine Remission und sie konnte alltägliche Arbeiten verrichten: »Sie ist zur Zeit sehr guter Stimmung, hilft bei Hausarbeiten mit, ist reinlicher, zeigt Interesse für Bücher und Bilder. Ging auf eigenen Wunsch und Weisungen mit einer Pflegerin zur Stadt, um kleinere Einkäufe zu tätigen. [...] Bei einem Besuch ihrer älteren Freundin über Weihnachten war sie sehr nett und unterhaltend.«

Im Februar 1938 jedoch trat eine Verschlechterung ein. Ihr Zustand wurde als »explosive Gereiztheit« bezeichnet, darüber hinaus stifte sie »allerlei Unsinn«, sei »spitzfindig und raffiniert.« An späterer Stelle wurde von Halluzinationen und Nahrungsverweigerung berichtet. Wiederholt wurde sie deswegen über eine Nasensonde ernährt. Medizinische Fachtermini wechseln sich in der Krankengeschichte mit umgangssprachlichen Beurteilungen ihres Verhaltens ab. So im Juni 1938, als sie auf der »unruhigen Abteilung« versorgt wurde: »Autistisch, scheint zu halluzinieren, oberflächlicher Affekt, nicht zu fixieren, keine Krankheitseinsicht. In ihrem Benehmen egoistisch, oft anmaßend und frech.« Eine erneute Insulinkur im September 1938 wurde auf Wunsch der Angehörigen abgebrochen.

Am 29. Oktober musste Lotte Schweizer wegen einer Scharlacherkrankung ins Esslinger Krankenhaus verlegt werden. Dort blieb sie bis zum 3. Dezember. Bereits im Esslinger Krankenhaus wurde sie erneut über eine Magensonde ernährt. Nach der Rückverlegung hieß es, dass sie oft stundenlang schrie, »immer noch in katatoner Getriebenheit« stand und weiterhin über eine Sonde ernährt werden musste.

Regelmäßig informierte sich der Vater über den Zustand seiner Tochter, meldete sich zu Besuchen an, von denen die Klinikleitung jedoch wegen des schweren Krankheitsverlaufs meist abriet. Auch die tageweise Entlassung seiner Tochter, um sie »für einen kurzen Sprung nach Frankfurt« mitzunehmen, lehnte die Klinik ab. Zweimal pro Jahr bedachte Ludwig Schweizer die Klinik mit großzügigen Spenden von je 70 RM für die Angestelltenkasse. Dieser Betrag entsprach circa 9 Verpflegungstagen zweiter Klasse.

Im Gegenzug unterstützte die Klinik den Vater Ludwig Schweizer, als er Ende 1938 für seine Tochter eine Kennkarte beantragen wollte. Die dafür notwendigen Passfotos wurden in der Klinik aufgenommen. Bei den beschriebenen und in der Krankenakte verwahrten Fotos handelt es sich also um diese Passbilder. Lotte Schweizer war im Dezember 1938 noch gekennzeichnet von der durchgemachten Scharlacherkrankung, die aufgrund ihrer Grunderkrankung, der Sondenernährung und den möglichen Therapiemethoden einen schweren Verlauf hatte und mit einem großflächigen Exanthem und einer Schuppung der Haut einherging, was die fleckige Haut auf den Fotos erklärt. Die gewünschte Kennkarte verweist auf Auswanderungspläne, die diese Familie hegte. Ein Teil der Verwandtschaft war im August 1939 bereits nach England oder Frankreich emigriert. Der Esslinger Polizeiamtsvorstand[762] aber verweigerte die Ausstellung einer Kennkarte für Lotte Schweizer aufgrund ihres Gesundheitszustandes.

Ludwig Schweizer sorgte sich um seine Tochter, um seine eigene Zukunft und um die seiner Verwandten, weswegen er in einem Brief vom 22. August 1939 Adressen von Familienmitgliedern an die Klinik Kennenburg schickte, mit der Bitte bei Notfällen, falls er nicht erreichbar sei, die sieben aufgelisteten Personen der Reihe nach zu kontaktieren. Dabei handelte es sich um Tanten, Cousins und Cousinen, die bereits nach England und Frankreich emigriert waren. Eine Woche darauf folgte eine weitere Notadresse, dieses Mal eine aus Frankfurt. Im April 1940 unternahm Ludwig Schweizer einen erneuten Versuch, die mögliche Auswanderung mit seiner Tochter vorzubereiten. Er bat Dr. Fuhry in einem Brief: »Obwohl es beim heutigen Gesundheitszustand unserer Tochter zwecklos erscheinen mag, möchte ich doch vorsorglich nicht unterlassen sie – wie auch uns selbst – für die Vereinigten Staaten registrieren zu lassen. Ich erlaube mir daher Ihnen einliegend einen Registrierungsantrag mit der Bitte zu überreichen, in einem günstigen Augenblick zu versuchen, dass Lotte ihren Namen an der bezeichneten Stelle unterschreibt. Nur: Lotte Schweizer (nicht Sara).« Hinweise, darauf, ob die Unterschrift geleistet wurde, fehlen in der Krankenakte.

762 Die Unterschrift ist gänzlich unleserlich.

Die Einträge in der Krankengeschichte wurden im Verlauf des Jahres 1939 und 1940 knapper. Eine neuerliche medikamentöse Behandlung führte zu einer leichten Besserung und einer Stabilisierung. Lotte Schweizer wurde ruhiger, die Nahrungsaufnahme besser, obgleich das Körpergewicht gerade bei 44 Kilogramm lag und wiederholt eine Sondenernährung notwendig wurde. Eine vorgesehene Zwangssterilisierung wurde wegen ihres schlechten Gesundheitszustands und der weiteren Anstaltsverwahrung ausgesetzt. Die rückwirkend, für den jeweils vergangenen Monat geschriebenen Einträge zeichnen das Bild einer schwerkranken jungen Frau. Für den Januar 1940 heißt es: »Frl. Schw[eizer] blieb weiter unzugänglich. Den ganzen Tag steht sie fast in der gleichen Stellung am gleichen Platz ihres Zimmers. Von ihrer Umgebung nimmt sie wenig Notiz, macht den Eindruck mit ihren Sinnestäuschungen stark beschäftigt zu sein. Von den Feiertagen hat sie keinerlei Notiz genommen. Die Nahrungsaufnahme wechselt, gelegentlich ist die Sondenfütterung bei ihr notwendig. In den Nächten stört sie öfter durch ihr anhaltendes Rufen und Schreien.« Und im Oktober 1940 wurde notiert: »In letzter Zeit fast dauernd sehr erregt, unzugänglich, schreit und tobt, Infolge des dauernden Stehens sind die Beine blau und geschwollen. Bei der Visite unzugänglich, gibt nur kurz Antworten mit den typischen Merkmalen der Zerfahrenheit und des Vorbeiredens.«

Im zeitgleich verfassten Brief an den Vater entsteht ein gänzlich anderes, weitaus besseres Bild von Lotte Schweizers Krankheitszustand. Am 8. Oktober 1940 schickte die Klinik folgenden Brief ab: »Das Befinden Ihres Fräulein Tochter war im vergangenen Monat wechselnd. Auf eine lange relativ ruhige Zeit folgten erregtere Tage, in denen zur Behebung der Unruhe auch Beruhigungsinjektionen notwendig wurden. Die Nahrungsaufnahme war zeitweise erfreulicherweise überdurchschnittlich gut; auch in den erregten Tagen war sie zufrieden stellend.« In der Krankenakte hingegen ist für November 1940 zu lesen: »Stupor, Kataton, Grimassieren, tobt, brüllt enthemmt derbe Ausdrücke, akustische Halluzinationen, steht, kauert.«

Lotte Schweizer stand nach Aussage von Paul Krauß anfänglich nicht auf der Liste, der für die Verlegung nach Grafeneck vorgesehenen Kranken. Dennoch sollte sie bei dem für den 16. Oktober geplanten Transport mitgenommen werden, was sich auch aus der Eintragung ihrer Krankenakte erschließt. Dr. Hans Fuhry schrieb: »16.10.40 Wird heute auf Grund besonderer Anordnung verlegt.« [Satz ist durchgestrichen; Schrift von Dr. Hans Fuhry, d.V.] Da dieser Transport nach Grafeneck nicht stattfand, wurde in ihrer Krankenakte später vermerkt: »Nov. 40 geplante Verlegung ist bisher nicht zur Ausführung gekommen.«

Paul Krauß ging davon aus, Lotte Schweizer gerettet zu haben, da sie bis 29. Mai 1941 weiterhin in seiner Klinik versorgte werden konnte und nicht in die mittlerweile als Zwischenanstalt bekannte Psychiatrische Landesklinik Weinsberg verlegt worden war. Die einzige Anstalt, in die sie als Jüdin aufgenommen werden konnte, war die Jüdische Heilanstalt Sayn. Die bürokratischen Maßnahmen zur Verlegung dorthin übernahm die Reichsvereinigung der Juden in Deutschland[763] in Berlin.

763 Bisher existieren nur lokale Forschungen zur Funktion der Reichsvereinigung der Juden in Deutschland. Siehe hierzu: MEYER, Gratwanderung.

Diese stimmte der Aufnahme am 20. Mai 1941 zu; die Verlegung fand dann neun Tage später statt. Ein Jahr später, am 15. Juni 1942, wurden sie und 1003 weitere Personen mit dem Transport Nr. 5.43 der Reichsbahn von Koblenz aus nach Sobibor deportiert und dort ermordet.[764]

3.8 Biografien weiterer Opfer

Insgesamt sieben Kranke wurden am 26. November 1940 von der Klinik Kennenburg nach Grafeneck deportiert. Informationen zu ihrer Herkunft, ihrer Ausbildung und – wenn möglich – Aussagen zum Kontakt mit ihrer Familie werden im Folgenden in alphabetischer Reihenfolge dargestellt. Ihre Namen sowie die der in Hadamar bzw. Sobibor ermordeten Magdalene Maier-Leibnitz und Lotte Schweizer sind auf der Gedenktafel im Garten der heutigen Altenpflegeeinrichtung Dienste für Menschen gGmbH in Kennenburg zu lesen.

Nicht dort aufgeführt sind die Namen des Juden Alfred Oppenheimer und der Jüdin Edith Stern, die beide bereits 1936 in andere Einrichtungen verlegt und von dort aus in Mordanstalten deportiert wurden. Zu dieser Zeit war die »Euthanasie«-Aktion noch nicht geplant. Die Kliniken, in denen beide versorgt wurden, konnten daher zu dieser Zeit noch nicht die Funktion einer Zwischenanstalt haben. Da in der Monographie über jüdisches Leben in Esslingen bereits beide als Patienten der Klinik Kennenburg und als Opfer der Mordaktion »T4« erwähnt wurden, soll ihrer als ehemalige Patienten dieser Anstalt ebenso gedacht werden. Ihre Lebensgeschichten werden abschließend skizziert.

Gerhard Becker, * 22. August 1901 Offenbach, † 26. November 1940 Grafeneck
Nach abgeschlossenem Ingenieurstudium und einigen Jahren Berufstätigkeit in Nordamerika und Argentinien erkrankte Gerhard Becker und suchte in der Privatklinik Bellevue in Kreuzlingen (Schweiz) Hilfe. Dort wurde er vom 15. September 1928 bis zum 22. Februar 1930 behandelt und dann in die Privatklinik Kennenburg in Esslingen weiterverlegt. Seine Mutter korrespondierte regelmäßig mit der Klinik und besuchte ihn zwei bis dreimal im Jahr. Für den 16. Oktober 1940 war die Deportation nach Grafeneck geplant. In der Krankenakte heißt es: »Am 16.10.40 auf Grund besonderer Anordnung verlegt.« Warum der Transport abgesagt wurde, konnte nicht geklärt werden. Die Verlegung nach Grafeneck mit den anderen Patienten und einer Patientin der Privatklinik geschah am 26. November 1940. Am selben Tag wurde Gerhard Becker ermordet.[765]

764 Hahn, Jüdisches Leben, S. 514. Gottwaldt, Schulle, »Judendeportationen«, S. 217–219.
765 BAB R 179/5329; Silberzahn-Jandt, Die Ermordung, S. 44–47.

Dr. jur. Robert Ernst Kurt Herzfeld, * 22. September 1888 Berlin, † 26. November 1940 Grafeneck

Robert Herzfeld stammte aus einer Familie des politisch engagierten Bildungsbürgertums. Sein Vater Joseph Herzfeld war Jude, hatte sich aber 1898 vom Judentum durch Austritt aus der jüdischen Gemeinde losgesagt und bezeichnete sich als konfessionslos. Die Mutter Emilie hatte keine jüdische Herkunft. Robert Herzfelds Vater war promovierter Jurist und von 1898 bis 1924 Mitglied im Reichstag – zunächst für die SPD, dann für die USPD und schließlich für die KPD. Robert Herzfeld studierte ebenfalls Jura und promovierte in Jena. Wie sein Vater war auch er für die »Rote Hilfe« anwaltlich tätig. Robert Herzfeld zeichnete sich zudem redaktionell verantwortlich für das in den 1920er Jahren dreimal im Monat erscheinende Mitteilungsblatt der »Roten Hilfe«. Er führte eine Kanzlei in Berlin in der Potsdamer Straße, trat dann in die Kanzlei seines Vaters ein und war dort in der Gitschiner Straße 110 bis ca. 1927 tätig. Mitte der 1920er Jahre wohnte er am Kurfürstendamm 194.

Robert Herzfeld war mit der am 16. Juli 1900 geborenen Helene Lotte Babette geb. Eckert aus Königsberg verheiratet. Aus dieser Ehe ging ein Sohn, der am 21. März 1925 geborene Joachim Richard, hervor. Wann die Familie nach Friedrichroda in Thüringen zog, ist unklar; das Adressbuch der Stadt Friedrichroda wies Robert Herzfeld im Jahr 1930 als Einwohner und Rechtsanwalt aus. Von dort verzog Robert Herzfeld mit seiner Frau nach Freiburg im Breisgau, wo er vom 1. Februar 1931 bis 1. Juli 1936 gemeldet war. Auf der Einwohnermeldekarte wurde nachträglich mit Rotstift ergänzt: »Jüd. Mischling«.

Der Umzug nach Freiburg fand ohne den Sohn Joachim statt. Dieser lebte bei seinen Großeltern und wanderte mit der Großmutter bereits 1932 nach Südtirol aus, wohin der Großvater kurz darauf folgte.

Von Freiburg aus zog Robert Herzfeld mit seiner Frau nach Fürstenberg, Stadt Hüfingen. Am 6. Oktober 1937 wurde er in der Privatklinik Kennenburg als Patient aufgenommen. Die neben seiner Erkrankung entscheidenden Kriterien für seine Aufnahme auf die Selektionsliste, obwohl Dr. Paul Krauß sich bemühte, ihn von der Liste zu streichen und somit zu retten, waren seine jüdische Herkunft und seine Unterstützung der KPD.

Im April 1940 wurde Robert, Helene und Joachim Herzfeld die deutsche Staatsbürgerschaft aberkannt. Am 26. November 1940 wurde Robert Herzfeld nach Grafeneck deportiert und ermordet.[766]

766 HStAS EA 99/001 Bü 164; StAF Einwohnermeldekartei; StAL F 235 III Bü 324; Auskünfte Dorothee Grafahrend-Gohmert, Deutscher Bundestag Abteilung Kunst im Deutschen Bundestag; email 13. März und 18. März 2014; Brauns, Rote Hilfe, S. 168–169; Berliner Adreßbuch 1923, S. 1196 und 1305; Berliner Adreßbuch 1927, S. 1266; Hahn, Jüdisches Leben, S. 512; Hepp, Ausbürgerung, Bd. 1, S. 320; Ladwig-Winters, Anwalt, S. 175; Schneider, Schwarz, Schwarz, halle, Rechtsanwälte, S. 162; Weber, Herbst, Deutsche Kommunisten, S. 366.

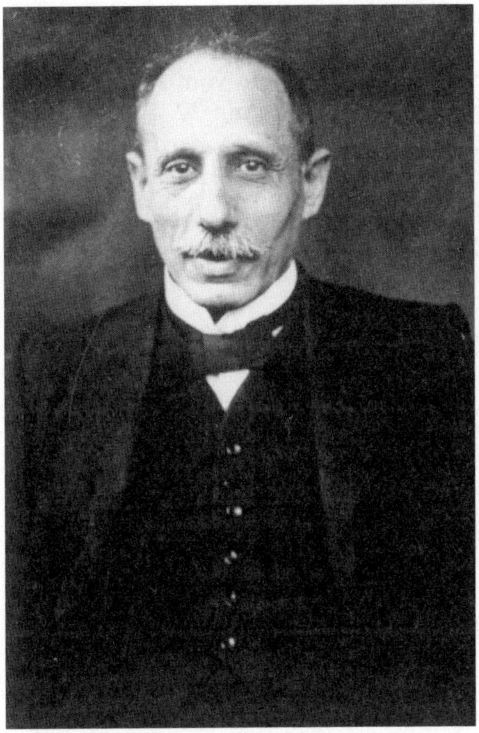

Abb. 17 Porträt von Alfred Oppenheimer. UAT 669/41179

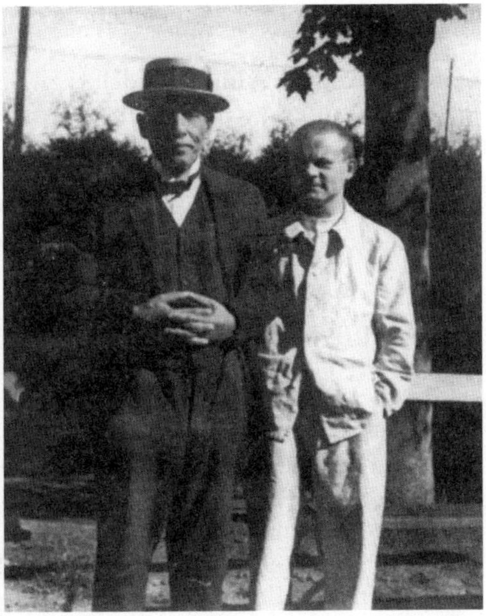

Abb. 18 Alfred Oppenheimer. UAT 669/41179

Reinhard Magnus Franz Friedrich Kirchner, * 7. November 1910 Saalfeld, Thüringen, † 26. November 1940 Grafeneck
Friedrich Kirchner wurde am 7. November 1910 in Saalfeld/Saale als erstes Kind seiner Eltern geboren und lebte dort bis zu seiner Erkrankung. Sein Vater Magnus war zunächst Pfarrvikar und später Archidiakon und Oberpfarrer in der Johannesgemeinde, seine Mutter Klara geb. Schmidt versorgte den Haushalt. Acht Jahre später kam seine Schwester Irene Dorothea Klara zur Welt. Als Gymnasiast wurde er am 12. August 1930 in die Nervenklinik der Universität Jena aufgenommen. Ob er direkt von dort nach Kennenburg verlegt wurde, ließ sich nicht klären. Am 29. Juni 1931 nahm ihn die Privatklinik Kennenburg auf; am 26. November 1940 wurde er nach Grafeneck deportiert und dort ermordet. Auch für ihn war bereits ein früherer Transport am 16. Oktober vorgesehen gewesen.[767]

767 StAL F 235 III Bü 408; Auskunft Stadtarchiv Saalfeld vom 9. Januar 2012; schriftliche Auskunft H. Kaufmann, Kirchbüro Kirchengemeinde Saalfeld, 2. Februar 2012.

Gertrud Neithold, * 28. Februar 1899 (Geburtsort unbekannt), † 26. November 1940 Grafeneck

In der Universitätsklinik Heidelberg wurde Gertrud Neithold vom 10. September 1932 bis zu ihrer Verlegung in die Privatklinik Kennenburg am 22. Februar 1933 behandelt. Ihr letzter Wohnsitz war im Jahr 1930 Zürich. Eine Berufsausbildung hatte Gertrud Neithold nicht abgeschlossen. In der Kennenburg erhielt sie regelmäßig Besuch von ihrer Mutter. Sie wurde am 26. November 1940 mit dem Transport von insgesamt acht Kranken nach Grafeneck verlegt und am gleichen Tag ermordet.[768]

Dr. jur. Alfred Oppenheimer, * 11. Dezember 1871 Würzburg, † 24. Mai 1940 Grafeneck

Der Jurist Alfred Oppenheimer stammte aus einer renommierten jüdischen Familie in Würzburg. Er war der älteste von drei Söhnen des Abraham Oppenheimer und der Hermine geb. Bluhm. Alfred Oppenheimer führte von 1900 bis 1905 in Würzburg eine Kanzlei, später war er in Tübingen und Stuttgart als Anwalt sowie wiederholt als Wissenschaftsjournalist tätig. Er war verheiratet; seine erste Frau starb im Jahr 1900, im selben Jahr, in dem sie einen Sohn geboren hatte. Zeitweise lebte Alfred Oppenheimer in England und Belgien. Im Jahr 1909 heiratete er erneut.

Nach einem Sanatoriumsaufenthalt in Frankfurt am Main wurde er am 14. April 1912 in die Universitätsnervenklinik Tübingen aufgenommen und blieb dort bis zum 1. November 1935. Sein Bruder Dr. Rudolf Oppenheimer, Urologe in Frankfurt am Main, führte die Geldgeschäfte für ihn. Als Amtsvormund war Fritz Israel Erlanger, früherer Lehrer am israelitischen Waisenhaus in Esslingen und seit 1939 in Göppingen lebend, eingesetzt. Die weitere Behandlung von Alfred Oppenheimer erfolgte in der Privatklinik Kennenburg, von wo aus er am 11. Juli 1936 nach Zwiefalten verlegt wurde. Inzwischen war er nicht mehr Privatzahler, sondern in der niedrigsten Verpflegungsklasse eingestuft. Ob die Kosten vom Fürsorgeamt übernommen wurden, ist unklar. Am 24. Mai 1940 wurde er mit insgesamt 68 Kranken nach Grafeneck verlegt und dort ermordet.[769]

Walter Plange, * 21. August 1905 Soest, † 26. November 1940 Grafeneck

Walter Plange war das älteste von insgesamt sieben Kindern des wohlhabenden Mühlenunternehmers Dr. phil. Rudolf Plange und seiner Frau Margarete (Gretchen) geb. Voßwinckel. Er legte sein Abitur am Humboldt Gymnasium in Düsseldorf ab und studierte an der TU in München Ingenieurwissenschaften. Sein Vater, der Chemiker Dr. phil. Rudolf Plange, führte in der fünften Generation einen Mühlenbetrieb mit 800 Angestellten. Nach dem Abschluss seines Studiums trat Walter Plange in die Firma ein und war maßgeblich für den innovativ konstruierten Bau des im Jahr 1928 fertiggestellten Getreidesilos mit 10.000 t Fassungsvolumen verantwortlich, bei

768 BAB R 179/4018; StAL PL 423 II Aufnahmebuch; Schriftliche Auskunft des Bevölkerungsamtes der Stadt Zürich; Topp; Im Netz; Silberzahn-Jandt, Ermordung.

769 Hahn, Jüdisches Leben, S. 514; UAT 309/7557; StAL F 235 III Bü 612; PL 423 II, Aufnahmebuch; Gedenkstätte Grafeneck, Transportkalendarium.

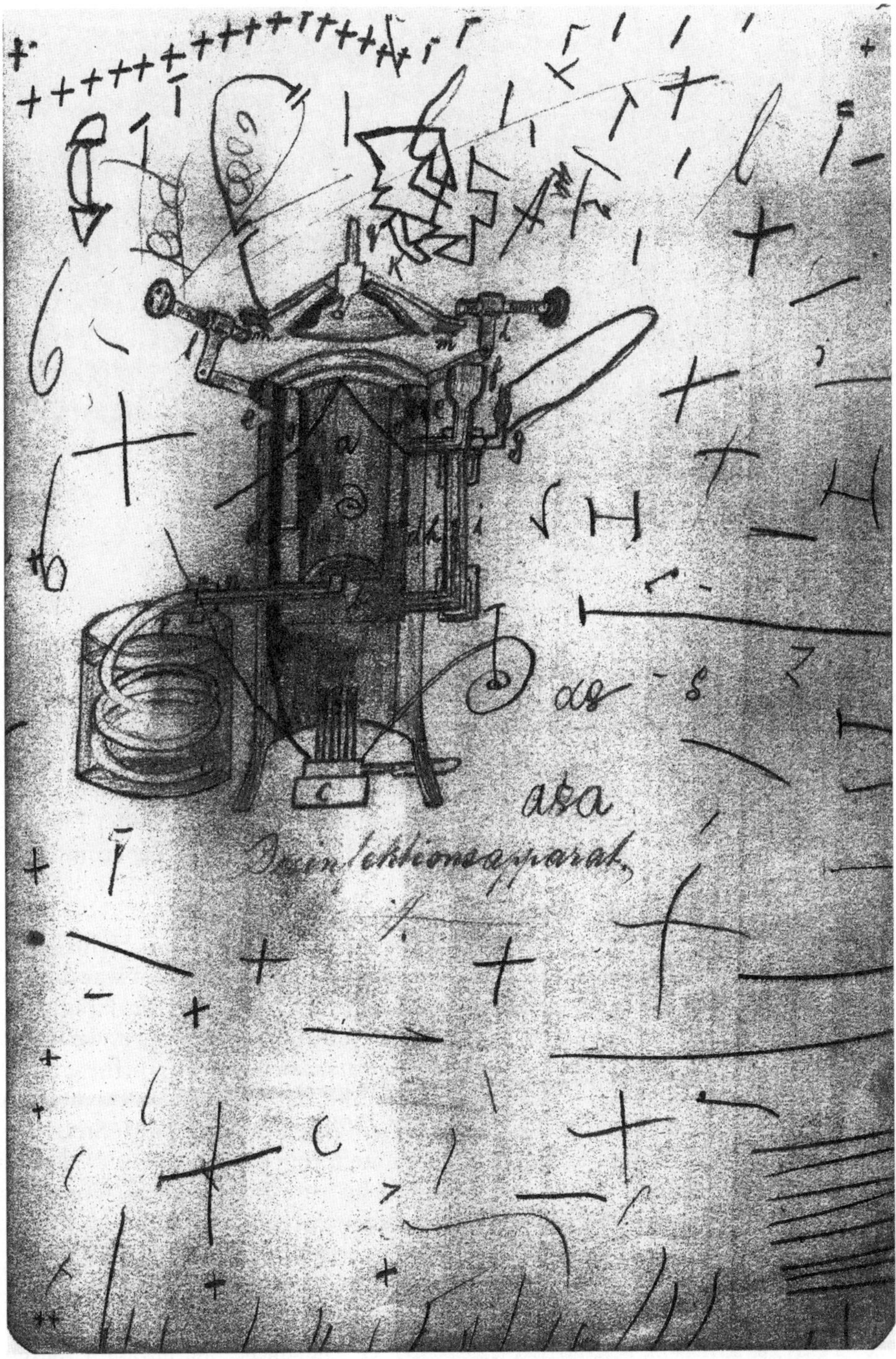

Abb. 19 Zeichnung »Desinfektionsapparat« von Alfred Oppenheimer. UAT 669/41179

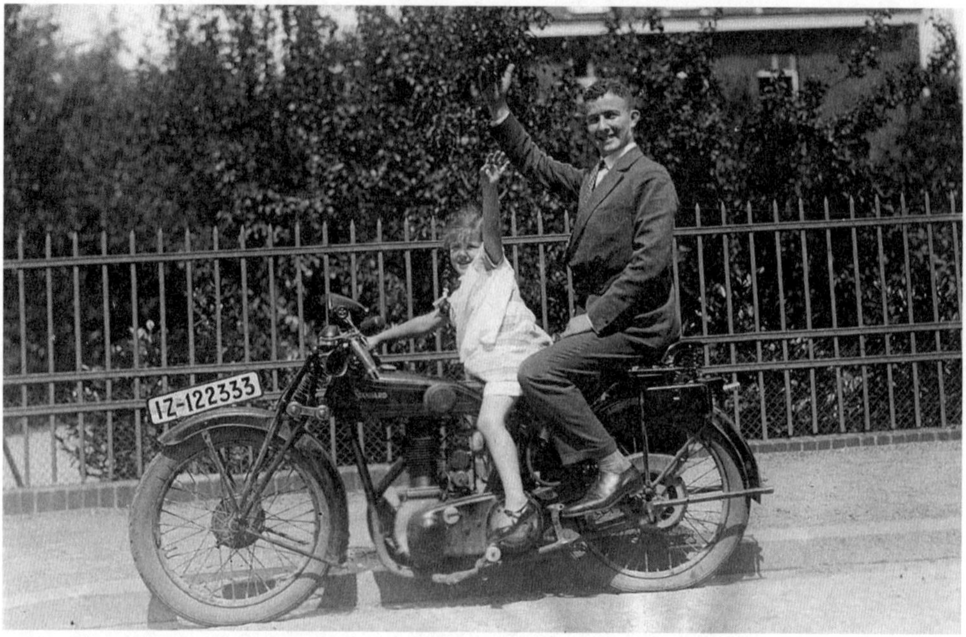

Abb. 20 Walter Plange. Privatbesitz

dem erstmals in Deutschland die Silozellen als frei gestaltete Rundsilos errichtet worden waren. Mehrfach benötigte Walter Plange Krankenhausaufenthalte. Am 12. Mai 1934 wurde er von der Dr. Hertz'schen Kuranstalt Bonn in die Privatklinik Kennenburg verlegt, nachdem er zuvor schon mehrmals in verschiedenen Kliniken stationär behandelt worden war. Am 26. November 1940 wurde Walter Plange mit dem Sammeltransport nach Grafeneck deportiert und am selben Tag ermordet.[770]

Edith Stern, * 9. April 1913 Stuttgart, † in Sobibor 1942
Edith Stern war das fünfte und letzte Kind des jüdischen Kaufmanns Heinrich Stern und seiner Frau Auguste geb. Lindauer. Die ältere Schwester Margot war drei Jahre älter als sie. Ihre jüngste Schwester starb mit knapp fünf Monaten, die darauf folgenden Zwillinge waren Totgeburten. 1918 zog die Familie nach Esslingen, wo ihr Vater bis 1931 Inhaber und Geschäftsführer eines Kaufhauses war. 1931 eröffnete Auguste Stern ein Textilwarengeschäft in der Pliensaustraße, das sie nach den Boykottaktionen und Repressionen des NS-Regimes 1937 aufgeben musste. Edith Stern wurde zwei Mal in die Klinik Kennenburg aufgenommen, vom 15. Dezember 1934 bis zum 13. April 1935 und erneut vom 11. Februar 1936 bis zum 25. März 1936. Von dort aus wurde sie in die nun einzige ausschließlich Juden vorbehaltene und von Juden geführte Heilanstalt Bendorf-Sayn bei Koblenz verlegt. Am 15. Juni 1942 wurde sie

770 HStAS E 151/53 Bü 628; StAL F 235 III Bü 632; mündliche Informationen von Jürgen Plange, Walter Planges Neffen, vom 28.12.2011.

wie Lotte Schweizer und 1003 Personen mit dem Transport Nr. 5.43 der Reichsbahn nach Sobibor deportiert und dort ermordet.[771]

Gerhard Karl Vorster, * 18. September 1894 Sinzig, Ahr, † 26. November 1940 Grafeneck

Er wuchs als zweites von vier Kindern des Gutsbesitzers Emil Vorster und seiner Frau Elisabeth auf dem Söhrehof in Crumbach auf. Seine jüngste Schwester starb bereits im Alter von drei Jahren. Sein ein Jahr älterer Bruder Eduard führte nach dem Tod des Vaters im Jahr 1933 das landwirtschaftliche Gut im Familienbesitz weiter. Zwei Jahre später verstarb die Mutter in Konstanz. Gerhard Vorster wurde bereits am 20. März 1918 in die Heilanstalt Kennenburg aufgenommen und in der aufwendigsten und kostspieligsten Verpflegungsklasse versorgt. Am 26. November 1940 wurde er mit dem Sammeltransport nach Grafeneck verfrachtet und am selben Tag ermordet. Das standesamtlich falsch beurkundete Sterbedatum ist der 8. Dezember 1940.[772]

Heinz Albert Heinrich Ludwig Zapf, * 26. November 1901 Kaiserslautern, † 26. November 1940 Grafeneck

Heinz Zapf lebte in Zweibrücken in der Pfalz. Er stammte aus einem bildungsbürgerlichen Elternhaus; der Vater Albert Zapf war Rechtsanwalt in Kaiserslautern. Als Student erkrankte Heinz Zapf und wurde am 1. März 1922 in die Privatheilanstalt Kennenburg in der mit den höchsten Kosten verbundenen Verpflegungsklasse I aufgenommen. Am 23. August 1940 starb sein Vater. An seinem 39. Geburtstag wurden er und sechs weitere Kranke in der Klinik abgeholt und in Grafeneck ermordet.[773]

3.9 »Überlebende«

Als »Überlebende« sollen diejenigen sechs Patientinnen und der eine Patient der Privatklinik Kennenburg bezeichnet werden, die bereits auf der Liste der Selektierten standen und dann aufgrund der Verhandlungen von Dr. Paul Krauß mit Dr. Otto Mauthe vom Innenministerium nicht nach Grafeneck transportiert wurden. Diese sieben wurden alle mit anderen Patienten und Patientinnen der Privatklinik Kennenburg im Zusammenhang mit deren Auflösung ins Christophsbad nach Göppingen verlegt. Die Entlassung aus der Klinik Kennenburg und die Übernahme im Christophsbad erfolgten in der Zeit vom 29. Mai 1941 bis zum 20. Juni 1941.[774]

771 Hahn, Jüdisches Leben, S. 354–355; HStAS EA 99/001 Bü 27, Bü 207, E 151/52 Bü 424; Gottwaldt, Schulle, »Judendeportationen«, S. 217–219.

772 StAL F 235 III Bü 896; Informationen von Andreas Vorster, Köln, vom 8. Januar und 24. Januar 2012. Zu Vorsters Geburtsdatum existieren allein vier unterschiedliche Varianten.

773 HStAS EA 99/001 Bü 207; StAL F 235 III Bü 969; Stadtarchiv Kaiserslautern Melderegisterauszug.

774 Archiv des Christophsbads Göppingen, undatierte Liste der zum Abtransport vorgesehenen und abtransportierten Kranken. Ohne Signatur. Die Krankengeschichten dieser sieben Personen befinden sich im Archiv des Christophsbads.

Offen ist die Frage, nach welchen Kriterien Dr. Paul Krauß die Auswahl traf, um Kranke von der Liste streichen zu lassen und so zu retten. Quellenmaterial, das eindeutig Auskunft darüber geben könnte, existiert nicht. Es ist zwar möglich, die Krankenakten der sieben »Überlebenden« einzusehen und die Kranken nach den selben Kennzeichen zu überprüfen, die auch der »T4«-Zentrale maßgeblich zur Selektion dienten – wie Schwere der Erkrankung, Aufenthaltsdauer, Besuchshäufigkeit der Angehörigen, Arbeitsfähigkeit – und mit den Merkmalen der Opfer zu vergleichen, doch da nur von vier[775] der neun Opfer Quellenmaterial vorliegt, bleibt jede Aussage spekulativ. Welche Handlungsspielräume Dr. Paul Krauß hatte und wie er sie nutzen konnte, bleibt unbekannt, da die Unterredung im Innenministerium nicht als Protokoll vorliegt.

Zwei der sieben »Überlebenden«, darunter Herbert W.,[776] wurden als Patienten der ersten Klasse geführt. Sechs Frauen waren an Schizophrenie erkrankt, der einzige Mann unter den Überlebenden, Herbert W., wurde als »schwachsinnig« klassifiziert. Er war 1897 in der Nähe von Leipzig geboren und kann als »Gutsbesitzer« durchaus als vermögend bezeichnet werden. Sein Vetter verwaltete sein Vermögen und achtete auf regelmäßige Zahlung der Klinikkosten. Seit 1933 befand sich Herbert W. in unterschiedlichen Nervenkliniken und Heilanstalten, zunächst in der Charité in Berlin, ab 1934 im Sanatorium Neubabelsberg, wo er 1934 auch sterilisiert wurde, und seit 1935 in der Privatklinik Kennenburg. Wiederholt durfte er über Weihnachten zu seiner Verwandtschaft reisen, was er durchaus alleine und selbständig bewerkstelligte. Sowohl in der Privatklinik Kennenburg als auch im Christophsbad arbeitete er täglich im Garten. Zum Zeitpunkt seiner Verlegung ins Christophsbad wog er, obgleich nie Schwierigkeiten bei der Nahrungsaufnahme beschrieben wurden, bei einer Körpergröße von 1,90 m gerade 59,4 kg. Auch nach Ende des Nationalsozialismus blieb er Patient in der Klinik Christophsbad und starb dort am 3. Mai 1978.

Von den an Schizophrenie erkrankten Frauen waren drei bei der Verlegung im Jahr 1941 über 65 Jahre alt und bereits zwischen 10 und 14 Jahren in der Psychiatrie verwahrt; die Erstmanifestation der Erkrankung lag bis zu 29 Jahre zurück. Alle drei galten als pflegebedürftig. Während die Krankengeschichten im Allgemeinen keine Äußerungen einer empathischen Beziehung zu den Kranken enthalten, ist dies bei Elisabeth H., einer älteren Patientin, der Fall: »es handelt sich bei der Pat[ientin] um eine schrullige, dann und wann ganz originelle, im Ganzen jedoch völlig ausgebrannte alte Schizophrene. Sie wird dann und wann außerordentlich störend und laut u. muss dauernd auf der unruhigen Abteilung gehalten werden. [...] angeregt durch die Visiten durch Herrn Dr. Krauß, den sie von Kennenburg kennt, produzierte die Pat[ientin] wesentlich mehr als vorher, teilweise recht originelle Bonmots. [....] Zustand ziemlich unverändert, man sieht die Pat[ientin] ab und zu im Kinder-

775 BAB R 179/4018 und BAB R 179/5359, StAL PL 423 I Aufnahmenr. 3405 und das umfangreiche Quellenmaterial zu Magdalene Maier-Leibnitz.

776 Archiv des Christophsbads Aufnahmenr. 12999

zimmer, wo sie mit anderen zus[ammen] sich mit Kartonagearbeiten beschäftigt. Im Übrigen ist sie eine drollige alte Schizophrene.«[777]

Alle drei Betagten starben in den Jahren 1944 und 1945 in der Klinik Christophsbad – Emma S. im Alter von 68 Jahren am 13. Mai 1944 an »Herzmuskelentartung«,[778] Margarete W. 77-jährig am 8. April 1945 an Herzinsuffizienz[779] und Elisabeth H. mit 71 Jahren an Lungenentzündung am 27. April 1945.[780] Über die Häufigkeit der Besuche von Angehörigen ist lediglich von Emma S. bekannt, dass ihre in Esslingen lebende Schwester einmal pro Woche in die Privatklinik Kennenburg kam, nach Göppingen alle 14 Tage.[781]

Die drei jüngeren Patientinnen waren bei der Verlegung in das Christophsbad 41, 36 und 29 Jahre alt und verbrachten vor der Verlegung nach Göppingen schon zwischen fünf und elf Jahren in psychiatrischen Einrichtungen. Die jüngste von ihnen, Charlotte W., hatte den schwersten Krankheitsverlauf. Bereits in der Klinik Kennenburg war sie »unterm Netz gehalten worden«.[782] Die Ärzte versuchten, sie mit den verschiedensten modernen, invasiven Therapien wie Insulinschock und Elektroschocktherapie[783] zu behandeln, konnten aber nur kurze Remissionen erzielen. Im Brief an die Mutter vom 1. Juli 1941 schrieb Paul Krauß, nun Arzt im Christophsbad, über die Verlegung: »Die Fahrt von Kennenburg hierher ist ohne Schwierigkeiten von statten gegangen, die Ortsveränderung hat keinen Einfluss auf das Befinden der Patientin ausgeübt. Sie ist, wie sie es in der letzten Zeit in Kennenburg auch schon war, fast ganz unansprechbar und unzugänglich, steht oder sitzt untätig herum, gibt keine Antwort, wenn man sie anredet und nimmt überhaupt keine Notiz von dem, was um sie her vorgeht.«[784] Da die Familie im Rheinland lebte, konnte sie Besuche nicht häufig ermöglichen; die Mutter kündigte sich alle zwei bis drei Monate dazu an. Über das körperliche Befinden gibt die Krankenakte wenig Hinweise, so dass die Nachricht, dass Charlotte W. am 10. Juli 1942 im Christophsbad an Lungentuberkulose gestorben sei, überrascht.

Die beiden anderen Frauen, Martha K. und Luise K., waren beide an einer leichteren Form der Schizophrenie erkrankt. Martha K., stammte aus einer angesehenen Stuttgarter Familie; ihr Vater war Jurist. Beide Frauen waren in der Lage, zu ihrer Umwelt Kontakt aufzunehmen, in Phasen der Remission sogar adäquat. Luise K. nahm am ersten Tag ihres Aufenthalts in der Kennenburg an einer Tanzveranstaltung teil.[785] Martha K. war »bei den Spaziergängen mit ihrem Vater anscheinend recht nett und relativ zugänglich, korrekt in ihrer Haltung, habe sich im Cafe tadellos und unauffällig benommen«, beteiligte sich mit »Eifer und Freude« an der Gym-

777 Archiv des Christophsbads Aufnahmenr. 12996.
778 Archiv des Christophsbads Aufnahmenr. 12995.
779 Archiv des Christophsbads Aufnahmenr. 13007.
780 Archiv des Christophsbads Aufnahmenr. 12996.
781 Archiv des Christophsbads Aufnahmenr. 12995.
782 Archiv des Christophsbads Aufnahmenr. 12990.
783 Ebd. Es erschließt sich nicht, wo die Elektroschocktherapie durchgeführt wurde. Die Privatklinik Kennenburg war dafür nicht ausgestattet.
784 Ebd.
785 Archiv des Christophsbads Aufnahmenr. 13006.

nastik.[786] Ihr Verhalten wurde als »freundlich-manieriert« bezeichnet. Intermittierend litt sie an Erregungszuständen, wobei sie dann halluzinierte, mit den Stimmen, die sie verfolgten unaufhörlich – teils aufgrund von unzähligen Wortneubildungen unverständlich – redete und zerfahren erschien. Mehrmals wurde sie von der Privatklinik Kennenburg und vom Christophsbad aus für wenige Tage nach Hause entlassen und dort von einer Privatpflegerin versorgt. Diese Entlassungen erfolgten ohne amtsärztliche Genehmigung, obgleich dies seit 1939 vorgeschrieben war. Sie blieb nach Kriegsende bis zum 5. Oktober 1984 als Patientin im Christophsbad.[787] Luise K. wurde dort bis zu ihrem Tod als Folge einer Krebserkrankung im Jahr 1987 gepflegt.

3.10 Zusammenfassung

Die Klinik Kennenburg, zunächst als Wasserheilanstalt gegründet, entwickelte sich unter Reinhold und Paul Krauß zu einer an modernen, aber sehr invasiven Therapien orientierten Heilanstalt für psychisch kranke Menschen aus begüterten Kreisen des gesamten Deutschen Reichs. Als Leiter der Privatklinik waren Reinhold und Paul Krauß vorrangig Ärzte, zugleich aber auch Unternehmer und auf die Wirtschaftlichkeit der Klinik bedacht. Während der Weltwirtschaftskrise kam die Klinik in eine schwierige finanzielle Situation, die sich jedoch während der Zeit des Nationalsozialismus durch eine Erhöhung der Belegungszahl besserte.

Während der Weimarer Republik organisierten sich für kurze Zeit einige Mitarbeiter in Gewerkschaften und setzten sich für höhere Löhne ein. Solche Bestrebungen zerstörten nach Meinung von Reinhold Krauß das Vertrauensverhältnis zwischen Arbeitgeber und Arbeitnehmer. Die hierarchische Organisationsstruktur war damit nur für kurze Zeit ins Wanken geraten. In der patriarchal geführten Klinik wurde die Machtübernahme durch die NSDAP nicht als Zäsur erlebt.

Grundannahmen zur Genese psychiatrischer Erkrankungen und dem hohen Stellenwert der Vererbung als Krankheitsursache deckten sich weitgehend mit den eugenischen Theorien der NS-Rassenideologie. Die »Erbgesundheitspolitik« führte weder unter den deutschen Psychiatern im Allgemeinen noch unter den Ärzten der Klinik Kennenburg zu Widerspruch. Vielmehr waren nun Psychiater als wissenschaftliche Autoritäten gefragt und ihre Expertisen fanden Gehör.

Dr. Paul Krauß hielt in Esslingen rassenkundliche Vorträge, Dr. Reinhold Krauß fertigte für das Erbgesundheitsgericht Esslingen Gutachten an und zeigte pflichtgemäß Patienten und Patientinnen seiner Klinik zur Sterilisation an, wie es das »Erbgesundheitsgesetz« ab 1934 vorschrieb. Insgesamt kamen dadurch 226 Männer und Frauen zur Anzeige und es wurden im Städtischen Krankenhaus Esslingen 10 Sterilisationen in der Zeit durchgeführt, als die Männer und Frauen in der Klinik Kennenburg behandelt wurden.

786 StAL PL 423 I Aufnahmenr. 3438.
787 Archiv des Christophsbads Aufnahmenr. 12977 und 13146.

Als Reinhold Krauß 1935 bei einem europäischen Kongress eine internationale Friedenspetition unterzeichnete, wurde gegen ihn eine polizeiliche Ermittlung eingeleitet. Nach längerem Verfahren und seiner Entschuldigung wurde das Verfahren eingestellt. Ob der erfolgte Parteieintritt seines Sohnes Paul Krauß im Jahr 1937 als Form der Anpassung zu deuten ist oder der Antrag zur Aufnahme in die NSDAP auch ohne diesen Vorfall geschehen wäre oder gar schon früher gestellt war, bleibt offen. Die Schließung der Klinik im Jahr 1941 konnte nicht verhindert werden.

Aus der Klinik wurden sieben Kranke nach Grafeneck deportiert, eine Patientin über die Zwischenanstalt Hadamar nach Weinsberg und eine weitere über die jüdische Anstalt Sayn nach Sobibor. Nicht geklärt werden konnte, welcher Arzt der Klinik Kennenburg die Bögen zur Erfassung der Kranken derart schnell ausfüllte und an die »T4«-Zentrale schickte, dass diese Bögen die vierten waren, die in der Reichskanzlei des Führers in Berlin eintrafen. Mit den so bereitwillig formulierten Angaben konnte von den »T4«-Gutachtern die weitere Selektion betrieben werden. Andere Klinikleiter hatten sich aus großem Vorbehalt gegen jegliche bürokratische Vorgaben der Erfassung ihrer Kranken widersetzt. Solche Leiter hatten damit zwar die Mordaktion nicht stoppen können, aber doch immerhin dafür gesorgt, dass das Morden weniger reibungslos verlief. Das Agieren der jeweiligen Klinik- und Anstaltsleitungen zeigt sich dabei äußerst unterschiedlich. Die Kliniken, die früh die Erfassungsbögen erhielten, konnten allenfalls Argwohn hegen, die die erst im Frühjahr oder Sommer 1940 in die Erfassung einbezogen waren, wussten bereits von den Morden.

Paul Krauß gelang es immerhin, sieben Kranke vor der Ermordung zu retten, indem er mit Eugen Stähle, dem im württembergischen Innenministerium zuständigen höchsten Beamten verhandelte. Wer die ermordeten Menschen waren, wie sich ihr Leben und ihre Erkrankung darstellt, wurde nachgezeichnet, besonders ausführlich bei der im Alter von 25 Jahren ermordeten Magdalene Maier-Leibnitz. Die Biografie von Lotte Schweizer konzentriert sich aufgrund der Quellenlage auf ihre Zeit in der Klinik Kennenburg. Als jüdische Patientin war sie doppelt verfolgt. Dies wird überdeutlich an dem misslungenen Versuch, ihre Auswanderung zu organisieren. Dass jüdisch sein und krank sein das Risiko, selektiert und ermordet zu werden, deutlich erhöhte, zeigt das Schicksal des lediglich leicht erkrankten jüdischen Patienten Robert Herzfeld. Auch finanzielle Mittel und gesellschaftlicher Einfluss schützten nicht per se vor der Selektion, konnten aber im Einzelfall wichtig sein. Auffallend ist in diesem Zusammenhang, dass sich unter den Ermordeten kein einziger Patient der ersten Klasse befand, unter den Überlebenden jedoch sehr wohl.

4 OPFER DER KRANKEN- UND BEHINDERTENMORDE AUS ESSLINGEN

Viele Opfer der Kranken- und Behindertenmorde waren – bis auf die Kinder – bereits aufgrund ihrer jahrelangen Unterbringung in Heilanstalten und Pflegeeinrichtungen von Nachbarn oder Freunden der Familie nahezu vergessen. Für die städtische Verwaltung waren mit dem Tod und der eventuellen Bestattung der Urne das Leben und der damit verbundene administrative Akt für das jeweilige Mordopfer abgeschlossen. Viele Familien beschwiegen die Opfer und begannen erst in der zweiten Generation damit, die Suche nach ihnen aufzunehmen und um sie zu trauern.

Gemeinsam sind nun von der Stadt Esslingen, dem Georgii-Gymnasium, der Evangelischen Gesamtkirchengemeinde, dem Verein Denkzeichen e. V. und von einigen Angehörigen Bemühungen unternommen worden, sich der Ermordeten zu erinnern und über deren Leben zu berichten. Die quantitative Dimension zu erfassen, bedeutet auch, sie als größte lokale Opfergruppe[788] der nationalsozialistischen Gewaltherrschaft in Esslingen wahrzunehmen.

4.1 Opferzahlen

Obgleich die Debatte über Opferzahlen »leidig«[789] anmuten mag, hat sie nichts an ihrer gesellschaftlichen und erinnerungsdiskursiven Notwendigkeit verloren. Die Geschichte der Ermordeten ist, darauf weist Thomas Stöckle, Leiter der Gedenkstätte Grafeneck, wiederholt und ausdrücklich hin, zentraler Bestandteil deutscher Geschichte, sie ist Landes-, Orts- und Familiengeschichte;[790] hinter jeder Zahl verbirgt sich ein Einzelschicksal.[791] Für die Forschung zur Stadtgeschichte Esslingens

788 Unter der jüdischen Bevölkerung Esslingens kamen durch die Shoa 38 Menschen ums Leben. In dieser Zahl sind die nach 1933 noch ins Waisenhaus zugezogenen Kinder nicht eingerechnet. http://www.alemannia-judaica.de/esslingen_synagoge.htm [Zugriff 27. Oktober 2014]. Der Verein Denkzeichen führt auf seiner Homepage 126 Namen an, hier sind jedoch auch die Kinder des jüdischen Waisenhauses angeführt, die vor 1938 dort lebten, und auch Patienten und Patientinnen der Klinik Kennenburg, die in andere Einrichtungen verlegt wurden. http://www.denk-zeichen.de/html/hafenmarkt.html [Zugriff 27. Oktober 2014]. Es geht nicht um ein Ausspielen der verschiedenen Opfergruppen gegeneinander, sondern um eine Würdigung aller.

789 Vgl. hierzu: STÖCKLE, »Euthanasie« im NS-Staat, S. 16.

790 Ebd.

791 Nicht von allen Opfern konnten umfangreiche Informationen eingeholt werden, so dass einige Fragen wie nach der sozialen Herkunft nur sehr bedingt beantwortet werden können. Manche Daten waren fehlerhaft und mussten korrigiert werden, so nannten Krankenakten etwa den Wohnort als Geburtsort. In einigen Fällen fanden sich falsche Geburtsdaten, die vermutlich auf Übertragungsfehlern beruhten, oder es waren von den standesamtlichen Eintragungen abweichende und daher falsche Nachnamen verzeichnet. In unterschiedlichen Quellen erscheinen zu einzelnen Personen unter der Wohnortangabe differierende Angaben und eine Klärung über die Standesämter oder Einwohnermeldeämter konnte nicht immer erfolgen. Bei Datenunsicherheit wurden zur Klärung bei Vorliegen die standesamtlichen Nachweise benutzt. Blieben Daten fraglich, so wird dies gekennzeichnet. Trotz aller Sorgfalt

war dieses Diktum gleichsam Aufforderung, die quantitative Dimension der »Euthanasie«-Aktion zu erfassen.

Für diese Studie gilt als Kriterium, ein »Euthanasieopfer« als Esslinger Opfer zu erfassen, wenn diese Person in Esslingen oder einem seiner heutigen Stadtteile geboren wurde. Außerdem wurde der Begriff »Opfer aus Esslingen« derart erweitert, dass diejenigen Bürger und Bürgerinnen, die hier in der Stadt oder den Stadtteilen bis zu ihrer Einweisung in eine Heilanstalt lebten, miterhoben wurden. Als letztes Merkmal wurden die Opfer der Klinik Kennenburg mit in die Zählung aufgenommen.

Nach jetzigem Stand sind nach diesen Kriterien 98[792] Menschen ermordet worden. Diese Zahl von 98 Opfern ist damit das weitgehend gesicherte Minimum[793] der Getöteten. Alle diese Menschen vereinte das gleiche Schicksal, nämlich die Klassifizierung ihres Lebens als unwert und ihre Ermordung. Man kann sie in unterschiedliche Opfergruppen einteilen.

Tabelle 5: Opfergruppen der in Esslingen geborenen, wohnhaften oder in der Klinik Kennenburg behandelten Menschen

Opfer der »T4«-Aktion	83
»Reichsausschusskinder«	6
Opfer der »Aktion 14f13«	6
Regionale »Euthanasie«	1
Jüdinnen	2
Gesamt	98

sind jedoch aufgrund dieser komplexen, widersprüchlichen und zugleich auch lückenhaften Daten- und Quellenlage, Fehler nicht auszuschließen.

792 Die Quellen sind sehr disparat. Eine zentrale Quelle ist die Winnentaler Patientenkartei, die im Staatsarchiv Ludwigsburg verwahrt wird, StAL F 235 III, sowie die Friedhofsregister, die sich im Stadtarchiv Esslingen befinden: StAE Friedhofverwaltung 123, 124, 205, 222, ferner die Sterbebücher des Standesamtes Esslingen. Einen großen Fundus bildet der Bestand R 179 des Bundesarchivs in Berlin. Weitere Hinweise und Ergänzungen finden sich im Evangelischen Kirchenregisteramt Esslingen und im Pfarrarchiv St. Paul Esslingen. In Monografien zu einzelnen Einrichtungen, wie der Anstalten Stetten und Heggbach konnten Daten abgeglichen, vervollständigt oder korrigiert werden. KALUSCHE, Stetten; NAEVE, Heggbach. Ohne die Einsicht von Krankenakten in Archiven, wie dem des Christophsbads Göppingen, der Anstalt Stetten, der Diakonissenanstalt Schwäbisch Hall, dem Staatsarchiv Sigmaringen, dem Universitätsarchiv der Universität Tübingen, sowie den Informationen, verwahrt in weiteren Pfarrarchiven, Informationen von Angehörigen der Opfer, von den Gedenkstätten Grafeneck und Hadamar und von Anderen mit dem Thema Beschäftigten, insbesondere von Elke Martin, wäre es nicht möglich gewesen, diese Daten zu generieren.

793 Opferzahlen mussten schon häufiger korrigiert werden, da manche Quellen erst neu erschlossen werden. Insbesondere zu den Opfern der regionalen »Euthanasie« gestaltet sich die Identifizierung sehr schwer. Ob jemand durch Essensentzug verhungerte oder der Tod krankheitsbedingt war oder bewusst herbeigeführt wurde, lässt sich kaum beurteilen.

Fünf weitere Personen werden in dieser Studie ebenfalls namentlich angeführt, obgleich sie weder in Esslingen geboren sind noch hier zuletzt wohnten. Es sind vier Opfer der Aktion-»T4«, die auf dem Ebershaldenfriedhof von Angehörigen beigesetzt wurden, weswegen sie auch in den Friedhofsregistern[794] aufgelistet waren, und es ist der bereits bei der Darstellung der Geschichte der Klinik Kennenburg vorgestellte Alfred Oppenheimer.

4.1.1 Entwurf einer Kollektivbiographie[795] der Opfer der Aktion »T4«

Die größte Opfergruppe stellen die 83 in Esslingen geborenen bzw. vor ihrer Anstaltseinweisung ehemals hier lebenden oder in der Klinik Kennenburg versorgten Opfer der Aktion »T4« dar. Von diesen 83 Ermordeten der Aktion »T4« sind 53[796] in Esslingen geboren, 67 lebten vor ihrer Anstaltseinweisung in Esslingen, 48 waren weiblich und 35 männlich.

Betrachtet man ausschließlich alle erwachsenen Ermordeten, das heißt alle nach damaligem Recht über 21-jährigen, so zählt man 45 Frauen und 30 Männer. Dieser deutlich höhere Frauenanteil lässt sich nur unzureichend mit dem Frauenüberschuss von 2 % in der Gesamtbevölkerung und dem um 1 % höheren Anteil weiblicher Kranker in den Heilanstalten[797] erklären. Diese Esslinger Ergebnisse bestätigen den Trend der auf einer weitaus größeren Basis erstellten Zahlen der Historikerin Petra Fuchs. Anhand von 2.769 Akten ermordeter erwachsener Kranker sowie 177 Kinder und Jugendlicher kommt sie zu folgendem Resultat: »Unter den erwachsenen Opfern der ›Aktion T4‹ finden sich mit einem Verhältnis von 54,6 % zu 45,4 % deutlich mehr weibliche als männliche Kranke. [...] In der Vergleichsgruppe der ›T4‹-Überlebenden sind Männer dagegen mit einem Anteil von 60,2 % gegenüber 39,8 % Frauen deutlich überrepräsentiert. Die statistische Auswertung ergibt einen hochsignifikanten Unterschied als Beleg für die weit bessere Überlebenschance männlicher Psychiatriepatienten.«[798]

Unterhalb des Erwachsenenalters wurden von den aus Esslingen stammenden Ermordeten vier Jungen bzw. männliche Jugendliche und zwei Mädchen bzw. eine weibliche Jugendliche Opfer. Die Buben und männlichen Jugendlichen waren in der Heil-und Pflegeanstalt Stetten untergebracht, die beiden Mädchen im Gottlob-Weißer-Haus in Schwäbisch Hall, die Jugendlichen in Stetten. Das jüngste Opfer der »Aktion-T4« war ein fünfjähriges Mädchen, das älteste eine 79-jährige Frau.

794 StAE Friedhofsverwaltung 123, 124, 205, 222.

795 Den Begriff beschrieb Wilhelm Heinz Schröder »als die theoretisch und methodisch reflektierte, empirische, besonders auch quantitativ gestützte Erforschung eines historischen Personenkollektivs in seinem jeweiligen gesellschaftlichen Kontext anhand einer vergleichenden Analyse der individuellen Lebensläufe der Kollektivmitglieder.« SCHRÖDER, Lebenslauf und Gesellschaft, S. 8.

796 30 weibliche und 23 männliche Opfer.

797 FUCHS, Opfer als Gruppe, S. 55.

798 Ebd.

Das Durchschnittsalter der Esslinger Opfer der »T4«-Aktion lag bei 43,5 Jahren, das der weiblichen Ermordeten bei 46,7, das der männlichen bei 39,1 Jahren. Männliche Opfer waren demnach durchschnittlich deutlich jünger als weibliche.[799]

Die Esslinger Opfer waren in mindestens 14 unterschiedlichen Anstalten untergebracht. Die meisten von ihnen in der staatlichen Anstalt Winnental und der Anstalt Stetten.

Tabelle 6: Zahl der Esslinger »T4«-Opfer in den jeweiligen Anstalten, deren Bezeichnung sowie Trägerschaft

Winnental (Staatliche Heil- und Pflegeanstalt)	20
Stetten (Heil- und Pflegeanstalt der Inneren Mission für Schwachsinnige und Epileptiker)	16
Christophsbad (Privat-Heilanstalt für Nerven- und Gemütskranke)	9
Schwäbisch Hall (Evang. Diakonissenanstalt: Gottlob-Weisser-Haus)	9
Kennenburg (Privatklinik für Nerven- und Gemütskranke)	8
Weißenau (Staatliche Heil- und Pflegeanstalt)	6
Weinsberg (Staatliche Heilanstalt für Geisteskranke)	4
Liebenau (Pflege- und Bewahranstalt St. Galluspflege für Schwachsinnige, Epileptische und Gebrechliche)	2
Brandenburg (staatlich)	1
Heggbach (Pflegeanstalt für Schwachsinnige, Epileptiker und Psychopathen; Verwaltung: Kongregation der Barmherzigen Schwestern von Reute)	1
Markgröningen (Landesfürsorgeanstalt für geistesschwache, geisteskranke und hilfsbedürftige geistig normale Personen)	1
Rottenmünster (Privatheilanstalt der Barmherzigen Schwestern von Untermarchtal für Nerven- und Geisteskranke)	1
Sachsenberg (Staatliche Heilanstalt)	1
Zwiefalten (Staatliche Heil- und Pflegeanstalt)	1
Unbekannt	3
Gesamt	83

67 Opfer wurden in Grafeneck ermordet, 14 in Hadamar, eines in Bernburg und eines, nicht gänzlich gesichert, in Brandenburg.

799 Ob hier eine Korrelation zur Arbeitsfähigkeit von Frauen und Männern besteht und Frauen durch hauswirtschaftliche Tätigkeiten eine größere Vielfalt von Leistungen erbringen konnten und daher auch mit weniger Leistungsfähigkeit, verglichen mit der der Männer, überleben konnten, müsste in weiteren Untersuchungen überprüft werden.

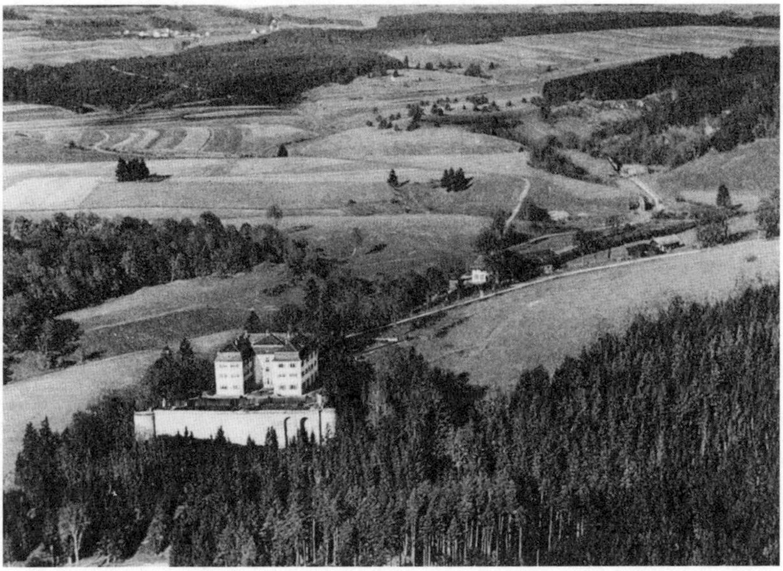

Abb. 21 Schloss Grafeneck mit Gelände 1935. Gedenkstätte Grafeneck

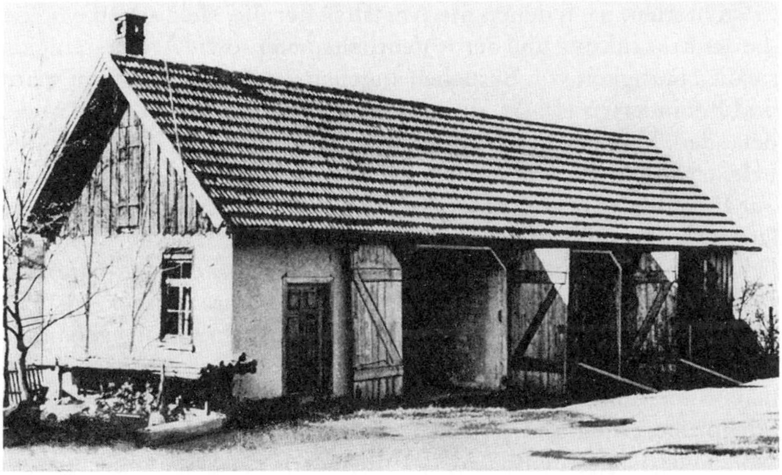

Abb. 22 Vernichtungsgebäude. Undatierte Aufnahme aus der Nachkriegszeit. Gedenkstätte Grafeneck

Für ein knappes Drittel der Opfer fand vor dem Transport in die Mordanstalten noch eine Verlegung in eine staatliche Heilanstalt statt, die die Funktion einer Zwischenanstalt übernahm. So wurden für mindestens 22 Opfer[800] Verlegungen über die Anstalt Weinsberg als Zwischenanstalt[801] durchgeführt. Für drei Menschen war dies die Heilanstalt Winnental, für einen Mann die Anstalt Zwiefalten.

800 Die zurückhaltende Formulierung ist notwendig, da nicht von allen Opfern alle Daten erhoben werden konnten. Wiederholt fanden sich auch in diversen Quellen Übertragungsfehler bzw. widersprüchliche Angaben.
801 Alle diese Zwischenanstalten waren in staatlicher Trägerschaft.

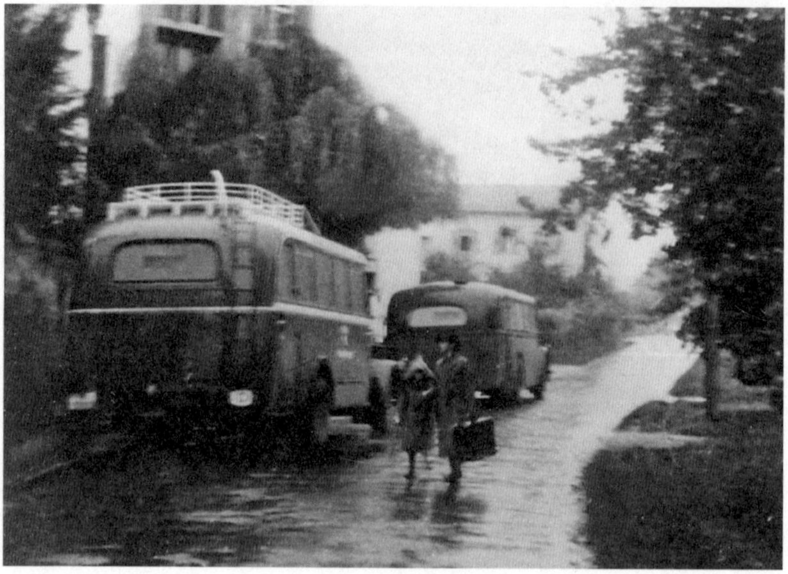

Abb. 23 Graue Busse in Stetten. Gedenkstätte Grafeneck, Aufnahme 1d

Kriterien, nach denen die Anstaltsleiter die Meldungen erstellen sollten, waren die der Erkrankung und der Aufenthaltsdauer sowie Arbeitsfähigkeit. Zudem sollten sie die Häufigkeit von Besuchen angeben. In den Meldebögen wurden alle Kranken und Behinderten erfasst, die sich seit mindestens fünf Jahren in den Einrichtungen befanden. Von 75 der 83 Opfer aus Esslingen konnte die Dauer des Anstaltsaufenthalts ermittelt werden. Die durchschnittliche Dauer einer Anstaltsverwahrung bis zur Ermordung betrug circa 11,7 Jahre, die kürzeste war gerade ein halbes Jahr, die längste 44 Jahre. Auffallend ist hierbei, dass die Anstaltsaufenthaltsdauer der weiblichen Opfer mit circa 10,05 Jahren deutlich unter der der männlichen mit circa 12,6 Jahren liegt. 19 Opfer waren weniger als fünf Jahre in einer Anstalt und sind von den Anstaltsleitern aufgrund des Merkmals ihrer Erkrankung genannt worden. Von den 48 weiblichen Opfern waren zwölf kürzer als fünf Jahre in einer Einrichtung, von den 35 männlichen sieben. Weibliche Kranke und Behinderte waren, nach dieser Stichprobe, erneut eher gefährdet, ermordet zu werden, auch wenn nicht alle von den NS-Planern aufgestellten Auswahlkriterien zur Selektion erfüllt waren.

Sowohl in den Krankenblättern als auch in der »Winnentaler Patientenkartei« und in Beilagen zu den Transportlisten werden Diagnosen der später ermordeten Menschen genannt. Dennoch fehlen, aufgrund der sehr unterschiedlichen Quellendichte, von zehn Personen diese Angaben. Wiederholt vermerkten die Ärzte oder Ärztinnen mehrere unterschiedliche Diagnosen bei einer Person, etwa Schwachsinn und Epilepsie und Alkoholismus oder Lues und Debilität, Schwachsinn und Kriminalität, so dass die Zählung der Diagnosen die Anzahl der Personen übersteigt. Zudem präsentieren sich die Diagnosen uneinheitlich. Die Vermischung unterschiedlicher Diagnosen und die Diagnoseunsicherheit wird beispielsweise an einem jeweils mit Fragezeichen markierten Eintrag deutlich: »dementia Präcox?

Manie?«[802] Bei einer anderen Frau wurde zwar ausführlich ihr Zustand beschrieben, die Diagnose aber als ungenau mit dem Zusatz »vermutlich« benannt und gleichzeitig die Möglichkeit einer weiteren Diagnose eröffnet. »Es handelt sich vermutlich um eine erst im Klimakterium aufgetretene stille schleichende Schizophrenie bei einer offenbar von Geburt an debilen und auch körperlich missgebildeten Frau. [...] Die Feststellung des Intelligenzniveaus ist durch die fehlende oder unannehmbare Mitteilung infolge ihrer Schizophrenie unmöglich. Fragen, die ihr persönliches Leben betreffen, bleiben unbeantwortet. [...] Sie sitzt den ganzen Tag untätig auf dem Stuhl, manchmal leise vor sich hin sprechend. Das Gesprochene lässt sich von den Lippen ablesen und besteht aus den Worten ›Dackel‹ oder ›Rindvieh‹, wobei man nicht wissen kann, ob sie sich selbst oder den Fragesteller meint. Sie kleidet sich und besorgt sich selbst, arbeitet aber eher sonst nichts.«[803]

In den von der Verfasserin geführten Erinnerungsgesprächen mit Angehörigen zeigte sich, dass diese über die jeweilige Erkrankung andere Informationen hatten und ihnen manche Diagnosen nicht mitgeteilt wurden. Vielleicht nannten ihnen die behandelnden Ärzte und Ärztinnen auch bewusst andere, weniger stigmatisierende Diagnosen. So stellte es sich für Angehörige weniger drastisch dar, wenn von einer Folgeerscheinung einer Hirnhautentzündung die Rede war und nicht die Diagnose Schizophrenie fiel – oder wenn von einer erworbenen Epilepsie gesprochen wurde und nicht von einer angeborenen erblichen Epilepsie oder von »Schwachsinn«, der wiederum eine Spätfolge der Epilepsie sein konnte.

Bei den unter »Schwachsinn« subsumierten Krankheitsbildern differenzierten die Ärzte und Ärztinnen neben der Frage der Erblichkeit und der Ursache der Behinderung zwischen den Graden der Behinderung, beginnend mit der leichten Schwäche, die als »Debilität« bezeichnet wurde, über die »Imbezilität« bis hin zur »Idiotie«, bei der die Kontrolle über die Körperfunktionen gänzlich fehlte. Um diese Kategorien bilden zu können, führten die Ärzte und Ärztinnen zum Teil Intelligenztests durch, die auch bei den Sterilisationsverfahren genutzt wurden. Bei einer Frau formulierte Dr. Hayd 1926: »stark schwachsinnig; die Sprache ist stammelnd, schwer verständlich. Das Gedächtnis ist gut; sie weiß von früher genaue Daten zu geben. Das Rechnen ist sehr mangelhaft: das kleine 1 m[al] 1 geht schon nicht fehlerlos, 8 mal 9 = 56; das große überhaupt nicht: 9 mal 13 = 10; auch addieren 2-stelliger Zahlen im Kopfe geht nicht; 90 x 27 = 160. Lesen geht gut. Der Silbenergänzungsversuch nach Ebbinghaus gelingt mangelhaft; Satzbildung aus 3 Wörtern nach Masselon ebenfalls. Den Sinn von Sprichwörtern weiß sie einigermaßen zu treffen.«[804]

Unter den Selektierten befand sich lediglich ein Mädchen, das als »idiotisch« klassifiziert worden war. Das schwer behinderte Mädchen Lisa Rapp, das vom Gottlob-Weißer-Haus in Schwäbisch Hall bereits mit einem Sammeltransport in die Zwischenanstalt Weinsberg verlegt worden war, überlebte die »T4-Aktion«, starb aber dann am 25. Mai 1942 in Weinsberg im Alter von siebeneinhalb Jahren. Als Todesursache diagnostizierte die Klinik eine hartnäckige Darminfektion und extremes

802 StAL F 235 III. Zwecks Anonymisierung ist hier nur der Bestand angegeben.
803 BAB R 179. Zwecks Anonymisierung ist hier nur der Bestand angegeben.
804 BAB R 179.

Untergewicht; sie wog gerade noch 9,5 kg. Nach der Verlegung von Schwäbisch Hall hatten sich zunächst der Vater, dann drei Monate später die getrennt lebende Mutter nach dem Zustand der Tochter erkundigt. Die Mutter erhielt folgendes Schreiben: »Das Befinden Ihres in der hiesigen Heilanstalt untergebrachten Kindes ist immer gleich: gelegentlich treten Anfälle auf, es ist dauernd bettlägerig und erfordert viel Pflege. Eine Besserung ist wohl kaum zu erwarten. Besuchszeiten sind hier an Wochentagen von 10–11 und 14–17 Uhr, an Sonntagen können Besuche nicht zugelassen werden, da wir zu wenig Personal haben.«[805] Trotz der knappen Personalsituation nahm vermutlich der Arzt und Klinikleiter Dr. Eugen Joos nach dem Tod des Mädchens eine Sektion vor: »Abgemagerte Leiche in der Größe eines etwa 3-jährigen Kindes. Beide Fußrücken sind ödematös. [...] Todesursache: Lungen-, Rippenfell- und Bauchfelltuberkulose.«[806]

Die häufigste Diagnose stellte die Schizophrenie mit 42 Nennungen dar, Frauen waren hier überproportional häufiger betroffen als Männer. 26 Mal erschien diese Erkrankung in Krankengeschichten von Frauen gegenüber 16 Mal bei Männern. »Schwachsinn« als Erkrankung wurde 15 Mal festgestellt, sechs Personen waren weiblich, zwei von ihnen waren noch Mädchen. Von den neun männlichen Opfern, die als »schwachsinnig« galten, war eines noch ein Kind. Demnach waren als »schwachsinnig« klassifizierte Männer oder Jungen eher gefährdet, Opfer der Mordaktion zu werden als Frauen oder Mädchen. Die Diagnose Epilepsie war sechsmal gestellt – bei fünf Männern und einer weiblichen Jugendlichen. Eine Frau und ein Mädchen, sowie zwei Männer waren aufgrund einer Lues anstaltsverwahrt. Manie als Erkrankung fand sich bei zwei Frauen. Unter »Parkinsonismus« litt ein Mann, eine Frau unter arteriosklerotischer Psychose, eine weitere unter Angstpsychose. Als »kriminell« und »geisteskrank« wurden zwei Männer auf gerichtlichen Beschluss nach § 42 b[807] anstaltsverwahrt.

Von einem dieser als kriminell klassifizierten Männer ist das letzte Gerichtsurteil überliefert. Der Mann galt als »schwachsinnig«, »trunksüchtig« und hatte mehrere Gefängnisstrafen wegen Bettelei, groben Unfugs und Betrugs verbüßt. In einem erneuten Verfahren war er wegen Zechprellerei und unsittlichem Verhalten angeklagt. Ihm wurde vorgeworfen, in einem Klohäuschen am Charlottenplatz onaniert zu haben. Da er die Aborttüre jedoch nicht verschlossen hatte, lugten Kinder in die Toilette und erwischten ihn. Ein zufällig patrouillierender Polizist wurde sofort zur Stelle geholt und der als »schwachsinnig« geltende Mann sogleich verhaftet. Der Mann widersprach zwar dieser Darstellung und beteuerte, einfach uriniert zu haben. Doch das Gericht hielt seine Aussage für unglaubwürdig, hielt ihm vielmehr noch ein Vergehen der Zechprellerei vor, das präzise dargestellt wurde: »Am 30.6.1934 ging der Angekl[agte] im Besitz von 2 Pf. in die Wirtschaft von Christian Strauss in Stuttgart-Hedelfingen, trank dort 6 Glas Most für 90 Pf. und liess sich ein Vesper zum Preis von 30 Pf. geben. Die Zeche mit 1 RM 20 Pf. bezahlte er nicht. Er hatte

805 StAL F 234 I Bü 1133.

806 Ebd.

807 In diesem Paragraphen des Strafgesetzbuches war die gesetzlich veranlasste Anstaltsverwahrung bei Straftaten unzurechnungsfähiger Personen geregelt.

kein Geld dazu. Er wurde wegen dieser Zechprellerei festgenommen und am andern Morgen nach seiner richterlichen Vernehmung entlassen. Statt sein Versprechen einzuhalten und nach Esslingen zu gehen, ging er nach Fellbach in die Wirtschaft zur Harmonie. Obwohl er nur 2 Pf. besass, trank er dort 9 Glas Most, rauchte 4 Zigaretten und ass 4 Brezeln. Auch hier konnte er seine Zeche mit 1 RM 85 nicht bezahlen.« Amtsgerichtsrat Feil urteilte: »Der Angekl[agte] wusste trotz seiner Beschränktheit, dass er ohne Geld keine Zeche machen durfte und hiewegen sich strafbar machte. Er war auch nicht in Not, da er zu Hause bei seinen Eltern versorgt war und da er keinesfalls zur Stillung seines Durstes 6 und 9 Glas Most brauchte.« Das ärztliche Gutachten erstellte Obermedizinalrat Schott, wobei er schlussfolgerte, dass der Angeklagte nicht zu einer eigenen Lebensführung fähig sei, und forderte: »Er bedarf deshalb dauernder Verwahrung mit Arbeitszwang und erzwungener Enthaltsamkeit. Um dieses Ziel zu erreichen, genügen Schwachsinnigenanstalt, Arbeitshaus oder Landarmenanstalt.« Amtsarzt Schott schloss mit der radikalen Ankündigung: »Der Antrag auf Entmannung wird von hier aus gestellt werden.«[808] Der Hausarzt des Landesgefängnisses Schwäbisch Hall erlebte den Häftling in gänzlich anderer Weise und urteilte: »Er ist körperlich gesund, hier im Gefängnis sehr gutmütig und kann in jede der üblichen Pflegeanstalten eingewiesen werden.« Die verlangte Kastration fand nicht statt. In eine Heilanstalt war er nach Verbüßen der Haftstrafe gerichtlich nach § 42 b eingewiesen worden, das heißt, dass er aufgrund seiner Erkrankung eine Straftat im Zustand der Zurechnungsunfähigkeit begangen hatte. Die Klinik, in der er schon seit fünf Jahren verwahrt wurde, führte ihn 1940, als die erste Selektion und Ermordung bereits stattgefunden hatte, auf einer Liste der unentbehrlichen Kranken auf, da er auf dem klinikeigenen Gutshof zuverlässig, selbständig und fleißig arbeitete.[809] Das Merkmal der Kriminalität stach jedoch die Nützlichkeit und attestierte Arbeitsfähigkeit aus und fand im Selektionsverfahren mehr Gewichtung.[810]

Ebenfalls nach § 42 b war ein weiterer Mann anstaltsverwahrt. Gegen ihn hatte die Staatsanwaltschaft wiederholt wegen »politischer Verleumdung« ermittelt, die gar als »Vergehen gegen das Heimtückegesetz« gewertet wurde. Doch alle drei zwischen 1935 und 1938 angestrengten Strafverfahren wurden eingestellt. Als der als »Querulant« und »Sonderling« geltende Mann ein illegal bewohntes fremdes Weinberghäuschen am Schenkenberg räumen sollte, war er wieder auffällig geworden. Nun nahm das Sondergericht Stuttgart diesen Fall in die Hände und veranlasste am 5. August 1939 Anstaltsverwahrung nach § 42 b. Auch er wurde im Rahmen der »T4-Aktion« vergast. Kriminalität in Kombination mit einer weiteren Diagnose erhöhte die Gefahr der Selektion und damit die der Ermordung.

Zwangssterilisiert wurden von den später Ermordeten je vier Frauen und drei Männer, bei zwei Frauen war die Sterilisation zwar beantragt, doch kam es aufgrund ihrer Anstaltsverwahrung nicht zu einer Durchführung. Eine Frau galt mit 42 Jahren als nicht mehr fortpflanzungsfähig, weswegen ein Sterilisationsverfahren nicht

808 BAB R 179.
809 StAL F 234 I Bü 1138.
810 StAL F 234 I Bü 981.

weiter vorangetrieben wurde. Kamen die Fürsorgeämter für die Anstaltskosten auf, so mussten sie alle weiteren Krankheitskosten und auch die der Sterilisation übernehmen, weshalb auch ökonomische Maximen die Entscheidungen der Erbgesundheitsgerichte bestimmten, Sterilisationen von asylierten Kranken nur selten durchführen zu lassen.

Nur in einem Fall beantragte ein Vormund eine Sterilisation für die von ihm betreute kranke Frau. Er unternahm diesen Schritt in der Absicht, die junge Frau nach der Sterilisation nach Hause nehmen zu dürfen. Dies wurde ihm jedoch verwehrt. Die Sterilisation fand statt und wurde aus ihrem kleinen Guthaben bestritten.[811]

4.1.2 Zur Frage anstaltsinterner und externer Selektionskriterien

In der Retrospektive kann das Ausfüllen der Meldebögen sicher bereits als »Vorentscheidung« für den Massenmord betrachtet werden. Ende des Jahres 1939 und zu Beginn des Jahres 1940 hatten manche Anstaltsleiter eine Ahnung von den Vorbereitungen zur Ermordung der Kranken und Behinderten – kaum einer jedoch wusste Genaueres darüber. Im Februar 1940 wurden Anstaltsleiter mit dem Gebot der Geheimhaltung gezielt informiert. Im April 1940 wurden zudem 200 Oberbürgermeister und Spitzenbeamte auf einer Tagung des Deutschen Gemeindetags über den Krankenmord in Kenntnis[812] gesetzt. Hinweise,[813] dass Oberbürgermeister Klaiber an dieser Sitzung teilnahm, fanden sich nicht. Dennoch ist davon auszugehen, dass er und seine Kollegen in anderen Gremien, wie dem des Württembergischen Städtetags, darüber informiert wurden. Die Direktoren der staatlichen Heil- und Pflegeanstalten Weinsberg, Winnenden, Weißenau, Schussenried und Zwiefalten wurden am 16. Februar 1940 von Dr. Stähle ins Innenministerium bestellt und über die Mordaktion unterrichtet. Diese Unterredung wurde im Prozess gegen die Verantwortlichen der »Euthanasiemorde« in Grafeneck wiederholt erwähnt.

Dr. Wilhelm Weskott (1877–1959), Oberarzt der Heilanstalt Weißenau, gab an: »Von Grafeneck hat Stähle kein Wort geredet. Er machte jedoch Ausführungen über die Technik des Tötens dahingehend, man habe es zuerst mit Morphiumspritzen versucht, sei aber davon abgekommen, man setze die Kranken unter Kohlenoxydgas.«[814] Spätestens zu dieser Zeit wussten die Leiter der staatlichen Kliniken auch, wozu die Meldebögen dienten – und ein Ausfüllen dieser konnte dann als Teil der Selektion betrachtet werden. Inwieweit die Leiter der kirchlichen und privaten Anstalten davon wussten, ist nicht klar. Manche waren gegenüber staatlichen Maßnahmen, die zur Erfassung ihres Klientels dienten, grundsätzlich skeptisch. Dr. Karl

811 Zu den Sterilisationen siehe den Bestand: StAL FL 30/6 I.

812 Aly, Medizin gegen Unbrauchbare, S. 32f.; Ebd., S. 49.

813 Möglich wäre als Beleg eine auf diesen Tag datierte Fahrtkostenabrechnung. Eine strukturierte Suche nach weiteren Beteiligten dieser Sitzung wurde bisher in keiner Studie zum Komplex der »Euthanasie« durchgeführt.

814 StAS 29/3 T 1 Nr. 1756/03/05.

John, Oberarzt des Christophsbads, verzögerte bewusst das Ausfüllen der Meldebögen. Daraufhin selektierte Dr. Mauthe persönlich bei der Visitation der Klinik im März 1940 die ersten Patienten. Er nannte als Selektionskriterien: »Staatspfleglinge, [...] die nicht oder ganz wenig arbeiten, meist schon länger in der Anstalt sind und nicht aus der Umgebung von Göppingen stammen.«[815]

Nimmt man allein die überlieferten Informationen über die Ermordeten, so zeigt sich darin eine Gemengelage aus den Auswahlkriterien derjenigen, die für die Klinik die Meldebögen ausfüllten, und der ärztlichen »T4«-Gutachter. Demnach stellt sich die Bewertung des Verhaltens der Kranken und Behinderten im Vergleich mit dem von Überlebenden als ein selektionsentscheidendes Merkmal dar.[816] In den Meldebögen wurde das Verhalten nur indirekt erfasst durch Angaben zum Pflegeaufwand wie »vorwiegend bettlägrig«, »sehr unruhig«, »stärker verwirrt«, »unsauber« und zu der »Art der Beschäftigung«. Ob die Anstaltsleiter aufwändige und schwer zu pflegende, aufmüpfige und widerständige Patienten und Patientinnen eher meldeten als andere mit derselben Diagnose, lässt sich nicht klären.[817] Es erscheint aber sehr wahrscheinlich, dass diejenigen Kranken, die in der Enge der Anstalten eher störten, bereits von Anstaltsseite häufiger auf den Listen genannt wurden und dass damit die Anstaltsleiter bereits eine Vorentscheidung[818] zur Selektion trafen. Kriegsbedingt arbeitete weniger und nicht ausgebildetes Personal in den Anstalten. Dieses reagierte auf Schreien, Schimpfen, Autoaggression, Schlagen anderer Kranker, auf Essensverweigerung oder Essensdiebstahl bei Mitpatienten mit harten Sanktionen, wie Einsperren in einer Zelle, Dauerbad, Zwangsernährung oder Nahrungsentzug oder dem Fixieren der Kranken im Bett unter einem Netz.[819] Dabei variierten die Maßnahmen in den unterschiedlichen Anstalten. Der Unmut, der gegenüber den »unreinen Kranken« und denjenigen herrschte, die sich den Anordnungen widersetzten, manifestiert sich durch Einträge in den Krankenakten. Beispielsweise wird eine Frau beschrieben: »kolossale Körpermasse [...], sehr steife, unbeholfene Art, muss zum Gehen angetrieben werden. Etwas finsteren grimassierenden Ausdruck, unwillkürliche, leicht verlegene Bewegungen. [...] Völlig antriebslos [...], war beim Spaziergang. Als man ihr sagt, es gehe nach Esslingen, läuft sie allen voran die Steige hinauf. [...] Muss völlig versorgt werden, ist unsauber. Schreit neulich bis Mitternacht.«[820] Bei einer anderen Frau wurde vermerkt: »Abenteuerl[iche] sexuelle Beziehungsideen, sehr streitsüchtig«,[821] »mürrisch, schimpft viel, verworren, erregbar, pflegebe-

815 HStAS E 151/53 Bü 626.

816 Fuchs, Die Opfer, S. 66–67.

817 Bisher liegen noch keine Studien vor, in denen das Verhalten der Anstaltsleiter dahingehend untersucht wurde. Einzig die Frage, wann welche Anstalt die Meldebögen ausfüllte, ist in Monografien thematisiert, nicht jedoch, welche Kriterien hierbei im Vergleich zu anderen Anstalten auffallen. Stöckle, Christophsbad, S. 6.

818 Diesen Begriff verwendet Krause, Beschlagnahme, S. 110, indem sie davon ausgeht, dass die Leitungen wussten oder ahnten, dass Negativselektionen geplant waren.

819 Zu der Methode, unruhige Patienten unterm Netz zu halten, siehe Topp, Im Netz.

820 BAB R 179.

821 StAL F 234 I Bü 1132.

dürftig, unrein, vorwiegend bettlägrig, zeitweise sehr unruhig, körperlich unheilbar«.[822]

Aussagen zur vermehrten Selektion bei sozial schlechter Gestellten sind nicht für alle Einrichtungen gleichermaßen zu treffen. Betroffen waren von der »Euthanasie«-Aktion Privatkliniken mit wohlhabender Klientel ebenso wie staatliche Anstalten mit nahezu ausschließlich Staatspfleglingen. In der Klinik Kennenburg waren fast ausschließlich Selbstzahler untergebracht, während im Christophsbad im April 1940, vor der ersten Verlegung von 514 Kranken, bei 377[823] Patienten und Patientinnen die Kosten durch die öffentliche Fürsorge übernommen wurden. Die Transporte vom Christophsbad aus nach Grafeneck betrafen zunächst ausschließlich diese sogenannten Staatspfleglinge, im weiteren Verlauf war das entscheidende Kriterium die Arbeitsleistung.

Unter den Opfern der Klinik Kennenburg waren drei in der etwas günstigeren Pflegeklasse zwei, einer in der teuersten Pflegeklasse eins, von den anderen fehlt diese Information in den Quellen. Es scheint so, als ob der Status der Herkunftsfamilie der Opfer keinen Einfluss auf die Selektion hatte. So finden sich unter Opfern und Überlebenden gleichermaßen Angehörige des Bildungsbürgertums, des Grundbesitz verwaltenden Großbürgertums und der Industrie. Auch unter den Opfern der anderen Anstalten finden sich Töchter, Söhne, Ehefrauen und Männer der unterschiedlichsten Berufsgruppen, vom Tagelöhner und Fabrikarbeiter oder Weingärtner, Küfer, Chemigraf bis zum Geschäftsführer, dem Lehrer, Missionar, Apotheker oder Regierungsrat. Der Familienstand, ob verheiratet oder ledig, verwitwet oder geschieden, spielte ebenfalls kaum eine Rolle. Entscheidender erscheinen hier die Frage des Kontakts und die Häufigkeit der Besuche der Angehörigen, und dies mag vor allem in den Einrichtungen von Belang gewesen sein, in denen die Leitung sich bemühte, die Angehörigen verschlüsselt zu informieren, ihre Kranken zu sich zu holen. Gab es keinen Kontakt zur Familie, lebte diese im Ausland oder war sie verzogen und die Adresse nicht mehr bekannt, so konnte sie nicht informiert werden und die Kranken fielen eher der Selektion anheim. Bekannt sind solche Briefaktionen von der Anstalt Stetten und dem Gottlob-Weißer-Haus in Schwäbisch-Hall; belegt ist eine erfolgte Verlegung nach Hause und eine Wiederaufnahme nach Beendigung der Aktion-»T4« für das Christophsbad. Es ist jedoch davon auszugehen, dass in den meisten Briefen die Gefahr nicht eindeutig genannt und daher von vielen Angehörigen die von der Klinikleitung vage formulierte Andeutung einer bedrohlichen Situation nicht verstanden wurde.[824]

Als anstaltsinternes Merkmal wird die Mühe der Arbeit, die ein kranker Mensch verursachte, zur Negativauslese erhoben. Neben diesen Kriterien wurde das Leben sogenannter »Zigeuner« oder »Zigeunermischlinge«, »Juden« und als »kriminell«

822 StAL F 234 I Bü 1133.
823 Stöckle, Christophsbad, S. 24.
824 Es existiert keine Überlieferung eines solchen Schreibens. Dazu Informationen von Dr. Martin Kalusche an die Autorin vom 29. Januar 2012. Die Familie eines Opfers erinnert sich jedoch nahezu wörtlich an die Formulierung, siehe, Kohler-Gehrig, Krüger, Sozialdarwinismus, S. 190.

Stigmatisierter als »unwert« betrachtet, unabhängig davon, ob sie für ihre Anstaltsunterbringung selbst aufkamen und noch leistungsfähig waren. Eine nicht zu unterschätzende Grundlage, Entscheidungen zu treffen, war bei einem Teil der ärztlichen »T4«-Gutachter ihre Gleichgültigkeit gegenüber den Kranken und deren Leben. So wird von dem Arzt Arthur Schreck berichtet, der circa 15.000 Meldebögen bearbeitet und mehr als 8.000 mit einem Plus für den Tod gekennzeichnet hat, dass er die Bögen in Gaststätten mitgenommen und diese bei einem Glas Wein ausgefüllt habe.[825] Ob er sich dabei an irgendwelche Kriterien hielt oder abwechselnd Kreuze setzte und dies gar »spielerisch« gestaltete, bleibt ungeklärt.

4.2 Esslinger Kinder als Opfer

Da Kinder überhaupt nicht und Jugendliche nur in geringem Umfang zu Arbeiten in den Anstalten herangezogen wurden, konnte Arbeitsleistung ihr Überleben nicht sichern. Somit waren sie gefährdet, ermordet zu werden, obgleich sie noch nicht länger als fünf Jahre anstaltsverwahrt waren. Die exakte Zahl aller bei der »Euthanasie« reichsweit ermordeten Kinder[826] und Jugendlichen[827] ist trotz neuerer Forschungen nicht bekannt; Schätzungen belaufen sich auf 5.000 bis 10.000. Die Morde an Kindern fanden bei zwei unterschiedlichen Mordaktionen statt. Zum einen wurden sie im Rahmen der »T4«-Aktion in gleicher Weise erfasst, selektiert und getötet wie die Erwachsenen. Dabei waren Kinder betroffen, die bereits mehrere Jahre in einer Behinderteneinrichtung asyliert waren.[828] Die andere Art des Kindermords geschah in den eigens eingerichteten mindestens 31 »Kinderfachabteilungen«[829] im Deutschen Reich. Dorthin wurden behinderte Kinder eingewiesen, nachdem sie von den Mitarbeitern des »Reichsausschusses zur wissenschaftlichen Erfassung erb- und anlagebedingter schwerer Leiden« als sogenannte »Reichsausschusskinder« klassifiziert und somit als »unwert« eingestuft worden waren. Diese Morde waren auf andere Art organisiert als die der »T4«-Aktion und besonders perfide, denn Amtsärzte drängten Eltern unter dem Versprechen einer möglichen Heilung, ihre Kinder an eine der Kliniken abzugeben, in denen eine »Kinderfachabteilung« eingerichtet war. In einigen Fällen ist auch nachgewiesen, dass die Einweisung in eine dieser »Kinderfachabteilungen« vom Württembergischen Ministerium des Innern ausging. Dort wurden die behinderten Kinder auf verschiedene Weise getötet, z. B. durch Opiatgabe oder Injektion anderer Beruhigungsmittel, die intravenöse Injektion von Luft oder das Verhungernlassen. Der verantwortliche Arzt hatte die letztliche Entscheidung über den Zeitpunkt der Morde. Überdies lag es in seinem Ermessen, noch

825 De Mildt, Tatkomplex, Bd. 1, S. 797.
826 Im Folgenden sind unter der Bezeichnung »Kinder« alle Minderjährigen bis zum Alter von 16 Jahren subsumiert.
827 Jugendliche waren nach dem Gesetz alle Minderjährigen unter 21 Jahren.
828 Fuchs, Minderjährige, S. 55–70.
829 Zur Anzahl der euphemistisch genannten »Kinderfachabteilungen« siehe: Benzenhöfer, Überblick, S. 67–75.

weitere und auch solche Kinder zu ermorden, die nicht als »Reichsausschusskinder« zuvor in dem beschriebenen Verfahren selektiert worden waren. Häufig wurden die toten Körper dann – ohne Genehmigung der Eltern – als Forschungsobjekte missbraucht. In der »Kinderfachabteilung« Wiesloch beispielsweise sezierte Dr. Arthur Schreck ihre Gehirne anschließend für angebliche Forschungszwecke.[830]

Mit der Gründung des »Reichsausschusses zur wissenschaftlichen Erfassung erb- und anlagebedingter schwerer Leiden« und der am 18. August 1939 durch das Reichsinnenministerium eingeführten Meldepflicht für behinderte Neugeborene und Kleinkinder, die im August 1941 auf Jugendliche bis zu 16 Jahren erweitert wurde, waren die rechtliche Grundlage sowie die administrative und personale Struktur für den geplanten Kindermord geschaffen.[831] Innerhalb der von Viktor Brack[832] geleiteten Kanzlei des Führers war das Referat II b, das unter der Geschäftsführung des promovierten Agrarwissenschaftlers Hans Hefelmann stand, für die Selektion zuständig. Die Position des Stellvertreters nahm mit dem Verwaltungsangestellten Richard von Hegener ein weiterer Nichtmediziner ein. Zu Hefelmanns Aufgabenbereich im »Reichsausschuss« gehörte die Korrespondenz mit den Gesundheitsämtern und Amtsärzten, den Gutachtern und den Klinikärzten.[833]

Wie häufig in der Herrschafts- und Verwaltungsstruktur des nationalsozialistischen Staates, bestanden administrative und personelle Überschneidungen bezüglich Funktionen und Kompetenzbereichen verschiedener Ämter, insbesondere zwischen denjenigen, die unter dem Tarnnamen »Reichsarbeitsgemeinschaft Heil- und Pflegeanstalten« die Behinderteneinrichtungen im Zuge der »T4«-Aktion erfassten, und dem »Reichsausschuss«. So waren die Mediziner Hans Heinze und Paul Nitsche als »Gutachter« sowohl im »Reichsausschuss« als auch in die »T4«-Aktion eingebunden; Paul Nitsche übernahm zudem im Dezember 1941 den Posten des Leiters der Aktion »T4«.

830 De Mildt, Tatkomplex, Bd. 1, S. 802.

831 Das Gründungsdatum des Reichsausschusses ist nicht eindeutig geklärt. Hans Hefelmann nannte in dem gegen ihn geführten Prozess den 15. Mai 1939, Karl Brandt hingegen den August 1939. Die erste amtliche Nennung erfolgte in einem Geheimerlass des Reichsministeriums des Innern vom 18. August 1939. Der Reichsausschuss nahm, so weist Udo Benzenhöfer nach, auch auf abrechnungstechnischer Ebene im August 1939 seine Tätigkeit auf. Benzenhöfer, Der Fall Leipzig, S. 76–77. Benzenhöfer, Oelschläger, Methodische Bemerkungen, S. 7–24. Benzenhöfer, Bemerkungen zur Planung, S. 21–53.

832 Der Wirtschaftsingenieur Viktor Brack (geb. 1904) war ab 1930 wiederholt Chauffeur Hitlers. 1934 war er unter Philipp Bouhler in der neu gegründeten Kanzlei des Führers tätig. 1936 wurde er Leiter des Hauptamtes II der Kanzlei des Führers. Damit waren er und Bouhler für die »Euthanasie«-Aktion zuständig. Für diese Aufgabe gab Brack sich das Pseudonym Jennerwein, nach dem 1877 erschossenen, zum Volkshelden stilisierten bayrischen Wilderer Georg Jennerwein. Brack übernahm weiter zentrale Aufgaben bei der Errichtung der Lager zur Vernichtung der jüdischen Bevölkerung in Belzec, Sobibor und Treblinka. Beim Nürnberger Ärzteprozess wurden am 20. August 1947 die Urteile verkündet; er wurde zum Tode verurteilt. Dieser Richterspruch wurde am 2. Juni 1948 im Kriegsverbrechergefängnis Landsberg vollzogen; siehe u. a.: Friedländer, Viktor Brack.

833 Burlon, Die »Euthanasie« an Kindern, S. 32.

Vom Ablauf[834] her unterschied sich die Ermordung der nicht asylierten Kinder von den Morden der »T4«-Aktion deutlich: Die Hebammen oder Ärzte meldeten dem jeweiligen Amtsarzt die behinderten Kinder und solche mit Downsyndrom. Der Amtsarzt füllte Meldebögen für den »Reichsausschuss« aus und schickte diese an ein eigens dafür eingerichtetes Postfach in Berlin. Die Selektion trafen als Mitarbeiter der Reichskanzlei des Führers die Ärzte Paul Nitsche, Hans Heinze und der Leipziger Kinderarzt Werner Catel ausschließlich anhand dieser Meldebögen. Dabei erfolgte ein »+« als Zeichen einer angeordneten Tötung und ein »-« als Kennzeichnung für eine Rückstellung. Diese Selektionsärzte bereiteten die Aufnahme der Kinder vor, indem sie den vor Ort zuständigen Amtsarzt und den Leiter der nächstliegenden und tätigen »Kinderfachabteilung« informierten und dazu aufforderten, die Einweisung des Kindes vorzunehmen.

Eine Schlüsselrolle im Prozess der Selektion und im Vollzug der bürokratischen Prozedur nahm in Esslingen aufgrund seiner Funktion als Amtsarzt und durch sein bürokratisch korrektes Handeln Dr. Förstner ein, war er doch als Bindeglied zwischen Fürsorgerinnen und Ärzten auf der einen und dem »Reichsausschuss« auf der anderen Seite tätig. Inwieweit er Spielräume eigenverantwortlich zu handeln nutzte, das heißt, ein Kind zu melden oder nicht, und somit auf Meldungen verzichtete, konnte nicht geklärt werden. Bei der Vernehmung zum Tod des Kindes Jürgen Erhard sagte er aus: »Ich habe als Leiter des Staatl. Gesundheitsamtes Esslingen a. N. nichts unternommen, kranke Kinder der angegebenen Art festzustellen u. weiterzumelden, sondern ich habe lediglich Meldungen, welche an mich gelangt sind, weitergegeben.«[835] Der Kinderarzt David Bantlin, der sowohl Waltraud Buck als auch Helmut Rilling kannte, gab bei der Zeugenvernehmung zum Grafeneckprozess an, dem Gesundheitsamt kein Kind angezeigt zu haben. Somit bleibt die Rolle der Kinderärzte oder Hausärzte in diesen Meldeverfahren unklar. Nachgewiesen ist, dass Förstner in den Jahren 1939 und 1940 für den gesamten Bezirk des Gesundheitsamts Esslingen 13 Kinder dem »Reichsausschuss« meldete, 1941 und 1942 waren es jeweils acht, 1943 vier und 1944 elf. Die Entscheidung, welches Kind in eine Anstalt verlegt werden sollte, fällte der »Reichsausschuss«.

Spätestens nach den Todesfällen der »Kinderfachabteilung« Wiesloch hätte Dr. Förstner ahnen können, dass in der »Kinderfachabteilung« Eichberg ähnlich verfahren wird. Dr. Förstners Aussage im Grafeneckprozess erscheint in sich widersprüchlich und dient vornehmlich dazu, das eigene Handeln und die fehlende kritische Haltung gegenüber staatlichen Maßnahmen zu rechtfertigen. Mit nachgewiesenen Hausbesuchen und dem Bedrängen der Eltern, ihr Kind einer »Kinderfachabteilung« anzuvertrauen, hatte sein Agieren einen eindeutig investigativen und das NS-System stützenden Charakter. Das korrekte Melden sorgte für einen reibungslosen Verlauf der Selektion und der Tötungen beziehungsweise Morde an den Kindern.

Die Frage des Wissens um die Mordaktion und die der willentlichen Kooperation, sei es von Anstaltsseite oder auch auf der administrativen Ebene, ist bisher nicht

834 Die Darstellung orientiert sich an: Benzenhöfer, Der gute Tod, S. 105.
835 StAS Wü 29/3 T 1 Nr. 1757/04/09.

eindeutig geklärt. Doch auch hier kann die Frage gewendet werden: Was hat Dr. Förstner nicht gewusst? Und dann zeigt sich, dass lediglich die Methoden des Mordens oder Tötens unbekannt waren.

Die Beurteilung der potentiellen Opfer im Rahmen der »T4«-Aktion war differenzierter; hier konnte in seltenen Fällen eine Nachbegutachtung erfolgen, in außergewöhnlichen Fällen eine Entlassung oder eine Verlegung in ein Konzentrationslager.[836]

Für Esslingen[837] zeigt sich ein zeitlicher Verlauf in der Nutzung der »Kinderfachabteilungen«. Zunächst wurden die Kinder nach Wiesloch eingewiesen, danach übernahm die Landesheilanstalt Eichberg das Morden und obgleich die »Kinderfachabteilung« Eichberg bis 1944 fortbestand, wurde spätestens ab 1944 das Morden an Kindern aus dem Großraum Stuttgart in den Städtischen Kinderheimen Stuttgart, der neu errichteten »Kinderfachabteilung«, fortgesetzt.

Aus den Grafeneckprozessen[838] und den standesamtlichen Meldungen in Esslingen geht hervor, dass drei aus Esslingen stammende Kinder in den »Kinderfachabteilungen« der Klinik Eichberg/Eltville im Rheingau,[839] zwei in Wiesloch[840] und höchstwahrscheinlich ein Mädchen, die sechsjährige Margot Mauz, im Städtischen Kinderkrankenhaus und Kinderheim Stuttgart[841] getötet wurden. Ein weiterer aus Esslingen stammender Junge, der von der katholischen Pflegeanstalt Heggbach[842] zum Abtransport nach Eichberg bestimmt war, überlebte durch beherztes Eingreifen der Pflegeanstalt und der Eltern.

Die Gesamtzahl der getöteten Kinder im Rahmen der »Aktion T4« und der Morde in den sogenannten »Kinderfachabteilungen« beträgt für Esslingen 13. Auf die Gesamtbevölkerung Esslingens sind dies anteilig 2,6 ermordete Kinder auf 10.000 Einwohner. Betrachtet man ausschließlich die in »Kinderfachabteilungen« ermordeten Kinder, so sind es auf 10.000 Einwohner 1,4 ermordete Kinder. Vergleiche mit anderen Kommunen sind aufgrund fehlender lokaler Studien nur selten möglich. Für Stuttgart liegen inzwischen Zahlen vor, wonach 85 Kinder[843] in den »Kinderfachabteilungen« Eichberg, Ansbach und Stuttgart ermordet wurden. Demnach liegt die Relation auf 10.000 Einwohner in Stuttgart bei 1,87 und damit über derjenigen von Esslingen.

836 Pfeiffer, Wissenschaftliches Erkenntnisstreben als Tötungsmotiv?, S. 35–36.
837 Für andere Kommunen ist dies noch nicht untersucht. Es ist jedoch sehr wahrscheinlich, dass sich der zeitliche Verlauf dieser Kindermordaktion im Südwesten ähnlich und phasenweise darstellt: Die erste »Kinderfachabteilung«, in die von hier aus Einlieferungen stattfanden, war Wiesloch, dann folgten Eichberg und zuletzt Stuttgart.
838 Die Namen der Kinder, wie auch die Daten der Eltern und ihre Zeugenaussagen sind in den Grafeneckprozessdokumenten zu finden. Diese Dokumente sind inzwischen online abrufbar. StAS Wü 29/3 T 1 Nr. 1756/02/01.
839 Hohendorf, Roelcke, Rotzoll, Weibel-Shah, Die »Kinderfachabteilung«, S. 221–243.
840 Peschke, Schreck's Anstalt, S. 19–41.
841 Zu Stuttgart siehe; Marquart, »Kindereuthanasie«.
842 Naeve, Heggbach, S. 127–129.
843 Marquart, Gerhard Durner, S. 83.

4.2.1 Esslinger Kinder und Jugendliche als Mordopfer der Aktion »T4«

Im Rahmen der »T4«-Aktion, bei der die in den Heimen asylierten Behinderten von der Aussonderung betroffen waren, wurden zwei Mädchen und eine Jugendliche sowie zwei Buben und zwei Jugendliche in Grafeneck beziehungsweise Hadamar ermordet. Es waren dies: Walter Dürr, Walter Eisele, Alfred Kleinknecht, Robert Merk, Josefine Gensmantel, Edeltraut Reinhardt und Lina Möck. Fünf von ihnen waren in der Anstalt Stetten, zwei im Gottlob-Weißer-Haus in Schwäbisch Hall untergebracht.

Das Gottlob-Weißer-Haus[844] der Diakonissenanstalt in Schwäbisch Hall und die »Heil-und Pflegeanstalt für Schwachsinnige und Epileptische Stetten i. R.« der Inneren Mission waren mit Pflegebereich und Schule, in Stetten auch mit dem Krankenhaus weithin bekannte und renommierte große Behinderteneinrichtungen für Erwachsene und Kinder in Württemberg. Für Familien aus Esslingen besaß die Anstalt Stetten aufgrund ihrer Nähe und ihres guten Rufes besondere Attraktivität. Ärzte und Fürsorgebehörden arbeiteten in enger Kooperation miteinander, wenn es um die Aufnahme in diese Anstalt ging. Man wusste, dass die Behinderten und Kranken in Stetten gut versorgt wurden. Schwäbisch Hall und noch mehr Mariaberg oder kleinere Einrichtungen wie die katholische Anstalt Heggbach im Oberschwäbischen oder der Gustav-Werner-Stiftung zugehörige Häuser im Raum Reutlingen lagen für viele zu weit entfernt.

In Stetten fertigten die zuständige Pflegerin oder der Pfleger bei Aufnahme und in unregelmäßigen Abständen von mehreren Jahren Berichte über den jeweiligen Pflegling nach vorgefertigtem Muster an, die sie dem jeweiligen Hausvater und Inspektor der Anstalt zur Kenntnis vorlegen mussten. Zudem schrieben sie nicht standardisierte Schilderungen über die jeweilige Entwicklung des behinderten Menschen. Diese Schriftstücke sowie ab und zu Korrespondenz mit den Angehörigen und ein maschinengeschriebenes Formblatt mit Name, Angabe der Beschäftigung, Anschrift der nächsten Verwandten und der Frage nach der Besuchsfrequenz bilden einen Teil der gesamten Krankenakte und wurden nicht, wie eigentlich vorgeschrieben und erwartet, mit den selektierten Pfleglingen in die Vernichtungsanstalt Grafeneck gegeben. Als sogenannte Inspektoratsakten[845] sind daher Akten von allen Opfern im Archiv der Diakonie Stetten überliefert. Von einigen Opfern sind überdies im Bundesarchiv Berlin weitere Teile der Krankenakten vorhanden, in denen Besonderheiten knapp geschildert wurden wie: »2.5.1939 [...] schreit neulich bis Mitternacht.«[846]

In der jeweiligen Inspektoratsakte befindet sich mindestens ein Berichtsformular mit standardisierten Fragen zu Heimweh, der Häufigkeit des Besuchs von Angehörigen, zur Reinlichkeit des Gepflegten, zu seiner Lieblingsbeschäftigung, Sexualität, Wirkung von Strafe und Anerkennung, Zerstörungstrieb und Religiosität. Die

844 Noch bis 1935 hieß diese Einrichtung der Diakonissenanstalt Schwäbisch Hall »Schwachsinnigenheim«.
845 ADS V 03. Mit diesem Begriff beschrieben bei Lina Möck.
846 BAB R 179/29136.

Antworten sollten keine »Urteile, sondern ausschließlich Beschreibungen des tatsächlichen Verhaltens«[847], abbilden. Dennoch zeugen diese Berichte von Zuneigung und Wertschätzung ebenso wie von Abneigung oder Misstrauen. So heißt es beispielsweise über die aus Esslingen stammende Lina Möck, sie sei »still vergnügt«,[848] und über Alfred Kleinknecht, »Mit Vorliebe hängt er sich an den anderen fest. Bläst durch die Finger u. stößt dabei Schreie aus. Am liebsten sieht er aus dem Fenster hinaus.« [849] Über den elfjährigen Robert Merk schrieb die Pflegerin: »Unter seinen Kameraden ist er recht beliebt. Er ist's der mit jedem zu spielen versteht. Mit großer Gewandtheit verteilt er die Rollen. Gestern war er ›Herr Missionar‹. In Gedanken stand er im Speisesaal am Harmonium. [...] Gehörte Geschichten kann er ganz allerliebst wiedergeben.« Ein weiteres seiner selbst erdachten Spiele lautete: »Wir spielen Fahnenhissen.« Der Tenor dieser Schilderung offenbart Sympathie und Wohlwollen gegenüber dem Jungen mit der »frischfröhlichen Art«, der »auch gern in die Schule geht«, obgleich er es anscheinend »nicht genau mit der Wahrheit nimmt.« Der Hausvater hingegen kommentierte dazu knapp: »Robert ist verschlagen und täuscht gern, bis man ihn näher kenne.«[850]

In diesen Akten spiegelt sich der Alltag der Stettener Einrichtung wider, da ist von Singen und Beten und von Ausflügen die Rede und der Freude darüber, selbst bei Kindern, die nicht sprechen können.[851] Es werden Einzelheiten über die Tagesstruktur erwähnt, wie die Mittagsruhe bei Freizeiten, wenn es heißt, dem zwölfjährigen Alfred fällt es »schwer [...], wenn er mittags in der Freizeit liegen soll.«[852]

Lob und Tadel, Konsequenz und Strenge waren als die häufigsten Erziehungsmethoden beschrieben. So notierte die Pflegerin Emma Hummel über Alfred: »Bei Alfred darf man keine Mühe scheuen, ihn immer wieder zu mahnen, denn er versteht ganz gut, was er nicht darf.«[853]

Die Lehrer der Hilfsschule bemühten sich in besonderem Maße darum, Sozialverhalten, Schreiben, Lesen, Rechnen, Erzählen sowie handwerkliche Arbeiten und Hausarbeiten zu vermitteln. Erziehung erfolgte mit gutem Zureden und »Liebe«, vor allem aber auch mit Strenge und Bestrafung. Deutlich berichtete Lehrer Bühler von diesen Methoden bei Walter Eisele: »Man kann ihn weder körperlich bestrafen, noch an dem Arm anfassen, noch mit Liebe auf ihn zu wirken versuchen, man erzielt kein Resultat. Manchmal wirkt verblüffend irgendetwas, von dem man sich keine Wirkung versprach.«[854] Inkonsistent und widersprüchlich erscheint das Zeugnis des Lehrers über Walter, denn neben der harten Kritik attestierte er, dass Walter in der Schule große Fortschritte erzielt hatte. Walter fertigte Seile an und war »äußerst

847 ADS V 03 Alfred Kleinknecht. Diese Formulierung ist auch in anderen Akten zu finden.
848 ADS V 03 Lina Möck.
849 ADS V 03 Alfred Kleinknecht.
850 ADS V 03 Robert Merk.
851 ADS V 03 Walter Dürr.
852 ADS V 03 Alfred Kleinknecht.
853 Ebd.
854 ADS V 03 Walter Eisele.

pünktlich und zuverlässig«; und die Hausmutter Anneliese Bühler bedauerte, dass er ausgeschult wurde, denn »noch Manches hätte [er] dazulernen können.«[855]

An verschiedenen Arbeitsplätzen wie der Gärtnerei, der Korbmacherei oder der Hauswirtschaft wurden, sofern möglich, die Jugendlichen nach der Schulentlassung innerhalb der Anstalt beschäftigt. Robert Merk arbeitete in der Gärtnerei und galt dort als fleißig und zupackend.

Erziehungsstil und Menschenbild des Personals unterschieden sich trotz der christlichen Grundmaxime voneinander. So notierte Friederike Knack nach der Pflege von Lina Möck: »6. Sept. 1929: Lina sollte in andere Umgebung kommen. Bei Frl. Marie Holzapfel wird nur ihr Körper, aber nicht die Seele gepflegt. Solange letztere im Urlaub war und Lina bei den grossen Mädchen unter Tante Friedericke's Leitung stand, war sie ganz anders. Sie wurde ›Mensch‹, ihr Blick war freier, ihre Manieren besser, das Gesumme hörte auf. Ein Kind mit Seele gehört zu einer seelenvollen Mutter, nicht zu einer Wärterin.«[856] In den Konzeptionen zum Umgang mit Behinderung konnte mit Beginn des Nationalsozialismus keine grundlegende Veränderung oder gar ein Bruch erkannt werden, das »anthropologische Proprium: Der behinderte Mensch als Kind Gottes«[857] bestimmte weiter die empathische Grundhaltung im Umgang mit den Behinderten.

Alle sieben aus Esslingen stammenden minderjährigen Pfleglinge, die in Stetten oder im Gottlob-Weißer-Haus untergebracht waren, galten als geistig behindert, ein Pflegling hatte zudem eine fortgeschrittene Infektionserkrankung, ein Kind war taub und sehgeschädigt, zwei weitere hatten als zusätzliche Diagnose eine Epilepsie. Die Frage nach der Ursache der Epilepsie, ob genuin und daher nach damaligem Verständnis erblich oder erworben, wurde nicht präzise beantwortet und schien für die Anstalt nicht von Bedeutung gewesen zu sein. Ebenfalls ohne Belang war, inwiefern die geistige Behinderung als Folge der Epilepsie betrachtet werden konnte, oder als eigenständiges weiteres Krankheitsbild erschien. War aber ein Sterilisationsverfahren angestrebt, so suchten das Erbgesundheitsgericht und dessen Mediziner nach Antworten auf diese Problematik. Für die Angehörigen hingegen war die Frage der Erblichkeit aufgrund der eigenen Stigmatisierung und der vielen erbbiologischen Nachweise, die sie erbringen mussten, sei es bei dem Antrag auf Kindergeld oder der Heirat, ein zentrales Problem. Wiederholt baten Angehörige um Bescheinigungen, dass die Erkrankung erworben und nicht erblich wäre.

Die Jüngste unter den Opfern der Aktion »T4« war Josephine Gensmantel, die am 11. Dezember 1934 in Lautenbach, Kreis Crailsheim, geboren war und im Alter von 3 ½ Jahren in das Gottlob-Weißer-Haus in Schwäbisch Hall aufgenommen wurde. Ebenfalls dort war bereits seit dem Alter von 1 ¾ Jahren Edeltraut Reinhardt. Ihre Mutter galt nach nationalsozialistischer Rassenideologie als »Zigeunerin«. Edeltraut wurde am 13. Januar 1928 in Brühl als uneheliches Kind der Fabrikarbeiterin Katharina Reinhardt geboren und litt bereits im Säuglingsalter an einer Infektionserkrankung und deren Folgeschäden. Katharina Reinhardt besuchte ihre Toch-

855 Ebd.
856 ADS V 03 Lina Möck.
857 Kalusche, Stetten, S. 123.

ter lediglich einmal, schrieb aber wiederholt den Diakonissen und erkundigte sich nach ihrem Befinden. Nachdem Katharina geheiratet hatte,[858] wollten sie und ihr Mann die Tochter im Juli 1934 zu sich nehmen. Die Diakonissenanstalt verwies das Ehepaar an das Kreiswohlfahrtsamt Hall als zuständige Behörde und erklärte zudem, dass eine Kündigungsfrist für die Heimunterbringung von einem Viertel Jahr bestehe. »Bitte unternehmen Sie keine unnötigen Reisen hierher, ehe Sie eine schriftliche Zustimmung des Kreiswohlfahrtsamts Hall uns zugesandt haben. Wir dürfen ohne solche schriftliche Zustimmung das Kind nicht aus unserer Anstalt weggeben [...].«[859] Nicht belegt ist, ob sich die Mutter von ihrem Vorhaben abbringen ließ, sie dieses nicht mehr verfolgte oder ob ihr eine Genehmigung verwehrt wurde. Drei Jahre später erkrankte das schwächliche Mädchen im Gottlob-Weißer-Haus an Typhus mit einer Beteiligung der Nieren, wodurch sich ihr Allgemeinzustand weiter verschlechterte.

Die Haller Einrichtung erhielt, wie die anderen Behindertenanstalten und psychiatrischen Krankenhäuser in Württemberg, im Oktober 1939 vom Reichsminister des Innern eine Aufforderung, Meldebögen für ihre Pfleglinge auszufüllen und bis November 1939 zurückzusenden.[860] Erst nach einer Mahnung des Reichsinnenministeriums am 13. Juli 1940[861] und nach Absprache mit den leitenden Schwestern sowie mit der Ärztin Dr. Johanna Teufel füllte der Leiter der Einrichtung, Pfarrer Breuning, für 170 der insgesamt 545 Behinderten die Meldeformulare aus und schickte sie am 21. August 1940 nach Berlin. Im Absatz 4 des Bogens waren »zu melden [...] sämtliche Patienten, die nicht die deutsche Staatsbürgerschaft besitzen oder deutschen oder artverwandten Blutes sind unter Angabe der Rasse.« Ob Breuning in Bezug auf Edeltraut Reinhardt, über ihre Diagnose und Aufenthaltsdauer hinaus, auch diese Rubrik unter Hinweis auf ihre als »Zigeunerin« eingestufte Mutter beantwortete, muss unbeantwortet bleiben, da diese Bögen nicht überliefert sind. Dennoch ist davon auszugehen, dass Edeltraut als »Zigeunerin« von der im November 1937 gegründeten »Rassenhygienischen Forschungsstelle« unter der Leitung des Tübinger Professors Robert Ritter bereits erfasst worden war.[862]

Anhand der 170 Meldebögen entschieden die zu »T4«-Gutachter bestellten Ärzte anschließend, wer als lebenswert galt und wer ermordet werden sollte. Heike Krause erwähnt in ihrer Studie, dass Breuning sich bemühte, mit allen Familien Kontakt aufzunehmen und ihnen riet, ihre pflegebedürftigen Angehörigen nach Hause zu nehmen.[863] Inwieweit es ihm in der kurzen Zeit von August bis November 1940 gelang, alle Familien zu warnen, bleibt ungewiss. Es sind zu diesem Agieren Breunings

858 Das Hochzeitsdatum ist nicht bekannt. Hinweise aus dem Briefverkehr mit dem Gottlob-Weißer-Haus deuten darauf hin, dass es wahrscheinlich zwischen Januar 1932 und Juli 1934 liegt.

859 ADH Patientenakte ohne Inv.-Nr.

860 Die folgenden Ausführungen stützen sich auf: KRAUSE, Beschlagnahme, S. 107–114.

861 Dieses Datum nennt Breuning am 14. April 1948 als Zeuge im Grafeneckprozess. StAS Wü 29/3 T 1 Nr. 1756/02/01.

862 Zu dem Genozid an Sinti und Roma siehe: ZIMMERMANN, Rassenutopie; SCHMIDT-DEGENHARDT, Robert Ritter.

863 KRAUSE, Beschlagnahme, S. 111.

keine zeitgenössischen Quellen überliefert, sondern ausschließlich Erinnerungsberichte, die kritisch zu beurteilen sind. Als Zeuge im Grafeneckprozess gab er an, 77 Briefe an Angehörige geschrieben zu haben, in denen er sie »auf die Gefahr aufmerksam gemacht [habe, d. V.], in der ihre Angehörigen schwebten.«[864] In dem in den Nachkriegsjahren erstellten Bericht heißt es, er habe die Familien aufgefordert, ihre Kranken dringend zu besuchen.[865] Verschlüsselt soll dies einer Aufforderung gleichgekommen sein, das behinderte Familienmitglied mit nach Hause zu nehmen. Ob, wie oft erzählt, Gemeindeschwestern Angehörige über die Gefahr in Schwäbisch Hall aufklärten, ist eher fraglich. Denn es gibt Hinweise, dass im Gottlob-Weißer-Haus lediglich das leitende Personal über alle Maßnahmen der Deportation umfassend informiert war. Dies bedeutet aber auch: Nur die Leitung konnte die Angehörigen warnen, ein effektives Umgehen der Deportation war somit nicht möglich. Pfarrer Breuning erinnerte sich an die unterschiedlichen Verhaltensweisen der Angehörigen: »Sie nahmen das Schicksal ihrer Kranken teils mit Wehmut, teils indifferent, teils mit einem gewissen Entlastungsgefühl hin.«[866] Breunings Tochter berichtete als Reaktion auf seine alarmierenden Hinweise von 40 Besuchen oder Briefen Angehöriger. Jedoch bleibt festzustellen, dass von den 170 gemeldeten Kranken nicht einmal die Angehörigen jedes zweiten einen verschlüsselten Hinweis erhielten. Ob auch die Familien der nicht erfassten Behinderten zaghaft gewarnt wurden, ist ebenfalls unbekannt. Immerhin wurden sieben Kranke daraufhin entlassen und von ihren Angehörigen zu Hause oder im Altersheim der Großheppacher Schwestern versorgt – wie die an einer Psychose erkrankte Diakonisse Amalie Burkhardt[867] – und überlebten die Mordaktion.

Ludwig Schlaich, Inspektor der Anstalt Stetten, berichtete ebenfalls davon, die Angehörigen der 150 auf der ersten Transportliste stehenden Behinderten über eine geplante Verlegung informiert zu haben. Doch auch hier holten nur wenige Familien, vermutlich neun, ihre Kranken zu sich. Die Gründe hierfür sind vielfältig, manche zögerten, wissend um die bevorstehende Ermordung, andere, die selbst kaum des Lesens kundig waren, verstanden die Anspielung nicht.[868] Die Familie einer fast erwachsenen Tochter meint zu wissen, dass solche rettenden Hinweise aus Stetten fehlten.[869] Zudem pflegten etliche keinen Kontakt zu ihren behinderten Familienangehörigen oder die Einrichtung kannte den Wohnsitz der Angehörigen nicht.

Von den fünf aus Esslingen stammenden Kindern und Jugendlichen, die aus Stetten nach Grafeneck deportiert wurden, standen vier auf diesen ersten Transportlisten. Der tüchtige Robert Merk war für einen späteren Mordtermin selektiert. Er hatte keine Angehörigen – zudem informierte Ludwig Schlaich zu diesem Zeitpunkt die Familien nicht mehr über die geplante Verlegung. Von den anderen vier »Eutha-

864 StAS Wü 29/3 T 1 Nr. 1756/02/01.
865 Breuning, »So geschah es bei uns in der Diakonissenanstalt Schwäbisch Hall«, S. 19–27.
866 StAS Wü 29/3 T 1 Nr. 1756/02/01.
867 Krause, Beschlagnahme, S. 114.
868 Kalusche, Stetten, S. 353–355.
869 Kohler-Gehrig, Krüger, Sozialdarwinismus, S. 186.

nasieopfern« pflegten zwei Familien sehr häufigen und regelmäßigen Kontakt zu ihren behinderten Kindern. Die Eltern von Lina Möck erhielten eine Nachricht von Ludwig Schlaich: »Mit Schreiben vom 16. September 1940 teilte der Leiter der Anstalt Stetten den Eltern mit, dass das Württembergische Innenministerium schon für Mittwoch der nächsten Woche die Verlegung von Lina in eine ihm nicht bekannte staatliche Anstalt angeordnet habe. ›Ich teile Ihnen dies mit, weil Sie uns seinerzeit Ihr Kind anvertraut haben und weil zwischen Ihnen und uns doch stets ein Vertrauensverhältnis bestanden hat.‹ Er bot den Eltern an, am Dienstag vor der Verlegung [also am 24. September, d.V.] bei einem Gespräch zu klären, welche Möglichkeiten noch offen stünden. Ein früheres Gespräch war ihm nicht möglich, da er wegen einer Dienstreise abwesend war. Der Brief wurde nicht auf dem Postweg, sondern von privat überbracht. Am Dienstag [24.9., d.V.] machte sich die Mutter auf den Weg nach Stetten. [...] Als sie in Stetten ankam, traf sie Lina nicht mehr an.«[870] Lina war bereits mit dem Transport eine Woche zuvor verfrachtet worden. Ob dies geplant war, oder ob Lina Möck dadurch, dass sich manche der zum Transport Vorgesehenen versteckt hatten und sich dabei dramatische Szenen abgespielt hatten, zu denjenigen gehörte, die die grauen Busse füllen sollten, bleibt unklar.

Die anderen beiden Kinder, die aus Stetten deportiert wurden, erhielten nie Besuch von ihren Verwandten, insofern wurde auch niemand gewarnt.

Edeltraut Reinhardt wurde am 20. November 1940 mit einem Sammeltransport in die Zwischenanstalt Weinsberg verlegt.[871] Dort wurde sie mehr als drei Monate lang verwahrt, bis sie am 10. März 1941 zusammen mit 80 anderen Kranken und Behinderten nach Hadamar verlegt und am Ankunftstag vergast wurde.[872] Eineinhalb Jahre später erhielt das Gottlob-Weißer-Haus eine Anfrage der »Rassenhygienischen und Kriminalbiologischen Forschungsstelle« in Berlin und wurde aufgefordert, »für eine drijgende [sic!] kriminalbiologische Untersuchung«[873] die Krankenakte dieses Mädchens zuzusenden. Mit den über 24.000 detaillierten Stammbaumerhebungen, dem so genannten »rassebiologischen« Gutachten, den Vermessungen von Menschen und Typisierungen verfolgten Prof. Dr. Ritter und seine Mitarbeiterin Eva Justin eine Einteilung der nach ihrem Kategoriensystem klassifizierten hoch- und minderwertigen »Rassen«. Die Forschungsstelle war hierdurch mit in die Vorbereitung und Durchführung der Selektion von Sinti und Roma für die Deportation in die Konzentrations- und Vernichtungslager eingebunden. In diesem kurzen Briefwechsel wird das polykratische System des Nationalsozialismus deutlich, bei dem verschiedene Dienststellen konkurrierend und zuweilen uninformiert nebeneinander wirkten. So mag die »Rassenhygienische und Kriminalbiologische Forschungsstelle« zwar gewusst haben, dass Edeltraut Reinhardt nicht mehr in Schwäbisch Hall gepflegt wurde, aber sie hatte anscheinend keine Kenntnis davon, wohin sie verlegt worden war und wo ihre Krankenakten verwahrt wurden.

870 Ebd., S. 190.
871 StAL F 234 I Bü 980, Bü 983, Bü 1127, Bü 1133, Bü 1139, Bü 1140; F1/234 Bd. 315, F 235 III Bü 658; Gedenkstätte Hadamar, Gedenkbuch.
872 Siehe zu Hadamar: GEORGE, LILIENTHAL, Hadamar.
873 ADH Patientenakte ohne Inv.-Nr.

Im wissenschaftlichen Diskurs wird kontrovers diskutiert, inwieweit eine Sonderstellung der Kinder-»Euthanasie« bestand und es angebracht erscheint, von einer Eigenständigkeit und Spezifik dieser Mordaktion zu sprechen, oder ob es nicht aufgrund vieler Gemeinsamkeiten und einer Gesamtanalyse sinnvoller ist, eine umfassende und nicht eine separate Sicht auf den Tatkomplex »Euthanasie« zu werfen, unabhängig davon, ob es sich um Erwachsene oder Kinder handelte.[874] Die Ermordung der Kinder und Jugendlichen im Rahmen der Aktion »T4« unterschied sich nicht von der der Erwachsenen, bedeutet aber im Umgang mit besonders hilflosen und abhängigen Personen eine besonders brutale Form von Gewalt.

Eine Spezifik hingegen durch die andere Art der Selektion, der Deportation und des Mordens und der stetigen Ausweitung der Gefährdeten stellen die Morde in den »Kinderfachabteilungen« dar.

4.2.2 »Kinderfachabteilung« Wiesloch

In der Heil- und Pflegeanstalt Wiesloch wurde spätestens im November 1940 eine euphemistisch »Kinderfachabteilung« bezeichnete Station für sogenannte »Reichsausschusskinder« eingerichtet, deren Leiter der Psychiater Dr. Arthur Schreck wurde.[875] Die Wieslocher »Kinderfachabteilung« befand sich in einem eigenen Gebäude, das ehemals als Isolierstation für Männer vorgesehen war. Ältere »Reichsausschusskinder« wurden auf die anderen Erwachsenenstationen verteilt. Mit der Anstalt in Brandenburg-Görden gehörte Wiesloch Ende 1940 zu den ersten in Betrieb genommenen Einrichtungen dieser Art. In anderen »Kinderfachabteilungen« wie im Hamburger Kinderkrankenhaus Rothenburgsort waren die Kinder komplett im gesamten Haus verteilt. Der schon 62 Jahre alte Psychiater Schreck hatte bereits zuvor in unterschiedlichsten Funktionen bei der »Euthanasie«-Aktion mitgewirkt: als Leiter der Pflegeanstalt Rastatt, als kommissarischer Leiter und Verantwortlicher bei der Auflösung und Deportation der Insassen der badischen Heil- und Pflegeanstalt Illenau nach Grafeneck und insbesondere als tausendfacher Gutachter der Aktion »T4«.[876]

Bis Ende Juni 1941 bestand in Wiesloch die »Kinderfachabteilung«, die im Durchschnitt mit circa 20 Kindern im Alter bis zu fünf Jahren belegt war. Die ersten drei Morde mit Luminal nahm Schreck persönlich vor. Als er sich jedoch weigerte, die Morde weiterhin selbst durchzuführen, reiste im Auftrag des »Reichsausschusses« der Kinderarzt Dr. Fritz Kühnke, der zu dieser Zeit in der Kinderabteilung der Heil- und Pflegeanstalt Eglfing-Haar eingesetzt und dort bereits als Tötungsarzt aktiv war, alle drei bis vier Wochen von München an und tötete in Wiesloch jeweils

874 Die Kontroverse fasst Jürgen Pfeiffer zusammen: Pfeiffer, Wissenschaftliches Erkenntnisstreben als Tötungsmotiv?, S. 38–41.

875 Siehe hierzu: Peschke, Schreck's Anstalt, S. 19–41; Janzowski, Reichsausschusskinder, S. 91–120.

876 De Mildt, Tatkomplex, Bd. 1, S. 797.

mindestens drei Kinder.[877] Auch nach der formalen Aufhebung des Status einer »Kinderfachabteilung« fanden weiterhin Kindermorde in Wiesloch statt oder kamen Kinder in den anderen Anstalten, in die sie verlegt worden waren, zu Tode.

In dem 1947/48 in Freiburg gegen den stellvertretenden Anstaltsleiter Dr. Josef Arthur Schreck geführten Prozess konnte das Gericht eindeutig klären, dass er persönlich drei Kinder im Alter von drei bis vier Jahren im März und April 1941 durch Injektion des Beruhigungsmittels Luminal ermordet hatte. Der Tod setzte nicht schmerzfrei ein, sondern verlief oft äußerst qualvoll als Folge einer Lungenentzündung mit schwersten Attacken von Atemnot und Schmerzen; manchmal dauerte der Todeskampf Tage.

Eines dieser von Dr. Schreck ermordeten Kinder war Helmut Rilling. Ein anderes Kind aus Esslingen, Waltraud Buck,[878] wurde vermutlich von Dr. Fritz Kühnke getötet.[879] Nach dem Ableben führte Schreck die Sektion der Kinder durch und legte dabei ein besonderes Augenmerk auf die Beurteilung der Gehirne. Seinem Urteil nach sei es, so führt er in dem gegen ihn angestrengten Prozess exculpatorisch aus, »geradezu inhuman, ein Kind aufzuziehen, das überhaupt kein Gehirn habe oder dem Gehirnteile fehlten oder das mit Hydrocephalus behaftet ist.«[880]

Beide Kinder wurden in Begleitung eines Elternteils am 22. November 1940 nach Wiesloch gebracht: bei Helmut war es der Vater, bei Waltraud die Mutter. Helmut war als viertes Kind der Familie am 19. Dezember 1937 zu Hause geboren worden und wog lediglich 5 Pfund, zudem stellte der Frauenarzt Dr. Sänger bei ihm eine geburtstraumatische Gehirnblutung fest.[881] Im Frühjahr 1939 erfolgte wegen seiner Entwicklungsstörungen eine Einweisung in die Olgaheilanstalt Stuttgart, wo er circa vier bis sechs Wochen blieb. Kurz darauf wurden die Eltern aufgefordert, ihn impfen zu lassen, was sie nach Rücksprache mit dem Kinderarzt Dr. Bantlin ablehnten. Daraufhin stattete die Fürsorgeschwester des staatlichen Gesundheitsamtes Esslingen[882] einen unangemeldeten Hausbesuch ab und forderte die Eltern erneut zum Impfen auf, was diese aber versagten. Einige Tage später kam ohne Ankündigung Dr. Fritz Förstner, der sich ein Bild über den Zustand des Kindes verschaffen wollte. Weil die Eltern nicht anwesend waren, wurden sie auf das Gesundheitsamt vorgeladen. Förstner riet dem Vater, den Sohn nach Wiesloch in Obhut zu geben, »da dort mehr Aussicht auf eine Heilung bzw. Genesung des Kindes bestehen würde. Er begründete dies mit der fachärztlichen Betreuung bzw. mit der für diese Erkrankung spezialisierten Einrichtung.«[883] Bei der Zeugenvernehmung im Zuge der Ermittlungen im Grafeneckprozess am 8. Juni 1948 gab der Vater an, nicht unter Drängen,

877 De Mildt, Tatkomplex, Bd. 2, S. 527–529.
878 Am 16. September 2012 wurde für dieses Mädchen in der Pliensaustr. 20 in Esslingen ein Stolperstein verlegt.
879 De Mildt, Tatkomplex, Bd. 1, S. 802. Hier anderes Jahr, fälschlicherweise 1940.
880 Ebd.
881 StAS Wü 29/3 T 1 Nr. 1757/04/09.
882 Name ließ sich nicht eruieren.
883 StAS Wü 29/3 T 1 Nr. 1757/04/09.

sondern nach eingehender Überlegung und Rücksprache mit seiner Frau die Entscheidung gefällt zu haben.

Die Methoden, jemanden zu diesem Schritt zu führen, bestanden in der Kunst der Überredung mittels »Zuckerbrot und Peitsche«. Das Werben betonte mit Argumenten, die auch hier anklingen, die Bedürfnisse des Kindes, der Eltern und vor allem der pflegenden Mutter. Die Vorteile einer Fachabteilung wären: die berechtigte Hoffnung und Chance auf Besserung, die Entlastung der Pflegenden, insbesondere der Mütter, die Übernahme der Pflegekosten, die finanzielle Unterstützung bei Besuchen. Das Drängen erfolgte dann oft subtiler in Form von Belehrungen oder der Ankündigung, die Mütter zum Arbeitseinsatz zu verpflichten und somit die Versorgung des Kindes zu gefährden, oder auch im wiederholten Hinweis auf den möglichen Entzug von Fürsorgeleistungen und den zu erwartenden häufigen Hausbesuchen der Fürsorgerinnen oder gar des Amtsarztes. Wenn die Eltern zudem die beste Versorgung ihres Kindes anstrebten und eine solche ihnen für Wiesloch oder eine andere »Kinderfachabteilung« vorgegaukelt wurde, so kann zwar von einer freien Entscheidung gesprochen werden, aber diese fiel unter Vorspiegelung falscher Prämissen.

Waltrauds Mutter war drei Jahre nach Kriegsende im Rahmen der Ermittlungen zum Grafeneckprozess bei der Polizeidirektion Esslingen vorgeladen und wurde zum Krankheitsverlauf ihres Kindes vernommen.[884] Nach ihrem Bericht verlief die Geburt zwar zunächst normal, doch bereits am folgenden Tag diagnostizierte der Frauenarzt Dr. Sänger bei Waltraud eine Gehirnblutung. Obgleich die Prognose äußerst ungünstig war, erholte sich der Säugling nach sechs Tagen. Wenige Tage darauf trat ein »Brechdurchfall mit Magenpförtnerkrampf« auf, weshalb Waltraud fast ein Vierteljahr im Krankenhaus Berg in Stuttgart behandelt wurde. Anschließend ging die Mutter mit ihr und dem älteren Bruder über den Sommer in den Schwarzwald zu ihren Eltern und ihrem Bruder, wo Waltraud sich zwar körperlich erholte, aber erste Entwicklungsdefizite sichtbar wurden. Waltraud lernte weder sitzen noch stehen und war oft unfähig zu essen. Nachdem sie im Alter von einem Jahr noch eine schwere Keuchhustenerkrankung durchmachte, die von dem Esslinger Kinderarzt Dr. Bantlin erfolgreich behandelt worden war, fiel der Mutter auf, dass die gesamte linke Körperhälfte schwächer wurde und das Bein zudem um einige Zentimeter verkürzt war. Eine nun anstehende Mehrfachimpfung, zu der Frau Buck durch das Gesundheitsamt aufgefordert wurde, lehnte sie nach Rücksprache mit dem Kinderarzt ab.

Ob bereits die bisher in die Behandlung des Kindes involvierten Ärzte das Mädchen, wie es seit 18. August 1939 angeordnet war, dem Gesundheitsamt und dieses dann im weiteren, dem »Reichsausschuss« gemeldet hatten, ist nicht klar. Doch spätestens jetzt mit der Aufforderung zum Impfen hatte das Gesundheitsamt genaue Kenntnis vom aktuellen Gesundheitszustand des Kleinkinds und der Esslinger Obermedizinalrat und Amtsarzt Dr. Förstner drang auf eine Unterbringung und Aussonderung in einer »Kinderfachabteilung«. Förstner, so erinnerte sich Johanna

884 Ebd.

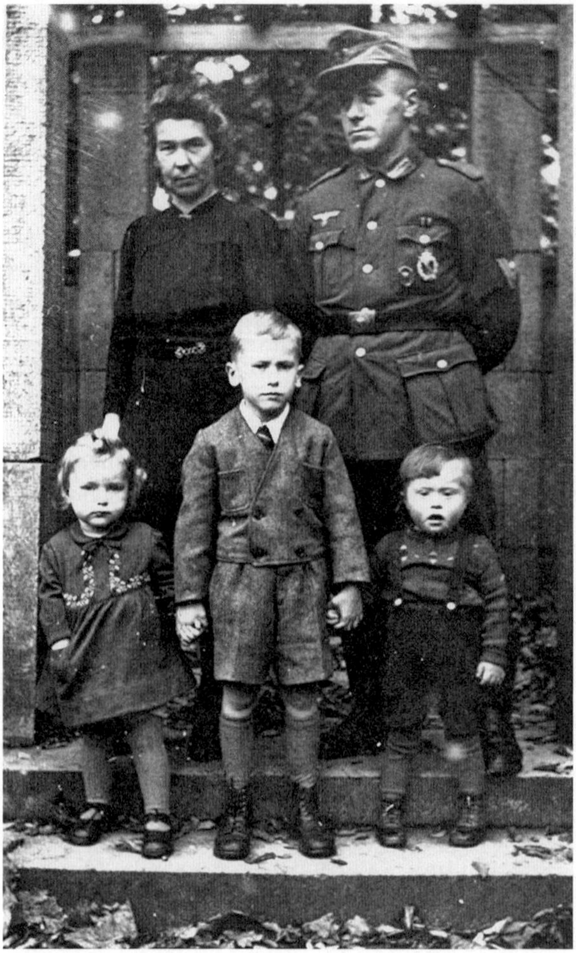

Abb. 24 Familie Buck. Auf keinem der Familienfotos ist Waltraud zu sehen. Privatbesitz

Buck bei der Vernehmung 1948, kam »zu mir persönlich in die Wohnung und erkundigte sich über den Zustand meiner Tochter. Er riet mir, in Anbetracht auf meine angegriffene Gesundheit, das Kind in eine Heilanstalt zu verbringen, da es dort besser untergebracht wäre und somit mehr Aussicht auf eine Heilung bestehen werde.« Frau Buck erkundigte sich, ob sie gezwungen werden könne, ihre Tochter dort abzuliefern, worauf Dr. Förstner betonte, es bestehe kein Zwang und von ihrer freien Entscheidung sprach. Frau Buck erklärte Dr. Förstner, sie wolle und könne nicht sofort einer Unterbringung zustimmen, sondern möchte sich noch mit ihrem Mann besprechen, der als Soldat in Frankreich war.

Inwieweit das Vorgehen von Dr. Förstner hier auf Frau Buck und Herrn Rilling als ein drängendes Überreden zu werten ist, lässt sich nicht endgültig klären. Von einer freien Entscheidung kann aber weder bei Herrn Rilling noch bei Frau Buck, noch in den späteren Verlegungen nach Eichberg, wo die gleiche Strategie angewandt wurde, gesprochen werden.

Gemeinsam mit ihrem Mann entschied sich Johanna Buck schließlich, ihre Tochter in Wiesloch pflegen zu lassen, wohin sie ihr Kind am 22. November 1940 begleitete. Im Februar 1941 besuchte sie ihre Tochter in Wiesloch, wobei sie, das »Kind dort in sehr schlechter körperlicher und geistiger Verfassung« antraf. Sie gab 1948 an: »Die Körperteile der linken Hälfte schienen mir noch schwächer als zu seiner Einlieferung. Ebenfalls erschien mir das linke Bein wesentlich kürzer. Das Bein hatte damals eine Stärke wie der Daumen eines erwachsenen Menschen.« Ihre Einschätzung bezüglich der pflegerischen Versorgung ihrer Tochter fiel hingegen positiv aus, wenn sie attestierte: »was die Pflege bzw. Betreuung anbetrifft, konnte ich dort nichts Nachteiliges feststellen.« Am 25. April 1941 starb Waltraud Buck; als Todesursache wurde der Mutter, so meinte sie sich zu erinnern, »ein Stillstehen bzw. Aussetzen der Atmungsorgane« genannt.[885] Die Beisetzung, zu der die Mutter eigens anreiste, fand auf dem Anstaltsfriedhof zwei Tage später statt. Auf Nachfrage des Kriminalbeamten gab sie bei der Vernehmung an: »Meiner Ansicht nach fiel mein Kind nicht der Euthanasie zum Opfer, sondern starb eines natürlichen Todes.«

Obgleich Dr. Schreck bei Gericht in Freiburg erklärte, er habe sich in Gesprächen mit den Eltern zuvor vergewissert, dass auch sie den Tod als Erlösung für das Kind und sich betrachten, gibt es hierzu keinerlei Hinweis bei der Vernehmung der Mutter Johanna Buck. Der Vater des vierjährigen Helmut, Reservelokführer[886] Hermann Rilling, erwähnte jedoch, er habe bei seinem Besuch in der Anstalt ungefähr zwei Monate nach Aufnahme seines Sohnes mit Dr. Schreck gesprochen und dieser habe ihm »wenig Hoffnung« gemacht, dass sein »Sohn am Leben bleiben könne«. Schreck behauptete beim Prozess pauschal, die Eltern hätten allesamt gar das Sterben ihrer Kinder »ersehnt«.[887]

Helmut starb am 6. März 1941 durch eine von Dr. Schreck injizierte tödliche Dosis Luminal. Die Klinik informierte den Vater nach der Sektion über den Tod und attestierte als Ursache »allgemeine körperliche Schwäche« bei einer »akuten Bronchitis.« Die Sektion ergab, dass »das Kind nach der Geburt eine Meningitis durchgemacht hatte. Außerdem bestand Hydrocephalus internus und externus.«[888] Helmuts Vater reiste, nachdem er ein Telegramm erhalten hatte, sogleich nach Wiesloch und sorgte anschließend für die Beisetzung seines Sohnes in Esslingen.

Das Landgericht Freiburg folgte in Gänze den Darlegungen Schrecks und schätzte es als erwiesen an, »dass Schreck die drei Tötungen nicht vorgenommen hat, ohne sich vorher darüber vergewissert zu haben, dass ein Ableben der Kinder dem mehr oder minder deutlich zum Ausdruck gebrachten Wunsch seiner Eltern oder eines Elternteils entsprach.«[889] In einem weiteren gegen Schreck geführten Prozess vor dem Landgericht München im Jahr 1968 formulierte Schreck noch deutlicher, das Einverständnis zum Mord von den Eltern eingeholt zu haben, und erklärte auf

885 Die vom Arzt attestierte Todesursache war »Atem-und Kreislaufschwäche«. GLAK 463 Zug 1983–20, Nr. 21527.
886 GLAK 463 Zug. 1983–20, Nr. 3196.
887 De Mildt, Tatkomplex, Bd. 1, S. 802.
888 GLAK 463 Zug. 1983–20, Nr. 3196.
889 De Mildt, Tatkomplex, Bd. 1, S. 803.

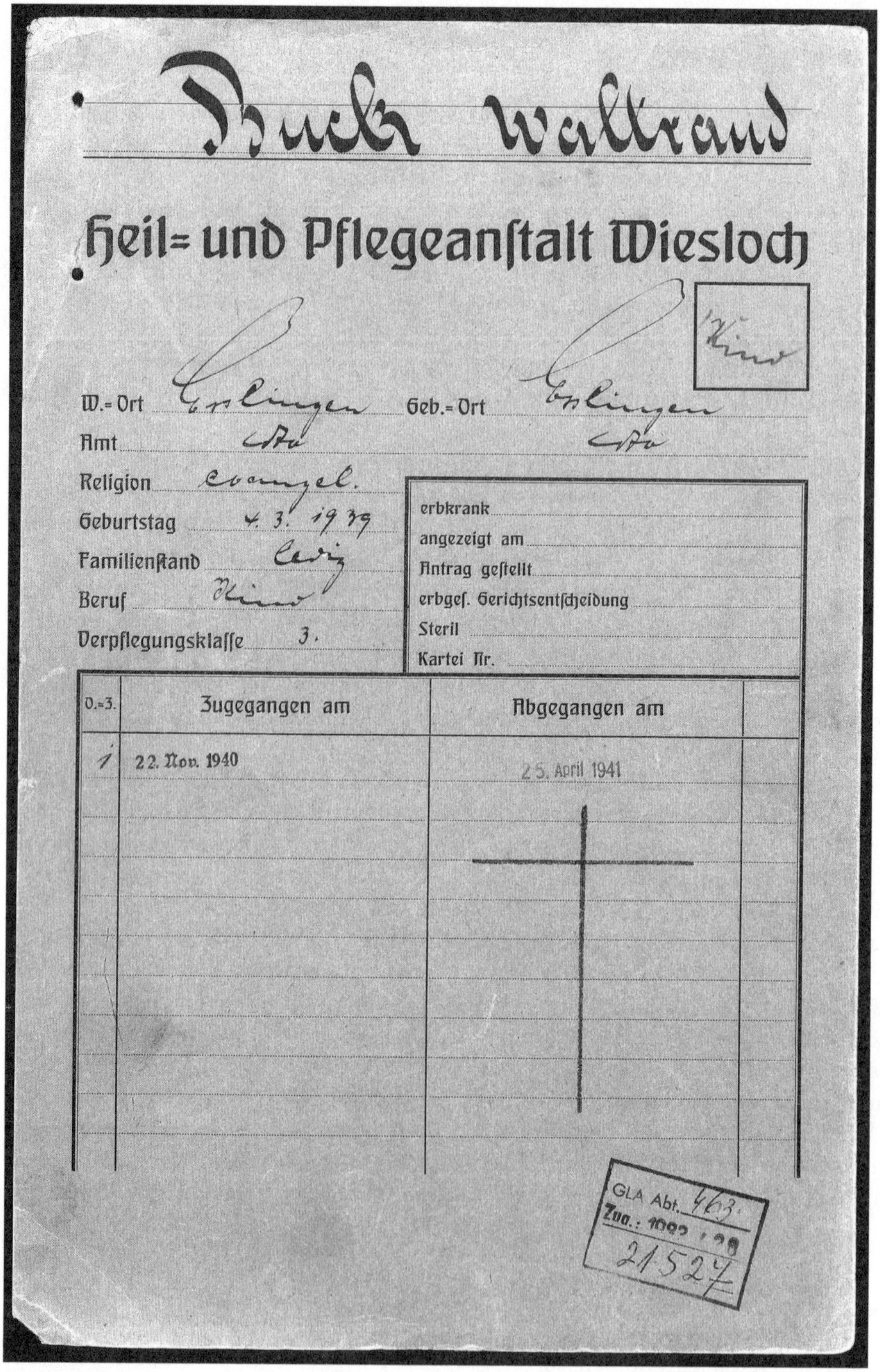

Buck Waltraud

Heil- und Pflegeanstalt Wiesloch

Kind

W.-Ort Esslingen Geb.-Ort Esslingen

Amt Stadt Stadt

Religion evangel.

Geburtstag 4. 3. 1939

Familienstand ledig

Beruf Kind

Verpflegungsklasse 3.

erbkrank

angezeigt am

Antrag gestellt

erbges. Gerichtsentscheidung

Steril

Kartei Nr.

V.-K.	Zugegangen am	Abgegangen am	
1	22. Nov. 1940	25. April 1941	

GLA Abt. 463

Zug.: 1983/20

21527

Abb. 25 Deckblatt der Akte Heil-Pflegeanstalt Wiesloch für Waltraud Buck. GLA Zug. 1983/20 Nr. 21527

diese Art die Eltern zu Mitwissern oder gar zu Mittätern. Im Urteil, das sich der Darstellung von Arthur Schreck anschloss, heißt es: »Die Besonderheit in Wiesloch war, dass den Eltern schwer geisteskranker und stark missgebildeter Kinder ganz offen gesagt wurde, es sei beabsichtigt die Leidenden von ihren Qualen durch Einschläfern zu erlösen. Mehrere Angehörige von Patienten wurden unmittelbar befragt, ob sie damit einverstanden seien, wenn ihre unheilbaren Kinder von ihrem Dasein befreit würden. Alle Befragten haben ihre Zustimmung gegeben. [...] Keiner dieser Angehörigen widersprach einer Tötung.«[890] Schreck stellte sich lediglich als Vollstrecker der Elternwünsche dar, stilisierte seine Morde als Akt der Erlösung von weiterem Leiden.

Die Rolle der Gerichte bei der Aufarbeitung der NS-Verbrechen ist dabei besonders unrühmlich. Das Gericht wertete Schrecks Vorgehen nicht als Mord, sondern als Totschlag, da die Heimtücke und Täuschung gefehlt habe und nicht vorliegen könne, weil solch schwer behinderte Kinder nicht getäuscht werden können. Auch sahen die Richter keine niederen Beweggründe, weil Schreck die Kinder aufgrund der Unheilbarkeit der Erkrankung doch nur habe erlösen wollen.[891]

Bei der vermeintlichen Zustimmung der Eltern, wie es die Gerichte aufgrund der Angaben der Angeklagten als wahr annahmen, »dürfte es sich um eine von den Tätern geschickt in die Welt gesetzte Legende handeln, gibt es doch in den Krankenunterlagen keinerlei Beweise dafür, aber viele Belege dagegen«,[892] erklärt Frank Janzowski in seiner jüngsten fundierten Studie. Betroffene Angehörige waren in diesen Prozessen nicht als Zeugen geladen. Auch nahmen die Gerichte in den Prozessen gegen Schreck keine Notiz von den Zeugenaussagen der Eltern im Grafeneckprozess. Das Gericht verließ sich auf die Aussagen, die Schreck als vermeintliche Angehörigenwünsche wiedergab, ohne die Eltern selbst zu Wort kommen zu lassen. In beiden Prozessen betonte Schreck wiederholt, er wäre dazu bereit gewesen, die Kinder zu entlassen, wenn die Eltern es verlangt hätten, doch kein Elternteil hätte diesen Wunsch geäußert. In den Verwaltungsakten der Heilanstalt Wiesloch wird diese Behauptung Schrecks als Schutzbehauptung und Lüge entlarvt. Nachdem Hermann Rilling realisiert hatte, dass in Wiesloch keine Besserung des Gesundheitszustands seines Sohnes eintreten werde, hatte er mehrfach die Klinikleitung darum gebeten, sein Kind wieder mit nach Hause nehmen zu dürfen. Doch Schreck genehmigte die Entlassung nicht und notierte vielmehr. »Die Mutter hat 3 gesunde Kinder und ist sehr vernünftig. Dagegen macht der Vater einen etwas psychopathischen Eindruck. Er wollte das Kind schon verschiedentlich zurückholen.«[893]

Wie Johanna Buck über ihre Tochter, so gab auch Hermann Rilling bei der Zeugenvernehmung im Grafeneckprozess an, dass sein Sohn eines natürlichen Todes

890 De Mildt, Tatkomplex, Bd. 2, S. 527. Prozess vor dem Landgericht München am 10. Mai 1968

891 Schreck wurde wegen Beihilfe zum Mord und Totschlag in drei Fällen zu zehn Jahren Zuchthaus verurteilt. Die Strafe wurde wegen Haftunfähigkeit 1951 ausgesetzt und 1958 gnadenhalber erlassen.

892 Janzowski, Reichsausschusskinder, S. 114.

893 GLAK Abt 463, Zug. 1983–20 Nr. 3196.

gestorben sei. Er führte aus: »Ich kann nicht glauben, daß mein Sohn der Euthanasie zum Opfer fiel, nehme vielmehr an, daß er eines natürlichen Todes infolge Gehirnhautentzündung und allgemeiner Entwicklungshemmung starb. Ich glaube nicht, daß mich Dr. Förstner in der Absicht beraten hatte, mein Kind nach Wiesloch zu bringen, damit er dort beseitigt werde. Ich glaube vielmehr, daß er ernstlich bemüht sei [sic!], daß mein Kind wieder gesund wird.«[894]

Die Aussagen der Eltern zeigen, wie sehr sie die Versprechungen des Amtsarztes Förstner und des Klinikleiters Schreck als möglichen Therapieweg und Heilungsmöglichkeit verstanden hatten, und es wird deutlich, dass diese arglistige Form der Täuschung funktionierte. Sieben Jahre lebten die Eltern jeweils mit der Vorstellung eines natürlichen Todes ihres Kindes und mit der Idee, die Verlegung nach Wiesloch sei nicht falsch und der Tod wäre ohnehin unausweichlich gewesen.

Aus ökonomischer Sicht verursachte der Mord in den »Kinderfachabteilungen« zunächst Mehrkosten, da bisher die Familien ohne Fürsorgeleistungen der Kommune die Kinder selbst versorgt hatten. Erst mit der Verlegung in die Anstalt entstanden Ausgaben, die etwa bei Waltraud Buck die Familie nicht übernehmen konnte und für die die Stadt Esslingen[895] aufkam. Eine sich an einer Nützlichkeit anlehnende Argumentation findet sich selbst noch 1948, wenn der Kinderarzt Dr. David Bantlin im Grafeneckprozess über Waltraud Buck aussagt: »Es war ausgeschlossen, daß das Kind je fürs bürgerliche Leben brauchbar gewesen wäre.«[896]

Die Verlegung der Kinder fand zu einer Zeit statt, als die »Euthanasie«-Aktion in Grafeneck bereits im ganzen Deutschen Reich als offenes Geheimnis kommuniziert wurde und Argwohn gegen staatliche Asylierungsmaßnahmen herrschte. Deshalb steht und stand für die Familien deutlicher als bei der »T4«-Aktion die Frage im Raum: Hätte ich ahnen können, was in Wiesloch geschieht? Und hätte ich dies verhindern können? Inwieweit bin ich mit schuld am Tod meines Kindes?

Diese Fragen begleiteten Johanna Buck weiterhin und sie diskutierte dies Jahre später zuweilen sehr konfrontativ mit ihrer inzwischen erwachsenen Tochter.[897] Johanna Buck war, als ihre Tochter Waltraud in Wiesloch ermordet wurde, zum vierten Mal schwanger. Der älteste Sohn Theodor war gerade drei Jahre alt und 1940 hatte sie eine Totgeburt erlitten. Der am 28. August 1941 geborene Reiner hatte ein Downsyndrom und war in seiner Entwicklung sehr verlangsamt. Erst als die ein Jahr darauf im Oktober 1942 geborene Tochter Renate anfing zu laufen, lernte er dies auch. Johanna Buck hatte große Angst, dass nun ihr Sohn wegen seiner Behinderung von staatlicher Seite in ein Heim eingewiesen und dort ermordet werden könnte. Da sie wusste, was dort vor sich ging, war ihr größtes Anliegen, dies zu verhindern. Reiner blieb in der Familie und starb zu Hause am 29. November 1945.

894 StAS Wü 29/3 T 1 Nr. 1757/04/09.
895 GLAK 463 Zug. 1983–20, Nr. 21527.
896 StAS Wü 29/3 T 1 Nr. 1757/04/09.
897 Gespräch mit Waltraud Bucks Schwester Renate Baumgartner in Esslingen am 22. Dezember 2011.

4.2.3 »Kinderfachabteilung« Eichberg

In der hessischen Landesanstalt Eichberg in der Nähe von Eltville im Rheingau wurde im März oder April 1941 eine weitere »Kinderfachabteilung« eingerichtet, die bis März 1945 Bestand hatte.[898] Bis zu 30 Kinder wurden in einer sich auf dem Anstaltsgelände befindlichen Holzbaracke untergebracht. Direktor der Anstalt war Dr. Friedrich Mennecke,[899] der ebenfalls, wie schon Schreck, als Gutachter der »T4«-Aktion tätig gewesen war. Die »Kinderfachabteilung« leitete Menneckes Stellvertreter Dr. Walter Schmidt. Die Zahl der hier ermordeten Kinder kann nicht exakt bestimmt werden; die Schätzungen liegen zwischen 430 und 500. Einige der Kinder waren zuvor von Dr. Carl Schneider an der Heidelberger Psychiatrischen Universitätsklinik zu Forschungszwecken behandelt und untersucht worden. Die Gehirne dieser dann ermordeten Kinder wurden in Eichberg entnommen und zu weiteren Forschungen an die Heidelberger Universitätsklinik versandt. Peter Sandner verweist in seiner wegweisenden Studie auch auf die Rolle der Anstalt als Hospitationsort: »eine Vertreterin der Stuttgarter ›Kinderfachabteilung‹ [Dr. Schütte, d. V.] meldete ›[n]ach Rücksprache mit Herrn von Hegener in Berlin‹ ihren Besuch an, da sie die Anstalt Eichberg ›wenn möglich besichtigen und ihre Behandlungsmethoden kennen lernen‹ wollte.«[900]

Die drei Kinder, zwei Jungen und ein Mädchen, die aus Esslingen in die Anstalt Eichberg bei Wiesbaden eingewiesen wurden, waren zwischen drei und fünf Jahren alt. Über das fünfjährige Mädchen Else Weber sind kaum Informationen überliefert. Sie ist am 27. Juni 1937 in Liebersbronn geboren und wurde als erstes dieser drei Kinder am 30. März 1943 in Eichberg aufgenommen. Noch bevor die Finanzierungsfrage der Unterbringung zwischen dem Kreisfürsorgeamt und dem Vater genau geregelt schien,[901] war Else Weber am 6. April 1943 in Eichberg ermordet worden.

Die nächste Einweisung nach Eichberg betraf den am 26. August 1939 in Esslingen geborenen Robert Markgraf. Der Vater war Soldat, weswegen die Familie nach Esslingen gezogen war und in der Burgkaserne lebte. Der Junge hatte von Geburt an eine Hirnschädigung und lernte spät gehen und sprechen, doch die Eltern hatten bis zum Alter von drei Jahren deswegen keinen Arzt konsultiert. »Weder ich noch mein Mann konnten damals glauben, daß unser Sohn durch die Geburtsschädigung geistig unterentwickelt bzw. zurückgeblieben ist, sondern wir versprachen uns bei zunehmendem Alter unseres Jungen in dieser Hinsicht eine Besserung.«[902] Erst im Alter von drei dreiviertel Jahren ließ die Mutter die Diagnose in der Univer-

898 Siehe hierzu: Sandner, Der Eichberg, S. 164–220; Hohendorf, u. a., Die »Kinderfachabteilung« der Landesheilanstalt Eichberg, S. 221–243; Dickel, Der Eichberg; Dickel, Alltag, S. 105–113.

899 Siehe: Chroust, Friedrich Mennecke.

900 HHStAW, Abt. 430/1 Nr. 12839, o. Bl.-Nr., Städtische Kinderheime Stuttgart-N., Zweiganstalt Kinderkrankenhaus am Weissenhof 14, gez. Assistenzärztin Dr. Schütte, Zitiert nach: Sandner, Verwaltung des Krankenmordes, S. 536.

901 StAE Hauptregistratur 1855.

902 StAS Wü 29/3 T 1 Nr. 1757/04/09.

sitätsklinik Tübingen abklären, wo sie dann dazu ermuntert wurde, ihr Kind in Eichberg unterzubringen. Die Eltern begleiteten den Jungen im Mai 1943 zur dortigen Aufnahme. Bei der Fahrt dorthin entwickelte der Junge eine fieberhafte Erkältung, die sich in Eichberg zu einer Pneumonie entwickelte. Die Mutter bat um regelmäßige Information über den Zustand des Kindes und erinnert sich daran, dass sie von Eichberg in den nächsten 10 Tagen drei Benachrichtigungen erhielt. Die ersten beiden berichteten von einem schlechten aber stabilen Zustand einer Lungenentzündung. In dem letzten Brief jedoch wurde ihr Kommen wegen einer massiven Verschlechterung dringlich gewünscht. Der Tod trat am 10. Juni 1943 ein; bei der Ankunft der Mutter war Robert bereits verstorben. Da Robert an dieser schweren Pneumonie erkrankt war, ist schwer zu beurteilen, ob es sich hier um einen natürlichen Tod, um Tötung durch Unterlassung oder ebenfalls um einen Mord handelt. Die Mutter jedenfalls ging aufgrund dieser Erkrankung und deren Verlauf von einem natürlichen Tod aus.

Das jüngste dieser drei Kinder aus Esslingen war Jürgen Erhard, der am 20. März 1940 geboren und am 22. April 1943 in Eichberg ermordet wurde.[903] Jürgen litt seit seinem ersten Lebensjahr an einer Krampferkrankung und war in seiner geistigen Entwicklung zurückgeblieben. Seine Mutter erlebte ihn in seinem Benehmen manchmal »seltsam« und beschrieb den gerade erst Zweijährigen als »bösartig«, wenn »er ein auf dem Tisch liegendes Messer ergriff und auf mich bzw. auf andere Personen losging«. Einige Zeit nahm das Städtische Kinderheim Esslingen das Kleinkind auf und entlastete die zu dieser Zeit kranke Mutter. Im November 1942 teilte die Hausärztin Dr. Hanna Plieninger[904] gemäß der Verordnung des Reichsausschusses und aufgrund des Erbgesundheitsgesetzes dem Gesundheitsamt mit, dass Jürgen Erhard eine schwere Behinderung habe. Anfang 1943 wurde die Mutter vom Gesundheitsamt vorgeladen, und in diesem Gespräch forderte Dr. Förstner sie auf, ihren Sohn in Eichberg unterbringen zu lassen. Ende März oder Anfang April wurde Jürgen in Eichberg aufgenommen und circa zwei Wochen später erhielten die Eltern die Todesmitteilung.

Auch in Eichberg wurden die Kinder wie in Wiesloch mittels Luminal ermordet, anschließend seziert – und die Gehirne meist für erbbiologische Untersuchungen nach Heidelberg zum Universitätsinstitut von Dr. Schneider transportiert.

Jürgens Vater fuhr noch zur Beerdigung, die auf dem dortigen Anstaltsfriedhof stattfand. Als die Esslinger Ärztin Dr. Plieninger im Juli 1943 vom Tod des Kindes erfuhr, zweifelte sie an den Todesumständen und ging von »Euthanasie« aus, so sagte sie zumindest bei der Zeugenvernehmung 1948 im Grafeneckprozess aus.[905] Dass sie über ihre Mutmaßung mit der Mutter sprach oder ihr zumindest ihren Argwohn mitteilte, ist kaum anzunehmen.

903 StAS Wü 29/3 T 1 Nr. 1757/04/09.
904 StAL EL 902/6 Bü 16759; sie war am 2. Mai 1891 in Stuttgart geboren.
905 StAS Wü 29/3 T 1 Nr. 1757/04/09.

4.2.4 »Kinderfachabteilung« Städtische Kinderheime Stuttgart

Die Frage, ob in Stuttgart eine »Kinderfachabteilung« unter der Leitung von Obermedizinalrat Dr. Karl Lempp und unter Mitarbeit der Assistenzärztin Dr. Magdalene Schütte existierte, wird sehr kontrovers diskutiert. Udo Benzenhöfer, ausgewiesener und kritischer Experte des Komplexes der »Kinderfachabteilungen« unterscheidet aufgrund der jeweiligen aussagekräftigen Quellen zwischen wissenschaftlich zweifellos nachgewiesenen »Kinderfachabteilungen und solchen, deren Existenz in gleicher Eindeutigkeit nachgewiesen werden kann«.[906] Als sichere Kriterien des Nachweises fungieren Sondergratifikationen des »Reichsausschusses« für Personal, die monatlich oder als Weihnachtssonderzahlung verbucht wurden, sowie Korrespondenz mit klarer Nennung der Begriffe »Kinderfachabteilung« oder »Reichsausschuss«.[907] Für Benzenhöfer müssen jedoch nicht zwingend beide Kriterien erfüllt sein, um sicher die Existenz einer »Kinderfachabteilung« zu belegen. Dass weder für Dr. Lempp noch für die Assistenzärztin Dr. Magdalene Schütte Weihnachtsgratifikationen oder andere finanzielle Sonderzuwendungen des »Reichsausschusses« nachzuweisen sind, sei kein Indiz der Nichtexistenz einer »Kinderfachabteilung«. Solche Zahlungen fehlen auch in einigen anderen, eindeutig als »Kinderfachabteilung« nachgewiesenen Einrichtungen wie z. B. Wiesloch. Benzenhöfer verweist auf die Korrespondenz zwischen Dr. Eugen Stähle, Ministerialrat beim Württembergischen Ministerium des Innern, der für die Abwicklung der Aktion »T4« in Württemberg maßgeblich verantwortlich war, und Richard von Hegener, dem Stellvertreter des »Reichsausschusses«. [908] Udo Benzenhöfer und jüngst auch Sascha Topp[909] kommen nach intensiver Sichtung und Analyse der Akten aus der NS-Zeit aufgrund mehrfacher Nennung der Stuttgarter Kinderheime im Kontext mit dem »Reichsausschuss« zu dem Schluss, dass diese Einrichtung mit dem Auftrag, Morde an Kindern durchzuführen, in dieser Funktion auch arbeitete. Neue Hinweise, dass bei Totenscheinen von Kindern in den Stuttgarter Kinderheimen fingierte Namen von Ärzten auftauchen, sind als weiterer Beleg für eine Kinderfachabteilung und deren Tarnung zu werten.[910] So weist Karl-Horst Marquart anhand der Toten- und Leichenscheine und fingierter Unterschriften 52 Euthanasiefälle an Kindern in dieser »Kinderfachabteilung« nach.[911]

Rolf Königstein hingegen ist der einzige Wissenschaftler, der weiterhin erklärt, dass in Stuttgart keine »Kinderfachabteilung« bestanden habe und im Städtischen Kinderkrankenhaus und Kinderheim Stuttgart keine Morde an Kindern vorgenom-

906 Siehe hierzu: Benzenhöfer, Überblick, S. 67. Im Weiteren: Ders., Oelschläger, Methodische Bemerkungen; Ders., Bemerkungen zur Planung; Ders., Der Fall Leipzig; Ders., »Kinderfachabteilungen«.

907 Benzenhöfer, Überblick, S. 69.

908 Benzenhöfer, »Kinderfachabteilungen«, S. 71.

909 Topp, Der ›Reichsausschuss zur wissenschaftlichen Erfassung erb- und anlagebedingter schwerer Leiden‹, S. 34.

910 Siehe hierzu: Marquart, »Kindereuthanasie«, S. 152–153.

911 Marquart, Die Stuttgarter Opfer, S. 117; Ders., Karl Lempp, S. 104–105; Ders., »Kindereuthanasie«, S. 151.

men worden seien.[912] Er nutzt für seine These als Belege vornehmlich Prozess- und Spruchkammerakten des ehemaligen Leiters der Stuttgarter Städtischen Kinderheime Karl Lempp, die quellenkritisch als höchst problematisch zu beurteilen sind. Denn diese Akten entstanden allesamt in beschönigender exkulpatorischer Absicht[913] und dienen nur vorgeblich der Wahrheitsfindung.

Die Quellenlage zu den Städtischen Kinderheimen in Stuttgart ist mehr als dürftig. Hinweise auf Morde erscheinen in den Totenscheinen. Anhand fingierter falscher Unterschriften lassen sich mögliche Mordfälle an Kindern identifizieren. Ein solches »Reichsausschusskind« war sehr wahrscheinlich die am 20. Februar 1938 in Esslingen geborene Margot Mauz. Einen Tag vor ihrem sechsten Geburtstag wurde sie im Städtischen Kinderheim Stuttgart in der Birkenwaldstraße 10 aufgenommen und starb laut Eintragung im Totenschein an Kapillartuberkulose am 30. März 1944. Dieses Dokument ist mit dem erfundenen – jedoch bei ermordeten Kindern häufiger benutzten – Namen eines nicht existierenden Dr. Lepmeier[914] unterschrieben. Es ist sicher, dass diese falsche Unterschrift der Tarnung diente. Der Tod eines älteren Kindes ist zudem ein weiteres Indiz für einen Mord. Da bei Kindern unter drei Jahren ein plötzlicher schneller Tod aufgrund von Unreife oder einer sich rasant entwickelnden Infektion wesentlich häufiger auftritt als bei älteren, heißt dies: je älter ein potentielles Opfer war, desto unwahrscheinlicher erscheint eine natürliche Todesursache und umso wahrscheinlicher ein Mord. Ein eindeutiger Nachweis der Ermordung von Margot Mauz kann zwar nicht erbracht werden, es ist jedoch genauso wenig möglich nachzuweisen, dass sie eines natürlichen Todes starb.

Ausführlich weist Benzenhöfer auf die Problematik hin und legt dar: »Was die Forschung für den Historiker jenseits fehlender, schlecht geführter oder ›frisierter‹ Akten in Bezug auf die ›Kinderfachabteilungen‹ schon im Ansatz schwierig macht, ist zum einen die Möglichkeit, dass auch auf einer Abteilung mit ›Reichsausschusskindern‹ natürliche Todesfälle vorkommen konnten, zum anderen die Möglichkeit, dass auch in einer Anstalt mit ›Reichsausschusskindern‹ Kinder bzw. Jugendliche ohne ›Reichsausschussverfahren‹ getötet werden konnten oder an natürlichen Ursachen starben.«[915]

912 Ausführlich argumentiert Königstein in seinen Aufsätzen: KÖNIGSTEIN, Nationalsozialistischer »Euthanasie«-Mord in Baden und Württemberg. DERS., Der lange Schatten der Vergangenheit.

913 Hier ist auf die einschlägige Literatur zur Entnazifizierung zu verweisen, die dies deutlich unterstreicht. VOLLNHALS, Entnazifizierung; FREI, Vergangenheitspolitik; NIETHAMMER, Mitläuferfabrik. Für das unter amerikanischer Besatzung stehende Württemberg-Baden liegen bisher keine Studien zur Praxis der Spruchkammern vor. RAUH-KÜHNE, Die Entnazifizierung, S. 51–58.

914 StadtAS Bestand Gesundheitsamt, Totenscheine: Margot Mauz verst. 30. März 1944, Diagnose TBC.

915 BENZENHÖFER, Überblick, S. 73.

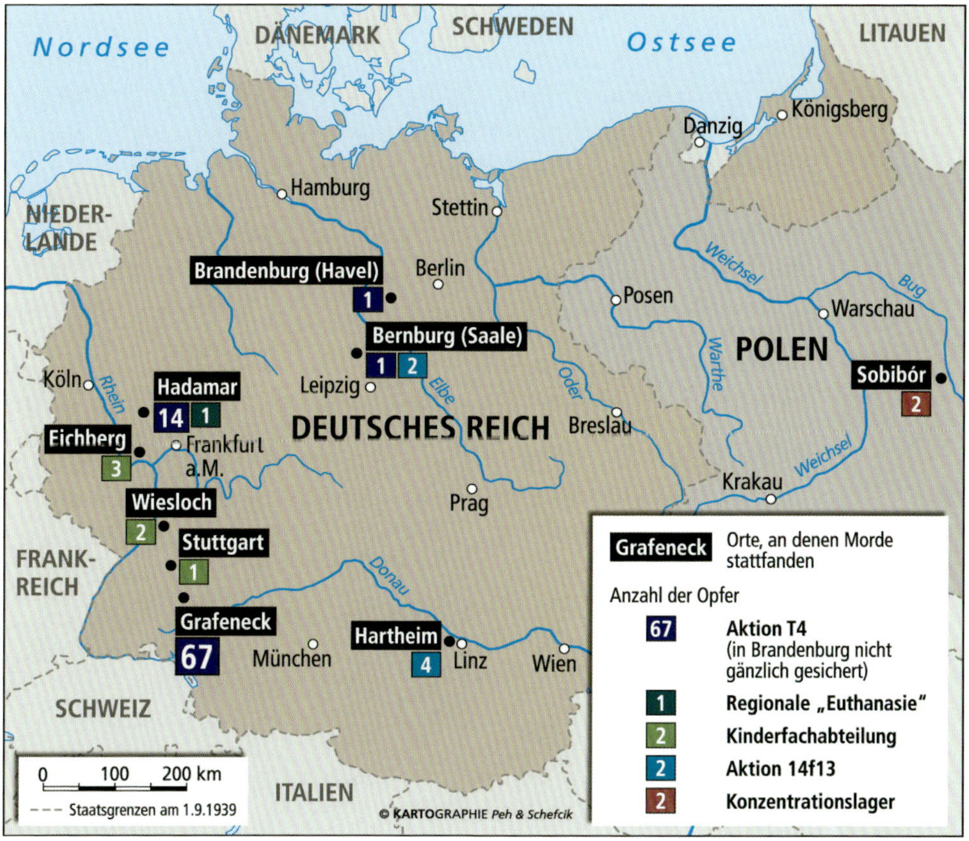

Farbtafel 1 Karte der Orte, an denen Menschen im Rahmen der Aktion »T4«, der »Kindereuthanasie« und der Aktion »14f13« ermordet wurden. In Grafeneck kamen 67 dieser Opfer ums Leben, in Hadamar 14, eines in Brandenburg, drei in Bernburg, vier in Hartheim, drei in Eichberg, zwei in Wiesloch, eines in Stuttgart

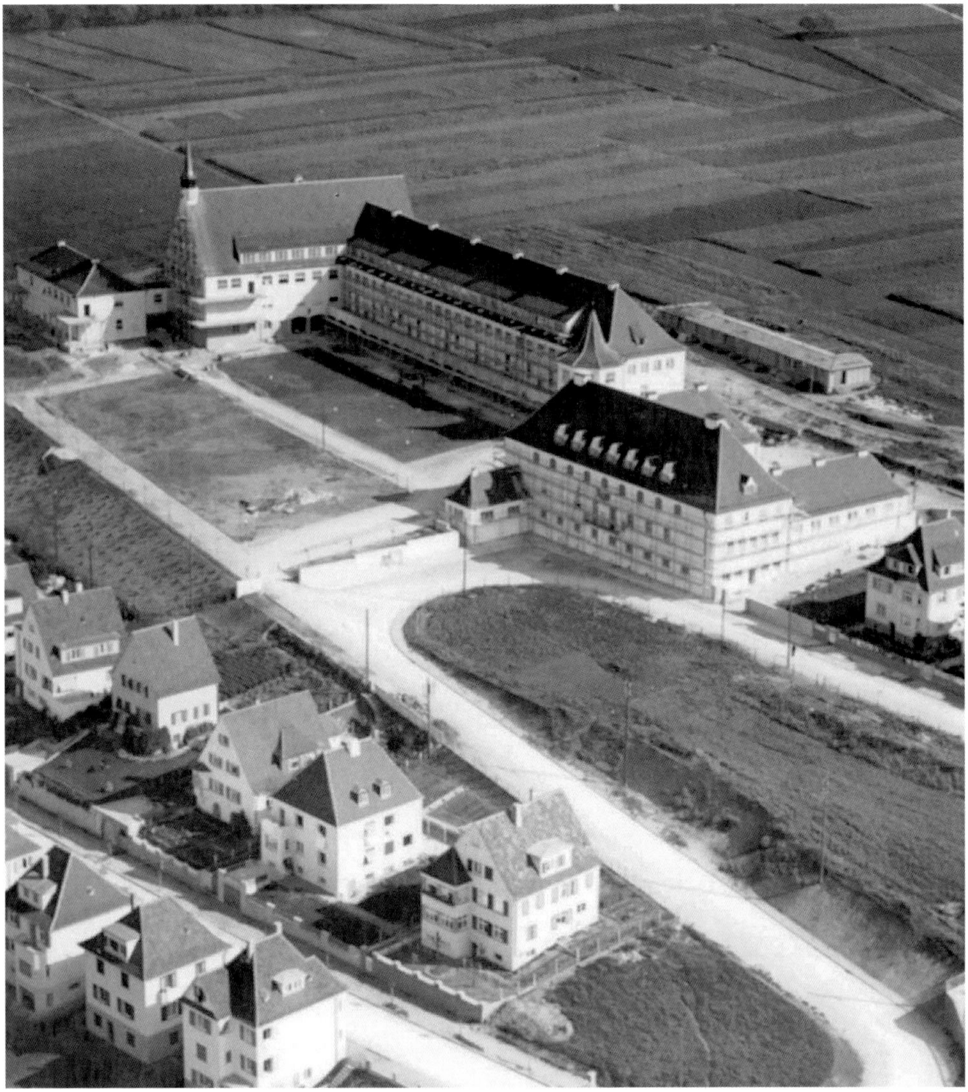

Farbtafel 2 Ansicht Städt. Krankenhaus Esslingen von 1936. StAE Fotosammlung IV 162

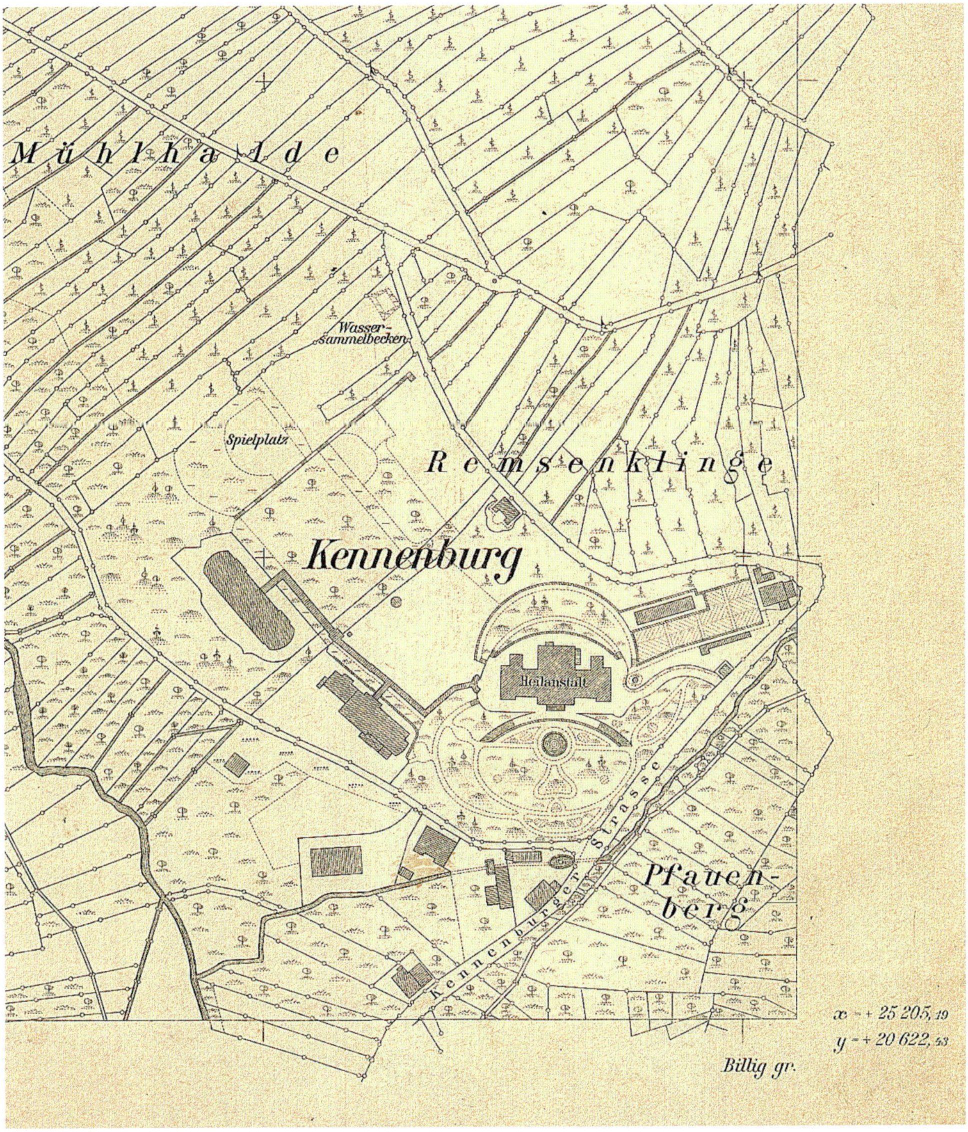

Farbtafel 3 Gelände der Privatklinik Kennenburg auf der Flurkarte NO2318 aus dem Jahre 1928. Links neben dem mit »Heilanstalt« beschrifteten Gebäude befinden sich das Herrenhaus (das linke Gebäude) und der Frauenbau (das rechte Gebäude). Vorlage: Stadtmessungsamt

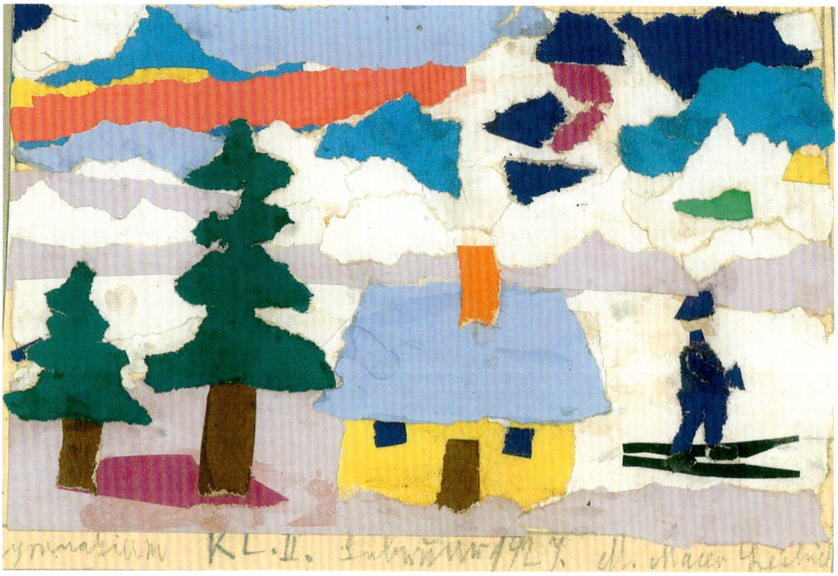

Farbtafel 4 Collage mit Skifahrer von Magdalene Maier-Leibnitz in der Klasse II des Gymnasiums, Februar 1927. StAE, NL Magdalene Maier-Leibnitz 11

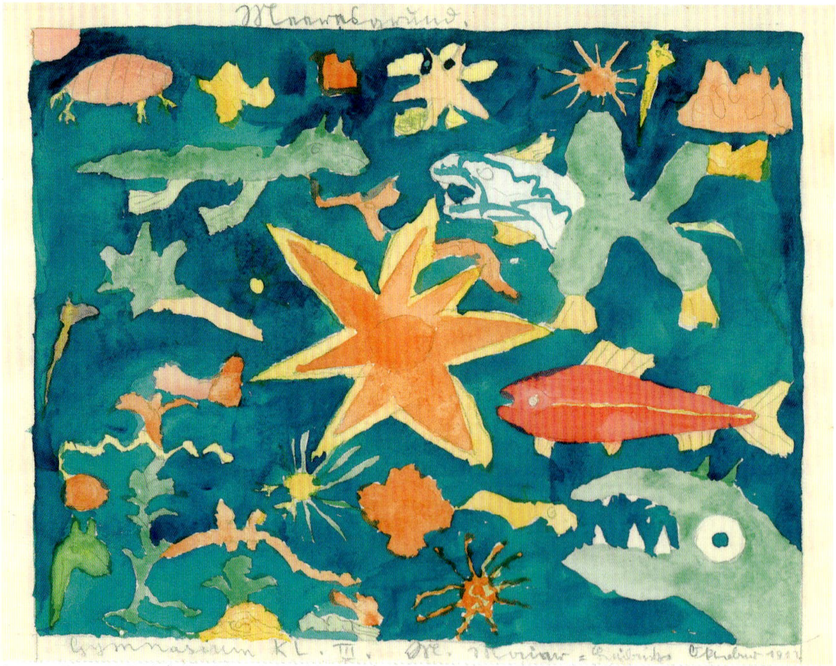

Farbtafel 5 Aquarell »Meeresgrund« von Magdalene Maier-Leibnitz in der Klasse III des Gymnasiums, Oktober 1929. StAE, NL Magdalene Maier-Leibnitz 12

Landes-Heil- und Pflegeanstalt Sonnenstein

Sprechstunde der Ärzte und Besuchszeit nur nach vorheriger Anmeldung

Gesch.-Z.: Gr-D 12/229.

(Ohne Angabe dieses Geschäftszeichens können Zuschriften nicht beantwortet werden)

Schließfach Nr. 132
beim Postamt 1 in Dresden

Sonnenstein, den 17.5.41.
über Pirna / Elbe
Fernsprecher: Pirna 27 36
Postscheckkonto: Dresden 45937

Herrn
Prof.Dr.Ing.Maier-Leibnitz
Stuttgart - Ost
Buchrain 15.

Sehr geehrter Herr Professor !

Wir erhielten Ihr Schreiben vom 1o.5.41 und die Einverständniserklärung, die wir sofort an die zuständige Ortspolizeibehörde - Abteilung Friedhofverwaltung - Sonnenstein i.Sa. weiterleiteten.

Diese wird nunmehr die Urne mit den sterblichen Überresten Ihrer heimgegangenen Tochter Magdalena Maier-Leibnitz in Kürze gebührenfrei an die Inspektion des Waldfriedhofes Stuttgart überführen, so daß Sie mit dem Eintreffen derselben Ende nächster Woche rechnen können.

Bezüglich des von Ihnen angeforderten Nachlasses geht Ihnen in den nächsten Tagen weiterer Bescheid zu.

Gleichzeitig lassen wir Ihnen gesondert durch die Post den hier vorhandenen Wertnachlass Ihrer verstorbenen Tochter, bestehend aus:

1 Ring,

sowie den Bargeldnachlass in Höhe von

1.-- RM

zugehen.

Heil Hitler !
I.A.

Landes-Heil- u. Pflegeanstalt Sonnenstein/Sa.

Farbtafel 6 Schreiben der Landes-Heil- und Pflegeanstalt Sonnenstein vom 17. Mai 1941 betreffend die Urne mit den sterblichen Überresten von Magdalene Maier-Leibnitz. StAE, NL Magdalene Maier-Leibnitz 8

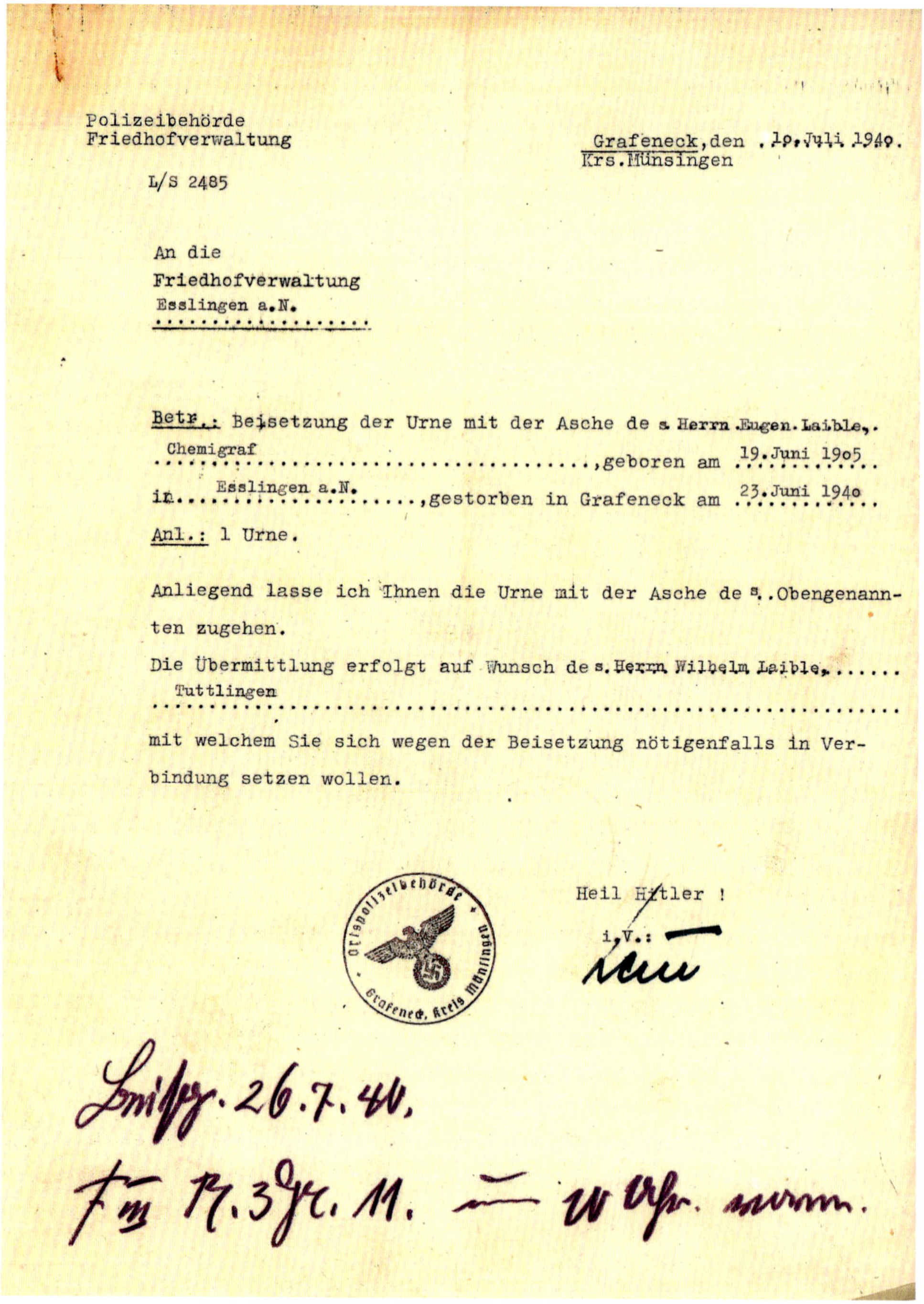

Polizeibehörde
Friedhofverwaltung

Grafeneck, den 19. Juli 1940.
Krs. Münsingen

L/S 2485

An die
Friedhofverwaltung
Esslingen a.N.

Betr.: Beisetzung der Urne mit der Asche des Herrn Eugen Laible, Chemigraf, geboren am 19. Juni 1905 in Esslingen a.N., gestorben in Grafeneck am 23. Juni 1940

Anl.: 1 Urne.

Anliegend lasse ich Ihnen die Urne mit der Asche des Obengenannten zugehen.

Die Übermittlung erfolgt auf Wunsch des Herrn Wilhelm Laible, Tuttlingen, mit welchem Sie sich wegen der Beisetzung nötigenfalls in Verbindung setzen wollen.

Ortspolizeibehörde Grafeneck, Kreis Münsingen

Heil Hitler !
i.V.:

Beisetz. 26.7.40.

Farbtafel 7 Übersendung der Urne mit der Asche des verstorbenen Eugen Laible an die Friedhofverwaltung. StAE Friedhofverwaltung 123

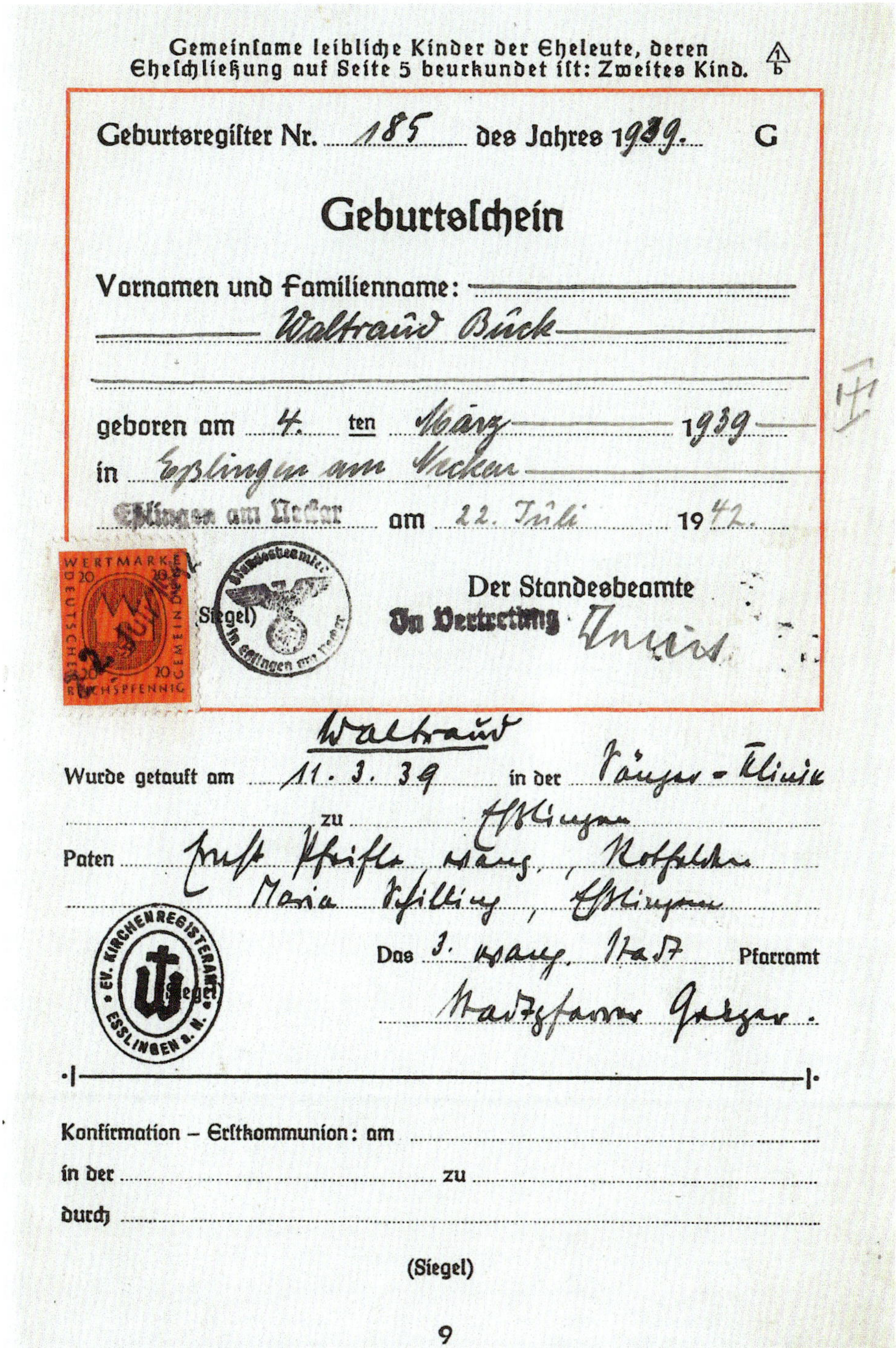

Gemeinsame leibliche Kinder der Eheleute, deren Eheschließung auf Seite 5 beurkundet ist: Zweites Kind.

Geburtsregister Nr. 185 des Jahres 1939. G

Geburtsschein

Vornamen und Familienname:

Waltraud Buck

geboren am 4. ten März 1939

in Eßlingen am Neckar

Eßlingen am Neckar am 22. Juli 1942.

WERTMARKE DEUTSCHER GEMEINDETAG 20 REICHSPFENNIG

(Siegel) Standesbeamter in Eßlingen am Neckar

Der Standesbeamte

In Vertretung

Waltraud

Wurde getauft am 11. 3. 39 in der Sänger-Klinik

zu Eßlingen

Paten Ernst Pfeiffer evang., Notfelden

Maria Schilling, Eßlingen

EV. KIRCHENREGISTERAMT ESSLINGEN a. N. (Siegel)

Das 3. evang. Stadt Pfarramt

Stadtpfarrer Geiger.

Konfirmation – Erstkommunion: am

in der zu

durch

(Siegel)

9

Farbtafel 8 Waltraud Buck. Auszug aus dem Familien-Stammbuch. Privatbesitz

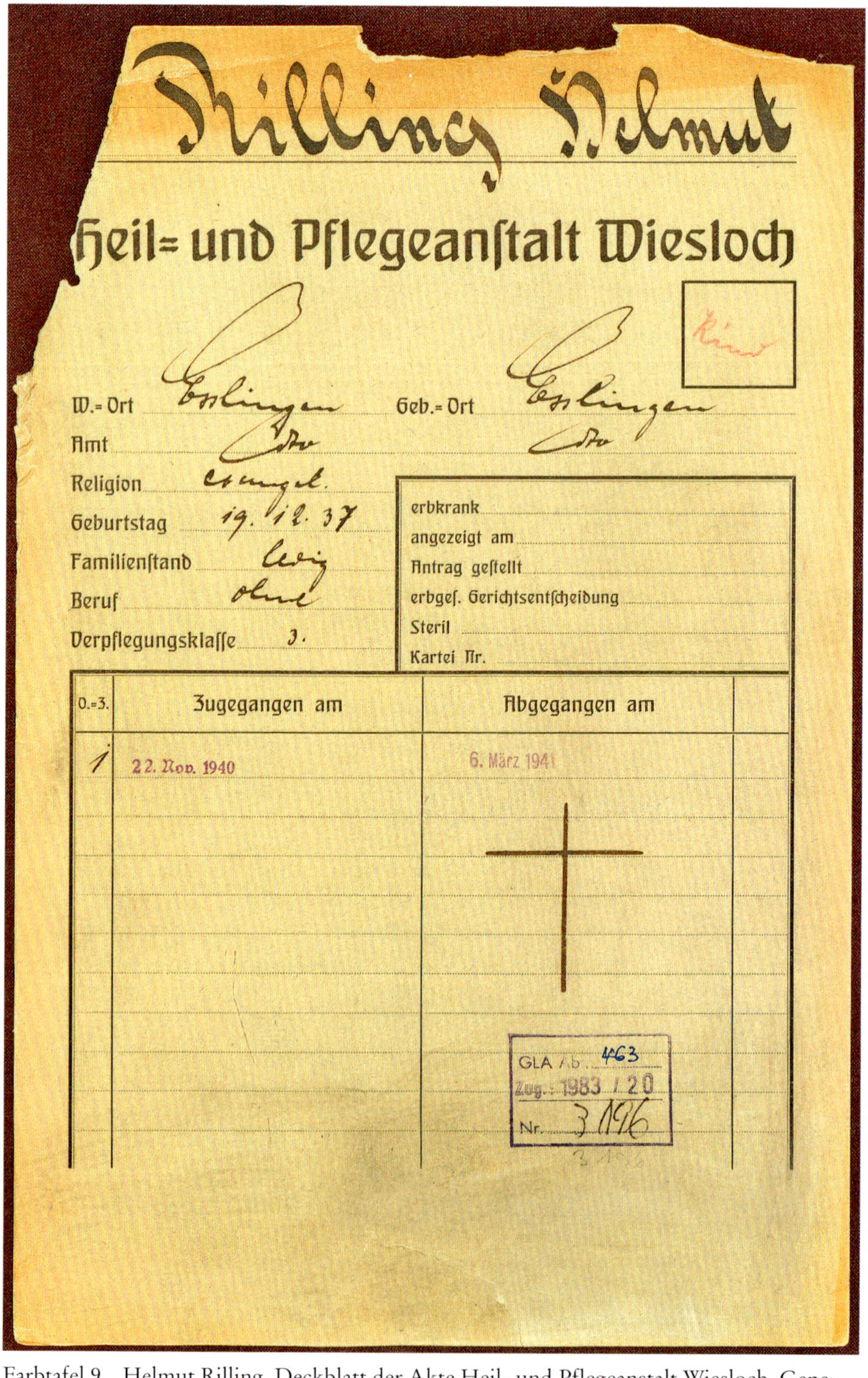

Rilling Helmut

Heil- und Pflegeanstalt Wiesloch

W.-Ort Esslingen | Geb.-Ort Esslingen
Amt do. | do.
Religion evangel.
Geburtstag 19. 12. 37
Familienstand ledig
Beruf ohne
Verpflegungsklasse 3.

erbkrank
angezeigt am
Antrag gestellt
erbgef. Gerichtsentscheidung
Steril
Kartei Nr.

V.-Z.	Zugegangen am	Abgegangen am	
1	22. Nov. 1940	6. März 1941	

GLA Ab. 463
Zug. 1983/20
Nr. 3196

Farbtafel 9 Helmut Rilling. Deckblatt der Akte Heil- und Pflegeanstalt Wiesloch. Generallandesarchiv Karlsruhe 463 Zug 1983/20 Nr. 3196

4.2.5 Die Reaktion Angehöriger

Das Handeln der Angehörigen bewegte sich zwischen Widerstand, Kooperation und Ohnmacht. Aufgrund einer Studie zur Anstalt Kaufbeuren kommt Michael von Cranach zu folgendem Schluss: »Viele haben aktiv mitgemacht, viele waren Mitläufer, manche schweigende Zweifler und Gegner, aktiver Widerstand ist kaum zu erkennen. Die Briefe der Angehörigen legen die Vermutung nahe, dass auch über die Anstalt und ihre unmittelbare Umgebung hinaus die ›Euthanasie‹-Aktion bekannt war: wer wissen wollte, der wusste.«[916] Thomas Stöckle, der die Reaktion der Angehörigen und der Bevölkerung untersuchte, fragt: »Wie viele Angehörige wussten oder ahnten vom drohenden Schicksal, das den Patienten zugedacht war? Wer wusste von der möglicherweise noch so geringen Chance, Patienten und Heimbewohner nach Hause zu holen? Wie viele verzichteten bewusst auf diese Option, wie viele wurden vom Tod ihres Angehörigen vollkommen überrascht?«[917]

Zustimmung und Widerstand, sowohl auf Seiten der Angehörigen wie auf Anstaltsseite, beides findet sich an zwei konkreten Beispielen von Esslinger Kindern. Lisa Rapp, am 23. Dezember 1934 in Esslingen geboren, wurde von ihrem Vater, Landwirt und Ortsbauernführer, und der Großmutter am 5. März 1940 in das Gottlob-Weißer Haus nach Schwäbisch Hall gebracht. Lisa war aufgrund einer frühkindlichen Hirnhautentzündung und Hirnblutung schwer behindert. Ihr Entwicklungsstand wird als der eines drei Monate alten Kindes beschrieben. Lisa lag die ganze Zeit im Bett, konnte weder gehen noch sprechen und war nahezu blind. Ihr Körpergewicht betrug im Alter von fünfeinhalb Jahren lediglich 10,5 kg, die Körpergröße 87 cm.[918] Wegen schwieriger beengter häuslicher Verhältnisse befürworteten das Jugendamt Esslingen und das staatliche Gesundheitsamt die Heimunterbringung. Da auch ein Bruder der Mutter an Epilepsie litt, lautete die Diagnose nun »erblicher Schwachsinn«. In der Krankenakte finden sich zum Verlauf lediglich zwei Einträge: die Aufnahme am 5. März und die Verlegung am 20. November nach Weinsberg. Ob ihre Eltern zuvor aufgefordert worden waren, sie abzuholen, ist nicht nachzuweisen. Die meisten Kranken, die mit ihr von Schwäbisch Hall nach Weinsberg transportiert worden waren, wurden anschließend nach Hadamar weiterverlegt. Auch für Lisa war Weinsberg als Zwischenanstalt vorgesehen, was durch den Eintrag »vorübergehend hier«[919] in ihrer Akte belegt ist. Am 22. November 1940 erhielt die Familie ein Schreiben der Weinsberger Klinikleitung, das zwar nicht überliefert, aufgrund des Antwortschreibens des Vaters jedoch rekonstruierbar ist. Erst sechs Wochen später antwortete der Vater am 8. Januar 1941 folgendermaßen: »Ich möchte Sie freundlichst bitten, mir genaue Auskunft, über den Gesundheitszustand meines Pflegekindes[920] Lisa Rapp zu erteilen. Anbetracht meiner kleinen Landwirtschaft und sonsti-

916 von Cranach, Mitwissen und Kooperation, S. 90.
917 Stöckle, Die Reaktionen der Angehörigen, S. 124.
918 ADH, ohne Nr.
919 StAL F 235 III Bü 645.
920 Der Ausdruck »Pflegekind« ist missverständlich, denn Lisa Rapp war sein leibliches Kind. Richtig müsste es lauten, »meines Kindes, das gepflegt wird«.

gen finanziellen Lage sehe ich mich veranlasst, Ihnen mitzuteilen, dass ich auf die Dauer nicht in der Lage bin, für die Lasten aufzukommen. Sollte sich der Zustand meines Kindes nicht gebessert haben oder eine Besserung aussichtslos sein, so dass der Zustand unheilbar ist, so würde ich es Ihnen anheimstellen, für Forschungszwecke der Volksgesundheit, über das Kind zu verfügen.«[921] Der Vater muss von Tötungsmaßnahmen und Studien an Behinderten zumindest vom Hörensagen Kenntnis gewonnen haben, ansonsten hätte er solches nicht dem Klinikleiter Dr. Joos zur Entscheidung überlassen können. Auf dieses Andienen zu medizinischen Menschenversuchen – mit dem Inkaufnehmen des Todes oder gar der bewussten Tötung – reagierte Dr. Joos,[922] schilderte den unveränderten Zustand und resümierte: »Eine Besserung des Zustands ist nicht zu erwarten.« Das Schreiben endete mit einer einerseits klaren, aber dennoch zweideutigen Ablehnung: »Für ihren Vorschlag jedoch, das Kind für Forschungszwecke der Volksgesundheit zur Verfügung zu stellen, sind wir nicht zuständig.«[923] Lisa Rapp blieb in der staatlichen Heilanstalt Weinsberg und starb dort am 25. Mai 1942.[924]

Die Eltern des behinderten Jörg Leis hingegen widersetzten sich gemeinsam mit den Franziskanerinnen der Pflegeanstalt Heggbach den staatlichen Anweisungen einer geforderten Einweisung in die »Kinderfachabteilung« Eichberg und retteten damit ihr Kind vor dem Tod. Nachdem 1940 193 Behinderte aus Heggbach in Grafeneck ermordet worden waren, hegten die Schwestern gegen jede staatlich angeordnete Verlegung großen Argwohn. Dennoch wurde nach anfänglicher Ablehnung im August 1943 ein behindertes Kind nach Eichberg verlegt, das dann sechs Wochen später verstarb.[925] Dieser Tod führte dazu, dass die Schwestern sich bemühten, mit den Eltern konkrete Absprachen in der Art von Notfallplänen zu treffen. Der am 12. Juni 1935 geborene Jörg Leis war nach einer Masernerkrankung mit einer Hirnhautentzündung im Säuglingsalter geistig und körperlich behindert. Für die Einschulung wurde er aufgrund seiner Erkrankung nach einer amtsärztlichen Untersuchung um ein Jahr zurückgestellt.[926] Dadurch hatte das Gesundheitsamt gleichzeitig Kenntnis vom Zustand des Kindes erlangt und konnte dem »Reichsausschuss« in Berlin Meldung erstatten. Die Eltern entschieden, Jörg im August 1943 in die von den Franziskanerinnen geführte Einrichtung in Heggbach in Pflege zu geben. Vom Gesundheitsamt waren sie bereits aufgefordert worden, ihren Sohn nach Eichberg zu bringen. Mit der Aufnahme in Heggbach hofften sie, nun nicht mehr von Dr. Förstner dahingehend gedrängt zu werden.[927] Nach der Aufnahme ihres Sohnes in Heggbach hielten die Eltern sehr engen Kontakt zur Einrichtung und nahmen das

921 StAL F 234 III Bü 1838.
922 Ebd. Der Entwurf des Briefes ist vorhanden. Es ist davon auszugehen, dass er in dieser Form versandt wurde.
923 StAL F 234 III Bü 1838.
924 StAL F 235 III Bü 645; ESt FR 109–184.
925 Naeve, Heggbach, S. 126–129.
926 Der Darstellung liegen die Arbeit von Detlev Naeve und die Akten des Grafeneckprozesses zugrunde. Naeve, Heggbach; StAS Wü 29/3 T 1 Nr. 1757/05/04. Inzwischen als Onlinedokument einsehbar.
927 Siehe hierzu: Naeve, Heggbach, S, 129.

Kind Ende 1943 für mehrere Wochen auch wieder zu sich nach Hause. In dieser Zeit tauchte mehrfach eine Fürsorgeschwester auf, durch die sich die Eltern bedrängt fühlten und sich dann »energisch«[928] weitere Besuche verbaten. Kurz darauf, Jörg war inzwischen wieder in Heggbach, erhielten die Eltern vom Gesundheitsamt die Aufforderung, ihren Sohn nach Eichberg zu verbringen. Die Anstalt Heggbach wurde ebenfalls im Oktober 1944 vom »Reichsausschuss« aufgefordert, Jörg Leis und ein weiteres Kind der Anstalt Eichberg zuzuführen. Der Vater fuhr daraufhin nach Eichberg, um sich ein eigenes Bild zu machen, und hörte bereits von der Bevölkerung der Umgebung schreckliche Geschichten von Kindern, die nach Hadamar verfrachtet und dort ermordet wurden. Er schaute sich die Anstalt an und sprach mit einem jungen Arzt, der ihm erklärte, er sei verpflichtet, sein Kind dort abzuliefern. Bei der Zeugenvernehmung zum Grafeneckprozess sagte Herr Leis dazu aus: »Ich erwiderte ihm, daß dies, nachdem ich allerlei über die Anstalt erfahren hätte, nicht in Frage kommen würde.« Wie vorab besprochen, informierte die leitende Schwester der Anstalt Heggbach sofort den Vater über die mögliche Verlegung: »Sehr geehrter Herr Leis! Kommen Sie sofort nach Erhalt des Schreibens zu ihrem Jörg. Den Sachverhalt, weshalb wir Ihnen das schreiben, kennen Sie ja. Also bitte! Mit deutschem Gruß!«[929] Daraufhin muss der Vater sofort seinen Sohn geholt haben, denn Schwester Sekunda schrieb an Dr. Mauthe vom Württembergischen Innenministerium drei Tage später wegen der Verlegung: »Das Kind Jörg Leis befindet sich nicht bei uns, sondern bei seinen Eltern in Esslingen-Mettingen.«[930] In Mettingen blieb Jörg zwei Monate, anscheinend ohne weitere Aufforderung einer Übernahme nach Eichberg, und konnte dann wieder in Heggbach betreut werden. In Erzählungen wird die Dramatik dieser Rettung überdeutlich. Der Vater musste sich eigens ein Auto leihen, fehlte unentschuldigt an seinem Arbeitsplatz, hatte Sorge, ob er noch rechtzeitig komme und musste mit Repressionen rechnen. Mitunter sind Erinnerungsgeschichten, so auch diese, mit weiteren Elementen und Topoi gespickt, die die Brisanz dieser gefährlichen Situation unterstreichen. So habe der Vater einen Revolver mit sich geführt und in extremer Eile agiert.[931] Die Frage des Wahrheitsgehalts über die hier genannten Gegenstände im Einzelnen und besondere Details ist wenig relevant, wichtiger erscheint die Bedeutung dieser Objekte für die Narration und die Erinnerung, die darin liegt, Spannung und Gefahr gleichwohl wie Mut und Schnelligkeit zu unterstreichen, ähnlich wie beim Hase-und-Igel-Spiel.

Jörg Leis konnte in Heggbach bleiben, er besuchte dort die Schule, arbeitete in der Behinderteneinrichtung und starb dort 73-jährig im Jahr 2008.

928 StAS Wü 29/3 T 1 Nr. 1757/05/04.
929 Brief der Pflegeanstalt Heggbach an den Vater vom 13. Oktober 1944. zitiert nach: Naeve, Heggbach, S. 128.
930 StAS Wü 29/3 T 1 Nr. 1757/05/04.
931 Naeve, Heggbach, S. 128. Hier wird Bezug auf Zeitzeugenaussagen genommen.

4.2.6 Zusammenfassung

Aus Esslingen stammende Kinder wurden sowohl während der »T4«-Aktion ermordet, als auch nach der Einstellung derselben in den eigens eingerichteten »Kinderfachabteilungen«. Während von der »T4«-Aktion diejenigen davon betroffen waren, die in Heimen untergebracht wurden, waren von den späteren Kindermorden die zu Hause versorgten Kinder bedroht. Das nationalsozialistische Gesundheitssystem baute erneut darauf, alle Behinderten zu erfassen, was durch Mütterschulungen und Impfaktionen über das Gesundheitsamt ermöglicht wurde. Der Esslinger Amtsarzt Dr. Förstner konnte darüber entscheiden, welche Meldebögen er nach Berlin zur weiteren Selektion schickte. Diese Aufgabe führte er nicht allein bedenkenlos aus, sondern übte zudem noch auf die nun meist kriegsbedingt allein lebenden Mütter Druck aus. Insgesamt meldete Dr. Förstner aus dem Gesundheitsamtsbezirk Esslingen 44 Kinder dem »Reichsausschuss« mit seiner bürokratischen Zentrale in Berlin. Wie viele dieser 44 Kinder ermordet werden sollten, wie viele im gesamten Gesundheitsamtsbezirk ermordet wurden, wie viele von den Eltern zurückgehalten wurden, ob Eltern den Tod ihres Kindes tatsächlich als »Erlösung« sahen, wie es die Ärzte der »Kinderfachabteilung« behaupteten, ist weiterhin unbekannt. Das Handeln und nachträgliche Beurteilen der Situation durch die Angehörigen war abhängig von ihrer sozialen und wirtschaftlichen Situation, ihrer religiösen Prägung, ihrer politischen Einstellung und ihrem Mut, sich gegen Vertreter der Staatsmacht schützend vor das eigene Kind zu stellen.

Betrachtet man die beschriebenen Esslinger Fälle allein im Kontext der Aussonderung und Ermordung von Kindern, so waren zwangsläufig alle Institutionen und Personen, die an den Schnittstellen der Informationserhebung, -weiterleitung bzw. -bewertung arbeiteten, von entscheidender und in diesen Fällen todbringender Bedeutung.

4.3 Esslinger Opfer der »Aktion 14f13«

Noch während des Verlaufs der Aktion »T4« begann vermutlich auf Initiative Heinrich Himmlers, der bei Philipp Bouhler darauf einwirkte, das Personal der Aktion »T4« und die Vergasungsanstalten in Sonnenstein/Pirna, Bernburg und Hartheim für selektierte Häftlinge zu nutzen, von April bis August 1941 die planmäßige Aussonderung und Vergasung von vornehmlich arbeitsunfähigen, leistungsschwachen und besonders missliebigen KZ-Häftlingen. Die Selektion erfolgte aber auch nach politischen, rassischen oder religiösen Merkmalen der Häftlinge. Als internes Aktenzeichen der Oranienburger Inspektion der Konzentrationslager wurde das »14f« für den Tod im Konzentrationslager und »f13«[932] für den Transport in ausgewählte »Euthanasie«-Mordanstalten benannt und zur ersten »systematischen Massentö-

932 Umfassend beschäftigte sich zunächst Walter Grode mit diesem Tatkomplex. GRODE, Sonderbehandlung. Neuere Quellen erlauben inzwischen einen veränderten Blick auf die Organisation und den Verlauf dieser Aktion. Diese Ergebnisse sind vor allem in kleineren Ein-

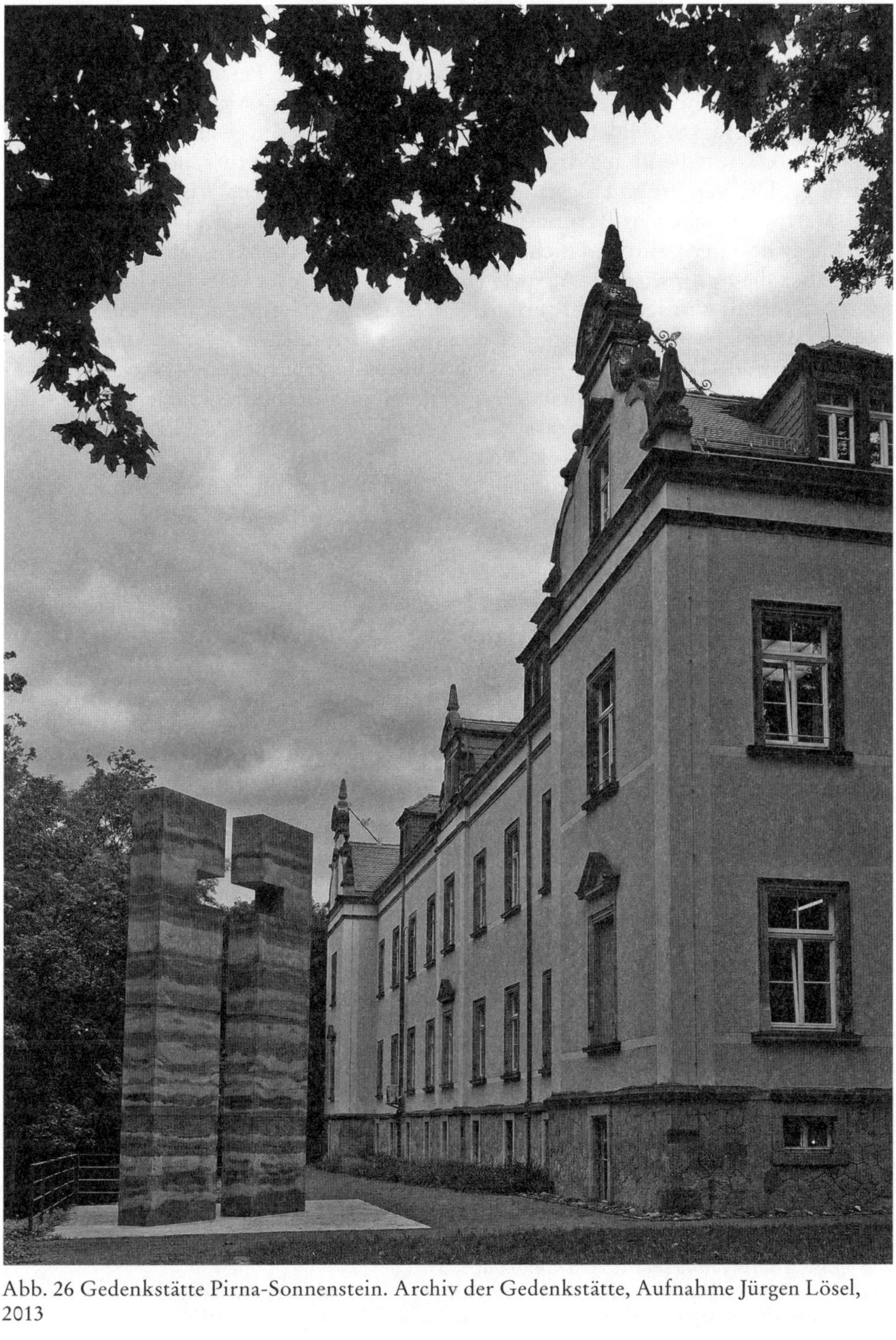

Abb. 26 Gedenkstätte Pirna-Sonnenstein. Archiv der Gedenkstätte, Aufnahme Jürgen Lösel, 2013

tung im KZ-System«.[933] Oft wurde dieses Morden auch schlicht mit dem Begriff »Sonderbehandlung« sprachlich verschleiert. Die Organisation und Abwicklung dieses Verfahrens führte Werner Heyde mit dem gesamten Personal der Tiergartenstraße 4 durch. Der bürokratische Ablauf entsprach der der »Aktion T4«, nun füllten allerdings Lagerärzte Meldebögen aus, die ebenfalls in Berlin gesichtet wurden. Eine Kommission, bestehend aus drei bis sechs »T4«-Ärzten, begutachtete vor Ort die Häftlinge. Die Vergasung fand zunächst in Sonnenstein/Pirna[934] und Hartheim bei Linz statt, dann auch in Bernburg. Transportiert wurden die Häftlinge nun mit Lastwagen und per Bahn und nicht mehr mit den Bussen der Gekrat. Gefangene des KZ Sachsenhausen waren im April 1941 als erste von dieser Selektion betroffen, im weiteren Verlauf wurden die Kriterien der Selektion wiederholt geändert und im Mai 1942 auf dauerhaft nicht arbeitsfähige Kranke beschränkt, 1943 vor allem auf »Geisteskranke« und »Bettlägerige«. Dennoch wurden überproportional viele arbeitsfähige Juden in die Vergasungsanstalten Hartheim und Bernburg gebracht. Dies stellt eine deutliche Ausweitung der rassischen Verfolgung und eine Negierung des bisher dominanten Nützlichkeitsgedanken dar.

Ferner erfolgte die Aussonderung und Ermordung von Zeugen Jehovas, sowie von als kriminell klassifizierten Häftlingen. Fasst man die »Aktion 14f13« definitorisch streng als die auf, die von der Inspektion der Konzentrationslager geleitet wurde, dann endete sie spätestens im April 1943,[935] da von da an keine weiteren Visitationen der »T4«-Ärztekommission[936] in den Lagern belegt sind. Bezeichnet man damit jedoch all die Morde an KZ-Häftlingen, die in den »Euthanasie«-Mordanstalten vorgenommen wurden, dann zeigt sich eine Fortsetzung der Aktion. Denn es wurden noch Tausende von Häftlingen, vor allem aus den KZ Mauthausen und Gusen, 1944 in Hartheim vergast – nun aber selektiert von den dortigen SS-Ärzten und ohne Vorgaben durch die Inspektion der Konzentrationslager.[937] Die Todesurkunden wurden von den jeweiligen Konzentrationslagern ausgestellt, so dass als Sterbeort das Lager und nicht Hartheim oder Bernburg erscheint.[938] Dadurch wird es erschwert, den Tod eines KZ-Häftlings jeweils als Mord im Rahmen der »Aktion 14f13« zu identifizieren.

zelstudien zu finden. Eine aktuelle grundlegende Arbeit mit Berücksichtigung einer breiten Quellenbasis fehlt jedoch.

933 Ley, Vom Krankenmord zum Genozid, S. 36.

934 Siehe hierzu: Schilter, Unmenschliches Ermessen.

935 Ley, Vom Krankenmord zum Genozid, S. 39. Dies., Die »Aktion 14f13« in den Konzentrationslagern, S. 234.

936 In ihrer jüngsten Studie legt Ley dar, dass sich bei der Durchführung der »Aktion 14f13« Veränderungen der Herrschaftsinstanzen zeigen. Seit dem Flug von Rudolf Hess nach England im Frühjahr 1941 »verlor die Kanzlei des Führers, zu der auch die ›T4‹-Zentrale gehörte, sukzessive an Einfluss. […] Im Weiteren gingen »Teile des ›T4‹-Apparats im Winter 1941/42 an den SS/Reichssicherheits-Hauptamt-Komplex über.« Ley, Die »Aktion 14f13«, S. 243.

937 Ley, Vom Krankenmord zum Genozid, S. 39.

938 Hoffmann, Todesursache; S. 88. Ute Hoffmann gibt an, dass die Konzentrationslager die Todesbescheinigungen ausstellten, was für Paula Schmidtbauer zutrifft.

Mindestens sechs aus Esslingen stammende KZ-Häftlinge wurden Opfer der »Aktion 14f13«, darunter zwei Frauen – Paula Schmidtbauer und Emilie Pfeiffer, beide Häftlinge des KZ Ravensbrück – und vier Männer: Michael Dlugopolski, Eugen Ege, Otto Kimmel und Walter Staudenmaier.[939] Dlugopolski, Kimmel und Staudenmaier waren Häftlinge des Konzentrationslagers Dachau, Ege war im KZ Mauthausen[940] interniert.

Das Vorgehen im Konzentrationslager Ravensbrück im Februar und März 1942, das die beiden Frauen aus Esslingen betraf, die Selektionsverfahren und Zusammenstellung der Transporte nach Bernburg [941] sind inzwischen gut dokumentiert: Mitarbeiter der Organisation »T4« erteilten zunächst im Herbst 1941 dem Lagerkommandanten Max Kögel die Anweisung, eine erste vorläufige Liste zur Selektion für die Mordanstalt Bernburg anzulegen.[942] Kögel wiederum delegierte an die »Blockältesten«, unterschiedliche Aufstellungen nach den Kategorien »Bettnässerin«, »geis tesschwach«, »körperbehindert« und »arbeitsunfähig« anzufertigen. Der Standortarzt SS-Obersturmbannführer Dr. Walter Sonntag vervollständigte die Daten, indem er durch die Krankenzimmer ging und sich so einen Überblick über die Kranken verschaffte. Die Anzahl der 259 zur Selektion vorgesehenen Häftlinge wollte der »T4«-Gutachter Dr. Friedrich Mennecke bei seinem Besuch am 19. November 1941 noch um circa ein Viertel erhöhen und ließ sich noch eigens dazu durch Walter Sonntag Frauen vorführen. Überlebende des Lagers Ravensbrück erinnern sich so: »Die Frauen defilierten nackt vor einem schweigenden Arzt, der in die auf dem Tisch aufgestapelt liegenden Akten ein kleines Zeichen einträgt. Die einzigen Fragen, die der Arzt in sarkastischem Ton stellt, beziehen sich auf die politische oder ›rassische‹ Zugehörigkeit des Häftlings.« Mennecke notierte sich jeweils zu Fotos dieser Frauen z.B. »Rassenschande mit deutschen Soldaten«, »Mitglied deutschfeindlicher Verbände«, »obdachlose jüdische Dirne«, »unglaubliche freche und gehässige Äußerungen gegen Deutsche«.[943]

Derartige Selektionen, die eindeutig rassistischen, antisemitischen, nationalistischen und sozialen Kriterien folgten, führte Mennecke erneut vom 4. bis zum 13. Januar 1942 in Ravensbrück durch. Nun konnte er 850 ausgefüllte Meldebögen vorweisen, unter anderem hatte er alle »Arierinnen mit zahlreichen Vorstrafen« sowie »Jüdinnen« erfasst.

939 Auskunft der Gedenkstätte Dachau am 11. Dezember 2013.

940 Definiert man die »Aktion 14f13« streng als die, die in ihrem Schriftverkehr dieses Aktenzeichen nutzte und bei der die SS-Lagerärzte mit den »T4-Ärzten« als Gutachter die Selektion durchführten, dann fallen die Morde in Mauthausen und somit der an Eugen Ege nicht unter diesen Komplex. Die Gedenkstätte Mauthausen hingegen subsumiert diese Morde darunter. Marsalek, Mauthausen, S. 145. Als weitere Bezeichnung dieser Morde findet sich in der Literatur die der zweiten Phase der »Aktion 14f13«. Schwanninger, S. 155–208.

941 Eine eindeutige Opferzuordnung zu den unterschiedlichen Transporten ist jedoch nur schwer möglich.

942 Die Darstellung zu Ravensbrück orientiert sich an den Ausführungen von Johannes Schwartz. Schwartz, Die Selektion.

943 Ebd., S. 1.

Bei der weiteren Durchführung und dem Zusammenstellen der jeweiligen Transporte spielten die beiden SS-Oberaufseherinnen Emma Zimmer und Johanna Langefeld die zentrale Rolle. Sie übten massiven Druck auf die Häftlinge aus, andere zu denunzieren und somit bei der weiteren Erfassung von Kranken mitzuwirken. »KZ-Überlebende schilderten, wie sie Tuberkulosekranke, Asthmatikerinnen, geschlechtskranke ›Asoziale‹, sogenannte ›Berufsverbrecher‹, zwei so genannte ›Aufsässige Bibelforscherinnen‹, Jüdinnen und sogenannte ›Halbjüdinnen‹ aus ihren Betten holen mussten, die gezwungen wurden, sich im Bad zu entkleiden und mit LKWs verschleppt wurden.«[944] Nach Angaben Überlebender war von der Selektion und anschließenden Ermordung in Ravensbrück der gesamte »Judenblock« sowie Block sechs, der als »Asozialenblock«[945] bezeichnet wurde, betroffen.

Die aus Esslingen stammenden Paula Schmidtbauer und Emilie Pfeiffer waren beide seit 1939 Häftlinge im Frauenkonzentrationslager Ravensbrück. Für Paula Schmidtbauer liegt ein beurkundetes Todesdatum vor, doch muss auch dieses als ungesichert eingestuft werden, da wie bei der »T4«-Aktion bei der »Sonderbehandlung 14f13« die Daten gefälscht wurden. Von Emilie Pfeiffer ist das Todesdatum nicht bekannt.

Es ist davon auszugehen, dass im Zeitraum von Februar bis April 1942 in Bernburg mindestens 1.600 Frauen des Konzentrationslagers Ravensbrück ermordet wurden, ungefähr 700 bis 800 von ihnen waren nach der NS-Rassentheorie Jüdinnen.[946] Zudem wurden in Bernburg noch 400 bis 500 Männer[947] aus anderen Lagern vergast. In die Vergasungsanstalt Hartheim an der Donau wurden von Januar 1942 bis 3. März 1942 von Dachau in 15 Transporten 1452 Häftlinge[948] gebracht und ermordet. Die Selektion dieser Häftlinge war bereits im September 1941 durchgeführt worden. Die Häftlinge wurden den begutachtenden »T4-Ärzten« wie am Fließband[949] vorgeführt. Im Durchschnitt sah sich jeder Arzt pro Tag »111 Gefangene«[950] an und entschied darüber, welche Häftlinge vergast werden sollten. Unter diesen so selektierten Personen waren Michael Dlugopolski und Walter Staudenmaier. Michael Dlugopolski wurde am 19. Januar 1942[951] in Hartheim ermordet, Walter Staudenmaier ebenfalls dort am 3. März 1942.[952] Ab März 1942 nahmen neben den »T4-Ärzten« auch die SS-Lagerärzte, die Häftlingsfunktionäre, Block- oder Stubenältesten und der Oberpfleger des Krankenreviers die Selektion für Hartheim vor.[953] Wer die Selektion des ebenfalls in Dachau inhaftierten Otto Kimmel bestimmte, ist unbekannt. Er wurde am 6. Mai 1942 nach Hartheim[954] verlegt und dort vergast. In

944 Ebd.
945 Elling, Frauen im deutschen Widerstand, S. 125.
946 Schäfer, Zum Selbstverständnis, S. 187–188.
947 Postel-Vinay, Massentötungen, S. 363.
948 Zahlen nach Ley, Vom Krankenmord zum Genozid, S. 44.
949 Chroust, Friedrich Mennecke, S. 199.
950 Ebd., S. 43.
951 Gedenkbuch Dachau, S. 232.
952 Auskunft der Gedenkstätte Dachau am 11. Dezember 2013. Gedenkbuch Dachau, S. 1099.
953 Ebd., S. 44. Ausführlicher dazu: Zámecnik, Dachau-Stammlager, S. 263.
954 Auskunft der Gedenkstätte Dachau am 11. Dezember 2013. Gedenkbuch Dachau S. 546.

der »Euthanasieanstalt« Hartheim an der Donau wurden noch bis 1944 die Morde an Häftlingen durchgeführt – nun übernahmen Aufseher des KZ Mauthausen die Selektion. Einer dieser Ermordeten stammte aus Esslingen: Eugen Ege war in der ersten Januarwoche 1943 in das KZ Mauthausen eingeliefert worden und wurde am 5. August 1944 nach Hartheim transportiert und dort vergast.

Manche Erkenntnisse sind durch die schwierige Quellenlage und das bewusste Verschleiern der Aktion nicht mehr zu gewinnen. Auffallend ist der Machtgewinn auf den unteren Ebenen in den Konzentrationslagern selbst; das Überleben der Häftlinge schien mehr und mehr vom Zufall abhängig zu sein. Das Handeln der Aufseher wurde unberechenbar. Dies macht es unmöglich, eine innere Logik bei der Auswahl der sechs aus Esslingen stammenden ermordeten Menschen zu entdecken.[955]

4.4 Opferbiografien

4.4.1 Namensnennung

Die mit Esslingen in Bezug stehenden Opfer in Kurzbiografien vorzustellen und ihre Namen zu nennen ist auch eine Form der »personalen Würdigung«[956] und »Wiederherstellung der Individualität«[957] der Ermordeten. Die Medizinhistoriker Christoph Mundt und Wolfgang Eckart begründeten ein biografisches Vorgehen als den Versuch, »die Würde des Individuums, seine Einzigartigkeit und Besonderheit gerade im Kontrast zu der anonymisierenden Massenvernichtung herauszuarbeiten, zu dokumentieren, zu restituieren, aber auch die in den Biografien nicht explizit gemachte Anklage, die die Entindividualisierung und Reduktion des Einzelnen und Pathologie im organisierten Massenmord aufzuheben sucht und deren Charakter einer zweiten Tötung durch Annihilierung nicht nur der physischen, sondern auch der sozialen Existenz aufweist, zu verdeutlichen.«[958] Diese Arbeit möchte darstellen, dass alle Mordopfer trotz ihrer erlebten Ausgrenzung, Diskriminierung und Asylierung ein Teil der Gesellschaft waren. Dies kann nur realisiert werden, wenn die Namen der Ermordeten und ihre Geschichten veröffentlicht werden. Auch aus wissenschaftlicher Sicht hat der Name eines Menschen eine zentrale Bedeutung, denn nur mit ihm sind weitere Forschungen mit neuen Fragestellungen und sich anschließenden weiteren Studien möglich. Neben allgemeinen Fragen, wie der nach dem Agieren von Ärzten, Pflegepersonal oder Fürsorgebehörden in der Zeit der Weimarer Republik, während des Nationalsozialismus und in der Nachkriegszeit, können weitere Mikrostudien nur von dem jeweiligen Namen ausgehend durchgeführt werden. Wo wurde jemand vor der Aufnahme in eine Behindertenanstalt versorgt? Welcher Arzt begutachtete das Kind oder den Erwachsenen? Waren noch weitere Fami-

955 Vgl. auch: Schwindt, Majdanek.
956 Eckart, Mundt, Geleitwort, S. 10.
957 Ebd., S. 11.
958 Ebd.

lienmitglieder von den Auswüchsen der NS-Rassenideologie betroffen oder wirkte die Familie dabei fördernd mit? Wurde der Mensch gar zu Forschungszwecken benutzt? Welche Rolle übernahmen die Angehörigen, stellten sie einen Antrag auf Wiedergutmachung? Diese Fragen können nur mit dem einzelnen Namen angegangen und möglicherweise beantwortet werden: »Nur der Name ermöglicht die Rekonstruktion von Erfahrungen sowie von Transferen zwischen Anstalten und Verbindungen von verschiedenen institutionellen, amtlichen und medizinischen Akten«,[959] erklärt der Historiker und Philosoph Paul Weindling.

4.4.1.1 Rechtliche Grundlage

Durch das Archivrecht werden auf Länder- und Bundesebene die Verwahrung und Nutzung von Daten und Akten und schutzwürdige Belange der in den Quellen genannten Personen oder von Dritten geregelt. Die archivrechtliche Situation und insbesondere ihre Auslegung in Bezug auf die Veröffentlichung von Namen und die Forschung zu »Euthanasie«-Opfern zeigen sich uneinheitlich, da es neben unterschiedlichen gesetzlichen Grundlagen – Landesarchivgesetze, Bundesarchivgesetz – auch divergierende Auslegungen und Rechtsprechungen gibt.[960] Nach dem Archivgesetz des Landes Baden-Württemberg ist es erlaubt, personenbezogene Akten zehn Jahre nach dem Tod des jeweiligen Menschen zu benutzen. Wenn »schutzwürdige Belange des Betroffenen dies erforderten«,[961] kann die Sperrfrist von Seiten des Archivs um weitere 20 Jahre verlängert werden, so dass 30 Jahre nach dessen Tod die Quellennutzung frei ist – dies betrifft somit alle »Euthanasie«-Opfer. Die Rechtsprechung erkennt Verstorbenen kein allgemeines Persönlichkeitsrecht nach Grundgesetz Art. 1 Abs. 2 zu; allerdings wird allgemein ein postmortaler Persönlichkeitsschutz, der auch Verstorbene vor einer Herabwürdigung schützen soll, bejaht. Solche Schutzrechte werden im Kontext dieser Studie berücksichtigt.

959 Weindling, Menschenversuche, S. 130.

960 Eine ausgewogene rechtliche Bewertung bietet ein von dem ehemaligen Vizepräsidenten des Verfassungsgerichtshofs Berlin erstelltes und zum 1. Juli 2014 datiertes Gutachten: Körting, Namensnennung.

961 In Paragraf 6 Absatz 2 ist festgelegt: »Archivgut darf nicht vor Ablauf von 30 Jahren seit Entstehung der Unterlagen genutzt werden. Unterlag Archivgut Rechtsvorschriften über Geheimhaltung, darf es frühestens 60 Jahre nach Entstehung der Unterlagen genutzt werden. Bezieht es sich nach seiner Zweckbestimmung auf eine natürliche Person, so darf es frühestens 10 Jahre nach deren Tod genutzt werden; kann der Todestag nicht oder nur mit unvertretbarem Aufwand festgestellt werden, endet die Sperrfrist 90 Jahre nach der Geburt.« In Absatz 4 heißt es: »Das Landesarchiv kann Sperrfristen um höchstens 20 Jahre verlängern, wenn dies im öffentlichen Interesse liegt oder wenn schutzwürdige Belange des Betroffenen dies erfordern.« Und weiter wird in Absatz 6 genannt. »(6) Die Nutzung ist einzuschränken oder zu versagen, soweit 1. Grund zu der Annahme besteht, dass das Wohl der Bundesrepublik Deutschland oder eines ihrer Länder gefährdet würde, oder 2. Grund zu der Annahme besteht, dass schutzwürdige Belange Dritter entgegenstehen, oder 3. Der Erhaltungszustand des Archivguts gefährdet würde oder 4. ein nicht vertretbarer Verwaltungsaufwand entstehen würde oder 5. Vereinbarungen mit derzeitigen oder früheren Eigentümern entgegenstehen. Die Nutzung kann aus anderen wichtigen Gründen eingeschränkt oder versagt werden. Die Entscheidung über die Einschränkung oder Versagung der Nutzung trifft das Landesarchiv.«

Das Landesarchivgesetz Baden-Württemberg unterstreicht, dass auch bei wissenschaftlicher Forschung die Einsicht in die Archivalien eingeschränkt werden könne, wenn »schutzwürdige Belange Dritter entgegenstehen«. Dies wären im Falle der Forschung zu »Euthanasie«-Opfern die Angehörigen bzw. Nachkommen. Solche persönlichen Belange müssen aber ein höheres Gut darstellen als das der Freiheit der Wissenschaft. Eine Spezifizierung, was unter »schutzwürdigen Belangen des Betroffenen«[962] zu verstehen ist, findet sich nicht und gibt damit dem einzelnen Archiv Entscheidungsspielräume. Die Staatsarchive Ludwigsburg und Sigmaringen, das Hauptstaatsarchiv Stuttgart und das Generallandesarchiv Karlsruhe erlauben daher die uneingeschränkte Nutzung und Veröffentlichung aus sämtlichen verwahrten Listen der Verlegung aus Zwischenanstalten, sowie aus der umfassenden Winnentaler Patientendatei und auch aus den gesamten Krankenakten der Klinik Kennenburg, den Grafeneckprozessen, den Wieslocher Krankenakten mit den Informationen zu den ermordeten Kindern in der »Kinderfachabteilung«. Einige der hier genannten Akten, wie die zum Grafeneckprozess, stellte das Staatsarchiv Sigmaringen gar als download[963] ins Internet, so dass hier wichtige Quellen zu den aus Esslingen in den »Kinderfachabteilungen« ermordeten Kleinkindern bereits öffentlich zugänglich sind.

Das Bundesarchivgesetz ist inhaltlich nahezu identisch bis auf eine grundsätzlich längere Sperrfrist für personenbezogene Daten, die hier 30 Jahre nach dem Tod beträgt. Eine weitere Regelung, die von Archivseite eine erneute Verlängerung der Sperrfrist erlauben würde, besteht nicht. Inhaltlich gleich liegt hier ein Absatz vor, der die schutzwürdigen Belange Dritter anführt. Das Bundesarchiv handhabt jedoch, was den Bestand R 179 mit den überlieferten Krankenakten der »Euthanasie«-Opfer betrifft, das Archivgesetz restriktiver und schreibt eine Anonymisierung vor. Es erlaubt die vollständige Namensnennung und das Zitieren aus der jeweiligen Krankenakte nur, »wenn die noch lebenden nächsten Angehörigen zustimmen.«[964] Eine Spezifizierung, um welche Verwandten es sich handelt, wird hier nicht vorgenommen. Üblicherweise werden unter diesem Begriff aber Verwandte ersten Grades, das heißt, Eltern und Kinder verstanden. Der Schutz, den diese Angehörigen durch die Handhabung des Bundesarchivs erhalten, liegt im Ergebnis dieser Auslegung darin, dass die Ermordung ihrer Mutter oder ihres Vaters[965] im Rahmen der »T4«-Aktion bzw. deren vor 1940 diagnostizierte Erkrankung ungenannt bleiben.

962 Ebd.

963 StAS Wü 29/3 T 1 Nr. 1757/04/09.

964 FUCHS u. a., »Das Vergessen der Vernichtung ist Teil der Vernichtung selbst.«, Einleitung, S. 19.

965 Um andere Verwandte kann es sich rein demographisch nicht mehr handeln. Die wenigsten der Ermordeten waren Mutter oder Vater. Für die Esslinger Opfer ist lediglich von fünf Frauen bekannt, dass sie eigene Kinder hatten. Eine Frau hatte sehr junge Kinder, die zwischen 1935 und 1939 geboren sind. Hier könnten schutzwürdige Belange vorgebracht werden. Zwei Frauen hatten Kinder, die vor 1930 geboren sind, das genaue Geburtsdatum konnte jedoch nicht mit angemessenem Aufwand eruiert werden. Bei einer Frau, deren Kinder ebenfalls Ende der 1920er Jahre geboren wurden, sind diese bereits verstorben.

4.4.1.2 Unterschiedliche Realitäten

Die vom Bundesarchiv vorgeschriebenen Regelungen hat Hagai Aviel aus Tel Aviv gebrochen, der die Namen all der »T4«-Opfer, deren Krankenakten das Bundesarchiv Berlin im Bestand R 179 verwahrt, ins Internet stellte.[966] Da ein Rechtshilfeabkommen mit Israel nicht existiert, konnte ein Urteil des Verwaltungsgerichts Koblenz, die Daten wieder zu löschen, nicht durchgesetzt werden.[967] Damit stehen die Namen mit Geburtsdatum weiterhin im Netz.

Schaut man auf die aus Esslingen stammenden, hier geborenen oder beigesetzten Ermordeten, so sind – ohne die Gedenkbücher in der Gedenkstätte Grafeneck und Hadamar mit zu berücksichtigen – auch ohne die oben genannte Liste ungefähr ein Drittel der Namen bereits an anderen, verschiedenen Stellen veröffentlicht. Die Namen der zuvor in der Anstalt Stetten betreuten Behinderten finden sich in der fundierten, neu überarbeiteten Studie von Martin Kalusche[968] an prominenter Stelle gleich zu Anfang. Die jüdischen Opfer, die in der Klinik Kennenburg versorgt worden waren und von dort aus in die Mordanstalten kamen oder in andere Anstalten verlegt wurden, führte Joachim Hahn bereits in dem 1994 erschienenen Standardwerk zum jüdischen Leben in Esslingen[969] an. Im Park des geriatrischen Zentrums Kennenburg erinnert seit Juni 2009 eine Gedenktafel mit Namensnennung an die neun von dort deportierten und ermordeten Männer und Frauen. In dem von Elke Martin herausgegebenen Sammelband »Verlegt – Krankenmorde 1940–41 am Beispiel der Region Stuttgart«[970] werden auch Esslinger Opfer genannt. Die Stolpersteininitiative Esslingen hat mittlerweile für vier »Euthanasieopfer«[971] Steine in der Stadt gesetzt.

4.4.1.3 Ethische Fragestellung

Im Mittelpunkt der ethischen Diskussion steht die Frage einer Diskriminierung und Stigmatisierung der Opfer und ihrer Angehörigen durch die Nennung der Namen der Ermordeten. Die Sorge der Angehörigen vor Stigmatisierung oder ihre Scham wegen des kranken und behinderten Familienmitglieds ist multidimensional. Diese Sorge ist ernst zu nehmen, wenn sie von nahen Angehörigen selbst geäußert wird. Erfolgt sie jedoch als allgemein erhobenes Warnschild,[972] wird damit die Stigmatisierung affirmativ, sie wird unterstützt und perpetuiert. Die Sorge und Scham betrifft aber nicht allein die Thematik einer Behinderung oder psychischen Erkrankung beziehungsweise mehrfacher Stigmata wie Krankheit und zudem kriminellem Verhalten oder Krankheit und Homosexualität, wie in einem Fall in Esslingen,[973] sondern auch die eigene Familiengeschichte. Fragen bleiben, ob eine Rettung mög-

966 www.iaapa.org.il/46024/Claims#german [Zugriff 12. Oktober 2014].
967 Aly, Die Belasteten, S. 17.
968 Kalusche, Das Schloß an der Grenze, S. V-VII.
969 Hahn, Jüdisches Leben, S. 512–514.
970 Martin, Verlegt.
971 Waltraud Buck, Helene Gotthard, Eugen Laible, Magdalene Maier-Leibnitz.
972 Die Politik des Bundesarchivs wirkt in dieser Weise, da nicht schlüssig erklärt wird, warum die Namen generell nicht genannt werden sollen.
973 StAL E 356 d V Bü 1515. Hier heißt es knapp: »Er schmußt [sic!] gern mit Männern.«

lich gewesen wäre und eventuell verhindert wurde, ob man sich gleichgültig dem Kranken oder Behinderten gegenüber verhielt, oder ob weiterhin tiefe Trauer und Entsetzen und eigene Machtlosigkeit im Vordergrund der Erinnerung steht.

So unterschiedlich die Art des Umgangs in den Familien ist, so wenig kann ein klares Richtig oder Falsch bezüglich der Namensnennung im Sinne der Angehörigen wie Brüder und Schwestern, Nichten und Neffen formuliert werden. Auch auf wissenschaftlicher Seite herrscht kein Konsens bezüglich der Frage der Namensnennung und manche neueren Publikationen anonymisieren die Namen, ohne die Gründe dafür präzise darzulegen.[974] Vielleicht gehen diese Verfasser von der Annahme aus, dass noch Kinder der Ermordeten leben und diese oder weiter entfernte Angehörige die Anonymisierung wünschen würden, und nehmen daher eine generelle Anonymisierung vor. Möglicherweise ist dieses Vorgehen dem Bemühen geschuldet, die Familien aufgrund der Behinderung oder der psychischen Erkrankung der Ermordeten vor einer erneuten Stigmatisierung durch die Veröffentlichung zu schützen. Unausgesprochen steckt dahinter die Mutmaßung, dass die Familien einen solchen Schutz benötigen würden und eine Stigmatisierung nur durch eine Tabuisierung unterbleiben kann. Dadurch nimmt man den Familien die Chance, sich mit diesem familiengeschichtlich relevanten Thema bewusst auseinanderzusetzen, das nur durch eine Namensnennung möglich ist. Paul Weindling gibt ebenfalls zu bedenken: »Dass man von den Wünschen einzelner Familien zu einer kollektiven Anonymisierung von T4-Opfern gelangt, finde ich fragwürdig. Man könnte auch umgekehrt und sinnvoller vorgehen und einzelne Personen auf Wunsch der Nachkommen weiterhin als anonym respektieren.«[975]

4.4.1.4 Vorgehen in dieser Studie

Während der Forschungen zu dieser Studie veröffentlichte die Autorin bereits einige große Artikel in der örtlichen Presse[976] oder referierte über die laufende Arbeit, woraufhin mehrere Angehörigenfamilien reagierten und dezidiert darum baten, die Forschung voranzutreiben und den Namen der ermordeten Person zu nennen. Dennoch wird in den folgenden Biographien aller Esslinger Opfer ein Kompromiss[977] zwischen der Veröffentlichung des Namens inklusive der Krankengeschichte der

974 Als aktuelle und unterschiedliche Beispiele: In der Monografie über Nürtingen werden weder die Namen noch die Quellen genannt. Das Vorgehen wird jedoch auch nicht begründet. Tietzen, Nürtingen, S. 286f. In der Arbeit über Schwäbisch Hall wird beides getan, es werden einzelne Opfergeschichten genannt und gleichzeitig Bildunterschriften anonym verfasst. Krause, Maisch, »Ausmerzen«. Silberzahn-Jandt, »Euthanasie«-Opfer, S. 159. Hier wird in einer Anmerkung der Verzicht der Nennung knapp erklärt.

975 Weindling, Menschenversuche, S. 129.

976 Silberzahn-Jandt, Fachabteilungen für den Tod; Dies., Euthanasieopfer sollen nicht vergessen werden. Bitzer, »Sie war eine von uns«.

977 Mail des Mitarbeiters des Bundesarchivs Matthias Meissner an die Autorin vom 26. März 2012. Dieser vorgestellte Kompromiss zwischen Veröffentlichung aller Details und strenger Anonymisierung ist mit dem Bundesarchiv abgesprochen und genehmigt. Dieses Vorgehen ist möglich, da sowohl in den unterschiedlichsten Veröffentlichungen als auch in den Archiven online gestellten Dokumenten und an Gedenkorten Namen der Opfer bereits genannt sind.

betroffenen Person und einer namenlosen Darstellung eingegangen. Dieser Mittelweg bedeutet: In den Biografien werden Namen, Geburtsdatum, Herkunft und Anstaltsort aufgeführt, nicht jedoch die Krankheitsbezeichnung. Dieses Vorgehen soll den rechtlichen Vorgaben genügen und dem noch nicht vorurteilsfreien Umgang mit Behinderung und psychischer Erkrankung Rechnung tragen, der häufig mit Schuldzuweisung einherging und mit dem Ende der NS-Diktatur noch längst nicht durchbrochen war. Dies ist einer der Gründe, weshalb in den folgenden Opferbiografien ebenso Aussagen über beabsichtigte, durchgeführte oder abgelehnte Zwangssterilisationen keine Erwähnung[978] finden. Ein weiteres Motiv, die Diagnosen nicht zu nennen, liegt in einer medizinhistorischen Kritik, die es erfordert, zurückhaltend mit historisch klassifizierten Diagnoseschemata umzugehen. Auch eine direkte Übertragung von Begrifflichkeiten der Zustands- oder Verhaltensbeschreibung in die Gegenwart kann nur quellenkritisch erfolgen, spiegelt sie doch zuweilen eher die zeitbezogenen Prinzipien der Einrichtung wie Sauberkeit, Ordnung, Gehorsam wider. Die wissenschaftliche Sprache der Psychiater und des Pflegepersonals, das Berichte verfasste, bediente sich Termini, die damals wie heute ebenso in der Alltagssprache benutzt wurden und eindeutig abwertenden Charakter hatten, wie »Schwachsinn«, »verblödet, stumpf, läppisch, unwillig«, »verblödeter Paralytiker«, »schizophrener Endzustand«.[979] Dabei verschwammen in den Darstellungen wiederholt die Grenzen zwischen Krankheits- und Verhaltensbeschreibung. Vieles wurde zudem im Sinne der Rassenideologie als »degenerative Erkrankung« betrachtet, weswegen manche Ärzte bei den Kranken auch »angewachsene Ohrläppchen« als Degenerationsmerkmal einordneten. Körperliche und psychische Erkrankungen erlebten somit oft Verknüpfungen, die zuweilen auch mit sozialen Komponenten kombiniert wurden.

Zusammenfassend soll noch einmal betont werden: Krankenakten sind sehr sensible Quellen und Nennungen von Diagnosen und Analysen von Krankengeschichten unterbleiben daher bewusst in ihrer Zuordnung zu Einzelschicksalen,[980] wurden aber in den Kollektivbiografien vorgenommen,[981] die personale Würdigung jedes einzelnen ermordeten Menschen geschieht durch die Nennung seines Namens und weiterer Daten seines Lebens.

978 Solche Angaben finden sich in den Krankenakten, von denen circa ein Drittel überliefert ist, und die im Bundesarchiv im Bestand R 179 verwahrt werden.

979 Carius, Steinberg, Allgemeinsprachliche Bezeichnungen.

980 Ausnahme sind die Darstellungen über Magdalene Maier-Leibnitz, für die eine Zustimmung ihrer Angehörigen vorliegt, und von Lotte Schweizer, deren Angehörige verstorben sind oder Opfer des Holocaust wurden.

981 Als Quellenhinweis werden in den Kurzbiografien die Bestände des Bundesarchivs und die Krankenakten angeführt, obgleich Inhalte daraus aus rechtlichen Gründen in der Darstellung bewusst keinen Eingang finden.

4.4.2 Biografien

Im Rahmen der im Folgenden veröffentlichten Biografien werden die Opfer nach einzelnen Gruppen geordnet vorgestellt. Dabei werden vor allem die Anstaltsdauer und der Familien- beziehungsweise Berufsstand präsentiert. Die Darstellung bemüht sich, die Daten möglichst umfassend und vollständig zu erfassen; dennoch konnten manche Daten nicht eruiert werden oder es blieben Unsicherheiten. In manchen Quellen wurde nicht zwischen Wohn- und Geburtsort differenziert – oder die Angaben waren nicht korrekt. Auskünfte der Standesämter halfen bei der Richtigstellung, doch aufgrund unterschiedlicher Gesetzesauslegung waren diese Informationen nicht von allen Ämtern zu erhalten. Die Angabe der Geburts- und Wohnorte wird mit Verweis auf die heutige Zuordnung zu den Landkreisen oder Kommunen vorgenommen. Aufgrund der problematischen Quellensituation muss weiterhin davon ausgegangen werden, dass manche Opfer unbekannt sind und sie erst durch weitere Lokalstudien und Forschung zu Behinderteneinrichtungen der Anonymität entrissen werden.

4.4.2.1 Die Opfer der Aktion »T4« aus Esslingen

Die größte Gruppe stellen mit 83 Personen die Opfer der Aktion »T4« dar. Im Folgenden werden ausschließlich diejenigen beschrieben, die in Esslingen geboren wurden oder dort lebten und nicht in der Klinik Kennenburg versorgt wurden. Diese Entscheidung ist der Besonderheit der Einrichtung wie auch ihrer Kranken geschuldet. Die Klinik selbst bildete eine eigene Welt, die zwar mit der Stadt verwoben war, aber dennoch etwas Besonderes darstellte. Ein Großteil der Patienten und Patientinnen stammte nicht aus Esslingen, was sich bei den Opfern in gleicher Weise zeigt. Wohlhabende Männer und Frauen aus dem Bildungsbürgertum oder aus industriellen Kreisen, Rechtsanwälte, Kaufleute, Akademiker und Akademikerinnen suchten in der Klinik Hilfe. Für die Klinik Kennenburg konnten die Opfer der »T4-Aktion« und die über die Klinik Bendorf-Sayn stattgefundene Deportation ehemaliger Patientinnen, die jüdischer Abstammung waren, genau identifiziert werden. Die Gesamtzahl der Menschen, die bereits in den 1920er und frühen 1930er Jahren in der Klinik behandelt worden waren und später in anderen Einrichtungen versorgt wurden, um dann von dort aus in Mordanstalten deportiert zu werden, ist unbekannt. Die Biografien der beiden bekannten Fälle sind in dieser Darstellung bereits an anderer Stelle mit aufgenommen.

Emma Ackermann geb. Noller, * 17. Dezember 1879 Manolzweiler, Kreis Waiblingen, † 11. Dezember 1940 Grafeneck
Emma Ackermanns Vater war Forstwart in Manolzweiler. Am 25. Mai 1910 heiratete sie in Altensteig (Kreis Calw) den Schlosser Ernst Ackermann. Im Jahr 1920 übersiedelte die Familie nach Esslingen. Emma Ackermann hatte vier Geburten, wovon sie bei der zweiten einen Jungen tot gebar und der 1½ Jahre später geborene Sohn mit knapp 9 Monaten starb. Im Jahr 1923 erkrankte sie das erste Mal und wurde über 3½ Monate in der Universitätsnervenklinik Tübingen behandelt. Seit dem 3. Juli 1930 befand sie sich ununterbrochen in der Heilanstalt Christophsbad.

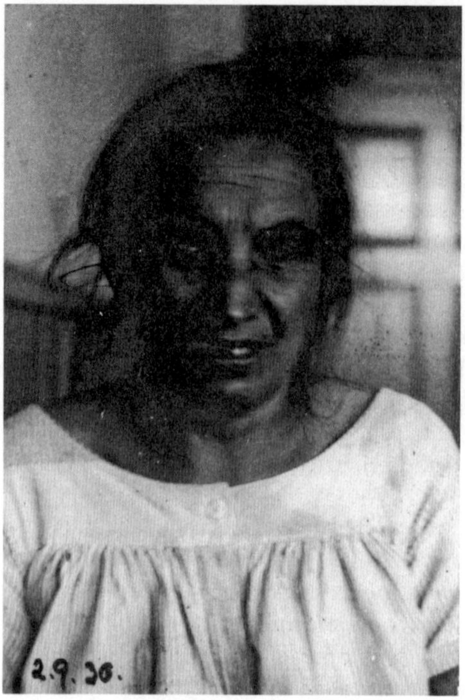

Abb. 27 Katharine Anshelm geb. Ellwanger. Christophsbad Krankenblattnummer 10405

Am 8. Februar 1932 wurde ihre Ehe geschieden. Mit einem Sammeltransport von insgesamt 75 Frauen wurde sie am 21. Juni 1940 in die staatliche Heilanstalt Weinsberg verlegt und von dort aus am Mittwoch, den 11. Dezember 1940 nach Grafeneck, wo sie ermordet wurde.

Literatur und Quellen: StAL F1/234; Bd. 258, F 234 I Bü 983; F 235 III Bü 3; HStAS E 151/53 Bü 628; StAE Ordnungsamt 62/1; ESt FR 85–243; Stöckle, Christophsbad.

Katharine Anshelm (Anselm) geb. Ellwanger, * 13. Februar 1881 Zell am Neckar, † 11. Dezember 1940 Grafeneck

Katharine Anshelm stammte aus einer Handwerkerfamilie, ihr Vater war Schmied. Sie war mit dem Werkstättenarbeiter Rudolf Anshelm verheiratet und wohnte mit ihrer Familie in Feuerbach. Im Sommer 1930 musste sie erstmals stationär aufgenommen werden. Nachdem sie zunächst im Krankenhaus in Stuttgart-Feuerbach zwei Wochen behandelt worden war, nahm das Christophsbad sie im August 1930 auf. Ab März 1931 wurde sie als Staatspflegling geführt und ihre Pflegekosten von der Fürsorge übernommen.

Am 17. April 1940 wurde sie in dem Sammeltransport von 40 Frauen in die Staatliche Nervenheilanstalt Weinsberg verlegt und von dort aus am 11. Dezember 1940 nach Grafeneck, wo sie am selben Tag ermordet wurde. Nach dem Transportkalendarium von Grafeneck gab es zwei Transporte aus Weinsberg mit Patienten und Patientinnen aus dem Christophsbad mit jeweils 30 und 42 Kranken.

Literatur und Quellen: BAB R 179/10405; StAL F 234 I Bü 1132, Bü 1140, F 235 III Bü 12; Christophsbad Archiv, Aufnahmebuch, Krankenblatt Sign. 10405; Gedenkstätte Grafeneck, Transportkalendarium.

Maria Theresia (Ida) Assfalg, * 11. August 1886 Biberach an der Riss, † 24. September 1940 Grafeneck

Maria Theresia Assfalg, genannt Ida, war die Tochter des Johann Baptist Assfalg und der Magdalene, geb. Haas. Wann Ida Assfalg nach Esslingen zog, ist nicht bekannt. Sicher ist, dass sie von hier in die Anstalt Winnental eingeliefert wurde und das Fürsorgeamt der Stadt die Pflegekosten übernahm. Am 8. November 1935 wurde sie in die katholische Heil- und Pflegeanstalt Liebenau im Kreis Tettnang aufgenommen. Die ersten Transporte nach Grafeneck von der Liebenau fanden am 1., 2. und 3. Juli 1940 statt. Danach verstärkte der Anstaltsdirektor Josef Wilhelm seine Bemühungen, weitere Transporte zu verhindern. Doch seine Einsprüche und die an den Reichsminister des Inneren formulierte Bitte, die Insassen zu verschonen, blieben erfolglos. Am 30. August 1940 wurde Ida Assfalg in einem Transport von insgesamt 75 Personen in die als Zwischenanstalt fungierende Klinik in Zwiefalten verlegt und von dort aus am 24. September nach Grafeneck verbracht. Dort wurden die insgesamt 54 Kranken am selben Tag ermordet. Die Sterbeurkunde notiert fälschlicherweise den 7. Oktober 1940 und als Sterbeort Brandenburg.

Literatur und Quellen: Friedel, Gegen das Vergessen, S. 24–43; ders., Die Euthanasieopfer Bd. 2, S. 13; Gedenkstätte Grafeneck, Transportkalendarium.

Friederike Bahnmüller geb. Möck, * 23. September 1890 Willmandingen, Gemeinde Sonnenbühl, Kreis Reutlingen, † 11. Dezember 1940 Grafeneck

Am 20. Juli 1922 heiratete die aus einem Bäckerhaushalt stammende Friederike Möck den Hilfsarbeiter Christian Bahnmüller in Genkingen und zog ein Jahr später hochschwanger nach Esslingen. Friederike Bahnmüller gebar 1923 in Mettingen (Stadt Esslingen) einen Sohn und nach 1 ½ Jahren eine Tochter. Ihr Mann arbeitete als Nachtwächter in der Maschinenfabrik Esslingen. Friederike Bahnmüller führte trotz Verschlimmerung ihrer Erkrankung und der dazugehörigen Symptome zuverlässig den Haushalt in Oberesslingen, wo sie inzwischen lebten. Der Amtsarzt Dr. Förstner vom Gesundheitsamt Esslingen informierte Ende 1938 den Polizeiamtsvorstand Esslingen über die bereits vier Jahre dauernde Erkrankung der Friederike Bahnmüller und forcierte eine Anstaltsunterbringung. Um einer Zwangseinweisung mit den polizeilichen Maßnahmen zuvorzukommen, willigte Christian Bahnmüller in die Unterbringung im Christophsbad ein, die dann am Dienstag 17. Januar 1939 erfolgte. Am 21. Juni 1940 wurde Friederike Bahnmüller in die Anstalt Weinsberg verlegt und von dort am 11. Dezember nach Grafeneck, wo sie ermordet wurde. Die Sterbeurkunde ist mit der unrichtigen Angabe des Todesortes Sonnenstein und dem Todesdatum 6. Januar 1941 versehen. Die Aschebeisetzung fand auf dem Friedhof in Oberesslingen am 25. Januar 1941 statt.

Literatur und Quellen: HStAS E 151/53 Bü 628; StAL F1/234 Bd. 259, F 234 I Bü 983 und Bü 988, F 235 III Bü 24; StAE Ordnungsamt 62/4; ESt FR 90–43; Ev. Kirchenregisteramt Esslingen Totenbuch Oberesslingen 1939–1980.

Rosine Karoline Beutel geb. Jaus, * 24. Juni 1862 Esslingen, † 30. Mai 1940 Grafeneck

Rosine Beutel stammte aus einer Handwerkerfamilie, ihr Vater war Schuhmacher in Esslingen. Am 1. August 1891 heiratete sie in Esslingen den Werkmeister Eugen Beutel. Am 28. Januar 1911 wurde sie in der Universitätsnervenklinik Tübingen aufgenommen und bis zum 1. Juli 1911 dort behandelt. Diese Klinik verlegte sie direkt nach Winnenden. Laut Familienregister sei sie bereits seit 1902 in Winnenden untergebracht gewesen. Nachgewiesen ist, dass sie spätestens ab 1911 dort ununterbrochen bis zu ihrer Deportation in einem Sammeltransport von insgesamt 75 Frauen nach Grafeneck am 30. Mai 1940 war. Das gefälschte Sterbedatum wurde auf den 18. Juni ausgestellt. Die vom Ehemann veranlasste Urnenbeisetzung auf dem Friedhof Oberesslingen fand am 2. Juli 1940 statt.

Literatur und Quellen: StAL F 235 III Bü 62, EL 902/24 Bü 2761; StAE Inventuren und Teilungen 1803–1894 Nr. 20366, Personenstandsregister: Familienregister Oberesslingen Bd. 4/271; Gedenkstätte Grafeneck, Transportkalendarium; Ev. Kirchenregisteramt Esslingen Totenbuch Oberesslingen 1939–1980.

Anna Bocher, * 12. September 1881 Esslingen, † 18. September 1940 Grafeneck

Anna Bocher war das vierte und letzte Kind des Lokomotivheizers und Fabrikarbeiters Philipp Bocher und seiner Frau Louise geb. Kurtz. Anna Bocher arbeitete bei der Kammgarnspinnerei Merkel und Wolff. Sie erlitt mit 18 Jahren eine Totgeburt, mit 23 Jahren gebar sie eine Tochter, die nach drei Wochen starb. Den Kindsvater gab sie bei keiner der beiden Geburten an. Am 5. März 1936 wurde sie erstmals in der Nervenklinik der Universität Tübingen behandelt. Am 5. Mai erfolgte von dieser Klinik ihre Verlegung nach Winnental, von wo aus sie am 5. Oktober 1937 in die Anstalt Stetten im Remstal kam. Ihr Bruder beglich ihre Pflegekosten von ihren Ersparnissen und besuchte sie regelmäßig. Von Stetten wurde Anna Bocher am 18. September 1940 nach Grafeneck deportiert und ermordet. Als Todesort ist bewusst falsch Hartheim, als Datum der 10. Oktober 1940 angegeben. Anna Bochers Urne wurde am 25. November 1940 auf dem Ebershaldenfriedhof beigesetzt.

Literatur und Quellen: ADS VO3 Anna Bocher; StAL F 235 III Bü 77; StAE Friedhofsverwaltung 123, 205, 222; ESt FR 16–192; BAB R 179/29110; Kalusche, Stetten, S. 294.

Frida Bohm, * 30. November 1884 Waldenburg, Kreis Künzelsau, † 30. Mai 1940 Grafeneck

Frida Bohms Vater Carl war Gastwirt und Metzger in der Stadt Waldenburg, später in Nürtingen. Ihre Mutter Rosine geb. Scheufler unterstützte den Gastwirts- und Handwerkerhaushalt. Frida Bohm arbeitete als Dienstmädchen und zog als solches mehrfach um. Als Wohnorte werden 1901 Nürtingen, anschließend Ebersbach (unklar welcher Ort) und Zürich, 1919 Cannstatt, 1923 Esslingen aufgeführt. Inzwischen hatte ihr Vater in Esslingen eine Gastwirtschaft mit Metzgerei übernommen. Erstmals wurde Frida Bohm am 29. Dezember 1901 in der Nervenklinik der Universität Tübingen für 2 ½ Monate bis zum 17. März 1902 aufgenommen, und ebenfalls dort vom 4. September bis zum 30. September 1907. Die nächste bekannte stationäre Behandlung erfolgte am 4. November 1919 im Bürgerhospital Stuttgart. Von dieser Klinik wurde sie direkt in die Heilanstalt Weinsberg verlegt, wo sie über 2 ½ Jahre blieb und dann ungeheilt am 27. Juli 1922 nach Hause entlassen wurde. Nachdem sie 1 ½ Jahre lang bei ihren Eltern gelebt hatte, erfolgte am 1. November 1923 eine erneute Anstaltsaufnahme, dieses Mal in Winnenden, von wo aus sie am 30. Mai 1940 mit dem Sammeltransport von insgesamt 75 Frauen nach Grafeneck verlegt und dort ermordet wurde. Das Standesamt Grafeneck fälschte das Sterbedatum und gab den 14. Juni 1940 an.

Literatur und Quellen: StAL F 235 III Bü 82, EL 902/24 Bü 2761; StAE Friedhofsverwaltung 123.

Wilhelmine Marie Braun, * 5. Dezember 1886 Bondorf, Kreis Böblingen, † 8. Mai 1940 Grafeneck

Wilhelmine Marie Braun wurde als viertes von zehn Kindern des Schmieds Carl Wilhelm Braun und seiner Frau Dorothea geb. Werner geboren. Seit dem 14. Lebensjahr arbeitete sie als Dienstmädchen, unter anderem in Basel. Dort wurde sie im April 1921 in die Nervenklinik eingewiesen und im Anschluss vom 10. Juni 1921 bis 11. Januar 1922 in der Universitätsnervenklinik Tübingen behandelt. Im Sommer 1922 erfolgte ein erneuter Krankenhausaufenthalt, nun im Esslinger Krankenhaus, von wo aus sie im Oktober ins Esslinger Hospital verlegt wurde, das von Dr. Hayd ärztlich betreut wurde. Da ihre Eltern seit 1901 in Willsbach (Gemeinde Obersulm, Kreis Heilbronn) lebten, wurde sie am 12. Dezember 1922 in die Anstalt Weinsberg weiterverlegt. Von dort wurde sie mit insgesamt 73 Kranken am 8. Mai 1940 nach Grafeneck verbracht und am selben Tag ermordet. Das Sterbedatum wurde auf den 25. Juni 1940 falsch beurkundet.

Literatur und Quellen: BAB R 179/24834; StAL F 1/234 Bd. 258 und F 235 III Bü 94; Gedenkstätte Grafeneck, Transportkalendarium; GEMEINDE BONDORF, Ortssippenbuch, S. 33.

Rosa Anna Büttner geb. Krötz, * 4. März 1901 Oberurbach, Gemeinde Urbach, Kreis Waiblingen, † 30. Mai 1940 Grafeneck

Ihre Eltern und ihre Herkunftsfamilie stammen aus Oberurbach. Sie wurde als drittes von fünf Kindern in Urbach geboren und zog 1919 nach Esslingen. 1927 verstarb ihre Mutter in Mettingen. Bei ihrer Krankenhauseinweisung ins Bürgerhospital Stuttgart und ihrer weiteren Verlegung in die Heilanstalt Winnental, die am 21. April 1931 erfolgte, lebte sie in Mettingen, Stadt Esslingen. Ihr Mann, der Autoschlosser Karl Büttner, war zu dieser Zeit bereits nach New York ausgewandert. Von der Anstalt Winnental wurde sie im Sammeltransport von insgesamt 75 Frauen am 30. Mai 1940 nach Grafeneck verlegt und ermordet. Der Tod wurde auf den 20. Juni 1940 falsch beurkundet. Wenige Monate zuvor, am 14. Februar 1940 war ihr Vater in Esslingen gestorben.

Literatur und Quellen: StAL F 235 III Bü 113 und EL 902/24 Bü 2761; ESt FR Bd. 91. S. 30.

Elsa (oder Else) Frida Clauß, * 24. Februar 1904 Esslingen, † 10. März 1941 Hadamar

Elsa Clauß wurde als achtes und letztes Kind der Sophie Ernestine geb. Mattes geboren. Das erste Kind war ein außereheliches Kind ihrer Mutter, die weiteren sieben ehelich. Ihr Vater Gottlob Friedrich arbeitete als Steindrucker. Zwei ihrer Brüder starben bereits wenige Wochen nach der Geburt. Elsa Clauß war Fabrikarbeiterin, nach anderen Angaben Heimarbeiterin und Handschuhnäherin. Mit 25 Jahren erkrankte sie und wurde am 19. November 1929 in die Nervenklinik der Universität Tübingen eingewiesen, dort über drei Monate therapiert und nach Hause entlassen, wo sie ein halbes Jahr lang blieb, um daraufhin ins Christophsbad gebracht zu werden. Vom 3. Juni 1930 bis zu ihrer Verlegung in das Gottlob-Weißer Haus in Schwäbisch Hall am 8. Januar 1936 wurde sie im Christophsbad therapiert. Am 20. November 1940 wurde sie mit einem Sammeltransport von Schwäbisch Hall nach Weinsberg verlegt und am 10. März 1941 mit insgesamt 81 Kranken nach Hadamar, wo sie am selben Tag ermordet wurde. Das fingierte Todesdatum ist der 26. März 1941.

Literatur und Quellen: BAB R 179/24781; StAL F1/ 234 Bd. 315, F 234 I Bü 980, Bü 983, Bü 1133, Bü 1139, Bü 1140 und F 235 III Bü 12; StAE Friedhofsverwaltung 124, 222 und Ordnungsamt 62/5; ESt FR 34–124.

Rosa Clauß geb. Simmendinger, * 8. Februar 1877 Stuttgart, † 30. Mai 1940 Grafeneck

Rosa Clauß heiratete am 20. November 1909 den in Mettingen ansässigen Weingärtner Emil Clauß. In den Jahren 1910, 1912 und 1917 brachte sie ihre Kinder zur Welt. Neben dem Haushalt arbeitete sie noch in der Landwirtschaft. Im Sommer 1919 verbrachte sie zwei Monate in der Anstalt Winnental und kurz darauf wurde sie ins Bürgerhospital Stuttgart eingewiesen, wo sie vom 27. Oktober bis zum 12. November 1920 behandelt wurde. Am 23. November 1923 wurde Rosa Clauß abermals in Winnental aufgenommen und blieb dort bis zu ihrem Abtransport nach Grafeneck am 30. Mai 1940. Am Tag der Ankunft wurde sie mit Gas ermordet.

Literatur und Quellen: StAL F 235 III Bü 123 und EL 902/24 Bü 2761; StAE Personenstandsregister: Heiratsregister 1909 Nr. 226.

Christine Diebel geb. Krämer, * 12. November 1897 Fahrstedt, Schleswig-Holstein, † 31. März 1941 Hadamar

Am 20. November 1919 heiratete Christine Diebel den in Esslingen geborenen, zwei Jahre älteren Heizer Albert Diebel in Frankfurt am Main. Ihr Vater war Schneidermeister, der Schwiegervater Gärtner in Oberesslingen. Das Ehepaar blieb kinderlos. Wann Christine Diebel erstmals erkrankte und in welchen Kliniken und Anstalten sie war, ist nicht vollständig überliefert. 1937 war sie in der Nervenklinik der Universität Tübingen. Vermutlich wurde sie im Anschluss daran nach Winnental verlegt, von wo aus sie am 10. März 1941 nach Weinsberg transportiert wurde. Drei Wochen später – am 31. März 1941 – wurde sie nach Hadamar gebracht, wo am selben Tag ihre Ermordung stattfand.

Literatur und Quellen: StAL F1/234 I Bd. 316, F 234 I Bü 1136; Hadamar Gedenkbuch; ESt FR 91–180.

Alfred Dietz, * 28. Oktober 1912 Zell am Neckar, † 31. März 1941 Hadamar

Alfred Dietz wurde als achtes von neun Kindern der Landwirtsleute Jakob und Katharine geb. Barth geboren. Die ersten beiden Kinder starben wenige Tage nach der Geburt, das fünfte Kind im Alter von einem Jahr und zwei Monaten. Der zwei

Jahre ältere Bruder Eugen bekleidete das Amt des Gemeindepflegers. Alfred Dietz arbeitete als Schlosser und später als landwirtschaftlicher Helfer im elterlichen Betrieb. Erstmals wurde Alfred Dietz in der Nervenklinik der Universität Tübingen von Januar bis Juni 1935 behandelt und als gebessert nach Hause entlassen. Im Oktober 1936 wies man ihn in die Heilanstalt Winnental ein, wo er dann bis Juli 1939 blieb und abermals mit deutlicher Stabilisierung nach Hause entlassen werden konnte. Am 17. Februar 1940 wurde Alfred Dietz erneut in Winnental aufgenommen, am 10. März 1941 nach Weinsberg verlegt und am 31. März 1941 mit dem Sammeltransport nach Hadamar gebracht, wo er am selben Tag vergast wurde. Die gefälschte Todesmeldung ist auf den 7. April 1941 datiert. Die Urne wurde im Grab der Mutter beigesetzt. Der Termin der Besetzung ist weder im Beerdigungsbuch noch im Familienregister notiert.

Literatur und Quellen: StAL F1/234 Bd. 316, F 164/II Bü 836, F 235 III Bü 142; Hadamar Gedenkbuch; ESt FR Z II-223; Pfarrarchiv Evangelische Kirchengemeinde Esslingen-Zell, Familienregister Band IV, S. 3; Pfarrarchiv Evangelische Kirchengemeinde Esslingen-Zell, Beerdigungsbuch.

Walter Dürr, * 24. September 1928 Stuttgart, † 10. September 1940 Grafeneck

Walter Dürr wurde als uneheliches Kind der Elsa Dürr geboren. Drei Jahre später brachte Elsa Dürr in Bern ein zweites Kind zur Welt, das ebenfalls in einer Anstalt untergebracht war. Elsa Dürr heiratete am 12. Mai 1934 Aloisius Fuchs in Esslingen und wohnte seitdem hier. Das Jugendamt Esslingen übernahm die Fürsorgekosten für Walter Dürr, und er konnte wenige Wochen nach der Heirat der Mutter und kurz vor seinem sechsten Geburtstag am 21. September 1934 in Stetten aufgenommen werden. Ein Kontakt zur Mutter bestand nicht. Am 10. September 1940 wurde er mit dem Transport von insgesamt 75 Behinderten nach Grafeneck deportiert und ermordet. Frida Rohleder, die leitende Schwester des Krankenhauses schrieb zahlreiche Nachrufe, einen auch zu Walter Dürr: »Unser Walter, genannt ›Lieber‹ hat uns gerade im vergangenen Jahr so viel Freude gemacht. Er ist ganz reinlich geworden, ganz ruhig u. er hat angefangen auf alles aufzupassen. Ja noch mehr, man konnte ihn kleine Dienstle tun lassen. Ach wie haben wir uns gefreut, wenn Schw. Emma, die ihn betreud [sic!] hat, kam und erzählte, was der Lieber wieder ›geschafft‹ hat. Waren es jetzt auch noch kleine Dienstle, so hatte man doch immer mehr den Eindruck, daß er mal wirklich etwas lernen kann, denn er griff sehr praktisch zu und nun sollte er verlegt werden, daß [sic!] ist schwer!«

Literatur und Quellen: EST Heiratsregister Nr. 136/1934; ADS V O3 Walter Dürr; Gedenkstätte Grafeneck, Transportkalendarium; Kalusche, Stetten, S. 273–288.

Emma Eberspächer geb. Beutel, * 20. September 1886 Hegensberg, † 31. März 1941 Hadamar

Emma Eberspächer wurde als Tochter des Landwirts Johann Beutel und seiner Frau Christine geb. Zeh geboren. Am 19. Januar 1912 heiratete sie hochschwanger in Hegensberg den drei Jahre älteren Eisendreher Wilhelm Eberspächer und zog mit ihm nach Wäldenbronn, von wo er herstammte. Das am 14. Februar 1912 geborene Mädchen Else starb nach knapp fünf Monaten, das zweite Kind Willi Karl kurz vor seinem ersten Geburtstag. Das dritte Kind Gertrud erreichte das Erwachsenenalter, während die vierte, Hilde, mit 10 Monaten starb. Innerhalb der ersten acht Ehejahre hatte Emma Eberspächer vier Geburten und drei Mal den Tod des eigenen Kindes durchzustehen. Nach der letzten Geburt wurde sie in der Nervenklinik der Universität Tübingen vom 21. Oktober bis zum 18. Dezember 1920 behandelt und gebessert entlassen. Der nächste Anstaltsaufenthalt erfolgte vom 18. April bis 7. Juni 1925 in Winnental und führte erneut zu einer deutlichen Symptomlinderung. Die nächsten Jahre lebte sie in Esslingen ohne notwendige Krankenhausbehandlung. Auch als ihr Mann am 17. April 1935 starb, blieb ihr Zustand so weit stabil, dass keine Anstaltseinweisung nötig war. Am 25. Oktober 1939 wurde sie in Winnental aufgenommen. Dort erhielt sie regelmäßig Besuch von ihrem Bruder und ihrer inzwischen verheirateten Tochter. Am 10. März 1941 wurde sie in die Anstalt Weinsberg verlegt und am 31. März 1941 nach Hadamar gebracht, wo sie in der Gaskammer ermordet wurde. Das gefälschte Todesdatum lautet 9. April 1941.

Literatur und Quellen: StAL F1/234 Bd. 316, F 234 I Bü 1139, F 235 III Bü 158; Gedenkbuch Hadamar; ESt FR 70–106.

Sofie Eberspächer geb. Hofmann, * 20. Mai 1880 Oberesslingen, † 10. März 1941 Hadamar

Sofie Eberspächers Vater Wilhelm Hofmann war Schuhmacher in Esslingen. Am 3. Februar 1906 heiratete sie in Esslingen den Feilenhauer Johann Gottlieb Eberspächer aus Esslingen-Liebersbronn; ein halbes Jahr später kam das erste Kind, Elsa Marie, zur Welt. Danach hatte sie zwei Fehlgeburten und gebar 1913 den Sohn Eugen und 1915 Otto Wilhelm. Erstmals musste sie 1919 in der Nervenklinik der Universität Tübingen behandelt werden, kehrte dann nach drei Monaten wieder nach Hause zurück. Am 1. März 1921 hatte sie eine Totgeburt, ein Junge – dies war ihre letzte Schwangerschaft. Ab 28. August 1927 war Sofie Eberspächer dauerhaft in Anstalten untergebracht, zunächst in Winnental. Ihr Mann, der inzwischen als Straßenbahnschaffner arbeitete, beantragte aufgrund der Erkrankung seiner Frau die Scheidung, und die Ehe wurde am 22. März 1929 rechtskräftig geschieden. Am 4. Januar 1932 wurde Sofie Eberspächer in das Gottlob-Weißer-Haus nach Schwäbisch Hall verlegt. Am 19. November 1940 gelangte sie mit dem Sammeltransport in die Heilanstalt Weinsberg, wurde von dort am 10. März 1941 nach Hadamar verlegt und gleich nach der Ankunft in der Gaskammer ermordet. Als Todesdatum wurde falsch der 27. März 1941 eingetragen. Die Heilanstalt Weinsberg schickte am 28. August 1941 an das Kreiswohlfahrtsamt Esslingen, das die Pflegschaft für Sofie Eberspächer führte, ihren Ehering als noch in der Klinik verbliebenen Wertgegenstand.

Literatur und Quellen: BAB R 179/25074; StAL F1/234 Bd. 315, F 234 I Bü 980, Bü 983, Bü 1127, Bü 1128, Bü 1133, Bü 1136, Bü 1140, F 235 III Bü 158, ESt FR-20–287; StAE Standesamt 41.

Gertrud Ege, * 18. August 1893 Esslingen, † 30. Mai 1940 Grafeneck

Gertrud Eges Vater war Handlungsreisender, von ihrer Mutter ist kein Beruf angegeben. Ihre Eltern heirateten in Stuttgart und kurz darauf zogen sie nach Esslingen um, wo alle vier Kinder auf die Welt kamen, als erstes Gertrud. Im Alter von knapp 31 Jahren erkrankte Gertrud, die mittlerweile als Näherin arbeitete, und wurde über längere Zeit zu Hause und im Altenheim in Esslingen versorgt. Am 15. Juli 1925 wurde sie in der Heilanstalt Winnental aufgenommen. Im Sammeltransport von insgesamt 75 Frauen am 30. Mai 1940 wurde sie von dort nach Grafeneck gebracht und am selben Tag mit Gas ermordet. Das gefälschte Todesdatum ist auf den 12. Juni 1940 ausgestellt.

Literatur und Quellen: BAB R 179/3486 StAL F 235 III Bü 163, EL 902/24 Bü 2761; ESt FR 39–180; StAE Standesamt 41.

Richard Ege, * 25. Juni 1891 Esslingen, † 18. Juli 1941 Bernburg

Richard Ege wurde als sechstes von elf Kindern des Knopfmachers und Fabrikarbeiters Eberhard Ege aus Esslingen und der Katherine, geb. Heimerdinger geboren. Noch vor der Heirat am 16. Oktober 1886 kamen die ersten beiden Kinder unehelich zur Welt. Die Erstgeborene starb im Alter von zehn Jahren, die zweite als knapp Zweijährige, der dritte mit 13 Jahren. Seine weiteren jüngeren Geschwister starben alle im Säuglingsalter, die letzten beiden Geburten waren Totgeburten. Bei der letzten Geburt starb zudem Richards Mutter. Drei Monate nach dem Tod der Mutter heiratete Richards Vater zum zweiten Mal. Die Stiefmutter brachte ein Kind mit in die Ehe, sechs weitere Kinder folgten. Sein Halbbruder Eugen Friedrich Ege wurde am 5. August 1944 als KZ-Häftling in Mauthausen in Hartheim im Rahmen der »Aktion 14f13« vergast. Für zwei Tage wurde Richard Ege im Dezember 1919 in der Nervenklinik Tübingen aufgenommen und wieder nach Hause entlassen. Als Berufsangabe fand sich für ihn »Hilfsarbeiter«, später »Metallarbeiter«. Seit 1921 war er in der Anstalt Gehlsheim in Rostock in Therapie und wurde von dort im November 1923 nach Sachsenberg in Schwerin verlegt, von wo er am 18. Juli 1941 nach Bernburg verbracht und ermordet wurde. Bei diesem Transport wurden 31 Männer und 35 Frauen verlegt. Das Standesamt notierte als fingiertes falsches Todesdatum den 3. August 1941.

Literatur und Quellen: BAB R 179/27891; StAL F 235 III Bü 164; ESt FR 33–466; siehe: Ege Eugen.

Anna Egner, * 5. Mai 1902 St. Gallen, Schweiz, † 30. Mai 1940 Grafeneck

Wie ihr Vater, der Hauptlehrer in Esslingen war, ergriff auch die in Esslingen lebende Anna Egner den Beruf der Lehrerin. Gerade 23 Jahre alt wurde sie in die Heilanstalt Winnental eingeliefert und 1 ¼ Jahre lang behandelt, bis sie wieder nach Hause entlassen wurde. Am 1. November 1928 erfolgte die zweite Behandlung in Winnental, wo sie dann bis am 30. Mai 1940 blieb. An diesem Tag wurde sie mit einem Sammeltransport mit insgesamt 75 Frauen nach Grafeneck verlegt und am selben Tag ermordet. Das gefälschte Todesdatum wurde auf den 15. Juni 1940 ausgestellt. Die Urnenbestattung fand am 4. Juli 1940 in Esslingen statt.

Literatur und Quellen: STAL F 235 III Bü 165, EL 902/24 Bü 2761; StAE Friedhofsverwaltung 123, 205; Ev. Kirchenregisteramt Esslingen: Verzeichnis der Beerdigungen Juli 1936 bis September 1940.

Walter Eisele, * 21. Juni 1923 Esslingen, † 10. September 1940 Grafeneck

Walter Eisele war das erste von drei Kindern der Eheleute Gustav Eisele, Metalldrücker und der Irma geb. Huttenlocher. Am 11. März 1932 wurde er als Achtjähriger in die Anstalt Stetten aufgenommen. Er erhielt regelmäßig Besuch und war wiederholt in den Schulferien bei seinen Eltern. Im Jahr 1937 verließ er die Anstaltsschule, wurde aber weiterhin in der Einrichtung versorgt bis zu seinem Abtransport nach Grafeneck am 10. September 1940. Am selben Tag wurde er in der Gaskammer ermordet. Das gefälschte Todesdatum lautet hier: 20. September 1940. Die Urnenbeisetzung war auf dem Ebershaldenfriedhof in Esslingen am 11. Oktober 1940.

Literatur und Quellen: ADS V 03 Walter Eisele; StAE Friedhofsverwaltung 123, 205, 222; ESt FR 88–264; KALUSCHE, Stetten, S. 273–288.

Erwin Eitel, * 25. August 1913 Esslingen, † vermutlich 28. August 1940 Grafeneck

Erwin Eitel wurde als viertes von fünf Kindern der Eheleute Emil Eitel, Geschäftsführer und Schuhmacher, und der Karoline geb. Mergenthaler in Esslingen geboren. Die erstgeborene Else starb einen Tag vor ihrem vierten Geburtstag, die zweite Tochter, Gertrud als 18-jährige. Seine Erkrankung trat erstmals im Alter von 14 Jahren auf; eine stationäre Behandlung wurde erst drei Jahre später erforderlich. Inzwischen war er als Hilfsarbeiter berufstätig. Vom 18. November 1930 bis zum 25. Mai 1931 wurde Erwin Eitel in der Heilanstalt Weißenau therapiert und gebessert nach Hause entlassen. Doch bereits nach zwei Wochen erfolgte eine erneute Aufnahme in der Weißenau, wo er bis zum 6. März 1932 blieb und wiederum nach Hause entlassen werden konnte. Die dritte Einweisung veranlassten drei Tage nach der letzten Entlassung am 9. März 1932 wie auch die vorherigen Male die Angehörigen. Die standesamtliche Mitteilung gibt als Todesort Brandenburg und als Datum den 12. September 1940 an, was sicher gefälscht ist. Als Mordort ist Grafeneck anzusehen. Von der Weißenau ging am 28. August ein Sammeltransport mit 76 Frauen und Männern nach Grafeneck und am 9. September ein Transport mit 44 Frauen und Männern. Bei einem dieser beiden Transporte muss er dabei gewesen sein.

Literatur und Quellen: StAL F 235 III Bü 171 a; StAE Standesamt 41, Ordnungsamt 62/5, ESt FR 57–123; KRETSCHMER, Weißenau, S. 369, Gedenkstätte Grafeneck, Transportkalendarium; Auskunft Thomas Stöckle, Gedenkstätte Grafeneck vom 31. Januar 2012.

Amalie Engelfried, * 2. April 1903 Esslingen-Rüdern, † 18. September 1940 Grafeneck

Amalie Engelfried wurde als drittes von acht Kindern geboren. Das vor ihr geborene Geschwisterkind starb nach knapp drei Monaten. Ihre Eltern stammen beide aus Rüdern und hatten am 22. Mai 1901 in Esslingen geheiratet. Ihr Vater Gotthilf Engelfried war Mechaniker, von der Mutter Rosa geb. Diehl war kein Beruf angegeben. Seit 7. September 1928 war Amalie Engelfried in der Anstalt Stetten untergebracht. Oft erhielt sie von ihrer Familie Besuch. Von Stetten wurde sie am 18. September 1940 nach Grafeneck verbracht und dort ermordet. In den grauen Bussen der Gekrat befanden sich aus Stetten 59 Frauen und ein junger Mann. Die gefälschte Todesbescheinigung vermerkt den 14. Oktober 1940 und als Ort Sonnenstein.

Literatur und Quellen: ADS V 03 Amalie Engelfried; Gedenkstätte Grafeneck, Transportkalendarium; ESt FR 53–526; KALUSCHE, Stetten, S. 294.

Abb. 28 Karl Engelfried. Christophsbad Krankenblattnummer 10517

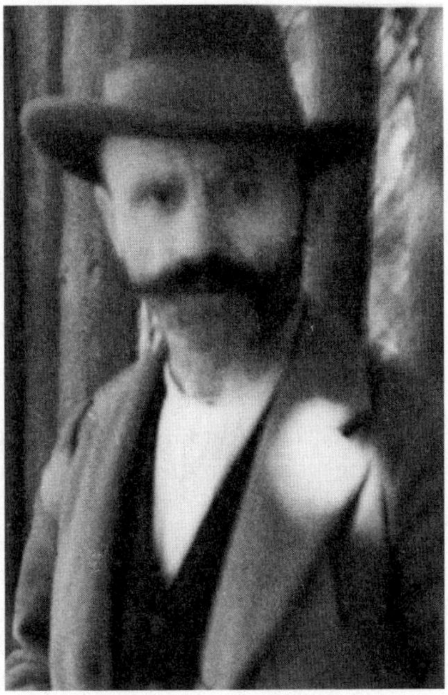

Karl Engelfried, * 12. Juni 1883 Esslingen-Krummenacker, † 4. April 1941 Hadamar

Wie sein Vater war auch Karl Engelfried Weingärtner, später wird der Beruf des Pressers erwähnt. Am 22. November 1919 heiratete er Wilhelmine Wurster in Esslingen. Bis ungefähr zum Jahr 1925 lebte die Familie mit inzwischen 4 Kindern in Krummenacker und zog dann nach Wiflingshausen, wo bis Juli 1931 zwei weitere Kinder auf die Welt kamen. Bereits vor der Geburt des letzten Kindes befand sich Karl Engelfried in stationärer Behandlung, zunächst seit unbestimmter Zeit im Altersheim Esslingen, von wo aus er am 13. Januar 1931 ins Christophsbad Göppingen verlegt und bis zum 26. Juni 1940 dort versorgt wurde.

Mit einem Sammeltransport wurde er in die Heilanstalt Weißenau verlegt und am 13. März 1941 mit 15 weiteren Männern und Frauen in die Anstalt Weinsberg. Der Weitertransport in die Mordanstalt in Hadamar und die sofortige Vergasung fanden am 4. April 1941 statt. Das gefälschte Todesdatum wurde auf den 21. April 1941 ausgestellt.

Literatur und Quellen: HSTAS E 151/53 Bü 628; StAL F1/234 Bd. 316, Bd. 317, F 234 I Bü 1139, Bü 1140, F 235 III 173 a; Gedenkstätte Hadamar, StAE Ordnungsamt 62/5; ESt FR 83–76; Christophsbad Archiv Krankenblatt Sign. 10517; KRETSCHMER, Weißenau, S. 369.

Marie Ernst geb. Bazle, * 15. Oktober 1905 Esslingen, † 11. Dezember 1940 Grafeneck

Marie Ernst wuchs in Esslingen auf und heiratete am 5. September 1925 in Esslingen den Schlosser Hugo Ernst. Maries Eltern stammten aus Esslingen, ihr Vater war hier Lehrer. Bis 1935 hatte Marie Ernst fünf Geburten, die vierte war eine Totgeburt eines

Knaben. Im Alter von 23 Jahren erkrankte sie erstmalig und wurde in der Anstalt Winnental zwei Wochen lang behandelt und dann als »beurlaubt nach Hause zu den Eltern« entlassen. Ein Jahr später wurde sie fünf Tage in der Nervenklinik Tübingen untersucht. Eine klare Beurteilung und intensive Diagnostik erschien wegen ihrer Schwangerschaft nicht möglich. Vom 20. Juli bis 23. Dezember 1936 wurde sie im Christophsbad in Göppingen behandelt und gebessert entlassen. Wie lange sie nun bei ihrer Familie lebte, ließ sich nicht klären. Denn die nächste Aufnahme im Christophsbad erfolgte am 28. Mai 1937 als Verlegung vom Altersheim Esslingen. Mit einem Sammeltransport wurde Marie Ernst am 21. Juni 1940 in die Klinik nach Weinsberg gebracht, am 11. Dezember 1940 nach Grafeneck verfrachtet und an diesem Tag ermordet. Der fingierte Todestag ist fünf Tage später auf den 16. Dezember datiert. Ihre Asche wurde am 19. Februar 1941 in Esslingen auf dem Ebershaldenfriedhof beigesetzt. Das Fürsorgeamt Esslingen, das bis zum Ende des Jahres 1940 die Verpflegungskosten an die Anstalt Weinsberg bezahlt hatte, erhielt nach Aufforderung die zu viel geleistete Zahlung für die Tage bis zur Verlegung nach Grafeneck erstattet. Ihre Effekten wurden vermutlich der Familie zugesandt. Es handelte sich um: zwei Taghemden, zwei Nachthemden, zwei Bettjacken, drei Beinkleider, ein Taschentuch, zwei paar wollene Strümpfe, ein Umschlagtuch, zwei Strickjacken und Westen, einen Mantel, eine Mütze, fünf Kleider, fünf Blusen und Pullover, drei Oberröcke, vier Unterröcke, drei Paar Schuhe, eine silberne Halskette und einen Ehering.

Literatur und Quellen: HStAS E 151/53 Bü 626, Bü 628; StAL F1/234 Bd. 258, F 234 I Bü 983, Bü 1122, F 235 III Bü 176; ESt FR 93–141; StAE Friedhofsverwaltung 205, 222, Ordnungsamt 62/5; Ev. Kirchenregisteramt Esslingen: Verzeichnis der Beerdigungen 1940 bis 1943.

Rosine Fischle, * 10. August 1870 Esslingen-St. Bernhardt, † 10. März 1941 Hadamar

Rosine Fischle hatte fünf Geschwister und lebte im elterlichen Weingärtnerhaushalt. Trotz ihrer Erkrankung, die im Alter von 21 Jahren diagnostiziert wurde, war sie als landwirtschaftliche Arbeiterin tätig. 49-jährig wurde sie im Gottlob-Weißer-Haus der Diakonissenanstalt Schwäbisch Hall aufgenommen und bis zu ihrer Verlegung nach Weinsberg am 20. November 1940 dort versorgt. Mit einem Sammeltransport wurde sie von Weinsberg am 10. März 1941 nach Hadamar überführt und an diesem Tag ermordet. Das in den Urkunden bewusst falsch notierte Todesdatum lautet auf den 26. März 1941. Von der Heilanstalt Weinsberg erhielt das Kreisfürsorgeamt Esslingen, das die Pflegschaft über Rosine Fischle ausübte, folgende Effekten zugesandt: zwei Taghemden, drei Bettjacken, eine Schürze, eine Strickjacke und ein Kleid.

Literatur und Quellen: BAB R 179/24770; ADH Krankenakte; StAL F1/234 Bd. 234, Bd. 315, F 234 I Bü 980, Bü 983, Bü 1127, Bü 1136, F 235 II Bü 198; Gedenkstätte Hadamar.

Pauline Fuchslocher, * 16. Juni 1861 Esslingen, † 10. März 1941 Hadamar

Als Tochter des Polizeidieners Johann Adam Fuchslocher und der Anna Rosine geb. Kopp wuchs Pauline Fuchslocher in Esslingen auf. Sie war als Haushaltshilfe in einer kirchlichen Einrichtung und in Privathaushalten tätig und lebte über Jahre hinweg bei ihrer Schwester in Oberesslingen. Vom 5. Januar bis zum 30. März 1927 war sie in der Pflegeanstalt der Diakonissenanstalt Schwäbisch Hall untergebracht und wurde auf Wunsch ihrer Verwandten nach Hause entlassen, um am 1. Juni 1929 erneut und endgültig dort aufgenommen zu werden. Im Gottlob-Weißer-Haus blieb sie bis zum Abtransport in die Heilanstalt Weinsberg am 19. November 1940 (andere Angabe: 20. November 1940), von wo Pauline Fuchslocher am 10. März 1941 nach Hadamar verlegt und sofort ermordet wurde. Ihre Fahrnis wurde am 29. April 1941 von der Heilanstalt Weinsberg an die in Esslingen lebende Nichte geschickt. Es handelte sich um: zwei Taghemden, zwei Unterleibchen, vier Taschentücher, zwölf Paar Strümpfe, drei Schürzen, drei Umschlagtücher, eine Jacke, zwei Strickjacken, vier Blusen, zwei Oberröcke, drei Unterröcke, vier Paar Schuhe, ein Paar Stiefel, einen Schirm, drei Waschlappen, vier Handtücher, 13 Bücher, verschiedene Bilder, ein Messer, einen Esslöffel, einen Teelöffel, eine Kleiderbürste, einen Schirm, zwei Beuteltaschen, drei Brillen, einen Kochtopf, einen Wasserkocher und eine Halskette.

Literatur und Quellen: BAB R 179/25078; StAL F 1/234 Bd. 315, F 234 I Bü 980, Bü 983, Bü 1127, Bü 1135, Bü 1136, F 235 III Bü 219.

Eugenie Geisel, * 25. Mai 1893 Esslingen, † 18. September 1940 Grafeneck

Eugenie Geisel war das erste von drei Kindern des Lokomotivführers Theodor Geisel und seiner Frau Emma geb. Wist. Ihr Vater stammte aus Bruchsal, ihre Mutter war in Esslingen geboren. Als 16-jährige gebar sie am 10. Dezember 1909 in Tischardt/ Oberamt Nürtingen einen unehelichen Jungen, Eugen Theodor, der nach einem halben Jahr starb. Als Eugenie Geisel 19 Jahre alt war, starb ihre Mutter. Zwei Jahre später heiratete ihr Vater erneut. Am 1. August 1917 wurde sie in die Heilanstalt Stetten aufgenommen. Ihr Vater besuchte sie regelmäßig an Weihnachten und Ostern. Eugenie Geisel blieb in der Einrichtung bis zu ihrer Deportation nach Grafeneck und Ermordung am 18. September 1940. Das Todesdatum wurde falsch auf den 4. Oktober 1940 datiert. Ihre Urne wurde auf Wunsch der Angehörigen am 5. November 1940 in Esslingen beigesetzt.

Literatur und Quellen: ADS V 03 Eugenie Geisel; Gedenkstätte Grafeneck; StAE Friedhofsverwaltung 123, 205, 222; ESt FR 40–178; KALUSCHE, Stetten, S. 294.

Josephine Gensmantel, * 11. Dezember 1934 Lautenbach, Kreis Schwäbisch Hall, † 4. Dezember 1940 Grafeneck

Die Berufsangabe des Vaters der Josephine Gensmantel lautete Händler, wobei aufgrund des Herkunftsdorfes von einem einfachen und kleinen Hausiergewerbe auszugehen ist. Josephine Gensmantels Familie zog spätestens 1938 nach Esslingen. Vom 2. Mai bis 20. Juni 1938 wurde sie in der Universitätsnervenklinik Tübingen eingehend untersucht. Am 26. August 1938 wurde sie in der Diakonissenanstalt Schwäbisch Hall aufgenommen, von wo sie am 20. November 1940 in dem Sammeltransport von Schwäbisch Hall in die Klinik Weinsberg gebracht wurde. Die Verlegung nach Grafeneck erfolgte am 4. Dezember 1940; die Ermordung von ihr und 57 weiteren kranken Frauen und Kindern des Gottlob-Weißer-Hauses der Diakonissenanstalt Schwäbisch Hall geschah am selben Tag.

Literatur und Quellen: StAL F1/234 Bd. 315, F 234 I Bü 980, Bü 983, Bü 1139, F 235 III Bü 235; ADH Patientenakten 1933 bis 1939; Gedenkstätte Grafeneck, Transportkalendarium.

Friederike Glück geb. Wörner, * 22. August 1877 Zell am Neckar, † 30. Mai 1940 Grafeneck
Am 12. Mai 1906 heiratete die Köchin Friederike Wörner den Bauern und späteren Fabrikarbeiter Johannes Glück in Zell. Die Ehe blieb kinderlos. Am 20. Februar 1924 wurde sie in die Heilanstalt Winnental aufgenommen, von wo aus sie am 30. Mai 1940 in dem Sammeltransport mit insgesamt 75 Frauen nach Grafeneck verlegt und dort ermordet wurde.

Literatur und Quellen: StAL F 235 III Bü 244, EL 902/24 Bü 2761.

Helene Gotthardt, * 8. März 1916 Esslingen, † 18. September 1940 Grafeneck
Helene Gotthardt war das vierte von fünf Kindern des Weißgerbers Josef Gotthard und der Katharina geb. Kämpf. Die vor ihr geborene Emma starb mit einem halben Jahr, der nachgeborene Bruder Konrad ebenfalls im selben Alter. Ihre fünf Jahre ältere Schwester Maria, die sich lange um sie gekümmert hat, heiratete im Juni 1938 und zog nach Stuttgart. Nach dem Tod ihrer Mutter am 15. Dezember 1938 lebte der Vater noch mit ihrem 20-jährigen Bruder und ihr zu Hause. Da ihr Vater als Witwer die Pflege Helenes nicht bewerkstelligen konnte, sah er sich veranlasst, für sie eine Anstaltsbetreuung zu organisieren und fand diese in der Anstalt Stetten. Dort wurde sie am 16. Januar 1939 aufgenommen. Zwei Monate später heiratete ihr Vater zum zweiten Mal. Wiederholt erhielt sie Besuch von ihren Angehörigen, insbesondere von ihrem Vater. Am 18. September 1940 kam sie mit einem Sammeltransport nach Grafeneck, wo sie unverzüglich in der Gaskammer ermordet wurde. Das standesamtlich gefälschte Todesdatum ist auf den 3. Oktober 1940 ausgestellt.

Literatur und Quellen: ADS V 03 Helene Gotthardt; Gedenkstätte Grafeneck; StAE Standesamt 41; ESt FR 72–229, DENK-ZEICHEN, Stolpersteine, S. 5–6; KALUSCHE, Stetten, S. 294.

Eugen Otto Hahn, * 31. Dezember 1903 Esslingen, † 4. April 1941 Hadamar
Eugen Hahn wuchs in Esslingen auf und arbeitete hier als Korbmacher. Spätestens ab dem Jahr 1934 war er im Städtischen Altersheim Esslingen untergebracht und wurde von dort am 21. September 1937 ins Christophsbad nach Göppingen verlegt. Am 26. Juni 1940 kam er mit einem Sammeltransport von insgesamt 75 männlichen Patienten in die Anstalt Weißenau, von wo aus er am 13. März 1941 nach Weinsberg verbracht wurde. Die Verlegung nach Hadamar erfolgte am 4. April 1941, die Ermordung am selben Tag. Das falsche Todesdatum wurde auf den 20. April 1941 ausgestellt. Die Beisetzung der Urne fand auf Wunsch der Angehörigen am 8. Mai 1941 auf dem Ebershaldenfriedhof in Esslingen statt.

Literatur und Quellen: Gedenkstätte Hadamar – hier fälschlicherweise als Rahn aufgeführt, HStAS E 151/53 Bü 628; StAL F1/234 Bd. 316, Bd. 317, F 234 I Bü 1139, Bü 1140, F 235 III Bü 281; StAE Friedhofsverwaltung 124, 205, 222; Ev. Kirchenregisteramt Esslingen: Verzeichnis der Beerdigungen 1940 bis 1943.

Lina (oder Luise) Hahn, * 1. August 1881 Esslingen, † 4. Dezember 1940 Grafeneck
Am 18. November 1902 wurde Lina Hahn in der Heilanstalt Winnental behandelt und von dort am 17. Juni 1914 in das Gottlob-Weißer-Haus in Schwäbisch Hall verlegt. In dieser Pflegeeinrichtung blieb sie bis zu dem Abtransport nach Weinsberg

am 20. November 1940. Am 4. Dezember wurde sie mit insgesamt 57 anderen Pfleglingen aus Schwäbisch Hall nach Grafeneck verlegt und dort ermordet.

Literatur und Quellen: StAL F1/234 Bd. 315, F 234 I Bü 980, Bü 1139, Bü 1140.

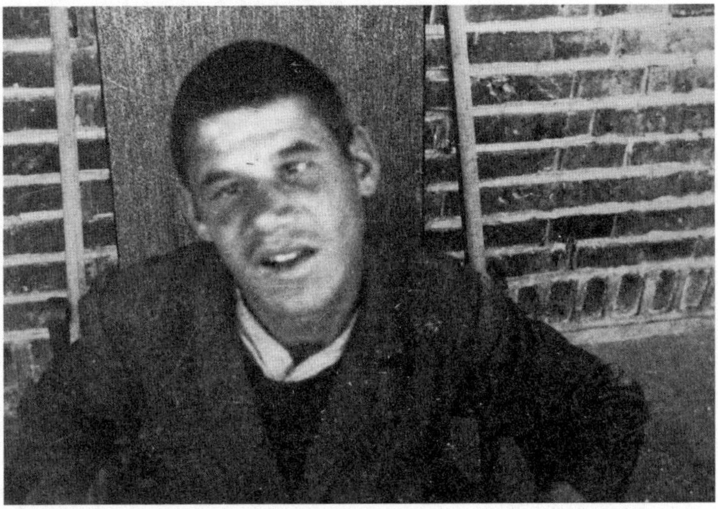

Abb. 29 Albrecht Halm. Diakonie Stetten/Archiv Sozialdienst

Albrecht Halm (erscheint oft falsch als Hahn), * 8. Februar 1914 Tübingen, † 10. September 1940 Grafeneck

Albrecht Halm wurde als uneheliches und einziges Kind der aus Kimmichsweiler stammenden und in Esslingen wohnhaften Weingärtnerstochter Maria Halm geboren. Am 11. Oktober 1929 wurde er von der Anstalt Stetten aufgenommen. Im Bericht der Anstalt aus dem Jahr 1938 heißt es, er bekomme keine Besuche, Postkarten oder Pakete. Hintergrund war nicht Desinteresse der Mutter, sondern ihre Erkrankung. Sie selbst lebte als Hilfskraft in einem fremden Haushalt.

Albrecht Halm wurde in Stetten bis zu seinem Abtransport nach Grafeneck am 10. September 1940 versorgt. Die Ermordung fand am selben Tag statt. Die amtliche Todesmeldung war falsch datiert auf den 22. September 1940. Im Nachruf schreibt die leitende Schwester Frida Rohleder, eine Herrenberger Schwester, über ihn: »Unser ›Halmle‹ war uns ein sehr liebes Kind. In seinem ganzen Wesen, im Verhalten zu seiner Umwelt war u. blieb er ein glücklicher zufriedener Knabe, der sich seines Lebens, so arm es auch war, freute. Und alle hatten ihn gern, er half gern mit seinen kleinen Dienstle auf der Abteilung. Seine alte Mutter hing sehr an ihm u. sie hätte ihn so gerne zu sich genommen, aber sie war selbst bei fremden Leuten.«

Literatur und Quellen: ADS V 03 Albrecht Halm; StAE Standesamt A 41; ESt FR 76–122; Kalusche, Stetten S. 273–289.

Paul Viktor Hartmann, (oder Hardtmann),* 27. Dezember 1883 Esslingen, † 21. Juni 1940 Grafeneck

Er wurde als sechstes und letztes Kind der Eheleute Gottlieb Wilhelm Hartmann und der Emilie Louise geb. Lörcher geboren. Das zweite und dritte Kind starben im

Säuglingsalter. Gottlieb Wilhelm Hartmann verstarb noch bevor Paul Viktor neun Jahre alt war, Emilie Louise Hartman starb sechs Jahre später. Mit 14 Jahren war er somit Vollwaise. Am 20. Dezember 1913 wurde er erstmals in die Heilanstalt Weinsberg aufgenommen und blieb dort bis zu seinem Abtransport nach Grafeneck am 21. Juni 1940. Die Ermordung aller 74 Menschen dieses Transports fand am selben Tag statt. Das Kreisfürsorgeamt Esslingen als die Behörde, die die Pflegekosten für ihn übernommen hatte, erhielt folgende Fahrnisgegenstände zugesandt: ein Halstuch oder Schal, ein Paar Handschuhe, vier Hemden, drei Hosen, zwei Hosenträger, vier Juppen oder Röcke, ein Kamm, ein Koffer, zwei Krawatten, ein 1 Paar Manschetten, ein Paar Manschettenknöpfe, eine Mütze, ein Paar Sandalen, sieben Paar Strümpfe, 17 Taschentücher, einen Überzieher, vier Unterhosen, zwei Waschlappen, vier Westen, eine Zahnbürste, drei Seifenschalen. Das gefälschte Todesdatum wurde auf den 1. Juli 1940 ausgestellt. Am 29. August 1940 wurde seine Urne auf Wunsch der Angehörigen in Esslingen beigesetzt.

Literatur und Quellen: StAL F 234 I Bü 977, Bü 981, Bü 1140, Bü 1328; StAE Friedhofsverwaltung 123, 205, 222; ESt FR 7–218; Gedenkstätte Grafeneck, Transportkalendarium.

Anna Maria Haug geb. Gölz, * 9. Juli 1885 Oberjettingen, Gemeinde Jettingen, Kreis Böblingen, † 30. Mai 1940 Grafeneck

Anna Haug war eine Schäferstochter und heiratete am 12. November 1910 den Weingärtner und Distriktsaufseher Christian Haug aus Esslingen und zog hierher. Sie brachte zwei Mädchen zur Welt, wobei das jüngere im Alter von 14 Jahren starb. Fünf Monate vor dem Tod dieses Kindes, am 25. Mai 1938, wurde Anna Haug in die Heilanstalt Winnental eingeliefert. Ihr Abtransport nach Grafeneck erfolgte am 30. Mai 1940 mit insgesamt 75 Frauen; die Ermordung fand am selben Tag statt, das falsch beurkundete Todesdatum gab jedoch den 18. Juni 1940 an. Am 4. Juli 1940 wurde Anna Haugs Urne auf Wunsch ihrer Familie auf dem Ebershaldenfriedhof beigesetzt.

Literatur und Quellen: StAL F 235 III Bü 296, EL 902/24 Bü 2761; StAE Friedhofsverwaltung 123; ESt FR 68–156. Eßlinger Zeitung 5. Juli 1940: Traueranzeige.

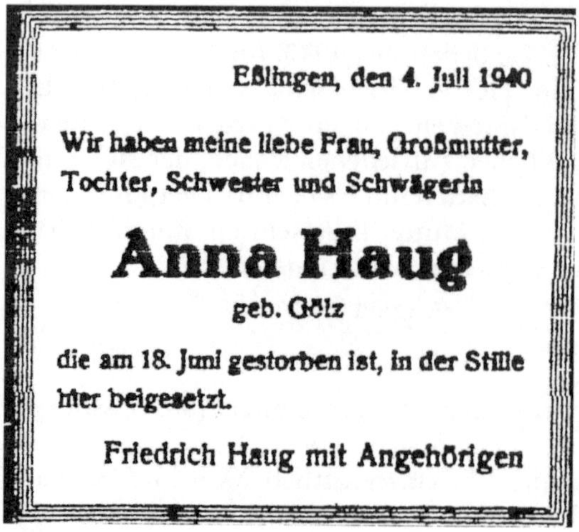
Eßlingen, den 4. Juli 1940

Wir haben meine liebe Frau, Großmutter, Tochter, Schwester und Schwägerin

Anna Haug

geb. Gölz

die am 18. Juni gestorben ist, in der Stille hier beigesetzt.

Friedrich Haug mit Angehörigen

Abb. 30 Traueranzeige für Anna Maria Haug geb. Gölz (1885–1940). Eßlinger Zeitung vom 5. Juli 1940

Emma Pauline Haug,* 28. Juli 1911 Esslingen-Liebersbronn, † vermutlich 28. August oder 9. September 1940 Grafeneck

Emma Haug wurde als erste von zwei Töchtern des Metallschleifers Johann Wilhelm Haug aus Liebersbronn und seiner Frau Sofie Friederike geb. Fischle in Liebersbronn geboren. Ihre jüngere Schwester starb mit acht Monaten. Vom 20. November 1928 bis zum 5. Januar 1929 war sie Patientin der Nervenklinik der Universität Tübingen. Anschließend lebte sie wieder zu Hause und arbeitete als Haustochter. Am 2. Mai 1934 wurde Emma Haug von der Anstalt Stetten aufgenommen. Ihre Mutter starb im Oktober 1935, der Vater im April 1936. In Stetten wurde sie mehrfach verlegt und die Aufnahme in die Anstalt Weißenau organisiert, die am 26. August 1937 in Begleitung ihres Rechtspflegers von statten ging. Wann sie nach Grafeneck transportiert und dort ermordet wurde, ist aus den Quellen nicht ersichtlich. Die auf Urkundenfälschung basierende Todesmeldung vermerkt den 17. September 1940 als Todestag und Sonnenstein/Pirna als Todesort. Da von der Weißenau am 9. September 1940 ein Transport mit 44 Männern und Frauen nach Grafeneck ging, kann dieses Datum als Tag des Mordes angenommen werden. Möglich wäre aber auch schon ein früheres Datum, so der 28. August 1940, da hier ein Transport mit 76 Frauen und Männern aus der Heilanstalt Weißenau nach Grafeneck stattfand. Am 12. Oktober wurde ihre Urne auf dem Friedhof in Hegensberg beigesetzt.

Literatur und Quellen: StAL F 235 III Bü 297; ESt FR 68–65; ADS V 03 Emma Pauline Haug; KRETSCHMER, Weißenau, S. 369; Gedenkstätte Grafeneck, Transportkalendarium; Eßlinger Zeitung: Traueranzeige 11. Oktober 1940, Danksagung 18. Oktober 1940.

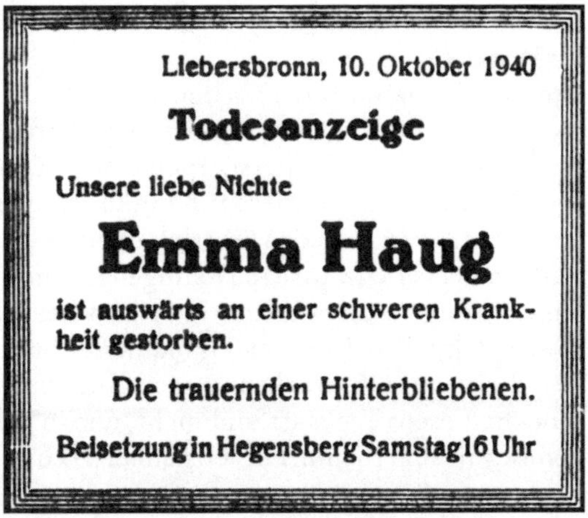
Liebersbronn, 10. Oktober 1940

Todesanzeige

Unsere liebe Nichte

Emma Haug

ist auswärts an einer schweren Krankheit gestorben.

Die trauernden Hinterbliebenen.

Beisetzung in Hegensberg Samstag 16 Uhr

Abb. 31 Traueranzeige für Emma Pauline Haug (1911–1940). Eßlinger Zeitung vom 11. Oktober 1940

Elise Heinzmann, * 19. März 1883 Esslingen, † 4. Juni 1940 Grafeneck

Elise Heinzmann wuchs in Esslingen auf. Ihre Geschwister, Bruder und Schwester, blieben in Esslingen, während sie nach Ludwigsburg verzog. Ab dem 12. Juni 1935 war sie dauerhaft in der Anstalt Weinsberg aufgenommen und wurde mit dem Sammeltransport am 4. Juni 1940 nach Grafeneck verlegt und dort ermordet. Nach ihrem Tod schickte die Anstalt Weinsberg dem Bruder ihre Fahrnis, bei der sich außer

Kleidung noch folgendes befand: ein Gesangbuch, eine Nagelschere, eine Haarbürste, ein Taschentuchbehälter, eine Brille mit Etui, ein Zwicker mit Etui, zwei Gebissplatten.

Literatur und Quellen: StAL F 234 I Bü 1118, Bü 1140; F 235 III Bü 310.

Johannes Hermann, * 12. Oktober 1892 Esslingen, † 3. Juni 1940 Grafeneck

Johannes Hermann, Sohn des gleichnamigen Vaters und der Elisabeth Pauline, wuchs in Esslingen auf. Sein Vater war Schmied, wobei nicht bekannt ist, ob er als Handwerker einen Betrieb führte oder in einer der Fabriken tätig war. Johannes war das zweite Kind, seine ältere Schwester wurde vorehelich 1 ½ Jahre vor ihm geboren, die jüngere Schwester kam 1 ¼ Jahre nach ihm zur Welt. Die Mutter starb im März 1895, wenige Monate darauf starb seine jüngste Schwester. Sein Vater heiratete ein Jahr später abermals, die Ehe wurde jedoch nach zwei Jahren geschieden, ebenso wie die dann folgende dritte Ehe. Im Jahr 1906 heiratete der Vater in Esslingen erneut. Aus diesen Verbindungen entstammen zwei weitere Halbgeschwister. Johannes Hermann Juniors Berufsangabe lautete »Schiffsheizer«. Sein Vater verzog mit der Familie 1924 nach Stuttgart (Münster). Im selben Jahr erkrankte er erstmals und wurde in der staatlichen Anstalt Schussenried vom 24. April bis zum 1. September 1924 behandelt und weiter nach Winnental verlegt. Dort blieb er bis zu seiner Deportation und Ermordung in Grafeneck am 3. Juni 1940. Das gefälschte Todesdatum nennt den 25. Juni 1940.

Literatur und Quellen: StAL F 235 III Bü 319; StAE Personenstandsregister FR Bd. 38/284; MARTIN, Verlegt, S. 61.

Emma Herrmann, * 10. Januar 1902 Gönningen, Reutlingen, † 4. Dezember 1940 Grafeneck

Emma Herrmann war Fabrikarbeiterin und lebte in Oberesslingen. Ihre Eltern betrieben in Gönningen eine Gastwirtschaft. Am 18. März 1932 wurde Emma Herrmann in die Universitätsnervenklinik Tübingen eingeliefert; am 3. Januar 1933 wurde sie direkt von diesem Krankenhaus in die Anstalt Winnental überstellt und am 26. März 1934 in das Gottlob-Weißer-Haus der Diakonissenanstalt Schwäbisch Hall weiterverlegt. Ihre in Esslingen lebende Schwester hielt sehr engen Kontakt zur Einrichtung in Schwäbisch Hall und besuchte sie regelmäßig. Am 20. November 1940 erfolgte für Emma Herrmann der Sammeltransport in die Anstalt Weinsberg und die weitere Verfrachtung nach Grafeneck am 4. Dezember 1940. Die Ermordung fand an diesem Tag statt und nicht, wie in der Sterbeurkunde angegeben, am 17. Dezember in Hartheim. Die Urnenbeisetzung auf dem Ebershaldenfriedhof war am 25. Januar 1941.

Literatur und Quellen: StAL F1/234 Bd. 315, F 234 I Bü 980, Bü 983, Bü 1139, Bü 1140, F 235 III Bü 322; StAE Ordnungsamt 62/6, Friedhofsverwaltung 124, 205.

Wilhelm Heinrich Hofmann, * 18. August 1908 Esslingen, † 22. August 1940 oder 9. September 1940

Wilhelm Hofmann wurde als drittes von vier Kindern geboren. Sein Vater Andreas Hofmann war zunächst Müller, dann Stanzer, von der Mutter Viktoria, geb. Lang, fand sich in den Quellen keine Berufsangabe. Das erste Kind des Ehepaares, ein Sohn, starb nach vier Monaten, das zweite, eine Tochter, mit 2 Jahren. Heinrich Hofmann verdingte sich als Hilfsarbeiter. Vom 27. Februar bis 4. April 1931 wurde er in der Universitätsnervenklinik Tübingen therapiert und konnte nach Hause entlassen werden. Am 17. August 1935 erfolgte eine Einweisung in die Anstalt Weißenau, wo er bis zum 28. September 1936 blieb. Nach knapp drei Jahren zu Hause erschien eine erneute Aufnahme in die Heilanstalt Weißenau notwendig. Dort war er untergebracht bis zu seiner Deportation nach Grafeneck am 22. August 1940 und der Vergasung am selben Tag. Nach der standesamtlich fingierten Meldung starb er am 13. September 1940 in Sonnenstein. Seine Asche wurde in Esslingen am 24. Oktober 1940 beigesetzt.

Literatur und Quellen: StAL F 235 III Bü 344; StAE Friedhofsverwaltung 123, 205, 222; StAE, Standesamt 41; ESt FR 57–15; KRETSCHMER, Weißenau, S. 369; Gedenkstätte Grafeneck, Transportkalendarium; Pfarrarchiv St. Paul Esslingen Sterberegister Bd. III, S. 225.

Maria Hanna Hole (erscheint oft falsch als »Holz«), * 22. Juli 1901 Kannanur/ Indien, † 30. Mai 1940 Grafeneck

Maria Hole wurde als Missionarstochter in Indien geboren. Über ihre Familie ist ansonsten nur bekannt, dass sie später in Esslingen lebte. Maria Hole war über lange Zeit in der Heilanstalt Winnental untergebracht und wurde im ersten Sammeltransport von Winnental mit insgesamt 75 Frauen am 30. Mai 1940 nach Grafeneck verlegt und am selben Tag ermordet. Das fingierte Todesdatum wurde auf den 8. Juni 1940 ausgestellt. Am 29. Juni 1940 fand die Urnenbeisetzung in Esslingen auf dem Ebershaldenfriedhof statt. Zur Urnenbeisetzung luden die Eltern mittels einer Anzeige in der Eßlinger Zeitung ein.

Literatur und Quellen: Gedenkstätte Grafeneck, Gedenkbuch, Transportkalendarium; StAE Friedhofsverwaltung 123, 205; Ev. Kirchenregisteramt Esslingen: Verzeichnis der Beerdigungen Juli 1936 bis September 1940. Eßlinger Zeitung: Traueranzeige vom 1. Juli 1940.

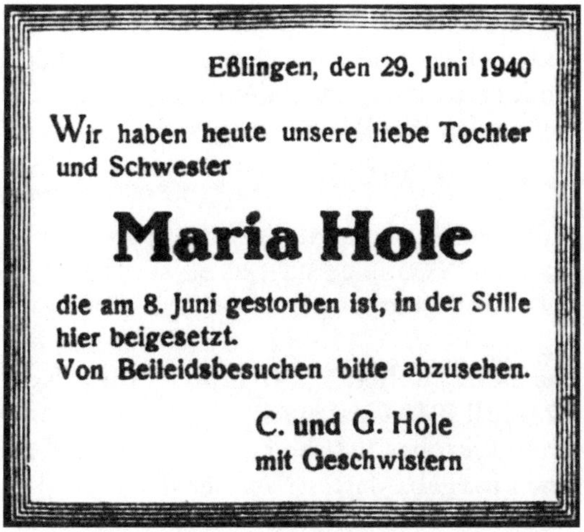
Eßlingen, den 29. Juni 1940

Wir haben heute unsere liebe Tochter und Schwester

Maria Hole

die am 8. Juni gestorben ist, in der Stille hier beigesetzt.
Von Beileidsbesuchen bitte abzusehen.

C. und G. Hole
mit Geschwistern

Abb. 32 Todesanzeige für Maria Hanna Hole. Eßlinger Zeitung vom 1. Juli 1940

Anna Hornung geb. Rehm, * 22. Februar 1896 Esslingen, † 11. Dezember 1940 Grafeneck

Anna Hornung wuchs in Esslingen auf und heiratete am 4. November 1922 hier den Lagerverwalter Friedrich Theodor Hornung. Sie brachte vier Kinder zur Welt. Das jüngste Kind, Margarete, wurde am 6. Mai 1932 geboren, kurz darauf wurde Anna Hornung das erste Mal in einer Anstalt, im Christophsbad, aufgenommen. Dort blieb sie vom 8. August bis zum 2. Oktober 1932. Genau ein Jahr später erfolgte im Christophsbad eine erneute stationäre Behandlung – vom 8. August bis zum 22. November 1933. Die nächste Aufnahme ins Christophsbad fand schließlich am 29. Januar 1934 als Verlegung vom Johanniterkrankenhaus Plochingen statt. Ihr Mann, der inzwischen bei der Reichsbahn arbeitete, konnte nur mit Unterstützung den Haushalt führen. Am 29. Juni 1935 starb er. Die Kinder wurden danach von Anna Hornungs Schwester versorgt. Diese hielt den Kontakt zu ihr durch Besuche aufrecht. Am 21. Juni 1940 wurde Anna Hornung mit einem Sammeltransport von insgesamt 75 Frauen in die Heilanstalt Weinsberg verlegt und am 11. Dezember 1940 von dort nach Grafeneck verfrachtet und in der Gaskammer ermordet. Das gefälschte Todesdatum lautet 18. Dezember 1940. Ihr ältester Sohn, Hans Adolf, kam 1942 an der Ostfront und die jüngste Tochter Margarete bei einem Luftangriff in Wäldenbronn am 2. März 1944 im Alter von 12 Jahren zu Tode.

Literatur und Quellen: HStAS E 151/53 Bü 628; StAL F1/234 Bd. 258, F 234 I Bü 983, Bü 1122, Bü 1136, Bü 1140, F 235 III Bü 353; Gedenkstätte Grafeneck, Transportkalendarium; StAE Ordnungsamt 62/6; ESt FR 88–251.

Amalie Hotz, * 3. Februar 1903 Göppingen, † vermutlich 4. Oktober 1940 Grafeneck

Amalie Hotz wurde als drittes von fünf Kindern der Eheleute Hugo Hotz und seiner Frau Amalie geb. Lampart in Göppingen geboren. Ihr Vater war Schreiblehrer; die Familie zog ein Jahr nach ihrer Geburt nach Schwäbisch Gmünd um, wo ihre beiden Schwestern geboren wurden. Ab September 1909 wohnte die Familie in Esslingen. Der Vater war nun als Kaufmann tätig, er starb im Jahr 1927. Bereits als Jugendliche, am 3. August 1917, wurde Amalie Hotz in die Pflegeanstalt Heggbach aufgenommen und blieb dort bis zum 14. September 1940, als sie in die als Zwischenanstalt fungierende Heilanstalt Zwiefalten verlegt wurde. Aufgrund des gefälschten Sterbedatums, das auf den 18. Oktober ausgestellt ist, kann davon ausgegangen werden, dass sie mit dem Transport von Heggbach über die Zwischenanstalt Zwiefalten am 4. Oktober verlegt worden war. Von Heggbach wurden 68 Bewohner an diesem Tag deportiert. Zur Verschleierung des Mordes wurde als Todesort Sonnenstein angeführt.

Literatur und Quellen: ESt FR-ES Bd. 66/211; StA Göppingen Familienregister Bd. 4/395, Pfarrarchiv St. Paul Sterberegister St. Paul Bd. 3, S. 266–267.

Hermann Keller, * 24. Januar 1889 Rorschach, Kanton St. Gallen/Schweiz, † 23. Juli 1940 Grafeneck

Am 1. Oktober 1921 heiratete Hermann Keller in Friedrichshafen die in Basel geborene Lina geb. Mattes. Von Beruf war er Eisenbahner. Nach dem Tod seiner Frau am 6. Februar 1925 heiratete er in Esslingen am 14. März 1925 Christine Tillmann geb.

Dürrebach, die ein außereheliches Kind mit in die Ehe brachte. Wegen seiner Erkrankung ließ sie im Jahr 1930 die Ehe annullieren. Vom 25. März 1929 bis 22. Juni war Hermann Keller in der Universitätsnervenklinik Tübingen in Behandlung. Am 22. Februar 1930 wurde er von zu Hause aus in die Anstalt Winnental aufgenommen, von wo er am 23. Juli 1940 in einem Transport von 39 Personen verlegt und in Grafeneck ermordet wurde.

Literatur und Quellen: StAL F 235 III Bü 395; Gedenkstätte Grafeneck, Gedenkbuch, Transportkalendarium; ESt FR 88–296.

Wilhelm Kimmich, * 11. August 1903 Oberesslingen, † 3. Juni 1940 Grafeneck
Wilhelm Kimmich wurde als fünftes von acht Kindern des Landwirts Wilhelm Kimmich und seiner Frau Luise geb. Traub geboren. Der nachgeborene Sohn starb als Säugling, danach erlitt die Mutter noch eine Totgeburt, bevor die Jüngste, Berta 1907 geboren wurde. Wilhelm Kimmich erlernte den Beruf des Finanzgehilfen und wurde Notarkandidat. Vom 23. Mai bis 19. Juli 1924 hielt er sich in der Universitätsnervenklinik Tübingen auf und war anschließend wieder zu Hause. Doch bereits nach einem Jahr am – 3. August 1925 – wurde er in Winnental dauerhaft aufgenommen. Dort erhielt er regelmäßig Besuch von seinem Vater. Am 3. Juni 1940 wurde er im Sammeltransport mit insgesamt 77 Männern nach Grafeneck verfrachtet und in der Gaskammer ermordet. Das gefälschte Todesdatum ist auf den 27. Juni 1940 ausgestellt. Die Urnenbeisetzung fand in Oberesslingen am 12. Juli 1940 statt.

Literatur und Quellen: StAL F 235 III Bü 406; EL 902/24 Bü 2761; Gedenkstätte Grafeneck, Gedenkbuch, Transportkalendarium; ESt FR Oberesslingen II-50; Ev. Kirchenregisteramt Esslingen: Totenbuch Oberesslingen 1939–1940.

Alfred Kleinknecht, * 24. Dezember 1925 Esslingen, † 10. September 1940 Grafeneck
Alfred Kleinknecht wurde als uneheliches Kind der Elsa Kleinknecht in Esslingen geboren. Der Vater Bruno Ländle war Hilfsarbeiter aus Baienfurt. Die Mutter Else Kleinknecht heiratete sieben Jahre nach seiner Geburt den Feintäschner Wilhelm Schwarz aus Esslingen und brachte in dieser Ehe drei Kinder zur Welt. Alfred wuchs bei seinen Großeltern in Esslingen auf. Am 9. Oktober 1936 wurde er in der Anstalt Stetten aufgenommen. Dort erhielt er regelmäßig Besuch von seiner Großmutter. Am 10. September 1940 wurde er nach Grafeneck deportiert und ermordet. Das gefälschte Todesdatum gibt den 25. September 1940 an.

Literatur und Quellen: ADS V 03 Alfred Kleinknecht; Gedenkstätte Grafeneck, Gedenkbuch; Transportkalendarium; StAE Standesamt 41; ESt FR 105–30; Kalusche, Stetten, S. 273–288.

Eugen Laible, * 19. Juni 1905 Esslingen, † 3. Juni 1940 Grafeneck
Eugen Laible war das sechste und letzte Kind des Küfermeisters Wilhelm Laible und seiner Ehefrau Luise Marie, geb. Richter. Als 16-Jähriger begann er eine Ausbildung als Chemigraf beim J. F. Schreiber Verlag und schloss diese auch erfolgreich ab.

Vom 18. Juli bis zum 15. November 1924 war er zur Behandlung in der Universitätsnervenklinik Tübingen. Eine erneute Aufnahme erfolgte am 29. Juli 1925 in Winnental. Im gleichen Jahr starb seine Mutter. Als sein Vater 1938 starb, wurde

Eugen Laible unter Amtsvormundschaft gestellt. Am 3. Juni 1940 wurde er mit einem Sammeltransport von insgesamt 78 Männern nach Grafeneck verfrachtet und am selben Tag ermordet. Die gefälschte Todesnachricht wurde auf den 23. Juni 1940 datiert. Die Beisetzung der Urne auf dem Ebershaldenfriedhof fand am 27. Juli 1940 statt.

Literatur und Quellen: StAL F 235 III Bü 477, EL 902/24 Bü 2761; StAE Friedhofsverwaltung 123, 205, Personenstandsregister FR 32–264; Gedenkstätte Grafeneck, Transportkalendarium; Denk-Zeichen, Stolpersteine, S. 6.

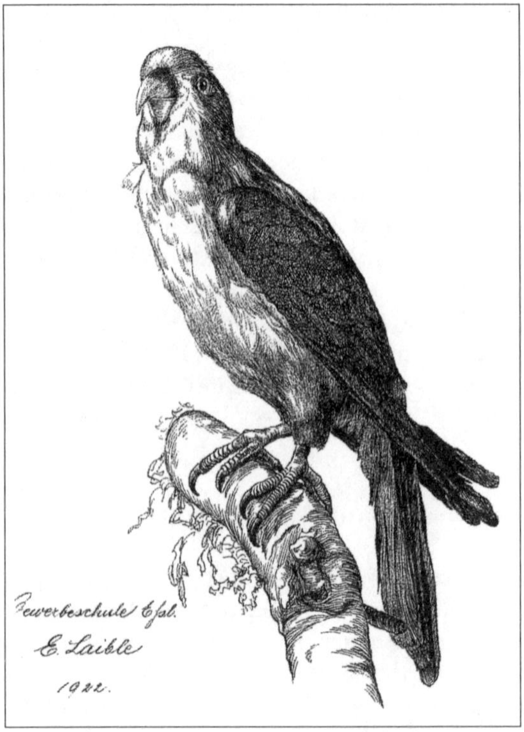

Abb. 33 Zeichnung von Eugen Laible, 1922 in der Gewerbeschule angefertigt. Esslinger Stolpersteine, S. 6

Emma Langbein, * 17. September 1882 Oberesslingen, † 11. Dezember 1940 Grafeneck

Emma Langbein wurde als 13. von 14 Kindern geboren. Fünf ihrer Geschwister starben bereits im Säuglingsalter. Ihr Vater war Müller in Oberesslingen, zur Mutter fand sich keine Berufsangabe. Ihr Vater starb als sie zwei Jahre alt war. Emma Langbein arbeitete schon in jungen Jahren als Dienstmädchen in verschiedenen Haushalten und zog deswegen mehrfach um – nach Vaihingen auf den Fildern, Stuttgart und wieder nach Oberesslingen. Erstmals wurde sie ab dem 14. November 1922 in der Universitätsnervenklinik Tübingen behandelt und am 14. April 1923 entlassen. Am 22. Februar 1924 starb ihre Mutter. Eine erneute Aufnahme fand vom 10. Juli bis zum 28. Juli 1925 im Bürgerhospital Stuttgart statt und nach einem halben Jahr vom 28. Dezember 1925 bis zum 21. Januar 1926 mit der von dort eingeleiteten Verlegung ins Christophsbad Göppingen. Am 17. April 1940 wurden Emma Langbein und weitere 39 Frauen vom Christophsbad nach Weinsberg transportiert, am 11. Dezember 1940 wurde sie von dort nach Grafeneck verfrachtet und am selben Tag ermordet. Das gefälschte Todesdatum wurde auf eine Woche später, den 17. Dezember 1940, ausgestellt. Eine ihrer Schwestern erhielt Emma Langbeins Fahrnis zugeschickt, die aus folgenden Habseligkeiten bestand: vier Taghemden, drei Nachthemden, acht Bettjacken, zehn Beinkleider, drei Unterleibchen, 19 Taschentücher, vier Paar wollene Strümpfe, ein Paar Handschuhe, eine Strickjacke, zehn Kleider, acht Blusen, zwei Oberröcke, fünf Unterröcke, zwei Paar Schuhe, ein Koffer, eine Handtasche, ein Pelz, zwei Binden, ein Handtuch, ein Schirm, Nähzeug, ein Kragen.

Literatur und Quellen: StAL F 234 I Bü 1122, Bü 1132, Bü 1140, F 235 III Bü 483; Archiv Christophsbad Aufnahmebuch; Gedenkstätte Grafeneck, Transportkalendarium; StAE Standesamt 41; ESt FR Oberesslingen Bd. 1.

Emma Maria Leonberger, * 11. Juli 1904 Zell an Neckar, † 23. Juli 1940 Grafeneck

Bei ihrer Geburt war Emma Leonbergers Mutter, die Weingärtnersfrau Wilhelmine Barth geb. Leonberger, bereits verwitwet. Warum Emma Maria den Mädchennamen der Mutter trug, ließ sich nicht feststellen. Sie wuchs an ihrem Geburtsort auf und wurde bei Beginn ihrer Erkrankung vom 10. Juli bis zum 21. November 1935 in der Universitätsnervenklinik Tübingen behandelt und direkt von dort in die Heilanstalt Winnental weiter verlegt. Sie erhielt in dieser Einrichtung regelmäßig Besuch von ihren Angehörigen. Am 23. Juli 1940 wurde Emma Leonberger mit insgesamt 39 Frauen nach Grafeneck verlegt und dort ermordet.

Literatur und Quellen: Gedenkstätte Grafeneck, Gedenkbuch, Transportkalendarium; StAL F 164 II Bü 836, F 235 III Bü 494, EL 902/24 Bü 2761.

Heinrich Lieb, * 29. Januar 1884 Esslingen, † 3. Juni 1940 Grafeneck

Heinrich Lieb wuchs als siebtes und letztes Kind des aus Nürtingen stammenden Postmeisters und Inspekteurs Heinrich Ludwig Lieb und seiner Ehefrau Caroline Sofie geb. Stegelmann in seiner Geburtsstadt Esslingen auf. Drei seiner Geschwister starben bereits im Säuglingsalter. Er arbeitete bei der Reichsbahn im Rang eines Oberbahnassistenten. Am 8. Juli 1912 wurde Heinrich Lieb aus dem Bürgerhospital Stuttgart direkt in die Heilanstalt Winnental verlegt. Sein Bruder, Regierungsrat in Stuttgart, besuchte ihn regelmäßig und übernahm die Kosten der jahrelangen Pflege in der Pflegeklasse II. Am 3. Juni 1940 wurde er im Sammeltransport mit insgesamt 78 Männern nach Grafeneck verlegt und ermordet. Das gefälschte Todesdatum gibt den 19. Juni 1940 an.

Literatur und Quellen: Gedenkstätte Grafeneck, Gedenkbuch, Transportkalendarium; StAL F 235 III Bü 497, EL 902/24 Bü 2761; ESt FR Esslingen 29–34.

Wilhelm Friedrich Löw, * 11. Juni 1906 Esslingen, † 12. November 1940 Grafeneck

Wilhelm Löw war das neunte und letzte Kind der Caroline Friederike geb. Benzing und des Christian Wilhelm Löw, Bauer und Taglöhner aus Aichschieß, in der heutigen Gemeinde Aichwald. Von den älteren Geschwistern stammten drei aus der ersten Ehe der Mutter. Von allen Kindern erlebten nur drei das Erwachsenenalter.

Als 17-jähriger wurde Wilhelm Löw am 12. Oktober 1923 in die Anstalt Stetten eingewiesen. 1937 starb seine Mutter; seine Schwester nahm ihn regelmäßig in den Ferien zu sich. Er wohnte und arbeitete bis zu seiner Deportation nach Grafeneck in Stetten. Sein Name stand auf der Transportliste Nr. 5 vom 12. November 1940 mit der handschriftlichen Ergänzung »Arbeiter«. Martin Kalusche erklärt hierzu: »Das weist auf einen erfolglosen Verhandlungs- und Rettungsversuch hin, allerdings müssen wir annehmen, dass die Widerstandskraft in Stetten zu diesem Zeitpunkt bereits gebrochen war.« 43 Frauen und Männer wurden an diesem Tag nach Grafeneck transportiert und ermordet. In der standesamtlichen Meldung lautet das Datum fälschlicherweise 26. November 1940 und als Ort ist hier Bernburg angegeben. Seine Urne wurde am 4. Januar 1941 in Esslingen auf dem Ebershaldenfriedhof beigesetzt. Ein nachträglich verfasster Bericht des Hausvaters Berner charakterisiert ihn derart: »Wilhelm, still, reinlich und fleißig, verrichtete seinen Dienst in unserer Gärtnerei. Seine Beschäftigung bestand im Unkraut jäten, Wasser tragen und Erdarbeiten.«

Literatur und Quellen: Gedenkstätte Grafeneck, Gedenkbuch; ADS V 03 Wilhelm Löw; StAE Friedhofsverwaltung 123, 124, 205; ESt FR 32–96; Auskunft Martin Kalusche an die Autorin vom 6. Januar 2012; Kalusche, Stetten, S. 324–325.

Adolf Ernst Maier, * 29. Oktober 1905 Esslingen, † 10. September 1940 Grafeneck

In seiner Geburtsstadt wuchs Adolf Maier als achtes von neun Kindern des Malers Friedrich Rudolf Maier und der Sofie geb. Berner auf. Fünf seiner Geschwister starben im Säuglings- und Kindesalter. Sein Vater starb eineinhalb Jahre nach seiner Geburt, seine Mutter, als er drei Jahre alt war. Vom 2. Juli 1914 bis zum 10. April 1920 war Adolf Maier in der Anstalt Stetten untergebracht und wurde vermutlich sofort anschließend in die Anstalt Mariaberg auf der Schwäbischen Alb verlegt. Von dort kam er am 17. Oktober 1929 nach Zwiefalten, bis er am 18. Februar 1930 erneut in Stetten aufgenommen wurde, wo ihn seine Schwester wiederholt besuchte. In dieser Einrichtung blieb er bis zur Deportation nach Grafeneck und der Ermordung am 10. September 1940. In der standesamtlichen Mitteilung erscheint als gefälschtes Sterbedatum der 21. September 1940.

Literatur und Quellen: ADS V 03 Adolf Ernst Maier; StAL F 235 III Bü 520; Gedenkstätte Grafeneck, Gedenkbuch, Transportkalendarium; StAE Standesamt 41; ESt FR 45–102; Kalusche, Stetten, S. 273–288.

Robert Merk, * 1. Dezember 1923 Tübingen, † 29. November 1940 Grafeneck

Robert Merk wurde als uneheliches Kind der Karoline Merk in der Frauenklinik Tübingen geboren und dort am 6. Dezember evangelisch getauft. Sein weiterer Lebensweg ist nur fragmentarisch überliefert. Vermutlich legte ihn seine Mutter als Findelkind ab und er kam in Pflege zu der verwitweten Frau Schuster in Scheuerhalden, Gemeinde Hausen a. d. Rot. Wann und warum das Fürsorgeamt Esslingen für ihn die Kosten übernahm, ließ sich nicht klären. Als Sechsjähriger nahm ihn die Anstalt Stetten am 3. Juni 1930 auf. Er besuchte dort die Schule und lernte Lesen und Schreiben. Besonders gut konnte er Geschichten erzählen und niederschreiben. Wiederholt verbrachte er die Ferien bei seiner Pflegemutter Am Palmsonntag 1939 wurde er in Stetten konfirmiert. Danach wurde er in der anstaltseigenen Gärtnerei eingesetzt. Die letzte Eintragung in der Inspektorakte der Anstalt Stetten lautet: »28.11.40: Robert, der in der Gärtnerei zu einem prächtigen kräftigen Jungen erstarkt war u. fleissig arbeitete, wurde heute auf Anordnung des Innenministeriums über Winnental verlegt! Am 29.11.40 kam er von dort weiter.« Insgesamt 22 Bewohner und Bewohnerinnen wurden mit großer Wahrscheinlichkeit von Stetten am 28. November 1940 nach Winnental verfrachtet und am nächsten Tag nach Grafeneck weitertransportiert und dort vergast.

Literatur und Quellen: ADS V 03 Robert Merk; Gedenkstätte Grafeneck, Gedenkbuch, Transportkalendarium; KALUSCHE, Stetten, S. 331–332.

Lina Elise Möck,* 21. Dezember 1919 Esslingen † 18. September 1940 Grafeneck

Lina Möck wurde als erstes von vier Kindern des Metzgermeisters Konrad Möck und seiner Ehefrau Luise geb. Schumacher in Esslingen geboren. Vom 31. August 1925 bis zum 16. September 1925 wurde das Kind in der Universitätsnervenklinik Tübingen behandelt und nach Hause entlassen. Am 30. August 1927 nahm die Anstalt Stetten das Mädchen auf. Die Eltern, insbesondere die Mutter, besuchten ihr Kind häufig und regelmäßig, auch verbrachte Lina oft die Ferien zu Hause in Esslingen. Am 18. September 1940 wurde Lina Möck mit einem Sammeltransport von insgesamt 59 behinderten Frauen und einem Mann nach Grafeneck verlegt und an diesem Tag ermordet. In der standesamtlichen Sterbeurkunde war sowohl der Sterbeort als auch das Datum gefälscht. Dort heißt es: Hartheim, 12. Oktober 1940. Die Urne wurde am 11. November 1940 auf dem Ebershaldenfriedhof beigesetzt.

Literatur und Quellen: BAB R 179/29136; ADS V 03 Lina Möck; Gedenkstätte Grafeneck, Gedenkbuch, Transportkalendarium; StAL F 235 III Bü 564; StAE Friedhofsverwaltung 123, 205, 222; ESt FR 85–119; KALUSCHE, Stetten, S. 294.

Rosa Munz, * 14. Februar 1905 Esslingen, † 11. Dezember 1940 Grafeneck

Rosa Munz wurde als viertes von acht Kindern des Fabrikarbeiters und Tagelöhners Johann Gottlieb Munz und seiner Frau Marie geb. Wiesenfarth geboren. Das zweite Kind starb im Alter von einem halben Jahr. Am 5. Januar 1926 wurde Rosa Munz zum ersten Mal in der Heilanstalt Winnental aufgenommen und am 20. April desselben Jahres gebessert nach Hause entlassen. Dort verweilte sie jedoch nicht lange, denn bei der nächsten stationären Aufnahme, nun am 22. September 1927 im Christophsbad, heißt es, sie sei vom Altersheim in Esslingen gekommen. Am 13. Februar 1929 konnte sie wieder nach Esslingen entlassen werden und wurde vermutlich erneut, nun als 24-jährige, im Städtischen Altersheim aufgenommen. Zwei Jahre darauf, am 24. März 1931, erfolgte von dort aus eine erneute Einweisung ins Christophsbad. Obgleich sie stets in Kliniken und Pflegeeinrichtungen betreut worden war, wird als Berufsangabe »Haustochter« vermerkt. Am 21. Juni 1940 wurde sie mit einem Sammeltransport nach Weinsberg verlegt und von dort aus am 11. Dezember nach Grafeneck, wo sie am selben Tag ermordet wurde. In der Todesnachricht heißt es, sie sei an Mittelohrvereiterung mit anschließender Sinusthrombose am 16. Dezember 1940 verstorben. Eine Urnenbeisetzung fand in Esslingen auf dem Ebershaldenfriedhof am 16. Januar 1941 statt.

Literatur und Quellen: HSTAS E 151/53 Bü 628; StAL F1/234 Bd. 258, F 234 I Bü 983, Bü 988, Bü 1132, Bü 1136, FL 30/6 I Bü 910; F 235 III Bü 588; Gedenkstätte Grafeneck, Transportkalendarium; Archiv Christophsbad Aufnahmebuch; StAE Friedhofsverwaltung 123, 205, 222; ESt FR 55–14; Pfarrarchiv St. Paul Esslingen Sterberegister Bd. III, S. 229.

Wilhelm Reichert, * 25. Dezember 1885 Esslingen-Brühl, † 3. Juni 1940 Grafeneck

Wilhelm Reichert war das neunte von zwölf Kindern des Fabrikarbeiters und Schlossers Friedrich Reichert und seiner Frau Anna geb. Mössner. Vier seiner Geschwister, zwei jüngere und zwei ältere, sind im Säuglingsalter gestorben. Erstmals wurde der inzwischen zum Kaufmann ausgebildete Wilhelm Reichert am 10. Juli 1914 in der Anstalt Winnental aufgenommen und blieb dort bis zum 9. April 1915. Zwischenzeitlich lebte er in Esslingen und schlug sich mit Gelegenheitsarbeiten durch. Am 30. Juni 1939 wurde Wilhelm Reichert ins Bürgerhospital Stuttgart eingewiesen und von dort am 8. August 1939 nach Winnental verlegt. Am 3. Juni 1940 wurde er von dort mit einem Sammeltransport mit insgesamt 78 Männern nach Grafeneck verlegt und am selben Tag ermordet.

Literatur und Quellen: Gedenkstätte Grafeneck, Gedenkbuch, Transportkalendarium; StAL F 235 III Bü 655, EL 902/24 Bü 2761; ESt FR OE-II 319.

Edeltraut Reinhardt, * 13. Januar 1928 Esslingen-Brühl, † 10. März 1941 Hadamar

Edeltraut Reinhardt kam als erstes und uneheliches Kind der Katharine Reinhardt zur Welt. Der Vater ihrer Mutter galt als »Zigeuner«, wodurch sie von ihrer Abstammung her auch als »Zigeunerkind« und somit rassisch minderwertig klassifiziert wurde. Wiederholt wurde auch ihre Mutter als »Zigeunerin« bezeichnet und keine weitere Differenzierung vorgenommen. Bereits am 25. November 1929 wurde Edeltraut im Gottlob-Weißer-Haus der Diakonissenanstalt Schwäbisch Hall aufgenommen, nachdem sie zuerst neun Monate lang in der Universitätskinderklinik Tübingen und dann im Kinderheim Neuhausen gewesen war.

In Schwäbisch Hall blieb sie bis zu dem Sammeltransport in die Klinik Weinsberg am 20. November 1940. Die Verlegung nach Hadamar und ihre Ermordung fanden am 10. März 1941 statt. Das gefälschte Todesdatum gibt den 26. März 1941 an.

Literatur und Quellen: ADH Ordner 1940 L-S; StAL F 234 I Bü 980, Bü 983, Bü 1127, Bü 1133, Bü 1139, Bü 1140, F1/234 Bd. 315, F 235 III Bü 658; StAE Personenstandsregister: Geburtenbuch 1928.

Agnes Riek, * 26. Februar 1905 Esslingen, † 25. September 1940 Grafeneck

Als zweites von vier Kindern des Fabrikarbeiters und Fräsers Johann Riek und seiner Frau Barbara geb. Mästle wurde Agnes Riek in Esslingen geboren. Sie war von Beruf Schreibgehilfin am Amtsgericht in Esslingen. Vom 20. Mai bis zum 17. Oktober 1933 war sie im Christophsbad Göppingen in Behandlung. Ein halbes Jahr später, am 18. Februar 1934, wurde sie in Rottenmünster aufgenommen, von wo sie am 25. September 1940 nach Grafeneck deportiert wurde. Der gefälschte Todesort weist Brandenburg aus, das Datum nennt den 13. Oktober 1940.

Abb. 34 Edeltraut Reinhardt.
Archiv Diakonie Schwäbisch Hall
Signatur 22-4-22

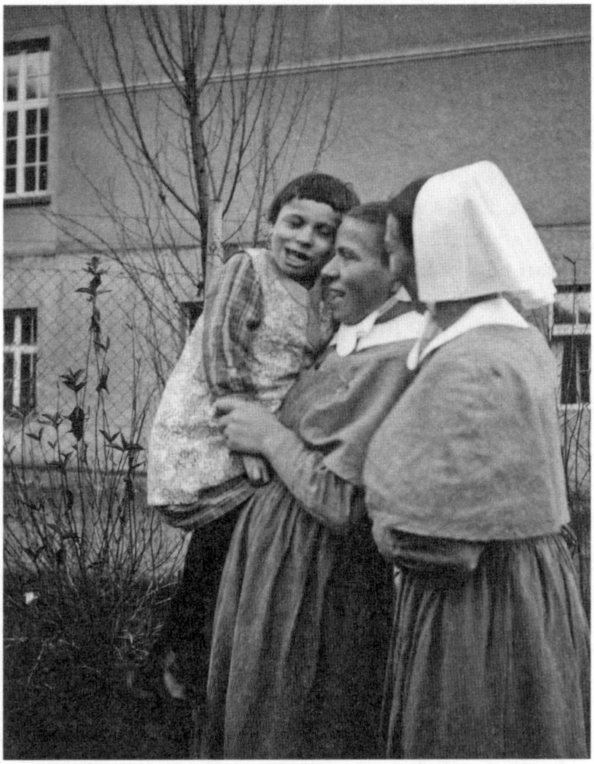

Literatur und Quellen: StAL F 235 III Bü 673; ESt FR Esslingen Bd. 53/260; Pfarrarchiv St. Paul: Sterberegister St. Paul Bd. 3, S. 266–267.

Frida Riederer, * 20. März 1887 Zell im Wiesental, Kreis Lörrach, † 17. Juni 1941 Hadamar

Sie war das sechste und letzte Kind des Webers Johann Riederer und seiner aus Ungarn stammenden Frau Anna geb. Szelinger. Alle Kinder sind an unterschiedlichen Orten geboren, so in St. Gallen, Todtnau oder Hallstein bei Lörrach. Im Jahr 1913 zog die Familie von Obertürkheim nach Esslingen; die Mutter war inzwischen hier als Fabrikarbeiterin beschäftigt. Am 25. November 1929 wurde Frida Riederer in das Gottlob-Weißer-Haus in Schwäbisch Hall aufgenommen. Die dortige Aufnahme hatte Dr. Hayd veranlasst, der die Kranke im Altersheim medizinisch betreute. Dies weist darauf hin, dass sie sich vermutlich schon längere Zeit im Altersheim Esslingen aufgehalten hatte. Am 19. November 1940 wurde sie in einem Sammeltransport in die staatliche Heilanstalt Weinsberg verlegt und von dort am 17. Juni 1941 nach Hadamar gebracht, wo sie ermordet wurde. Da inzwischen die Ortsfürsorgebehörde Salach die Pflegschaft für sie wahrnahm, erhielt diese die Nachricht über die in der Heilanstalt Weinsberg noch vorhandenen Fahrnisgegenstände der Frida Riederer. Diese waren: sieben Taghemden, fünf Bettjacken, zehn

Beinkleider, vier Taschentücher, neun Paar Strümpfe, eine Schürze, sieben Kleider, sieben Unterröcke, drei Handtücher, drei Waschlappen.

Literatur und Quellen: ADH Ordner L-S; StAL F1 /234 Bd. 315, F 234 I Bü 980, Bü 983, Bü 1131, Bü 1133, Bü 1140, F 235 III Bü 671; ESt FR 73–274.

Erwin Hugo Scheible, * 10. Januar 1909 Nassach, Gemeinde Adelberg, † 13. September 1940 Grafeneck

Erwin Scheible wurde als uneheliches Kind der Maria Scheible geboren. Die Mutter heiratete am 11. März 1911 den Weingärtner Karl Jakob Silberhorn aus Liebersbronn. Vermutlich verbrachte Erwin die ersten Lebensjahre in Liebersbronn, bis er am 28. Oktober 1915 in Schwäbisch Hall im Diakonissenhaus untergebracht wurde. Im Alter von 14 Jahren, am 23. Februar 1923, nahm ihn die Anstalt Stetten auf. Von dort aus wurden am 13. September 1940 insgesamt 60 männliche Bewohner nach Grafeneck deportiert und ermordet. Einer von ihnen war Erwin Scheible.

Literatur und Quellen: ADS V 03 Erwin Scheible; Gedenkstätte Grafeneck, Gedenkbuch, Transportkalendarium; StAE Personenstandsregister: Heiratsregister Nr. 1911/16; Kalusche, Stetten, S. 288–290.

Richard Schlauch, * 20. November 1887 Esslingen, † 29. November 1940 Grafeneck

Er war das dritte von sechs Kindern des Schlossers Friedrich Schlauch aus Dußlingen, Kreis Tübingen, und seiner Frau Pauline geb. Straile aus Echterdingen, Kreis Esslingen. Spätestens seit 1886 lebte die Familie in Esslingen. Ein jüngerer Bruder starb als Säugling, zwei ältere Geschwister und ein jüngerer Bruder als Kleinkinder. Als Richard gerade fünf Jahre alt war, starb seine Mutter; zwei Jahre danach heiratete sein Vater zum zweiten Mal. Im Alter von acht Jahren wurde Richard am 3. August 1896 in der Anstalt Stetten aufgenommen. Der Vater wanderte im Sommer 1905 nach Amerika aus. Ein Amtsvormund wurde zur Regelung aller Geschäfte des Richard Schlauch eingesetzt. Er erhielt regelmäßig Post von seinem Vater und Bruder aus Amerika und Besuch von seinen weiteren Verwandten. Die Ferien verbrachte er fast jedes Jahr in Dußlingen. Am 28. November 1940 wurde Richard Schlauch nach Winnenden und einen Tag später nach Grafeneck verlegt und dort ermordet.

Literatur und Quellen: BAB R 179/ 2623; ADS V 03 Richard Schlauch; Gedenkstätte Grafeneck, Gedenkbuch; Transportkalendarium; ESt FR 34–494; Kalusche, Stetten, S. 331–332.

Hermann Schöttle, * 19. November 1881 Esslingen, † 5. Dezember 1940 Grafeneck

Hermann Schöttle war das siebte von sieben Kindern des Lokomotivführers Josef Friedrich Schöttle und seiner Frau Julie. Die drei ältesten Geschwister starben bereits im Säuglingsalter. Am 14. Mai 1912 heiratete er, inzwischen nach einer kaufmännischen Ausbildung als Buchhalter tätig, Emma geborene Offner in Langenburg, Kreis Schwäbisch Hall. Im Jahr 1915 zog das Paar von Esslingen nach Stuttgart-Hofen; am 3. März 1927 starb seine Frau in Stuttgart. Erstmals wurde er am 3. Oktober 1927 ins Bürgerhospital Stuttgart eingewiesen und direkt von dort am 8. März 1928 ins Christophsbad Göppingen verlegt. Am 26. Juni 1940 wurde er

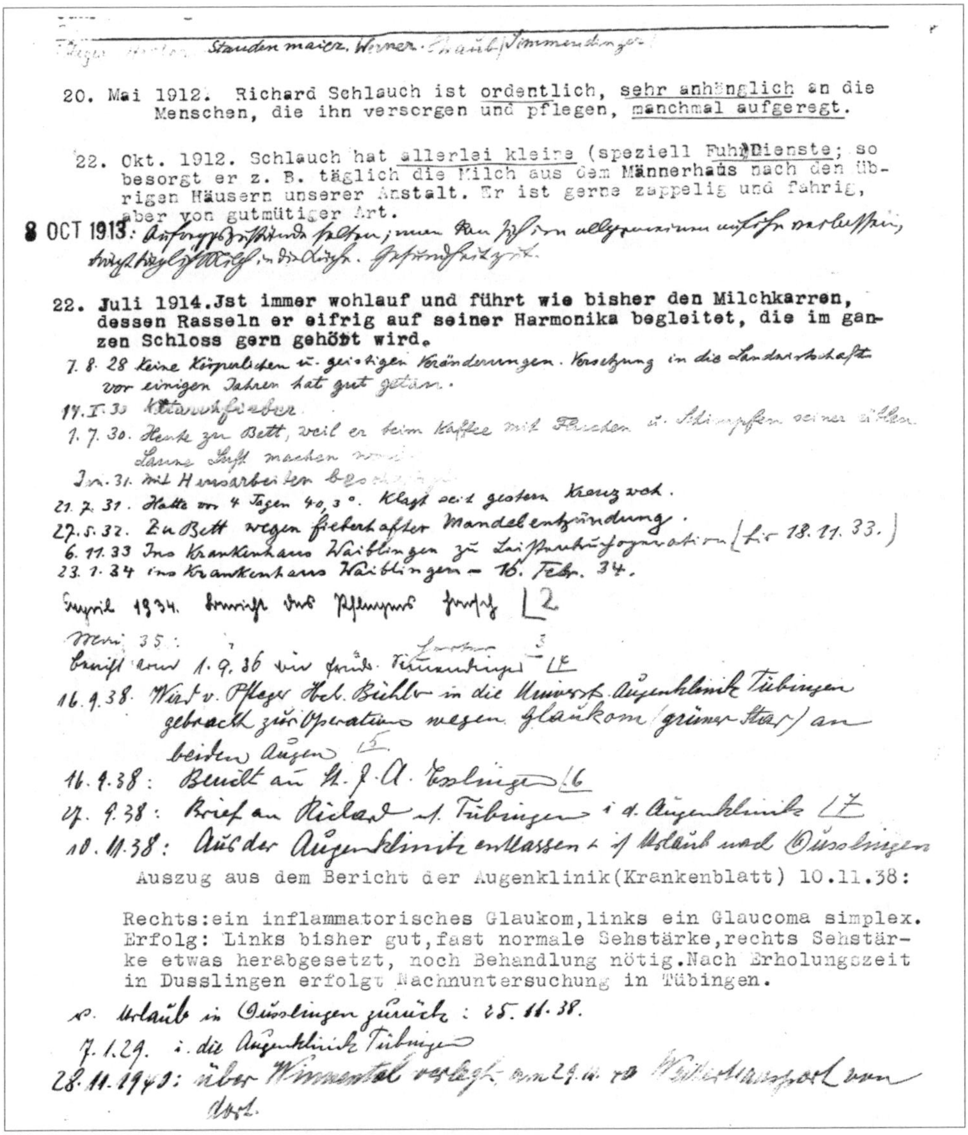

Standenmaier, Werner · Schaub/Winnenden

20. Mai 1912. Richard Schlauch ist ordentlich, sehr anhänglich an die Menschen, die ihn versorgen und pflegen, manchmal aufgeregt.

22. Okt. 1912. Schlauch hat allerlei kleine (speziell Fuhr)Dienste; so besorgt er z. B. täglich die Milch aus dem Männerhaus nach den übrigen Häusern unserer Anstalt. Er ist gerne zappelig und fahrig, aber von gutmütiger Art.

8 OCT 1913: Aufregungszustände selten; man kann sich im allgemeinen auf ihn verlassen, ...

22. Juli 1914. Jst immer wohlauf und führt wie bisher den Milchkarren, dessen Rasseln er eifrig auf seiner Harmonika begleitet, die im ganzen Schloss gern gehört wird.

7. 8. 28 Keine körperlichen u. geistigen Veränderungen. Versetzung in die Landwirtschaft vor einigen Jahren hat gut getan.

17. I. 30 Katarrhfieber

1. 7. 30. Heute zu Bett, weil er beim Kaffee mit Fluchen u. Schimpfen seiner üblen Laune Luft machen wollte.

Jan. 31. mit Hausarbeiten beschäftigt

21. 7. 31. Hatte vor 4 Tagen 40,3°. Klagt seit gestern Kreuzweh.

27. 5. 32. Zu Bett wegen fieberhafter Mandelentzündung.

6. 11. 33 Ins Krankenhaus Waiblingen zu Leistenbruchoperation (bis 18. 11. 33.)

23. 1. 34 ins Krankenhaus Waiblingen – 16. Febr. 34.

April 1934. ... L2

Mai 35.

... 1. 9. 36 ... L3

16. 9. 38. Wird v. Pfleger ... Bühler in die Univers. Augenklinik Tübingen gebracht zur Operation wegen Glaukom (grüner Star) an beiden Augen L5

16. 9. 38: Bericht an ... Esslingen L6

17. 9. 38: Brief an Richard ... Tübingen i. d. Augenklinik L7

10. 11. 38: Aus der Augenklinik entlassen u. ... Urlaub nach Dusslingen

Auszug aus dem Bericht der Augenklinik (Krankenblatt) 10.11.38:

Rechts: ein inflammatorisches Glaukom, links ein Glaucoma simplex. Erfolg: Links bisher gut, fast normale Sehstärke, rechts Sehstärke etwas herabgesetzt, noch Behandlung nötig. Nach Erholungszeit in Dusslingen erfolgt Nachnuntersuchung in Tübingen.

v. Urlaub in Dusslingen zurück: 25. 11. 38.

7. 1. 39. i. die Augenklinik Tübingen

28. 11. 1940: über Winnental verlegt am 29. 11. ... Weitertransport von ...

Abb. 35 Richard Schlauch. Die letzten drei Einträge beinhalten die Verlegung nach Winnental und weitere Verlegungen am 28.11. und 29.11.1940. Diakonie Stetten/Archiv Sozialdienst

in einem Sammeltransport vom Christophsbad Göppingen in die Heilanstalt Weißenau überführt und am 5. Dezember 1940 nach Grafeneck, wo er am selben Tag ermordet wurde. An diesem Tag traf in Grafeneck ein Transport mit 56 Kranken der Heilanstalt Göppingen ein, die über die Weißenau als Zwischenanstalt verlegt worden waren. Die Urnenbeisetzung fand in Esslingen am 17. Dezember 1940 statt, der Sterbeort Hartheim war in der Todesbescheinigung gefälscht.

Literatur und Quellen: BAB R 179/24570; Gedenkstätte Grafeneck, Transportkalendarium; StAL F 235 III Bü 771; StAE Friedhofsverwaltung 123, 205; ESt FR 70–222.

Sofie Schüle geb. Hägele, * 23. Januar 1889 Esslingen, † 10. Juni 1940 Grafeneck

Sofie Schüle war das zweitjüngste von sechs Kindern und war mit dem Eisengiesser Wilhelm Schüle verheiratet. Sie versorgte den Haushalt und das gemeinsame Kind, außerdem arbeitete sie als Büglerin. Vor 1935, das Jahr ist nicht genau bekannt, zog die Familie nach Untertürkheim um. Am 5. Februar 1935 wurde Sofie Schüle vom Bürgerhospital Stuttgart in die staatliche Heilanstalt Weißenau verlegt. Dort blieb sie bis zu ihrer Deportation nach Grafeneck mit insgesamt 64 Kranken. Ihr Mann beantragte 1939 die Scheidung. Die Ermordung fand am Tag des Eintreffens in Grafeneck am 10. Juni 1940 statt.

Literatur und Quellen: BAB R 179/24617; Gedenkstätte Grafeneck, Transportkalendarium; StAL F 235 III Bü 778.

Berta Schwarz, * 9. Oktober 1912 Esslingen, † 24. Juni 1940 Grafeneck

Als zweiter Zwilling kam Berta Schwarz einen Tag nach ihrem Bruder zur Welt. Dieser starb jedoch bereits nach einem Monat. Ihr Vater Karl Schwarz arbeitete bei der Firma Friedrich Dick in Esslingen als Feiler; von ihrer Mutter Anna geb. Fingerle findet sich keine Berufsangabe. Am 3. Dezember 1926 starb Bertas Mutter, ein Vierteljahr später wurde Berta aus der Volksschule entlassen. Sie arbeitete nun als Haustochter in fremden Haushalten, später führte sie den kleinen Haushalt des Vaters. Am 10. April 1934 wurde sie in der Universitätsnervenklinik Tübingen zur Diagnostik aufgenommen und blieb bis zum 25. Juli 1934. Von dort wurde sie nach Winnental weiterverlegt. Ihr Vater heiratete am 5. September 1936 erneut. Die Ehe mit Amalie Rosa geb. Hermann blieb kinderlos. Regelmäßig informierte er sich über das Befinden seiner Tochter und besuchte sie. Berta wurde am 24. Juni 1940 mit dem Sammeltransport von insgesamt 75 Frauen nach Grafeneck verlegt und am selben Tag ermordet. Im Standesamt Grafeneck wurde bewusst falsch der 7. Juli 1940 als Todesdatum angegeben, der Sterbeort lautete hier Hartheim.

Die Beisetzung der Urne fand am 2. August 1940 auf dem Ebershaldenfriedhof in Esslingen statt und wurde von Pfarrer Schmid vorgenommen.

Literatur und Quellen: BAB R 179/110; Gedenkstätte Grafeneck, Gedenkbuch, Transportkalendarium; StAL F 235 III Bü 789, EL 902/24 Bü 49/60/1881; StAE Friedhofsverwaltung 123, 222; ESt FR 70–30. Eßlinger Zeitung vom 3. August 1940: Traueranzeige und Danksagung.

Sigmund Selz, * 20. Februar 1888 Affaltrach, Obersulm, Kreis Heilbronn, † 26. April 1940 Grafeneck

Sigmund Selz gehörte zu der in Affaltrach ansässigen kleinen jüdischen Gemeinde und kam nach Esslingen, wo er von 1904 bis 1907 im Lehrerseminar studierte. Unklar ist, wann er in die staatliche Heilanstalt Zwiefalten aufgenommen wurde. Am 26. April 1940 wurden insgesamt 25 Kranke dieser Anstalt nach Grafeneck deportiert und in der Gaskammer ermordet, darunter auch er. Als fingiertes Todesdatum wurde der 30. Mai 1940 vermerkt.

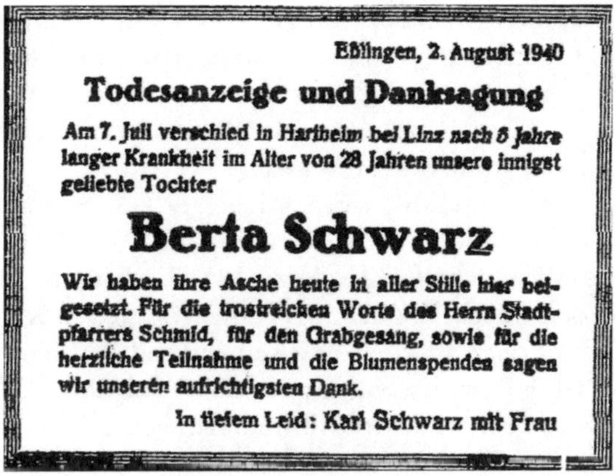
Eßlingen, 2. August 1940

Todesanzeige und Danksagung

Am 7. Juli verschied in Hartheim bei Linz nach 8 Jahre langer Krankheit im Alter von 28 Jahren unsere innigst geliebte Tochter

Berta Schwarz

Wir haben ihre Asche heute in aller Stille hier beigesetzt. Für die trostreichen Worte des Herrn Stadtpfarrers Schmid, für den Grabgesang, sowie für die herzliche Teilnahme und die Blumenspenden sagen wir unseren aufrichtigsten Dank.

In tiefem Leid: Karl Schwarz mit Frau

Abb. 36 Todesanzeige und Danksagung für Berta Schwarz. Eßlinger Zeitung vom 3. August 1940

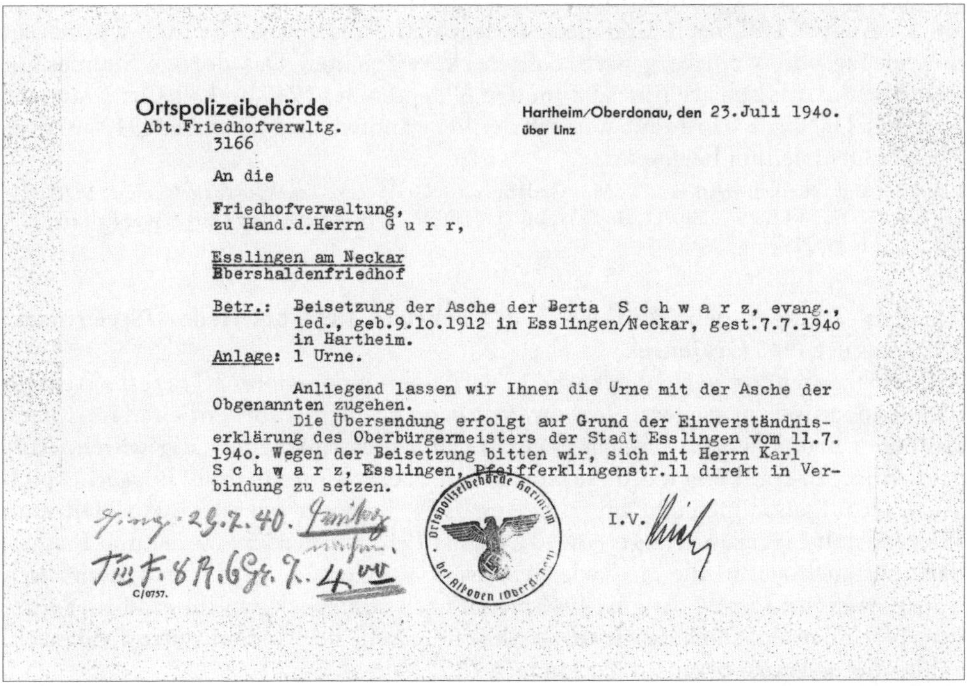
Ortspolizeibehörde
Abt.Friedhofverwltg.
3166

Hartheim/Oberdonau, den 23.Juli 1940.
über Linz

An die

Friedhofverwaltung,
zu Hand.d.Herrn G u r r,

Esslingen am Neckar
Ebershaldenfriedhof

Betr.: Beisetzung der Asche der Berta S c h w a r z, evang., led., geb.9.10.1912 in Esslingen/Neckar, gest.7.7.1940 in Hartheim.
Anlage: 1 Urne.

Anliegend lassen wir Ihnen die Urne mit der Asche der Obgenannten zugehen.
Die Übersendung erfolgt auf Grund der Einverständniserklärung des Oberbürgermeisters der Stadt Esslingen vom 11.7.1940. Wegen der Beisetzung bitten wir, sich mit Herrn Karl S c h w a r z, Esslingen, Pfeifferklingenstr.11 direkt in Verbindung zu setzen.

Eing. 29.7.40.

I.V.

C/0757.

Abb. 37 Übersendung der Urne mit der Asche von Berta Schwarz an die Friedhofsverwaltung. StAE Friedhofsverwaltung 123

Literatur und Quellen: Gedenkstätte Grafeneck, Transportkalendarium; http://www.bundesarchiv.de/gedenkbuch/dde960424 [Zugriff 23. November 2011]; Hahn, Jüdisches Leben, S. 468.

Anna Stickel geb. Hägele, * 27. Januar 1886 Esslingen, † 7. August 1940 Grafeneck
Anna Stickel war die Tochter des Handwerkers Michael Hägele und seiner Frau Barbara aus Bad Cannstatt. Ihr Mann Albert Stickel arbeitete als Eisendreher. Sie war Mutter eines Kindes und musste wegen ihrer Erkrankung im Jahre 1931 statio-

när im Bürgerhospital Stuttgart aufgenommen werden. Von dort wurde sie am 1. Oktober 1931 in die Anstalt in Winnenden verlegt, wo sie bis 21. November 1935 versorgt wurde. Im Anschluss wurde Anna Stickel in Markgröningen untergebracht, von wo aus sie am 7. August 1940 mit insgesamt 75 Pfleglingen nach Grafeneck transportiert und vergast wurde.

Literatur und Quellen: StAL F 235 III Bü 845.

Adolf Spathelf, * 11. April 1891 Esslingen, † 19. August 1940 Grafeneck

Adolf Spathelf wurde als erstes von sieben Kindern des Glockengießers und Taglöhners Franz Spathelf und seiner Frau Wilhelmine geb. Brändle geboren. Ein Bruder starb bereits im Säuglingsalter. Adolf Spathelf arbeitete als Tagelöhner und wohnte als erwachsener Sohn im elterlichen Haushalt. Am 17. April 1935 wurde er in die Anstalt Weinsberg aufgenommen. Dort galt er im Gutshof als zuverlässiger Gärtner und war in der Liste der unentbehrlichen Kranken eingetragen. Dennoch wurde er am 19. August 1940 nach Grafeneck verlegt und ermordet. 69 Kranke wurden an diesem Tag von Weinsberg nach Grafeneck verfrachtet. Das dortige Standesamt stellte bewusst falsch als Todesdatum den 6. September 1940 und als Ort Brandenburg aus. Die Urne wurde auf Wunsch der Verwandten am 4. Oktober 1940 auf dem Ebershaldenfriedhof beigesetzt.

Literatur und Quellen: BAB R 179/5550; Gedenkstätte Grafeneck, Transportkalendarium; StAL F1/234 Bd. 257, F 234 I Bü 977, Bü 981, Bü 1138, Bü 1140, F 235 III Bü 821; StAE Friedhofsverwaltung 123, 205; ESt FR 38–218.

Theresia Trefzger geb. Winkler, * 21. Februar 1897 Leitersdorf/Steiermark, † 30. August 1940 Grafeneck

Als Fabrikarbeiterin verschlug es die in der Steiermark geborene Theresia Trefzger nach Baden und im weiteren mit ihrem Ehemann, dem Fabrikarbeiter Karl nach Esslingen-Brühl, wo ihre Eltern ebenfalls als Industriearbeiter tätig waren. Aufgrund ihrer Erkrankung wurde sie am 25. Oktober 1929 erstmals im Bürgerhospital Stuttgart aufgenommen und am 17. November 1932 direkt von dort in die Heil- und Pflegeanstalt Liebenau verlegt. Am 13. August 1940 wurden 75 Männer und Frauen, darunter auch sie, in die als Zwischenanstalt fungierende Heilanstalt Zwiefalten transportiert und am 30. August 1940 weiter nach Grafeneck, wo alle ermordet wurden. Nach den Angaben des Transportkalendariums der Gedenkstätte Grafeneck, zählte dieser Transport nicht 75, sondern 73 Personen.

Literatur und Quellen: StAL F 235 III Bü 875; Gedenkstätte Grafeneck, Transportkalendarium; Friedel, Gegen das Vergessen Bd. 1, S. 24–55; ders., Gegen das Vergessen Bd. 2, S. 465.

Gertrud Vogt, * 30. März 1905 Esslingen, † 10. November 1940 (?) Grafeneck

Sie wurde als viertes von sechs Kindern des Malers Franz Dionys Vogt und seiner Frau Luise Katharine geb. Bubeck in Esslingen geboren. Von Mai 1901 bis Oktober 1907 gebar Luise Katharine Vogt sechs Kinder. Die ersten drei Geschwister Gertruds verstarben nach wenigen Tagen oder Wochen, der nachgeborene Bruder Paul starb mit 2 ½ Jahren, der jüngste, Karl, mit drei Monaten. Im Oktober 1908 zog die Familie nach Obertürkheim um. In welcher Einrichtung Gertrud Vogt war und ab wann, ließ sich nicht klären. Das vom Standesamt Grafeneck ausgestellte Todesdatum gibt den 10. November 1940 an. Vermutlich liegt das tatsächliche Datum jedoch früher.

Literatur und Quellen: StAE Standesamt 41; EST FR 497.

Anna Mathilde Voneck (falsch unter Vonach), * 7. Februar 1902 Esslingen-Mettingen, † 21. November 1940 Grafeneck

Anna Voneck wurde als uneheliches Kind der Mathilde Voneck geboren. Ihre Mutter heiratete 1907 den Maler Friedrich Greulich in Esslingen und brachte 1909 eine Tochter zur Welt. Ab wann sie in der badischen staatlichen psychiatrischen Klinik Wiesloch versorgt wurde, ließ sich nicht klären. Am 21. November 1940 wurde Anna Voneck in Grafeneck ermordet. Im Familienregister ist als gefälschtes Todesdatum der 6. Dezember 1940 angegeben.

Literatur und Quellen: StAE Standesamt 41; ESt FR 63–171; Gedenkstätte Grafeneck, Gedenkbuch; e- mail von Elke Martin an die Verfasserin vom 5. Februar 2012.

Rudolf Weber, * 17. April 1896 Esslingen, † 23. Juli 1940 Grafeneck

Rudolf Weber war das zwölfte von insgesamt 15 Kindern des Silber- und Goldarbeiters Viktorin Weber. Die ersten sieben Kinder stammen aus dessen erster Ehe mit Ida geb. Schreiber, wobei die ersten sechs als Säuglinge oder direkt nach der Geburt starben. In zweiter Ehe heiratete Rudolfs Vater Anna geb. Weber. Von den Kindern aus zweiter Ehe erreichten außer dem letzten, Elisabetha, alle das Erwachsenenalter. Rudolf Weber arbeitete als Bote. Am 19. Juni 1920 wurde er in die Heilanstalt Winnental aufgenommen und blieb dort bis zur Deportation und Ermordung von insgesamt 33 Männern und sechs Frauen am 23. Juli 1940 in Grafeneck. Zur bewussten Täuschung wurde als Todesdatum in der standesamtlichen Mitteilung der 4. August 1940 und als Ort Sonnenstein angegeben.

Literatur und Quellen: StAL F 235 III Bü 9181, EL 902/24 Bü 2761; ESt FR 17–316; Gedenkstätte Grafeneck, Transportkalendarium.

Karl Louis Werk, * 11. Januar 1894 Esslingen, † 7. Mai 1940 (?) Grafeneck

Er wurde als drittes Kind des Schlossers Wilhelm Werk und seiner Frau Karoline geb. Klemm geboren. Die Ehe der Eltern wurde am 5. Juni 1907 geschieden. Am 25. Juli 1923 wurde Karl Werk erstmals in einer Heilanstalt aufgenommen, unklar jedoch in welcher. Im Jahr 1929 verzog die Mutter nach Stuttgart. Er wurde im selben Jahr in eine andere nicht bekannte Anstalt überstellt. Dort blieb er über Jahre hinweg und wurde nach den Daten der Sterbeurkunde am 7. Mai 1940 in die »Euthanasie«-Anstalt Brandenburg an der Havel auf dem Gelände des Alten Zuchthauses Brandenburg verlegt und ermordet. Es ist davon auszugehen, dass dieses Datum gefälscht ist; nach der Opferdatei der Gedenkstätte Grafeneck wurde Karl Louis Werk in Grafeneck ermordet. Das Datum konnte nicht ermittelt werden.

Literatur und Quellen: BAB R 179/14880; ESt FR 36–420, Auskunft Standesamt Stuttgart.

Karl Jakob Wieland, * 28. April 1910 Esslingen, † 29. November 1940 Grafeneck

Karl Jakob Wieland kam als drittes von fünf Kindern des Taglöhners Karl Jakob Wieland und seiner Frau Pauline geb. Laible zur Welt. Das erste Kind starb nach einem halben Jahr, das vierte am Tag nach der Geburt. Erstmals nahm ihn die Anstalt Stetten am 20. April 1917 auf, wo er bis zum 9. Juni 1919 verblieb. Am 16. Dezember 1921 wurde er erneut in die Anstalt Stetten gebracht. Karl Wielands Mutter starb am 8. September 1936. Er erhielt selten Besuch von seinen Angehörigen. Für den Meldebogen der »T4-Aktion« zur Erfassung der Art der Beschäftigung und dessen Wert heißt es am 28. November 1939: »Kann tüchtig arbeiten unter steter Anleitung. Ist aber zeitweise sehr eigensinnig. Am liebsten schiebt er den Karren und [dies ist mit Bleistift durchgestrichen, d. V.] holt Material für Gartenbau u. Proviant für's Haus.« Er lebte in der Anstalt Stetten bis zu seiner Deportation nach Winnenden als Zwischenanstalt am 28. November 1940, tags darauf erfolgten der Weitertransport nach Grafeneck und die Ermordung. Das standesamtliche gefälschte Todesdatum wurde auf den 11. Dezember 1940 ausgestellt.

Literatur und Quellen: BAB R 179/14880; ADS V 03 Karl Wieland; Gedenkstätte Grafeneck, Transportkalendarium; ESt FR 63–72; KALUSCHE, Stetten, S. 331–332.

Gustav Adolf Wöhrle, * 18. September 1895 Esslingen, † 13. September 1940
Gustav Adolf Wöhrle war das zweite Kind des Weißgerbers Gustav Wöhrle und seiner zweiten Ehefrau Christine geb. Aichele. Die erste Ehe des Vaters war kinderlos geblieben. Die Mutter brachte bereits ein Kind in die Ehe, so dass insgesamt drei Kinder im Haushalt des Weißgerbers lebten. Die Familie siedelte 1907 nach Cannstatt über; danach lebten die Eltern Ende der 1920er Jahre in Geislingen. Gustav Wöhrle muss jedoch erneut nach Esslingen umgezogen sein, da bei seiner Aufnahme in der Anstalt Stetten am 4. Februar 1929 Esslingen als Wohnort angegeben war. Bereits seit März 1928 war er in der Paulinenpflege in Winnenden versorgt worden. Am 13. September 1940 wurden 60 männliche Pfleglinge, darunter auch er, in einem Sammeltransport nach Grafeneck verlegt und dort ermordet.

Literatur und Quellen: Gedenkstätte Grafeneck, Gedenkbuch, Transportkalendarium; ADS V 03 Gustav Adolf Wöhrle; ESt FR 43–376; KALUSCHE, Stetten, S. 288–289.

Helene Zügel,* 21. Februar 1911 Rudersberg, † 10. Dezember 1940 Grafeneck
Die junge Verkäuferin Helene Zügel war wiederholt in Kliniken untergebracht, zum ersten Mal vom 31. August 1931 bis zum 30. Juli 1932 im Christophsbad Göppingen. Bereits am 17. September 1932 wurde sie dort erneut aufgenommen und über Jahre hinweg therapiert, bis sie am 22. August 1937 gebessert nach Hause entlassen wurde.

Die nächsten stationären Behandlungen in dieser Klinik erfolgten vom 2. Mai bis zum 10. Juli 1938 und bereits erneut vom 24. August 1938 bis zum 12. April 1939. Ein weiteres Mal wurde sie am 5. Juli 1939 eingewiesen und am 21. Juni 1940 in die Klinik nach Weinsberg verlegt. Die Deportation nach Grafeneck und Ermordung geschahen am 10. Dezember 1940. Das gefälschte Todesdatum ist auf den 16. Dezember ausgestellt. Die Urnenbeisetzung auf dem Ebershaldenfriedhof in Esslingen fand am 4. Februar 1941 statt.

Literatur und Quellen: HStAS E 151/53 Bü 628; StAL F1/234 Bd. 258, F 234 I Bü 983, Bü 988, Bü 1132, Bü 1136, F 235 III Bü 983; Gedenkstätte Grafeneck, Transportkalendarium; StAE Friedhofsverwaltung 124, 205; Christophsbad Archiv Krankenblatt Sign. 12393.

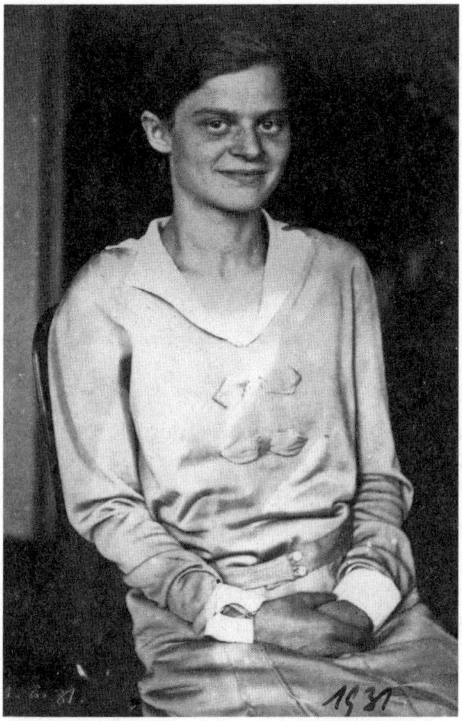

Abb. 38 Helene Zügel als Patientin im Jahre 1931. Archiv Christophsbad Krankenblattnummer 12393

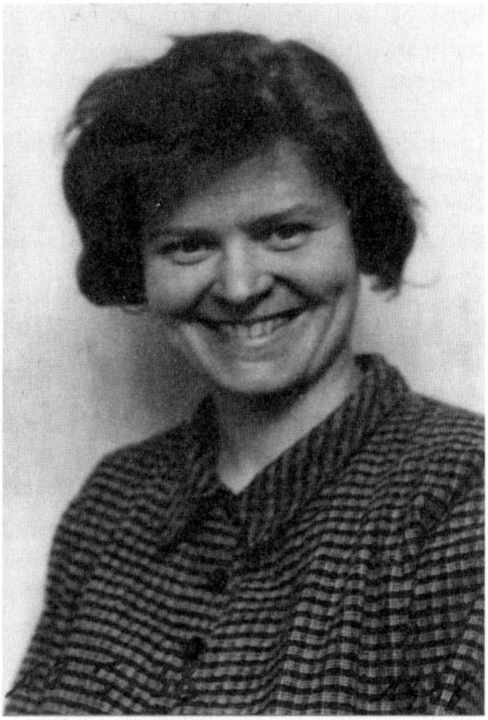

Abb. 39 Porträtfoto von Helene Zügel. Archiv Christophsbad Krankenblattnummer 12393

4.4.2.2 Auf dem Ebershaldenfriedhof beigesetzte auswärtige Opfer der Aktion »T4«

Die Urnen einer kleinen Gruppe von vier Personen, die weder in Esslingen geboren sind noch hier ihren letzten Wohnsitz hatten, aber Opfer der »T4-Aktion« waren, sind auf dem Ebershaldenfriedhof bestattet worden. Ihre Daten tauchen in den Friedhofsregistern auf, da Angehörige die Urne ihrer Verwandten hier beisetzten. Da das Friedhofsregister jedoch nicht anführt, wer die Urnenbestattung organisierte und finanzierte, und da für keines dieser Opfer eine Todesanzeige in der Eßlinger Zeitung erschien, in der Angehörige unterzeichnet hätten, bleibt für manche Personen die Beziehung zu Esslingen ungeklärt.

Emilie Christin geb. Hübner, * 25. April 1891 Linz a. D., † 1. August 1940 Grafeneck

Emilie Christin war mit dem Apotheker Erich Christin in Wiesensteig, Kreis Göppingen, verheiratet, versorgte den Haushalt der Familie und arbeitete in der Apotheke mit. Sie hat ein gesundes Kind geboren und mehrere Fehlgeburten erlitten. Am 25. Juni 1937 wurde sie erstmals in einer Klinik aufgenommen. Sie blieb im Bürgerhospital Stuttgart bis zu ihrer Verlegung in die badische Heil- und Pflegeanstalt Illenau bei Achern am 29. Juli 1937. Von dort erfolgte am 13. Juli 1939 die Verlegung in die staatliche Anstalt Weißenau. Das gefälschte Todesdatum weist den 10. August 1940 aus. Transporte von der Weißenau nach Grafeneck fanden jedoch nicht an diesem Tag, sondern bereits am 1. August 1940 statt. An diesem Tag wurden 63 Frauen (nach den Angaben des Transportkalendariums der Gedenkstätte Grafeneck waren es 64 Frauen) von der Weißenau nach Grafeneck gebracht und ermordet. Aufgrund der üblichen Falschbeurkundungspraxis muss dies der Todestag sein, denn die anderen Transporttermine lagen im Mai und Juni. Für die Beisetzung der Urne am 24. August 1940 im Grab der Familie Hübner sorgte ihre in Esslingen lebende Schwester. Das Grab existiert noch als Familiengrab.

Literatur und Quellen: StAL F 235 III Bü 122; StAE Friedhofsverwaltung 205, 222; Gedenkstätte Grafeneck, Transportkalendarium; Kretschmer, Weißenau, S. 369.

Katharine Kunkel, * 23. Februar 1867 Grenzach, Grenzach-Wyhlen, Kreis Lörrach, † vermutlich vor dem 10. Juli 1940 Grafeneck

Nach den Daten ihrer Krankenakte war Katharine Kunkel in Grenzach geboren und wurde seit 1914 in der badischen Anstalt Bruchsal versorgt. Da hier jedoch wiederholt wenig differenziert wird zwischen Geburts- und Wohnort, bzw. diese Angaben manchmal falsch sind, bleibt der Geburtsort nicht sicher geklärt. Am 18. März 1936 wurde sie in die Kreispflegeanstalt Hub (bei Bühl) verlegt. Am 19. Juni 1940 wurde Katharine Kunkel im sechsten Transport, in dem 66 Kranke in die Zwischenanstalten und nach Grafeneck verfrachtet wurden, in eine unbekannte Anstalt verlegt. Ob sie für einige Tage in die staatliche Anstalt Zwiefalten verlegt wurde, die als sogenannte Zwischenanstalt fungierte oder in eine der anderen wie die staatliche Einrichtung Wiesloch oder direkt nach Grafeneck, ließ sich nicht klären. Nach dem Transportkalendarium der Gedenkstätte Grafeneck erreichte am 19. Juni ein Transport mit 66 Kranken von Hub die Mordanstalt Grafeneck, am 5. Juli waren es 75 Kranke von dort und am 10. Juli 65 Kranke. Das standesamtliche Todesdatum, das oft gefälscht war, gab den 10. Juli 1940 als Todestag an. Vermutlich wurde sie einige Tage vor diesem Datum in Grafeneck ermordet. Die Urnenbestattung, die Angehörige organisierten, fand auf dem Ebershaldenfriedhof Esslingen am 12. August 1940 statt.

Literatur und Quellen: BAB R 179/25553; StAE Friedhofsverwaltung 123, 205, 222; Informationen Dr. Adalbert Metzinger, Bühl 29. Dezember 2011; Gedenkstätte Grafeneck, Transportkalendarium.

Hildegard Emma Mattern, * 7. Januar 1884 Freudenstadt, † 4. Juni 1940 Grafeneck

Hildegard Mattern war das zweite Kind des Kameralamtsbuchhalters Heinrich Mattern und seiner Frau Bertha geb. Eschenmaier. Acht Monate nach ihrer Geburt verzog die Familie nach Stuttgart. Hildegard Mattern arbeitete als Postgehilfin, als sie das erste Mal im Bürgerhospital Stuttgart aufgenommen und vom 15. Juli bis zum 3. August 1917 therapiert wurde. Am 2. Oktober 1917 erfolgte bereits eine erneute Einweisung, nun in die staatliche Heil- und Pflegeanstalt Weinsberg, wo sie bis zum 9. Januar 1918 blieb und gebessert nach Hause entlassen wurde. Die nächste Einweisung fand am 17. September 1918 erneut in die Anstalt Weinsberg statt. Dort blieb

Hildegard Mattern bis zu ihrer Verfrachtung nach Grafeneck am 4. Juni 1940 mit insgesamt 64 Kranken. Das fingierte Todesdatum gibt den 19. Juni 1940 an. Vermutlich sorgten in Esslingen lebende Verwandte für die Bestattung der Urne auf dem Ebershaldenfriedhof am 11. Juli 1940.

Literatur und Quellen: StAL F 234 I Bü 1118, F 235 III Bü 537; StAE Friedhofverwaltung 123, 205; Standesamt Freudenstadt FR Bd. X Blatt 326–327, Bd. XIV Blatt 319.

Elisabetha Katharina Sperber geb. Daum, * 20. März 1896 Bretten, Kreis Karlsruhe, † 3. März 1941 Sonnenstein/Pirna

Elisabetha wurde als uneheliches Kind der Justina Philippina Conanz und des Zeugschmieds Rudolf Herbert Daum in Bretten geboren, trug aber den Familiennamen des Vaters. Am 21. Juni 1917 wird beurkundet, dass der inzwischen in Pforzheim wohnenden Elisabetha Daum gestattet wurde, ihren Familiennamen in Sperber zu ändern und sie sich Frau und nicht mehr Fräulein nennen dürfe. Welches die Hintergründe dieses Akts waren, konnte nicht geklärt werden. Vielleicht wollte sie einen Soldaten heiraten, der kurz vor der Eheschließung fiel. Sie erkrankte wenige Jahre darauf. Im Jahr 1926 war sie in der sächsischen Landesheil- und Pflegeanstalt Untergöltzsch untergebracht und 1929 in der sächsischen Anstalt Wiesen. Ihr Vormund lebte in Rudolstadt, Thüringen, weshalb sie auch in sächsischen Anstalten blieb. Am 9. Dezember 1936 wurde Elisabetha Sperber in die Anstalt Zwickau aufgenommen und dort bis zu ihrer Verlegung am 27. Januar 1941 in der als Zwischenanstalt fungierenden Anstalt Zschadraß (Stadt Colditz) versorgt. Am 3. März 1941 fand ihre Verlegung nach Sonnenstein/Pirna statt. Mit hoher Wahrscheinlichkeit wurde sie am selben Tag ermordet. Als der beurkundete und falsche Todestag und -ort wurde der 14. März 1941 und Hadamar im Familienregister in Bretten eingetragen. Die Beisetzung der Urne fand in Esslingen auf dem Ebershaldenfriedhof am 7. Mai 1941 statt. Inwieweit hier Angehörige lebten und wer für die Beisetzung in Esslingen sorgte, ließ sich nicht klären.

Literatur und Quellen: BAB R 179/142; StAE Friedhofsverwaltung 124, 205; StA Bretten Auszug Familienregister; Auskunft Julia Franz, Gedenkstätte Pirna-Sonnenstein vom 3. Januar 2012; Hölzer, Die »T4«-Zwischenanstalt, S. 127–138; Faulstich, Hungersterben, S. 496.

4.4.2.3 Opfer der »Aktion 14f13«

Auch Menschen, die in Esslingen geboren waren oder hier ihren letzten frei gewählten Wohnsitz hatten, wurden als KZ-Häftlinge, die krank waren, als unbrauchbar galten, aufgrund ihrer »Rasse«, ihrer politischen Einstellung und ihres Handelns oder wegen ihrer Religion oder weil sie als »Kriminelle« und »Arbeitsscheue« als »lebensunwert« klassifiziert waren, Mordopfer, der nach einem internen Aktenzeichen lapidar bezeichneten »Aktion 14f13«.[982] Diese Morde wurden in Hartheim und in Bernburg vollzogen. Die Forschung zur Organisation dieser Morde ist noch unzureichend und aufgrund der äußerst schwierigen Quellenlage sehr rudimentär. Dies bedeutet, dass die Opferzahlen auch für Esslingen noch höher liegen können.

982 Grode, Die »Sonderbehandlung 14f13«.

Michael Dlugopolski, * 8. Juli 1913 Budapest, † 19.1.1942 Hartheim
Michael Dlugopolski hatte die ungarische Staatsangehörigkeit und lebte eine Zeitlang in Hindenburg (Schlesien) und in Esslingen. Am 27. Juli 1940 wurde er im Konzentrationslager Dachau inhaftiert. Er hatte die Häftlingsnummer 14.059. Am 19. Januar wurde er nach Hartheim überführt und dort ermordet. In der fingierten Todesanzeige ist als Todesdatum der 3. März 1942 und als Ort Dachau II angegeben.

Literatur und Quellen: Gedenkbuch S. 232; Mail des IST Arolsen an die Autorin vom 8. Januar 2014; Informationen der Gedenkstätte Dachau vom 11. Dezember 2013.

Eugen Friedrich Ege, * 23. Oktober 1899 Esslingen, † 5. August 1944 Hartheim
Eugen Ege wurde als Sohn des Fabrikarbeiters Eberhard Friedrich Ege und seiner Ehefrau Karoline Friederike geb. Schweizer in Esslingen geboren. Unter welchen Umständen er in das KZ Mauthausen verbracht wurde, konnte nicht eindeutig geklärt werden. Aufgrund der Häftlingsnummer 20.702 kann von einer Einlieferung in der Zeit zwischen dem 1. und 8. Januar 1943 ausgegangen werden. Der knappe Vermerk »S. V.« formuliert als Haftgrund »Sicherheitsverwahrung«. Unter diese Kategorie konnten sämtliche »Sicherheitsverwahrte, Juden, ›Zigeuner‹, Russen und Ukrainer, Polen über drei Jahre Strafe, Tschechen oder Deutsche über acht Jahre Strafe« fallen. Am 5. August 1944 wurde Eugen Ege in das »Erholungsheim« überstellt, was der Tarnname für die Gaskammer in Hartheim war. Er wurde Opfer der »Aktion 14f13«, als Lagerärzte inzwischen nach eigenen Kriterien Häftlinge zur Vergasung auswählten und nicht mehr Mitarbeiter der Kanzlei des Führers und die Oranienburger Inspektion der Konzentrationslager den Ablauf organisierten. Streng genommen müsste für dieses Morden eine andere kategoriale Bezeichnung stehen. Da dies im Allgemeinen nicht vorgenommen wird, fällt Ege unter diese Opfergruppe.

Literatur und Quellen: StAL E 356 d V Bü 1515; StAE Personenstandsregister: FR 2–466; Schreiben des Archivs der KZ-Gedenkstätte Mauthausen vom 16. Januar 2012; Gedenkstätte Mauthausen Häftlingszugangsbuch Y/36; Ley, Vom Krankenmord zum Genozid, S. 40; Marsalek, Mauthausen, S. 145.

Otto Friedrich Kimmel, * 8. April 1892 Esslingen, † 6. Mai 1942 Hartheim
Die Informationen zu ihm sind sehr dürftig. Sein Vater Jakob Kimmel war Küfer und Flaschner und lebte mit seiner Ehefrau Pauline geb. Rother in Esslingen. Wann Otto Kimmel von Esslingen wegzog, ist unbekannt. Aus den Informationen der Gedenkstätte Dachau geht hervor, dass er vor seiner Inhaftierung in Altstätten (unklar in welcher Region) gelebt hatte. Am 13. April wurde er mit der Häftlingsnummer 2.956 in Dachau registriert und am 6. Mai 1942 nach Hartheim verlegt, wo er ermordet wurde.

Literatur und Quellen: StAE Personenstandsregister: Geburtenbuch 1892 Nr. 210. Informationen der Gedenkstätte Dachau vom 11. Dezember 2013.

Emilie Pfeiffer, * 21. Juli 1918 Esslingen, † 13. Februar 1942(?) Bernburg
Emilie war das dritte Kind des Schlossers Georg und seiner Frau Susanne geb. Pfeiffer; ihr ältester Bruder Karl wurde 1905 noch unehelich in Frankfurt geboren, ihre ältere Schwester Elsa ehelich in Mannheim. Ende August 1912 zog die Familie nach

Esslingen. Emilie Pfeiffer arbeitete im Jahr 1939 in einer Esslinger Elektrogroßhandlung als Packerin, als sie straffällig wurde und eine Haftstrafe im Frauengefängnis Gotteszell verbüßen musste.

Von dort wurde sie ins Frauenkonzentrationslager Ravensbrück verbracht, wo sie im Februar 1942 starb. Die Umstände ihres Todes sind nicht bekannt. Es ist davon auszugehen, dass sie in Bernburg vergast und so Opfer der »Aktion 14f13« wurde.

Literatur und Quellen: StAL FL 30/6 I Bü 606, E 356 i Bü 2841; EST FR 142; Hoffmann, Schulze, Bernburg, S. 62.

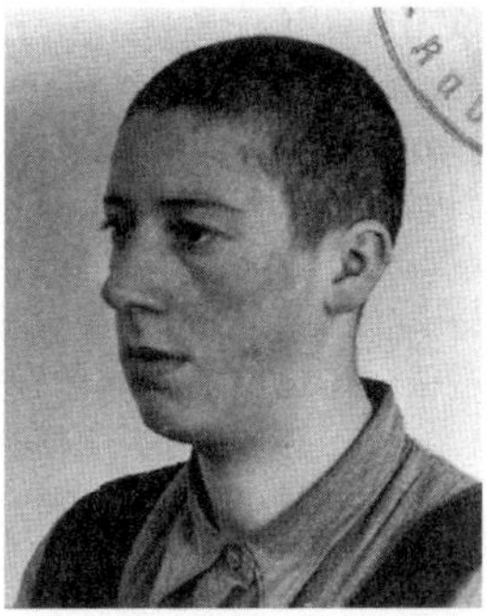

Abb. 40 Emilie Pfeiffer. StALB FL 30/6 I Bü 606

Paula (Paulina) Schmidtbauer geb. Thomann, * 7. November 1911 Allmendshofen, Stadt Donaueschingen, † 11. April 1942 Bernburg

Die Informationen zu ihr sind bisher nur marginal und widersprüchlich. Ihre Mutter, Kreszentia Thomann geb. Katzenmaier, stammte aus Schmalegg bei Ravensburg, ihr Vater Wilhelm Thomann aus Weingarten. Beide waren katholisch, so dass davon auszugehen ist, dass Paula ebenfalls katholisch getauft wurde. Wann sie nach Esslingen zog, ist nicht bekannt. Am 12. Mai 1934 heiratete sie in Stuttgart Friedrich Wilhelm Karl Schmidtbauer. Nach diesem Registereintrag soll sie »seit ihrer Geburt« evangelisch gewesen sein. Am 20. August 1941 wurde sie festgenommen, der Anlass konnte nicht eruiert werden. Nach Informationen der Mahn- und Gedenkstätte Ravensbrück sei sie aus »religiösen Gründen« inhaftiert und deportiert worden. Dies kann ein Hinweis darauf sein, dass sie Zeugin Jehovas war, was jedoch bei einer Nachfrage im Archiv der Zeugen Jehovas nicht bestätigt wurde. Auch die Beisetzung durch einen evangelischen Pfarrer in Esslingen am 13. Juni 1942 auf den Ebershaldenfriedhof widerspricht dieser Annahme.

Am Tag ihrer Verhaftung, dem 20. August 1941, wurde Paula um 13 Uhr 30 im Landgerichtsgefängnis Hof an der Saale mit der Häftlingsnummer 846 eingeliefert und als sogenannter »Durchgangshäftling« zwei Stunden später nach Ravensbrück transportiert. Aufgrund des Todestages ist davon auszugehen, dass sie als Opfer der »Aktion 14f13« in Bernburg vergast wurde.

Ein Wiedergutmachungs- und Entschädigungsverfahren ihrer Kinder in den Jahren 1961 bis 1969 verlief erfolglos. Aufgrund der Akten scheint es, dass vor allem wegen des nicht eindeutig nachweisbaren Inhaftierungsgrunds die individuelle Verfolgung nicht belegt werden konnte und jegliche Entscheidung ausblieb.

Literatur und Quellen: StAE Friedhofsverwaltung 205; Geschichtsarchiv der Zeugen Jehovas in Selter; Standesamt Donaueschingen; Ev. Kirchenregisteramt Esslingen Verzeichnis der Beerdigungen 1940 bis 1943; ESt Heiratsregister Nr. 1092/1934; IST Digitales Archiv, Gefangenenbuch des Landgerichtsgefängnisses Hof, ID 11744315; StAL EL 350 I Bü 9947; Hoffmann, Schulze, Bernburg, S. 62; Timm, Zwangsarbeit, S. 113.

Walter Staudenmaier, * 4. April 1905 Esslingen, † 3. März 1942 Hartheim
Walter Staudenmaier wurde in Esslingen geboren. Sein Vater Albert Staudenmaier war Generalagent, von seiner Mutter Julie ist kein Beruf bekannt. Walter heiratete 1935 in Freiburg Paula geb. Schäfer. Im Februar 1936 wurde er in ein nicht bekanntes Gefängnis eingeliefert. Am 6. Juni 1941 kam er von Hechingen, wo er inzwischen lebte, nach Dachau. Seine Häftlingsnummer war die 26.231. Am 3. März 1942 wurde er nach Hartheim transportiert und ermordet.

Literatur und Quellen: StAE Personenstandsregister: Geburtenregister; Auskunft des Stadtarchivs Freiburg; Mail an die Autorin vom 10. Dezember 2013, Auskunft der Gedenkstätte Dachau vom 11. Dezember 2013.

4.4.2.4 Opfer der »Kinderfachabteilung«

Als weitere Opfergruppe werden die Kinder, die in »Kinderfachabteilungen« Opfer der »Euthanasie« wurden, nochmals in knapper Darstellung aufgeführt. Obgleich es aufgrund der Recherche in den einschlägigen Quellen sehr wahrscheinlich ist, dass alle Opfer erfasst wurden, können die Opferzahlen noch höher sein und müssen als vorläufig gelten.

Waltraud Buck, * 4. März 1939 Esslingen, † 25. April 1941 Wiesloch
Sie wurde am 22. November 1940 von ihrer Mutter Johanna in die »Kinderfachabteilung« nach Wiesloch begleitet und dort am 25. April 1941 durch eine Überdosis Luminal ermordet.

Literatur und Quellen: Siehe ausführliche Darstellung in dieser Monografie.

Jürgen Erhard, * 20. März 1940 Esslingen, † 22. April 1943 Landesheilanstalt Eichberg, Hessen
Das genaue Datum seiner Aufnahme in Eichberg konnte nicht festgestellt werden. Vermutlich lag es wenige Wochen vor der Ermordung mit einer Überdosis Luminal.

Literatur und Quellen: Siehe ausführliche Darstellung in dieser Monografie.

Günther Robert Markgraf, * 29. August 1939 Esslingen, † 10. Juni 1943 Landesheilanstalt Eichberg, Hessen
Günther Markgrafs Mutter Alice geb. Fetzmann hatte am 17. Oktober 1934 Oberfeldwebel Albert Alois Markgraf in Regensburg geheiratet und zog aufgrund der Stationierung ihres Mannes in der Burgkaserne nach Esslingen. In Stuttgart brachte sie im September 1936 die Tochter Elfriede zur Welt, drei Jahre später in Esslingen den Sohn Günther Robert. Nach Aufforderung durch den Amtsarzt brachte sie gemeinsam mit ihrem Mann Ende Mai 1943 ihren Sohn Günther in die Anstalt Eichberg. Da der Junge bereits an einer heftigen Erkältung litt, ging sie von einem natürlichen Tod aus. Aufgrund der üblichen Praxis, die einbestellten behinderten Kinder mit Luminal zu töten, muss auch in diesem Fall von einem Mord ausgegangen werden. Ein Jahr später, am 27. August 1944 starb Alois Markgraf bei Kriegshandlungen in Polen.

Literatur und Quellen: Siehe ausführliche Darstellung in dieser Monografie; EST FR 114–83.

Margot Mauz, * 20. Februar 1938 Esslingen, † 30. März 1944 Stuttgart
Sie wurde circa zwei Monate vor ihrem Tod in das von Dr. Karl Lempp geleitete Städtische Kinderkrankenhaus und Kinderheim Stuttgart in der Birkenwaldstraße 10 aufgenommen. Der Leichenschein von Margot Mauz war von einem Dr. Lepmeier unterzeichnet; ein Arzt mit diesem Namen war nicht in dieser Einrichtung beschäftigt, taucht jedoch wiederholt als fiktiver Name auf. Diese Urkundenfälschung ist als gewichtiges Indiz für Maßnahmen zur Verschleierung des Mordes zu werten.
Literatur und Quellen: StadtAS Bestand Gesundheitsamt; Totenscheine; siehe ausführliche Darstellung in dieser Monografie.

Helmut Rilling, * 19. Dezember 1937 Esslingen, † 6. März 1941 Wiesloch
Er war das vierte Kind der Familie Rilling. Sein Vater Hermann Rilling begleitete ihn am 22. November 1940 in die »Kinderfachabteilung« Wiesloch, wo er am 6. März 1941 mit einer Überdosis Luminal ermordet wurde.
Literatur und Quellen: Siehe ausführliche Darstellung in dieser Monografie.

Else Weber, * 27. Juni 1937 Esslingen, † 6. April 1943 Landesheilanstalt Eichberg
Das Kind wurde am 30. März 1943 in die Landesheilanstalt Eichberg aufgenommen. Das Kreisfürsorgeamt Esslingen sowie der Vater Alfred Weber aus Liebersbronn, Stadt Esslingen, übernahmen die Pflegekosten. Else Weber wurde am 6. April 1943 in Eichberg ermordet.
Literatur und Quellen: Siehe ausführliche Darstellung in dieser Monografie.

4.4.2.5 »Regionale Euthanasie«

Der Tathergang der »regionalen Euthanasie«[983] ist extrem schwierig nachzuweisen. Nur mit konkreten Hinweisen auf Personen und mögliche Tötungen kann die Forschung zum Komplex der »regionalen Euthanasie« erfolgreich sein. Ob ein Sterben in einer Anstalt ein natürlicher Tod war oder aber ein bewusst herbeigeführtes Sterben durch absichtliche Hungerrationen, durch gezielte ärztliche und pflegerische Vernachlässigung oder gar aufgrund von Überdosen an Morphinen oder Gabe anderer Sedativa, lässt sich aufgrund der sehr dürftigen Einträge in den Krankenakten kaum klären. Ein einziges Schicksal mit Esslinger Bezug ist bekannt und eindeutig als solches belegbar, da in Hadamar nach Einstellung der »T4-Aktion« alle weiteren unklaren Todesfälle Mordfälle waren. Die Dunkelziffer in anderen Anstalten liegt sehr hoch.

Hildegard Wenninger, * 1. März 1892 Esslingen, † 16. August 1944 Hadamar
Die Tochter des Handschuhmachers Heinrich Wenninger und seiner Frau Luise ging nach 1 ½ jähriger hauswirtschaftlicher Ausbildung in einer Frauenarbeitsschule zunächst in Stellung, war dann Vorsteherin in einer Marmeladenfabrik, fand anschließend eine Anstellung beim Postscheckamt in Karlsruhe und wurde Postbeamtin. Vom 4. bis 7. August 1937 war sie in der Psychiatrisch-Neurologischen Klinik

983 Zuweilen findet sich noch der Begriff »wilde Euthanasie«.

der Universität Heidelberg in Behandlung – wenige Wochen darauf im Städtischen Krankenhaus Karlsruhe und im Anschluss im Krankenhaus in Mannheim sowie ab 5. September 1938 erneut in Heidelberg. Von dort wurde Hildegard am 3. März 1939 in die staatliche Heilanstalt Wiesloch verlegt. Mit ihren beiden Schwestern hatte sie keinen Kontakt, jedoch zu einer in Frankfurt/Main lebenden Nichte. Aufgrund ihres Gesundheitszustandes war sie entmündigt und eine Fürsorgerin als Vormund eingesetzt worden. Am 6. Juni 1944 wurde sie von Wiesloch in die Pflegeanstalt Hadamar verlegt, wo vom 13. Januar bis zum 24. August 1941 die erste Mordphase im Rahmen der »T4-Aktion« stattgefunden hatte und von August 1942 bis Kriegsende nochmals circa 4.500 Kranke ermordet wurden. Hildegard Wenninger starb am 16. August 1944 um 3 Uhr 15. Ob sie wegen der gezielt eingesetzten Hungerkost an Mangelernährung oder aufgrund fehlender medizinischer und pflegerischer Betreuung starb oder durch eine Überdosis an Medikamenten zu Tode kam, kann nicht geklärt werden.

Literatur und Quellen: Gedenkstätte Hadamar, Akte Elisabeth Wenninger; George, Lilienthal, Roelcke, Hadamar; Roer, Henkel, Psychiatrie im Faschismus; Schmidt v. Blittersdorf, Debus, Kolkowsky, Die Geschichte der Anstalt Hadamar; Landeswohlfahrtsverband Hessen, Euthanasie in Hadamar.

4.5 Zusammenfassung

Mit der Nennung von Opferzahlen und den Biografien der Ermordeten manifestiert sich sowohl die quantitative als auch die qualitative Dimension des Krankenmords für die Stadt Esslingen und ihre Bevölkerung. Bisherige Forschungsansätze untersuchten die Einrichtungen und somit die strukturelle und institutionelle Ebene des Krankenmords. Umfassende Studien, die eine Rückbindung der Kranken an ihre Herkunftsorte und somit die Dimension des Mordens für eine Stadt darstellten, liegen bisher nicht vor. Bei einer Einwohnerzahl Esslingens von 49.366 Personen im Jahr 1939[984] wurden mindestens 98 in Esslingen geborene, dort vor ihrer Anstaltsverwahrung lebende oder als Kranke in der Klinik Kennenburg gepflegte Männer, Frauen und Kinder ermordet. Ob all diese kranken und behinderten Menschen auch während ihrer Anstaltsverwahrung noch in den Einwohnerregistern aufgeführt waren, ihre Unterbringung von ihren Angehörigen bezahlt wurde oder von der Stadt Esslingen als Fürsorgeleistung, ist unklar und im Grunde nicht von Relevanz. Wichtig ist es hingegen, die Einwohnerzahl in Relation zu den Opferzahlen zu stellen, um die quantitative Dimension des Krankenmords abzubilden. Demnach wurden zwei von tausend Einwohnern ermordet. Ohne die Opfer der Klinik Kennenburg wären es 1,7 promill. Von diesem quantitativen Ausmaß kann in allen Gemeinden ausgegangen werden – ausgenommen den Städten und Kommunen, in denen große psychiatrische Kliniken oder Behinderteneinrichtungen waren und die Zahl um ein Vielfaches höher ausfiel, wie in Stetten, Winnenden oder Göppingen.

984 StAE Hauptregistratur Nr. 520.

Die quantitative Analyse ergab, dass vor allem Frauen, die an Schizophrenie erkrankt waren und nur lockeren Kontakt zu ihren Angehörigen hatten, gefährdet waren, ermordet zu werden. Kranke oder Behinderte, die nach der Rassenideologie als »Zigeuner« oder »Zigeunermischlinge« galten, jüdischer Abstammung waren, kriminell oder homosexuell waren, wurden, obgleich oft weniger schwer erkrankt oder kürzer als andere asyliert, weitaus häufiger Opfer.

Trotz dieses Ausmaßes und obgleich sich das Wissen über die Ermordungen in Grafeneck schnell und flächendeckend im gesamten Land verbreitete, Ärzte und Pfarrer im Privaten davon sprachen, die Doktores Krauß sich noch bemühten, einzelne Kranke vor dem Tod zu bewahren, Oberbürgermeister Dr. Alfred Klaiber vermutlich im Rahmen der Sitzung des Deutschen Gemeindetags über weite Teile des Verlaufs informiert war, die Friedhofsmitarbeiter ungewöhnlich viele Urnenbestattungen hatten, die Standesbeamten bisher unbekannte Todesorte dokumentierten, regte sich unter diesen und innerhalb der Bevölkerung kein Widerstand, zumindest ist dieser nicht nachweisbar. Diejenigen, die nicht davon betroffen waren, blieben weitgehend gleichgültig gegenüber den Krankenmorden. Die NS-Propaganda, die diese Menschen als »Ballastexistenzen« diffamierte und auf die hohen volkswirtschaftlichen Kosten ihrer Pflege verwies, scheint insofern gewirkt zu haben, dass Kritik an diesem Menschenbild und dem Mord nicht öffentlich und selbst im privaten Bereich sehr selten geäußert wurde. Manche der betroffenen Familien bemühten sich, ihre Kranken vor dem ungewissen Tod zu retten – in dem Fall des Jörg Leis ist dies dank des raschen Handelns seines Vaters und der Schwestern des Heims tatsächlich gelungen. Andere, jedoch wenige Angehörige sahen in einem Tod – egal wie er herbeigeführt würde – die Erlösung. So meinte Lisa Rapps Vater, die Klinik in Weinsberg zur Tötung oder zum Mord legitimieren zu dürfen.

Die Reaktion in den Behinderteneinrichtungen und Kliniken auf die Information Eugen Stähles vom württembergischen Innenministerium im November 1939, dass Verlegungen bevorstehen, deuteten die jeweiligen Anstaltsleiter sehr unterschiedlich. Manche befürchteten wohl Schlimmes und zögerten das Ausfüllen der Bögen zur Erfassung der Insassen ihrer Einrichtung für die »T4«-Zentrale hinaus oder agierten gar erst nach Aufforderung, so der Oberarzt Dr. Karl John vom Christophsbad in Göppingen, der erst, als Otto Mauthe die Klinik inspizierte, der Aufforderung nachkam. Andere füllten recht unbedarft die Bögen aus und unterstützten dadurch – ob gewollt oder nicht – die Mordaktion. Mit dem Stopp des Tötens in den Gaskammern im August 1941 war die Ermordung Kranker und Behinderter nicht beendet. Für kranke Häftlinge begann sie erst anschließend als »Aktion 14f13«. Auch hiervon waren Menschen aus Esslingen betroffen. Aufgrund der Forschung in diesem Projekt konnten nun sechs Namen ermittelt werden. Morde, die in den Einrichtungen in unterschiedlichster Art durchgeführt wurden, sind in ihrer Zahl und in ihrer jeweiligen Vorgehensweise, kaum nachweisbar. Für eine einzige Person, die in Hadamar verwahrt wurde, konnte dies aber mit Sicherheit belegt werden.

Bei der Erfassung, Verlegung und Ermordung von behinderten Kleinkindern, die gleichzeitig mit der »Erwachseneneuthanasie« vorbereitet wurde und begann, spielte das Gesundheitsamt, insbesondere der Amtsarzt Dr. Förstner in Esslingen, eine entscheidende Rolle. Er meldete die Kinder an den »Reichsausschuss« nach Berlin und leitete somit den ersten Schritt zu ihrer Ermordung ein. Zudem bedrängte er bei Hausbesuchen die Mütter, ihre Kinder abzugeben und drohte ihnen, falls sie sich dem entgegenstellen würden, mit Arbeitszwang. Im Grafeneckprozess bagatellisierte er seine Mittäterschaft und berief sich auf die von ihm geforderte Pflicht. Gleichwohl hatte er einen individuellen Spielraum, den er jedoch nicht zum Schutz der Kinder nutzte. Im Gegensatz zu der »T4-Aktion« wurde die Ermordung dieser »Reichsausschusskinder« ungehindert bis Kriegsende an wechselnden Anstalten und Kliniken fortgeführt.

Die Namen der Ermordeten zu nennen, ist dem Grundsatz geschuldet, dass Gedenken nur über die persönliche Geschichte eines Menschen möglich ist – und zudem für weitere Forschung der Name unabdingbar ist. Dass die Erkrankung und Behinderung oder auch die Homosexualität eines Ermordeten in diesen Kurzbiografien nicht genannt wird, liegt daran, dass, obgleich inzwischen ein Paradigmenwechsel stattgefunden hat und psychische Erkrankungen und Behinderung nicht mehr einfach als erblich gelten, nach wie vor Vorurteile über Erkrankungen bestehen, die die gesamte Familie – auch gesunde Mitglieder – betreffen.

5 MITARBEITER DER »EUTHANASIE«-AKTION AUS ESSLINGEN

Um das System der Vernichtung zu installieren, wurden von der »Euthanasiezentrale«, der Kanzlei des Führers in Berlin, in Zusammenarbeit mit dem Innenministerium Stuttgart und der Kriminalpolizei circa 80 bis 100 Männer und Frauen in Grafeneck in unterschiedlichen Funktionen eingesetzt. Für die Selektion wurden Ärzte gewonnen, die anhand der Meldebögen den Mord des Kranken oder Behinderten bestimmten. Die Namen der Ärzte sind auf einer Mitarbeiterliste[985] überliefert, auf der bei einigen der Beginn und das Ende der Tätigkeit vermerkt sind. Unter diesen sogenannten »Kreuzelschreibern«,[986] wie sie in einem Spiegelartikel 1961 bezeichnet wurden, war der in Esslingen geborene und aufgewachsene Friedrich Mauz. Von den in der Mordanstalt Grafeneck Beschäftigten sind hingegen die wenigsten Namen veröffentlicht. Gegen einige von ihnen ermittelte in den Nachkriegsjahren die Staatsanwaltschaft oder sie waren als Zeugen in den »Euthanasieprozessen« geladen. Zwei davon hatten ihre Wurzeln und ihren Wohnsitz in Esslingen.

Demnach waren drei Personen aus Esslingen in unterschiedlicher Funktion direkt in das System der Aktion »T4« eingebunden: Jakob Wöger als Kriminalbeamter und Büroleiter in Grafeneck, Lina Gerst als Büroangestellte in Grafeneck, Hadamar und Eichberg und Friedrich Mauz als ärztlicher Gutachter. Sie waren ganz normale Menschen,[987] die ihre jeweilige Tätigkeit aus verschiedenster Motivation aufnahmen und ihre auch im totalitären System existierenden Handlungsspielräume unterschiedlich erkannten und nutzten. Der Sozialpsychologe Harald Welzer stellt für den Massenmord an den europäischen Juden im Hinblick auf die Täter folgendes fest, was für die »Euthanasiemorde« in gleicher Weise zutrifft, nämlich, »dass man sich von der Vorstellung freimachen muss, es gebe bei Gesellschaftsverbrechen auf der einen Seite Täter, die Verbrechen planen, vorbereiten und ausführen, und auf der anderen Seite Unbeteiligte oder Zuschauer, die in mehr oder weniger großem Umfang von diesen Taten ›wissen‹. [...] Es gibt in einem solchen Zusammenhang keine Zuschauer, es gibt keine Unbeteiligten. Es gibt nur Menschen, die gemeinsam, jeder auf seine Weise – der eine intensiver und engagierter, der andere skeptischer und gleichgültiger – eine gemeinsame soziale Wirklichkeit herstellen.«[988] Die drei Personen Wöger, Gerst und Mauz sollen nun vorgestellt werden und ihr Agieren als Mitbeteiligte der Mordaktion soll dabei besondere Beachtung finden.

985 BAB R 96/I,1.
986 DER SPIEGEL, Kreuzelschreiber, 3. Mai 1961. Ob dieser Artikel vom Spiegelreporter Gerhard Mauz verfasst wurde, dem Sohn des Psychiaters und »T4«-Gutachters, ist nicht bekannt.
987 Siehe hierzu BROWNING, Ganz normale Männer.
988 WELZER, Die Deutschen und ihr »Drittes Reich«, S. 22.

5.1 Jakob Wöger – Kriminalbeamter und Büroleiter in Grafeneck

Beamte als treue Staatsdiener und meist auch frühe Mitglieder der NSDAP konnten von ihren Vorgesetzten in besonderer Weise für als geheim deklarierte Aufgaben eingesetzt werden. Wer jedoch und warum ausgewählt wurde, lässt sich aufgrund fehlender Quellen kaum erklären. In den Biografien zeigt sich Gemeinsames wie Individuelles dieser Akteure. Der Kriminalpolizist Jakob Wöger leitete von Dezember 1939 bis vermutlich August 1940 die Büroabteilung in Grafeneck und das dortige Sonderstandesamt. Unter seiner Regie und von ihm gedeckt wurden falsche Todesdaten und -ursachen beurkundet, zudem war ihm die sogenannte »Trostbriefabteilung« unterstellt.

Jakob Wöger musste zu unterschiedlichen Zeiten und Anlässen, für Bewerbungen und Beförderungen oder für das Entnazifizierungsverfahren und im Rahmen der »Euthanasieprozesse« Lebensläufe verfassen. Die dort niedergeschriebenen Angaben stimmen weitgehend überein. Interessant und aussagekräftig ist nicht, ob er etwas Falsches notierte, sondern ob – und wenn ja – was – er verschwieg. So erwähnte Wöger in seinem 1947 während der Internierung auf dem Hohenasperg verfassten Lebenslauf nichts von seiner Sonderaufgabe in Grafeneck. In der Zeugenvernehmung im Jahr 1960 anlässlich der Ermittlung gegen den Chemiker Dr. August Becker, der die Technik des Mordens mit Kohlenmonoxid in den »Euthanasieanstalten« erprobte und als Standard einführte, beschrieb Wöger alle Stationen seiner Laufbahn bis zu der Zeit, als er nach Grafeneck abgeordnet wurde. Zu Grafeneck selbst machte er erneut keinerlei Angaben und musste dazu dezidiert befragt werden. Andere Informationen, vor allem charakterliche Einschätzungen oder Anmerkungen zur Loyalität, finden sich in Beurteilungen seiner Vorgesetzten im Rahmen von Beförderungen oder der Qualifikation für geheime Aufgaben oder – ab den Vernehmungen zum Grafeneckprozess – auch durch Dritte als Prozessaussagen.

Jakob Wöger wurde am 3. Mai 1897 als zweites von drei[989] Kindern in Steinheim Kreis Heidenheim geboren.[990] Seine Eltern Jakob und Ursula Wöger betrieben bis 1931 eine Landwirtschaft.[991] Jakob Wöger besuchte nach der Volksschule die Oberrealschule in Heidenheim und verließ sie mit der Mittleren Reife, um beim Bürgermeisteramt Deizisau im Jahr 1912 eine Ausbildung im mittleren Verwaltungsdienst einzuschlagen.[992] Im Jahr 1915 meldete er sich als Kriegsfreiwilliger und blieb bis Kriegsende Soldat; vermutlich war er vor allem in Frankreich eingesetzt, da er in einem anderen Zusammenhang seine französischen Sprachkenntnisse betonte.[993]

989 BAB R 19/3328. Lebenslauf aus dem Jahr 1941.

990 Klee, »Euthanasie«, S. 603; Stöckle, Grafeneck, 3. erw. Aufl., S. 58–60; Tümmers, Justitia, S. 103–108. Zu Jakob Wöger erschienen inzwischen zwei Aufsätze, die jeweils seine Tätigkeit in Grafeneck fokussieren: Proske, Der Standesbeamte von Grafeneck; Rössner, Stöckle, Christian Wirth und Jakob Wöger. http://www.geschichtsort-hotel-silber.de/nc/virtueller-ort/1928–1945-vom-polizeipraesidium-zur-gestapo/jakob-woeger-der-vielseitig-einsetzbare-alte-kaempfer/?sword_list[0]=w%C3 %B6ger [Zugriff 28. Oktober 2014].

991 StAL EL 902/6 Bü 24636. Lebenslauf aus dem Jahr 1947.

992 BArch B 162/1602.

993 Undatierter Personalbogen circa 1938 HStAS EA 2/150 B 1901.

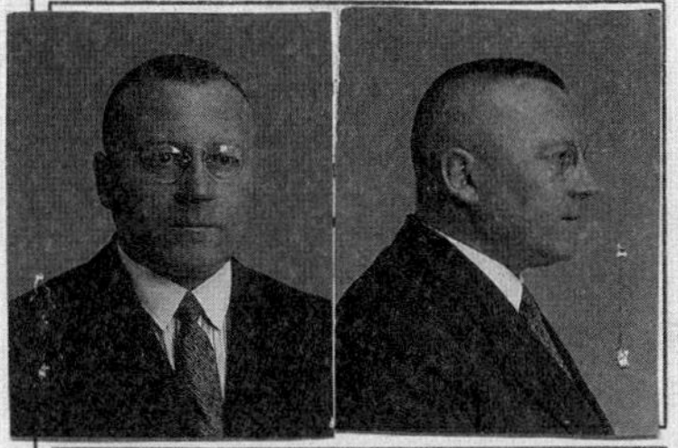

Personalbogen

Li

des W ö g e r , Jakob
Name Vornamen (Rufnamen unterstreichen)

~~Polizei~~ Kriminal-Bezirks-Sekretär
Amtsbezeichnung

geboren am 3.5.1897 in Steinheim
Tag, Monat, Jahr Ort

Heidenheim Relig. Bekenntnis: gottgl.
Kreis

Familienstand: ~~ledig~~ — verheiratet seit 8.7.1922 mit
Tag, Monat, Jahr

Anna Mattes verwitwet — geschieden seit
Vor- und Elternname der Ehefrau

; wiederverheiratet am mit
Tag, Monat, Jahr Tag, Monat, Jahr

Vor- und Elternname der Ehefrau

Gestalt: gross
Körpergröße: 179 cm
Sportliche Veranlagung: Leistungsprüf. 1936 mit Erfolg abgelegt, 1937 nicht, infolge Muskelrisses.

Schwerathletik

Körperliche Veranlagung:
Gesundheitszustand: genügend
Körperl. Gewandheit: "

Kinder:

Name	geboren	Name	geboren

Deutschblütige Abstammung
des Beamten: ja — ~~nein~~ s. Unterordner B Bl.
der Ehefrau: ja — ~~nein~~ s. Unterordner B Bl.

Mitglied der NSDAP. und ihrer Gliederungen:

	seit	Mitgl.-Nr.
NSDAP.	1.3.1933	1 497 536 +)
HJ.		"
SA.		"
SS	1.3.1933	" 69 592
NSKK.		"
NSV.	1.10.1935	" 5 470 192
		"
		"

Ehrenzeichen der NSDAP.:

Führerstellung innerhalb der Bewegung:
seit Febr. 1935 Ortsgrupp. Amtsleiter u. Bereitsch.-Leiter. 30.9.36 Scharführer Stamm-Abtlg. SS.

Zugehörigkeit zu

früheren politischen Parteien usw.

Bezeichnung	vom	bis

früheren Beamtenvereinen usw.

Bezeichnung	vom	bis
Landesverb. Württ. Pol. Beamt.	1923/24	II.33

Logen usw. (auch Angabe über den erreichten Grad)

Bezeichnung	vom	bis

jetzigen Beamtenorganisationen

Bezeichnung	vom	bis
Kam. Bd. Deutsch. Pol. Beamt.	1.1.36	

Din A 3 297 × 420 mm Vordruck R. Pol. Nr. 10

+) Zuvor unter anderem Namen mehrere Jahre im Nachrichtendienst der SA und SS.

R. Pol. Nr. 10. Personalbogen. 1579 Vorrätig bei W. Kohlhammer in Stuttgart

Abb. 41 Personalbogen des Kriminal-Bezirks-Sekretärs Jakob Wöger. HStAS EA 2/150 Bü 1901

Nach einer Tätigkeit als Verwaltungsgehilfe in Wendlingen und ab 1920 in Esslingen[994] trat er 1922 in den Dienst der Württembergischen Landespolizei Stuttgart. Im gleichen Jahr heiratete er Anna Mattes. Beim Landespolizeiamt war er bis 1932 bei der Zentralpolizeistelle im Bereich Spionageabwehr eingesetzt, zunächst als Hilfsbeamter auf gehobener Stelle und seit seiner abgeschlossenen Prüfung im Dezember 1924 im Rang eines Kriminalobersekretärs.[995]

Wöger pflegte nach Ende des Ersten Weltkriegs Kontakt zu Freikorpskreisen und hat, so die 1934 verfasste gutachterliche Stellungnahme des SS-Brigadeführers Christoph Diehm,[996] in dieser Zeit »tatkräftig mitgeholfen, überzählige Waffen und Geschütze für vaterländische Zwecke zu verstecken.«[997] Neben seinem Dienst als Polizeibeamter engagierte er sich unter der Leitung von Christoph Diehm im Nachrichtendienst der SA und bei der SS und agierte hier verdeckt unter anderem Namen. Sein Einsatz als Nationalsozialist führte nach Diehms Aussage zu permanenten »Unannehmlichkeiten seitens seiner Vorgesetzten.« Wöger hisste am 7. März 1933 mit Zustimmung von Diehm auf dem Polizeipräsidium in Stuttgart die Hakenkreuzfahne und wurde deshalb von seinen Vorgesetzten kurzzeitig inhaftiert, jedoch auf Veranlassung von SA-Gruppenführer Dietrich von Jagow[998] sofort wieder auf freien Fuß gesetzt. Diehm schreibt weiter: »Anschliessend war Wöger als Sonderkommissar südlich der Donau mit besonderen Vollmachten tätig.«[999] Wiederholt gab Wöger für das Jahr 1933 an, dass er zum »Führerschutzkommando nach München« einberufen worden sei. Dies formulierte er in einem handschriftlichen Lebenslauf, den er vermutlich 1941 verfasste,[1000] und ein weiteres Mal berichtete er davon in den Angaben zur Person beim Grafeneckprozess als Angeklagter[1001] und

994 BArch B 162/1602.

995 Diese Aussage zu seinem Aufgabenbereich findet sich in Quellen verschiedener Provenienz. BArch B 162/1602, HStAS EA 2/150 Bü 1901. Die Prüfung schloss er mit einem »genügend« ab. HStAS EA 2/150 Bü 1901.

996 Christoph Diehm war zudem Landtags- und Reichstagsabgeordneter. RABERG, Biographisches Handbuch, S. 187. Diehm hatte von 1939–1942 die Position als Polizeipräsident in Gotenhafen inne, dem heutigen Gdynia in der Danziger Bucht, anschließend war er in gleicher Funktion bis 1943 in Metz tätig, von 1943 bis 1944 war er SS- und Polizeiführer in Żhytomir in der heutigen Ukraine und führte diesen Aufgabenbereich im Sommer 1944 in Lemberg und Ost-Galizien fort. In Gdynia und in Ost-Galizien war er in seiner Funktion für Massenmorde und Erschießungen mit verantwortlich. POHL, Nationalsozialistische Judenverfolgung.

997 HStAS EA 2/150 Bü 1901.

998 Dietrich von Jagow wurde am 8. März 1933 als Reichskommissar und Polizeikommissar für Württemberg eingesetzt und sorgte in dieser Funktion, die er bis April inne hatte, für die Inhaftierung von Hunderten von Sozialdemokraten und Kommunisten direkt nach der Machtübernahme der NSDAP. Mit der Ernennung von Jagows zum Polizeikommissar verlor der Innenminister und Zentrumsabgeordnete Eugen Bolz seine Aufsichtsbefugnisse über das Polizeiwesen. Unter Zwang musste Bolz am 11. März 1933 sein Amt niederlegen. Die Nachfolge trat Wilhelm Murr an. Siehe: HACHMANN, Der Degen. Dietrich von Jagow.

999 HStAS EA 2/150 Bü 1901.

1000 BAB R 19/3328.

1001 StAS Wü 29/3 T 1 Nr. 1758/03/02.

im Rahmen des Beckerprozesses als Zeuge im Jahr 1960.[1002] In seinem 1947 in Internierungshaft auf dem Hohenasperg verfassten Lebenslauf notierte er über diese Jahre lapidar: »Im Dezember 1922 trat ich vom gehobenen mittleren Verwaltungsdienst zu dem Württ. Landeskriminalpolizeiamt über und verblieb bei der Kriminalpolizei bis 1943, wo ich als Krim.Kommissar wegen Dienstunfähigkeit in den Ruhestand versetzt wurde.«[1003] In seinem Personalbogen aus dem Jahr 1938[1004] heißt es präziser: »abgeordnet für Führer-Schutzabtlg d. bayer. politischen Polizei 20.12.33–17.3.34«, die Heinrich Himmler unterstellt war sowie »Leiter der Führ. Schutz Abtl. d. Württ.polt. Pol. 17.3.34-Juni 34«.[1005] Das hier angeführte Führerschutzkommando wurde 1935 neu organisiert und in den Reichssicherheitsdienst überführt.

Obgleich Wöger schon seit 1923 für die NSDAP aktiv war, trat er offiziell erst zum 1. März 1933 in die NSDAP und zugleich in die SS ein, was im Personalbogen in einer eigenen Rubrik Eingang fand. Angemerkt wurde an dieser Stelle zudem: »Zuvor unter anderem Namen mehrere Jahre im Nachrichtendienst der SA und SS«.[1006] Für die Zeit ab 1933, so gab er in seinem Entnazifizierungsverfahren an, hatte er die Position eines Scharführers der SS inne.[1007] Innerhalb der NSDAP übernahm Wöger im Februar 1935 die Funktion des Ortsgruppenleiters in Oberesslingen, wo er seit 1922 mit kurzer Unterbrechung[1008] lebte. Bei der Kreisleitung der NSDAP in Esslingen wurde er im Rang eines Bereitschaftsleiters geführt.[1009] Am 8. Mai 1933, Wöger war noch im Innen- und Außendienst der Württembergischen Politischen Polizei,[1010] stellte sein Vorgesetzter, Kriminalinspektor[1011] Christian Wirth, der spätere Leiter des Büros und Sonderstandesamts Grafeneck und Brandenburg sowie

1002 BArch B 162/1602.

1003 StAL EL 902/6 Bü 24636.

1004 Datierung fehlt – ergibt sich aber aus den letzten Eintragungen. HStAS EA 2/150 Bü 1901.

1005 Ebd. Eine Beteiligung der württembergischen Polizei in Bayern ist in der Literatur bisher nicht beschrieben. Zur bayerischen politischen Polizei siehe: Schönhoven, Bayern in der NS-Zeit.

1006 HStAS EA 2/150 Bü 1901.

1007 StAL EL 902/6.

1008 1931 gibt er in seiner Personalakte die Dorotheenstraße in Stuttgart als Wohnort an. HStAS EA 2/150 Bü 1901. Der standesamtlichen Eintragung in der Heiratsakte ist zu entnehmen, dass Jakob Wöger seit dem 1. Mai 1919 in Esslingen gemeldet war. Zum Zeitpunkt seiner Eheschließung am 8. Juli 1922 wohnte er in Oberesslingen, Oberhof 2. In dem Esslinger Adressbuch ist er 1925 mit der Adresse Oberesslingen, Karlstraße 6 genannt. (Die Straße erfuhr einige Umbenennungen in: Hasenrainweg, jetzt: Gustav-Werner-Straße) StAE Personenstandsregister: Heiratsakten 1922 Nr. 183.

1009 HStAS EA 2/150 Bü 1901.

1010 Die nationalsozialistische Regierung strukturierte die Polizei ab 1933 in eine einheitliche Reichspolizei um. Dem Polizeipräsidium Stuttgart wurden durch eine Verordnung vom 12. Mai 1933 die Funktionen der politischen Polizei entzogen und eine eigene Württembergische Politische Polizei formiert, die im Weiteren zum Landeskriminalpolizeiamt umgebildet wurde. Der Aufgabenbereich umfasste: Maßregeln gegen staatsfeindliche Umtriebe; Verhängen, Durchführen und Aufheben des Ausnahmezustandes.

1011 Wirth war als Kriminalinspektor einen Dienstgrad höher als Jakob Wöger.

Inspekteur aller sechs Vernichtungsanstalten[1012] gegen Wöger wegen mehrerer ihm nachgesagter Vergehen in den vergangenen eineinhalb Jahren eine Strafanzeige. Wöger habe sich mehrfach in betrunkenem Zustand »inner- und ausserdienstlich in einer für einen Polizeibeamten hohnsprechenden Weise benommen u. sogar einen Betrug verübt [...].«[1013] Wirth kam zu Ohren, dass Wöger 1931 auf dem Truppenübungsplatz »Altes Lager« in Münsingen »tagelang besoffen« gewesen sei, er habe die Wirtstochter und die Bedienung »in unsittlicher Weise belästigt und betastet.« Immer wieder sei er unter falschem Namen als »Egon« aufgetreten und hätte sich als Offizier ausgegeben. Abschließend urteilte Christian Wirth: Dass Wöger »überall den Großen spielt und vor Ueberheblichkeit kaum mehr gehen kann, ist amtsbekannt.« Zu welchen Ergebnissen die Ermittlungen der Staatsanwaltschaft führten und ob die Anzeige disziplinarische Konsequenzen hatte, ist nicht überliefert. Auch lässt sich wegen fehlender Dokumente nicht nachzeichnen, ob darüber hinaus interne Ermittlungen erfolgten. Es gibt jedoch Hinweise, dass seine Versetzung vom Politischen Polizeiamt zum Polizeipräsidium Stuttgart im Juni 1934 mit seinem Verhalten und den Vorwürfen gegen ihn in Verbindung gestanden haben mag. Auch seine Beurlaubung aus dem Polizeidienst im Februar 1935 und der Wechsel zum württembergischen Landesverband landwirtschaftlicher Genossenschaften als Buchhalter scheinen damit in Zusammenhang gestanden zu haben. Ein hier angedeuteter übermäßiger Alkoholkonsum wurde von unterschiedlichen Personen und unabhängig voneinander wiederholt genannt. Pauline Eisenschmid, Wirtsfrau in Marbach, sagte als Zeugin im Grafeneckprozess am 27. September 1947 über das gesamte Personal der Mordanstalt: »Das Personal von Grafeneck hat etwa ½ Jahr bei uns verkehrt. [...] Sie kamen meist schon betrunken.« Und insbesondere zu Wöger erklärte sie: »Man sah ihn selten in nüchternem Zustand.«[1014] Nachbarn thematisierten im Spruchkammerverfahren ebenfalls den hohen Alkoholkonsum und attestierten ihm eine stetige besondere Freude an Alkohol sowie Trinkfestigkeit.[1015]

Zum 1. August 1935 kehrte Wöger zur Kriminalpolizei Stuttgart zurück und stieg trotz der zuvor geäußerten Kritik an seinem inner- und außerdienstlichen Verhalten 1936 zum Kriminalobersekretär und 1938 zum Kommissariatsleiter für Vermögensdelikte und Amtsverbrechen auf.[1016] Er wechselte zum 1. August 1938 zum Inspekteur der Sicherheitspolizei und des Sicherheitsdienstes Oberabschnitt Süd-

1012 Christian Wirth, geboren 24. November 1885 in Oberbalzheim, Kreis Laupheim, seit 1923 Mitglied der NSDAP, 1910 Eintritt in den Polizeidienst. Nach den Aufgaben in den Vernichtungsanstalten der Aktion »T4« wurde er Ende 1941 Kommandant des Konzentrationslagers Belzec. Er starb am 26. Mai 1944 in der Nähe von Triest. HStAS E 151/21 Bü 1684; Aly, Aktion T4, S. 148–152; Klee, »Euthanasie«, S. 603; Stöckle, Grafeneck, 3. erw. Aufl., S. 56–58; Riess, Christian Wirth; Rössner, Stöckle, Christian Wirth und Jakob Wöger.

1013 HStAS EA 2/150 Bü 1901.

1014 StAS Wü 29/3 T 1 Nr. 1758/02/03.

1015 StAL EL 902/6 Bü 24636.

1016 BArch B 162/1602 und StAL EL 902/6 Bü 24636.

west in Stuttgart[1017] unter der Leitung des SS-Oberführers Dr. Adolf Scheel.[1018] Scheel attestierte ihm einen »ehrlichen Charakter« und nannte ihn einen »aufrechte[n] Mensch«, »weltanschaulich zuverlässig« und »Spezialist in Spionageabwehr«, der »wegen polit. Betätigung dienstlich zurückgesetzt« worden sei.[1019] Als weiteres konsequentes Zeichen nationalsozialistischer Überzeugung trat Wöger 1937 aus der katholischen Kirche aus und bezeichnete sich als »gottgläubig«.[1020] Im Alltag verschaffte er sich durch das häufige Tragen seiner Uniform besonderen Respekt.

Alle Details zur Personalrekrutierung[1021] für Grafeneck und die anderen Mordanstalten sind noch nicht geklärt. Doch zeigt sich deutlich, dass interne Netzwerke der SS und des Sicherheitsdienstes zu Personalempfehlungen und -auswahl führten. Adolf Scheel erklärte mit dem von ihm verfassten Dienstzeugnis: Wöger »ist in der Lage auf Grund seiner Kenntnisse und Fähigkeiten auch leitende Stellungen zu bekleiden, sowohl b. d. Sicherheitspol. als auch die der SS.«[1022] Scheel notierte zudem, dass für Wöger in seinem jetzigen Dienstbereich im Sicherheitsdienst keine Aufstiegschancen bestünden. Auf wessen Empfehlung aber Wöger die Stelle in Grafeneck erhielt, ob SS-Obersturmbannführer Dr. Gerhard Bohne[1023] als Leiter der »T4«-Zentrale in Berlin allein die Entscheidung traf[1024] oder ob eventuell gar Christian Wirth, Wögers ehemaliger Vorgesetzter, der Ende 1939 auch in Grafeneck das Büro aufbaute, diese Stelle als Bewährungsmöglichkeit Wögers betrachtete und ihn

1017 BArch B 162/1602. Hier nimmt Wöger die Präzisierungen vor, die in seinen anderen Darstellungen fehlen.

1018 Gustav Adolf Scheel, geboren am 22. November 1907 in Rosenberg/Baden, war unter anderem Reichsstudentenführer, Gauleiter von Salzburg und Arzt. Er starb am 25. März 1979 in Hamburg. ARNOLD, Gustav Adolf Scheel, Reichsstudentenführer und Gauleiter. FERDINAND, Biographien. Kritisch zu betrachten, da Scheels Funktionen und Einstellungen verharmlosend: WILLING, »Bin ich schuldig?«

1019 StAL EL 902/6 Bü 24636; BAB SS Führerpersonalakte 004C.

1020 BAB SS Führerpersonalakte 004C.

1021 Eine Zusammenstellung und wissenschaftliche Dokumentation zu allen in Grafeneck beschäftigten Beamten und Büroangestellten fehlt bislang. Einzelne weitere Personen sind bisher bekannt, so der Gendarm Robert Jäger, geb. 23. April 1882 in Dettingen/Erms. Er zog 1922 nach Bernhausen und verzog 1943 nach Sielmingen und war 1940 in Grafeneck beschäftigt. Seine letzte Polizeidienststelle soll Esslingen gewesen sein. StAFi BeA 686, Melderegister Bernhausen, Melderegister Sielmingen; StAL EL 50/1 II Bü 1376, EL 902/6 Bü 10095.

1022 Ebd.

1023 KLEE, »Euthanasie«, S. 548, VORMBAUM, »Euthanasie« vor Gericht, S. 7–11. Gerhard Bohne, geboren am 1. Juli 1902 in Braunschweig, war Jurist und von Herbst 1939 bis Juni 1940 Leiter der Reichsarbeitsgemeinschaft Heil- und Pflegeanstalten. Gest. 8. Juli 1981.

1024 Thomas Stöckle nennt Gerhard Bohne als denjenigen, der Jakob Wöger für die Aufgabe in Grafeneck rekrutierte. STÖCKLE, Grafeneck, S. 58. In einem Aufsatz zu Christian Wirth und Jakob Wöger formulieren Stöckle und Rößner differenzierter: »Wie genau die personelle Auswahl vonstatten ging, lässt sich nur in groben Zügen nachvollziehen. Aller Wahrscheinlichkeit nach ging die Initiative von Berlin aus. [...] Ob die Württembergische Reichsstatthalterei oder das Innenministerium die Kontakte zu Polizisten angebahnt oder eine Vorauswahl getroffen hat, ist durch Quellen nicht belegbar, aber sehr wahrscheinlich«, RÖSSNER, STÖCKLE Christian Wirth und Jakob Wöger, S. 83–84.

vorschlug oder ob Adolf Scheels Einfluss maßgebend war, lässt sich nicht eindeutig klären.

Wöger berichtete bei seiner Vernehmung am 6. Oktober 1947: »Im Dezember 1939 kam Dr. Bohne vom Reichsinnenministerium zur Inspektion nach Stuttgart, ich mußte ihn beim Inspekteur anmelden. Kurz darauf wurde ich gerufen. In Anwesenheit des Inspekteurs wurde mir dann von Dr. Bohne erklärt, daß im Zuge der Räumung der Nahkampfzone auch eine Verlegung von schwer geistig und infektiös Erkrankten nötig sei, bei Grafeneck sei zu diesem Zweck eine Durchgangsanstalt errichtet, wohin die Kranken verbracht, dort ausgeschieden und weiterverlegt werden würden. Es sei natürlich, daß bei der Art der Erkrankungen der Prozentsatz der Todesfälle wesentlich höher sei als normal, aus diesen Gründen sei die Errichtung eines Standesamts in Grafeneck erforderlich. [...] Nach Befragen meines Berufs erklärte Dr. Bohne, daß ich hiezu geeignet. Ich erklärte mich bereit. Anschliessend ging ich mit Dr. Bohne zum Ministerialdirektor Dr. Dill ins Württ. Innenministerium, wo mir dasselbe noch mal gesagt wurde.«[1025] Von einem Abordnen, wie er dies später nannte und auch das Gericht es formulierte, war hier nicht die Rede. Vielmehr scheint mit dem knappen Satz »Ich erklärte mich bereit«, die Versetzung nach Grafeneck mit seiner Zustimmung vorgenommen worden zu sein. Anfang Januar traf Wöger in Grafeneck erneut mit Dr. Bohne zusammen und erhielt auf Nachfrage folgende Auskunft: »Es würden die unheilbaren Kranken mit ganz bestimmten Ausnahmen in Grafeneck den Gnadentod erleiden, das sei aber Sache der Ärzte und berühre mich weiter nicht. Er sagte ferner, die Veröffentlichung dieses Gesetzes könne nicht erfolgen, weil sonst die Feindpropaganda das Gesetz zu unseren Ungunsten ausschlachten würde. Er sagte mir auch, daß die in Grafeneck beerdigten Kranken in einem dazu errichteten eigenen Krematorium verbrannt werden würden.«[1026]

An keiner Stelle erwähnte Wöger, dass er eine Geheimhaltungserklärung habe unterschreiben müssen, so wie er es später stets angab und präzisierte, er hätte diese in Anwesenheit Bohnes im Dezember in Stuttgart unterzeichnet.[1027] Vielmehr äußerte er bei seiner Vernehmung am 6. Oktober 1947: »Ich kann mich nicht entsinnen, in Grafeneck eine Geheimhaltungsverfügung unterschrieben zu haben, ich wurde aber gefragt, ob ich auf geheime Reichssachen verpflichtet sei, was ich bejahte«.[1028] Weiter sei er belehrt worden, dass die Verletzung der Geheimhaltungsbestimmung mit großer Härte bestraft werde.[1029]

Wie weitere Mitarbeiter des Standesamtes und Büroangestellte gewonnen wurden, lässt sich nachzeichnen. Als zentral erweist sich hier die Dienststelle der Sicher-

1025 StAS Wü 29/3 T 1 Nr. 1758/03/02.
1026 Ebd.
1027 BArch B 162/1602.
1028 StAS Wü 29/3 T 1 Nr. 1758/03/02.
1029 Auch hier finden sich unterschiedliche Aussagen. Im Grafeneckprozess sprach er davon: »dass, wenn ich etwas über Grafeneck erzähle, ich Konzentrationslager und Umlegung gewärtigen habe. Ich fand dese [sic!] verständlich durch die behauptete Ausnützung seitens der Feindpropaganda.« StAS Wü 29/3 T 1 Nr. 1758/03/02. Als Zeuge bei weiteren »Euthanasie«-Verfahren sprach er von der Todesstrafe. BArch B 162/20079.

heitspolizei, Dr. Scheel und vor allem Jakob Wöger selbst. Er erklärte vor Gericht, dass er von Dr. Bohne den Auftrag erhalten hätte, weiteres Schreibpersonal zu »beschaffen« und er warb dieses dann aus seinem nahen beruflichen und privaten Umfeld an. Auch Hermann Holzschuh,[1030] der bei der Sicherheitspolizei als Sportreferent arbeitete, machte mit Jakob Wöger Bekanntschaft und wurde von ihm angeworben. Holzschuh gab bei seiner Vernehmung als Angeklagter im Grafeneckprozess an: »Ich glaube, dass Wöger meine Kommandierung veranlasst hat, weil ich [sic!] bei Anlass der Aufhebung der Sportreferentenstelle ihm gesagt hatte, dass ich in Kriegseinsatz möchte. Anfangs Februar 1940 ging ich nach Grafeneck.«[1031]

Jakob Wöger schlug seiner Sekretärin Thea Moser vor, mit ihm nach Grafeneck zu gehen und sie »erklärte sich bereit«.[1032] Im Frühjahr 1940 sprach er Elise Freudenberg diesbezüglich an und als weitere, mit dem Anreiz auf eine »lukrative Stellung«[1033] die ihm aus Esslingen bekannte, bei der NSV Stuttgart beschäftigte Lina Gerst.[1034] Elise Freudenberg erinnerte sich an ihre Dienstverpflichtung: Nachdem sie in verschiedenen Stellungen als Kontoristin in Rottweil tätig war, wechselte sie Mitte der 1930er Jahre zur Landeshauptkasse Stuttgart. Sie erklärte: »Die dortige Tätigkeit, das fortgesetzte Rechnen, gefiel mir nicht, auch hatte ich Unstimmigkeiten mit einer Kollegin. Aus diesem Grunde hatte ich mich schon etwa 1939 an einen in meinem Haus wohnenden SS-Oberführer wegen einer etwaigen Veränderung gewandt, richtiger gesagt, ihn eben verständigt, daß es mir dort nicht gefiele. Er dürfte sich dann an die Gauleitung gewandt haben. Im April 1940 kam Wöger, von der Gauleitung geschickt, zu mir und bot mir eine Stelle auf Grafeneck an im Sinne einer Dienstverpflichtung.«[1035] Zudem sorgte er für die Verpflichtung der Schwester seiner Sekretärin, Freya Moser, als Schreibkraft in Grafeneck: »Ich habe sowohl die Thea wie die Freya Moser gekannt; die Thea Moser kannte ich schon einige Zeit vor Grafeneck. Ich hatte damals den Auftrag, Schreibkräfte mit nach Grafeneck zu bringen und nahm deshalb die Thea Moser, die bereits vorher meine Schreibkraft beim Inspekteur der Sipo war und durch meine Abordnung frei wurde, mit. [...] Die Thea Moser wies dann, als die Frage nach weiteren Schreibkräften akut wurde, auf ihre Schwester Freya hin, die alsdann ebenfalls im Zuge der Notdienstverpflichtung nach Grafeneck kam.«[1036] Die bei der Personalabteilung des Inspekteurs tätige Gertrud Kurz kam ebenfalls auf seine Empfehlung hin im Sommer nach Grafeneck.[1037]

Alle im Büro tätigen, von Wöger angeworbenen Frauen sowie Hermann Holzschuh arbeiteten nach Auflösung der Mordanstalt Grafeneck weiterhin im Rahmen

1030 Holzschuh, am 23. Februar 1907 in Stuttgart geboren, wurde nach Schließung von Grafeneck Büroleiter in Bernburg. StAS Wü 29/3 T 1 Nr. 1758/03/01; Klee, »Euthanasie«, S. 565.
1031 StAS Wü 29/3 T 1 Nr. 1758/03/01.
1032 StAS Wü 29/3 T 1 Nr. 1758/03/02.
1033 StAL EL 902/6 Bü 24636.
1034 StAS Wü 29/3 T 1 Nr. 1759/03/03.
1035 StAS Wü 29/3 T 1 Nr. 1758/02/02.
1036 Ebd.
1037 Ebd.

der Aktion »T4« in gleicher oder ähnlicher Funktion, sei es in Hadamar, Eichberg oder Bernburg, manche gar bis Kriegsende.

Büroleiter in Grafeneck war von Januar bis August 1940 Jakob Wöger. Bei dessen Abwesenheit während seiner polizeilichen Ausbildungslehrgänge übernahm der zehn Jahre jüngere Hermann Holzschuh diese Aufgabe. Wöger führte in seiner Funktion als Standesbeamter des Sonderstandesamtes Grafeneck die Sterbebücher und stellte die Sterbeurkunden aus. Das Gericht fasste seinen Aufgabenbereich derart zusammen: »Er hat als Standesbeamter in Grafeneck wissentlich die falschen Todesursachen, Sterbedaten und zum Teil auch Sterbeorte eingetragen, zum Teil auch auf Anfragen falsche Auskünfte gegeben – Ursprünglich unterschrieb er die Beurkundungen mit seinem eigenen Namen, etwa seit März gebrauchte er mit Genehmigung seiner vorgesetzten Dienststelle in Berlin hierfür den Namen Hase.«[1038] In seiner Aussage darüber, wer den Decknamen bestimmte, antwortete Wöger erneut widersprüchlich. 1947 erklärte er, der Name sei von ihm persönlich gewählt worden,[1039] da er nicht mit seinem eigenen Namen unterschreiben wollte, später behauptete er, es sei eine Direktive aus Berlin gewesen.[1040]

Spätestens ab Mai 1940 führten die beiden Standesbeamten Jakob Wöger und Hermann Holzschuh zwei Sterberegister und begannen diese mit einer beliebigen Zahl, die, je später im Jahr angelegt, umso größer wurde. Spätestens mit der laufenden Nummer 800 wurde das jeweilige Register abgeschlossen. Diese bewusst geführten Maßnahmen der Urkundenfälschung dienten dazu, die wahre Zahl der Todesfälle zu verschleiern.[1041]

Obgleich Wöger betonte, dass er das eigentliche Vernichtungsgelände nie betreten[1042] und sich auch für den gesamten Betrieb dort nicht interessiert habe, beschrieb er während des Strafverfahrens gegen ihn ausführlich die Anordnung der Gebäude: »Bei meiner Ankunft waren die Baulichkeiten einschliesslich des Bretterzaunes, der etwa vier Meter hoch war, bereits errichtet. Innerhalb des letzteren befanden sich zwei RAD-Baracken, eine große Autogarage, eine B[a]racke, wo der Ofen stand, ein kleines Häuschen mit dem Vergasungsraum [...] Gegenüber den Baracken war eine große Garage. [...] Der Ofen war ein regelrechtes Krematorium, ein motorisierter Doppelofen mit zwei Kaminen, mit Ölfeuerung, er rauchte und stank furchtbar. Er stand in einer Baracke mit Ausmass von etwa 10 x 8 Metern. [...] Gegenüber dem

1038 De Mildt, Tatkomplex, Bd. 1, S. 626. Das Sprichwort »Mein Name ist Hase, ich weiß von nichts« drängt sich hier unwillkürlich auf. Das Sprichwort selbst geht auf einen Fall von Urkunden- und Dokumentenfälschung bzw. -missbrauch zurück, der 1855 datiert wird. Der Heidelberger Jurastudent Victor von Hase war angeklagt, da er einem Freund zur Flucht verholfen hatte, der zuvor einen Studenten im Duell erschossen hatte. Victor von Hase hatte seinen Pass offensichtlich vor dessen Augen verloren, dieser nahm ihn an sich und konnte dadurch ungehindert nach Frankreich reisen. Vor Gericht soll Hase den inzwischen als Sprichwort bekannten Satz: »Mein Name ist Hase; ich weiß von nichts«, geäußert haben.

1039 StAS Wü 29/3 T 1 Nr. 1758/03/02.

1040 BArch B 162/20079 S. 274.

1041 Siehe hierzu auch: Vormbaum, »Euthanasie vor Gericht«, S. 217.

1042 Rössner, Stöckle, Christian Wirth und Jakob Wöger, S. 87.

Ofen war ein kleines festes Haus, untergeteilt in drei Räume. Im Vorraum, 3 x 5 m, befanden sich Kleiderhaken und eine Bank. Dort mußten sich die Kranken ausziehen, es ist aber auch möglich, daß sie schon ausgezogen von der Baracke herüberkamen. Ein weiterer größerer Raum, etwa 6 x 5 m, war der Vergasungsraum, er war mit Wandplatten oder Imitation versehen, oben oder unten befanden sich Gasröhren. [...] Der Raum machte äußerlich den Eindruck eines Baderaumes. Aus einem Nebenraum, dem Zimmer des Arztes, wurde das Gas eingeblasen, dort hat der Arzt auch seziert.«[1043]

Das gesamte Personal logierte im Schloss, aß gemeinsam in der Kantine und war überdies oft zusammen in den Wirtschaften des Dorfes unterwegs und tauschte sich dabei sicherlich zu Inhalten der Arbeit aus. Jakob Wöger bereitete sich noch für die Dienstprüfung des höheren Dienstes vor und war deshalb im März 1940 eine Woche und im Juni zwei Wochen beurlaubt und abwesend. Wöger unterstrich in seinen Verhören, sich bereits ab März 1940 um eine Versetzung bemüht zu haben. Mit einer Versetzung nach Thorn im 1939 annektierten Gau Danzig-Westpreußen verließ er Anfang August 1940[1044] Grafeneck. Immer wieder erklärte er in den Nachkriegsjahren als Grund seines Weggangs platt: »Da es mir nicht gefiel.«[1045] Die Umstände selbst sind nicht gänzlich zu klären. Schenkt man einer anderen Version Glauben, so kam es zu vermehrten Missstimmungen gegen ihn. Er hätte sich überheblich stets in Militäruniform präsentiert und mit einem ihm nicht zustehenden militärisch höheren Offiziersgrad als Hauptmann anreden lassen, obgleich er lediglich Leutnant der Reserve war. Der heftige Verweis, den er dafür erhielt, soll ihn tief getroffen haben.[1046] Seiner Auslegung nach handelte es sich hingegen um eine Strafversetzung.[1047] Wann exakt er in Thorn seine Arbeit aufnahm, ob er noch kurzfristig beim Sicherheitsdienst in Stuttgart tätig war, ist nicht zu klären.

Fest steht, dass er in den nächsten drei Jahren meist krank geschrieben war und unter anderem im Polizeikrankenhaus in Berlin, im Katharinenhospital in Stuttgart und im Krankenhaus Thorn behandelt wurde und sich auch bei einem Kuraufenthalt nicht regenerierte. Die Genese der dabei vorgebrachten Erkrankung, einer Lähmung und Atrophie des linken Armes, blieb unklar. Die Angaben zu möglichen Unfällen und somit der Krankheitsentstehung sind in den diversen Anamneseerhebungen uneinheitlich und zum Teil widersprüchlich. Im Oktober 1941 äußerte ein Polizeiarzt in Thorn den Verdacht der Knochentuberkulose und nahm diese Möglichkeit gleich zurück.[1048] Ein anderer Arzt mutmaßte im April 1942, »möglicherweise wäre eine Kohlenoxydvergiftung in Frage gekommen«,[1049] hielt dies aber im nächsten Satz für unwahrscheinlich. Bei einer polizeiärztlichen Untersuchung im April 1943 for-

1043 StAS Wü 29/3 T 1 Nr. 1758/03/02.
1044 De Mildt, Tatkomplex, Bd. 1, S. 626. Es finden sich auch in anderen Selbstzeugnissen die Daten Ende Juni oder Anfang Juli.
1045 BArch B 162/523.
1046 StAL EL 902/6 Bü 24636.
1047 StAS Wü 29/3 T 1 Nr. 1758/03/02.
1048 BAB R 19/3328.
1049 HStAS EA 2/150 Bü 1901.

mulierte ein Arzt vage, die Erkrankung sei »auf einen Unfall während eines besonderen Einsatzes in einer geheimen Reichssache«[1050] zurückzuführen. Im September 1944 attestierte Dr. Stähle, dass die Behinderung höchstwahrscheinlich auf Gewalteinwirkung beruhe. Beim Grafeneckprozess 1947 sprach Wöger dann ursächlich von einem Verkehrsunfall in Berlin im August 1940[1051] oder schlicht, ohne Datierung, von einem »Dienstunfall«.[1052] Zum 1. November 1943 wurde Wöger als dienstuntauglich aus seinem Dienst und aus der Wehrmacht entlassen, in den Ruhestand versetzt und konnte an seinem Wohnort Esslingen bleiben. An anderer Stelle gab er an, er sei vom 15. August 1943 bis Ende Februar 1944 und auch in seinem Ruhestand Gauwohnungskommissar gewesen.[1053] Von März 1944 an übernahm er die Aufsicht über Zwangsarbeiter und -arbeiterinnen bei der Firma Eberspächer. Gewalt und Misshandlung gegenüber ausländischen Arbeitern[1054] hatten hier vor allem durch den Werkschutzleiter der Firma stattgefunden und waren häufig von Wögers Vorgänger, dem Leiter der Ausländerabteilung, geduldet oder gar als »Auftrag der körperlichen Ermahnung«[1055] befohlen worden. Den Angaben in den Spruchkammerverfahren zufolge ordnete Wöger keine Züchtigungsstrafen und Prügel mehr an, führte jedoch weiterhin eigenmächtig Inhaftierungen von Zwangsarbeitern und -arbeiterinnen als Disziplinierungsmaßnahmen in dem beim Luftschutzraum gelegenen Raum durch. Auch mussten in diesem Raum Arbeiter anderer Firmen Haftstrafen verbüßen. Wöger beaufsichtigte diese Gefangenen.

Bei Kriegsende wurde Jakob Wöger sogleich verhaftet und interniert. Im Juni 1947 erging gegen ihn ein Haftbefehl wegen seiner Tätigkeit in Grafeneck. Außer ihm waren von den circa Hundert in Grafeneck tätigen Männern und Frauen lediglich acht angeklagt, von dem nicht leitenden Personal vier: die Standesbeamten Jakob Wöger und Hermann Holzschuh, der Krankenpfleger Heinrich Unverhau[1056] und die Krankenschwester Maria Appinger.[1057] Alle vier wurden aufgrund des glaubhaften Notstands der Nötigung frei gesprochen.

1050 Ebd., 20. April 1943.

1051 StAS Wü 29/3 T 1 Nr. 1758/03/02.

1052 BArch B 162/1602.

1053 HStAS EA 2/150 Bü 1901.

1054 Timm, Zwangsarbeit, S. 310–315. Eine Erfassung aller Misshandlungen und eine Ergänzung der Studie zur Zwangsarbeit wären nur durch weiteres Quellenstudium wie durch eine systematische Erfassung aller Spruchkammerakten möglich.

1055 StAL EL 902/6 Bü 1498.

1056 Unverhau, geb. am 26. Mai 1911 in Viennenburg, Kreis Goslar, war nach Auflösung Grafenecks in Hadamar beschäftigt und dort zuständig für den Kleidernachlass der Ermordeten und weiter in den Vernichtungslagern Belzec und Sobibor beschäftigt. In Sobibor war er für die Effektenkammer der Ermordeten verantwortlich. Er wurde im Grafeneckprozess und im Sobiborprozess freigesprochen. Klee, »Euthanasie«, S. 599. StAS Wü 29/3 T 1 Nr. 1754/01/01; 1758/03/10. Zum Einsatz des »T4«-Personals in den Vernichtungslagern im Osten siehe aktuell: Heberer, Von der »Aktion T4«, S. 171.

1057 Maria Appinger, geb. 3. Juli 1903 in Nürnberg. Sie war nach der Schließung in Grafeneck weiter in Sonnenstein, in der »Kinderfachabteilung« Niedermarsberg, in Hadamar und in Bernburg tätig. Klee, »Euthanasie«, S. 544. StAS Wü 29/3 T 1 Nr. 1752/01/02, Nr. 1752/01/04, Nr. 1753/04/02, Nr. 1754/01/01, Nr. 1758/03/06.

In der Gesamtschau erscheint Jakob Wöger als ein um Anerkennung und Aufstieg heischender Mensch. Er war zwar vielseitig einsetzbar, ordnete sich jedoch nicht immer seinen Vorgesetzten unter oder umging die geforderten Dienstwege. Da er sich durch seine Trinklust und das dann unbeherrschte Auftreten in seiner Beförderung gehindert sah, nahm er das Angebot, eine besondere Aufgabe erfüllen und bei der »Geheimen Reichssache« mitarbeiten zu dürfen womöglich sogar mit Stolz an. Dass der ihm wenig wohlgesonnene kritische Vorgesetzte Christian Wirth für kurze Zeit sein direkter Chef war, schien ihn wenig zu kümmern. Womöglich waren die Arbeitsbereiche doch deutlich getrennt – zudem war Wirth häufig abwesend, so bei den »Probevergasungen« in Brandenburg, so dass Wöger die Leitungsfunktion einnehmen konnte, die er offiziell im Frühjahr 1940 nach Wirths Abgang ohnehin erhielt. Als Leiter des Sonderstandesamtes kam ihm dabei eine entscheidende Funktion innerhalb des Systems der Verschleierung und Lügen zu. Sein Kollege und er gaben sich deshalb Tarnnamen.

Für die Vernichtungsanstalt nutzte Wöger seine privaten und beruflichen Kontakte und warb weitere zuverlässige und langjährige Mitarbeiterinnen für die »T4-Aktion« an – mindestens fünf Frauen und einen Mann[1058] – und stützte damit das System der Vernichtung. Wöger genoss seine Position und unterstrich mit dem Tragen der Wehrmachts-Uniform seine Autorität. Gleichwohl wurde sein Imponiergehabe in der Uniform mit falschem Rangabzeichen als Hochstapelei entlarvt. Ungeklärt bleibt, warum Wöger bereits nach acht Monaten, im Sommer 1940, Grafeneck verließ und nicht weiter in einer der Vernichtungsanstalten arbeitete. Schaut man auf andere Mitarbeiter wie den Krankenpfleger Unverhau, der trotz Erblindung weiter tätig war, und liest man die Arztberichte, die Wöger lediglich eine Schwäche des Armes diagnostizierten, so scheint es als sehr wahrscheinlich, dass Wöger die Erkrankung nutzte, um Grafeneck verlassen zu können und in keine ähnliche Einrichtung versetzt zu werden. Durch die Erkrankung konnte er seine polizeiliche Laufbahn nicht weiter verfolgen und musste von seinen Karriereplänen Abstand nehmen. Nachdem er in den vorzeitigen Ruhestand versetzt worden war, übernahm er wenige Monate darauf bei der Firma Eberspächer die Aufsicht über Zwangsarbeiter und -arbeiterinnen. In dieser Rolle durfte er nun wieder legitimiert Macht ausüben, zeichnete sich weder durch besondere Brutalität noch durch Nachlässigkeit und Milde aus. Zudem war dies eine Aufgabe, die ihm Anerkennung verschaffte, was eine seiner Bestrebungen in seiner Berufstätigkeit stets war. Demnach stellt sich Jakob Wöger nicht dar als »der vielseitig einsetzbare alte Kämpfer«,[1059] sondern als der, der sich krankheitsbedingt bereits mit 46 Jahren in den Ruhestand versetzen ließ und vor allem Macht in einer direkten interpersonellen Beziehung ausüben wollte, was durch die Schreibtischarbeit im Standesamt in Grafeneck nicht möglich war.

1058 Da sich diese Namen ausschließlich über die Prozessakten erschließen, ist es durchaus möglich, dass Wöger noch weitere anwarb. Bekannt – und oben genannt ist die Anwerbung von: Elise Freudenberg, Lina Gerst, Hermann Holzschuh, Gertrud Kurz, Freya Moser, Thea Moser.

1059 Vgl. hier: http://www.geschichtsort-hotel-silber [Zugriff 28.Oktober 2014].

5.2 Lina Gerst – Büroangestellte in Grafeneck, Hadamar und Eichberg

Lina Berta Striebel wurde am 8. Juni 1899 in Zell am Neckar geboren.[1060] Ihr Vater versorgte mit seinem Verdienst als Fabrikarbeiter die sechsköpfige Familie, über den Beruf der Mutter ist nichts bekannt. Lina besuchte in Zell die Volksschule und anschließend in Esslingen die Handelsschule, wo sie sich zur Stenotypistin ausbilden ließ.[1061] Welche Anstellung sie daraufhin annahm, ist nicht bekannt. Am 25. September 1925 heiratete sie in Zell den Stahlgraveur Emil Richard Gerst, der drei Jahre später erkrankte.

Beim Grafeneck- und Hadamarprozess im März 1947 und Oktober 1947 gab sie wiederholt an, dass sie ihre Stellung aufgegeben habe, um ihren im Ersten Weltkrieg invalidierten Mann[1062] zu pflegen, der dann 1933 verstarb. Wie das Paar diese fünf Jahre der Krankheit und Pflege finanzierte, inwieweit sich Lina Gerst verschuldete oder sie von Erspartem zehren konnte, war nicht zu ermitteln. Ob sie eventuell auch aufgrund der Konjunkturkrise ihren Arbeitsplatz verlor und die stets wiederholte Aussage vor Gericht der Selbstdarstellung diente, um so das Bild einer treu sorgenden Ehefrau zu zeichnen, konnte nicht eruiert werden.

Nach dem Tod ihres Mannes im Jahre 1933 fand sie bei verschiedenen Dienststellen der NSDAP als Schreibkraft Anstellung, zunächst bei der NSDAP-Ortsgruppe Esslingen, anschließend bei der Gauamtsleitung der NSV in Stuttgart.[1063] Im Jahr 1937 wurde Lina Gerst Mitglied der NSDAP[1064] und Anfang 1939 trat sie aus der evangelischen Kirche aus. In den verschiedentlich erfolgten Vernehmungen finden sich unterschiedliche und damit widersprüchliche Aussagen zur Datierung ihres Einsatzes, zum Zwangscharakter der Arbeit und zur Frage der erfolgten Information über ihre Tätigkeit. Angeworben wurde Lina Gerst von Jakob Wöger, den sie von den täglichen Fahrten zur Arbeit von Zell nach Stuttgart kannte.[1065] Den 1940 erfolgten Arbeitsplatzwechsel von Stuttgart nach Grafeneck schilderte sie bei ihrer polizeilichen Vernehmung am 21. und 22. September 1946 in Frankfurt als Ange-

1060 Angaben des Standesamtes Esslingen.

1061 Im Folgenden aus: De Mildt, Tatkomplex, Bd. 1, S. 196. Die Selbstinszenierung vor Gericht muss hierbei stets quellenkritisch mitberücksichtigt werden. Kritisch mit der Rolle der Justiz und den Verfahren setzen sich unter anderen auseinander: Kinzig, Fragwürdige Freisprüche. Grabitz, NS-Prozesse.

1062 StAS Wü 29/3 T 1 Nr. 1759/03/02.

1063 BArch B 162/17542.

1064 Im Mai 1933 wurde eine Aufnahmesperre in die NSDAP ausgesprochen, um somit diejenigen vom Parteiabtritt abzuhalten, die lediglich aus Karrieredenken Mitglied wurden. Dadurch ging der Neueintritt deutlich zurück. 1937 wurde die Sperre gelockert. Der Anteil von Frauen in der NSDAP wird zwischen 5 und 10 % angegeben. Vergleichbare einheitliche Statistiken existieren nicht. Siehe hierzu: Arbogast, Herrschaftsinstanzen, S. 145. Siehe hier vor allem aber die Arbeiten von Michael Kater, insbesondere: Kater, The Nazi Party. Kater, Frauen in der NS-Bewegung.

1065 HHStAW 401–32061–44.

klagte des Hadamarprozesses[1066] derart: »Im Frühjahr 1940 wurde ich nach Grafeneck verpflichtet. Eines Tages traf ich auf der Gauamtsleitung einen gewissen Jakob Wöger, wohnhaft gewesen in Oberesslingen, der meines Wissens vorher der Gestapo angehört hat und nachher der Leiter von der Anstalt Grafeneck wurde. Dieser Mann frug mich, ob ich gewillt sei, eine besser bezahlte Stellung bei der gleichen Tätigkeit einzunehmen. Ich habe das bejaht und erhielt die Aufforderung, mich am Mittwoch der nächsten Woche zur Abfahrt bereit zu halten. Um welche Tätigkeit es sich gehandelt hat, wurde mir von Wöger nicht bekannt gegeben, er gab mir auch nicht den Ort meiner neuen Tätigkeit an, sondern forderte mich auf, nach Marbach zu fahren und mich dort bei dem Bahnhofsvorsteher zu melden. Von dort würde ich dann weggeholt und an meinen neuen Bestimmungsort gebracht werden.« Die Vernehmung geht dann weiter: »Frage: Wurde Ihnen auf Ihre Forderung nicht gesagt, wohin sie abgeholt werden, denn ist es doch bei einem erwachsenen Menschen nicht üblich, dass man ihn gewissermassen eine Fahrt ›ins Blaue‹ machen lässt. Antwort: Es wurde mir erklärt, dass ich in Grafeneck arbeiten sollte, doch hatte ich keine Ahnung, was dort vor sich geht. [...] Ich wurde in Marbach abgeholt und nach der Anstalt Grafeneck begleitet, dort dem leitenden Arzt Dr. Baumhard[1067] vorgestellt. [...] Von ihm wurde mir auch ein Schreiben vorgelegt, aus dem zu entnehmen war, dass bei Brechung des Schweigeverbots schwerste Bestrafung erfolgen würde. Als ich in den ersten Arbeitstagen gesprächsweise von Mitarbeitern erfahren habe, dass ich hier in einer Anstalt für Geisteskranke beschäftigt werde, habe ich mit dem Wöger Rücksprache genommen und ihn dringendst ersucht, mich wieder von Grafeneck fortzulassen. Wöger hat dies mit der Begründung abgelehnt, dass ich hier unentbehrlich sei und [an, d. V.] ein Fortgehen gar nicht zu denken sei.

Eine Führung durch die Anstalt hat nicht stattgefunden, und so habe ich erst im Laufe meiner Tätigkeit den Zweck der Anstalt erfahren können. Erst mit allgemeinen Büroarbeiten beschäftigt, wurde ich später als Stenotypistin für Dr. Baumhard herangezogen und zur Erledigung seiner Korrespondenz.«[1068]

In ihren Antworten changiert Lina Gerst zwischen Zwang und Freiwilligkeit bei der Erklärung ihres Motivs für den Arbeitsplatzwechsel nach Grafeneck, was sich im weiteren Verlauf des Verhörs fortsetzte. Zunächst freiwillig gekommen und angezogen durch die Erwartung eines höheren Lohns, erfuhr sie Zwang und Einschüchterung und begründete im Verhör ihren mangelnden Mut zur Kündigung oder zumindest Versetzung: »da mir bereits bei meinen ersten Versuchen erklärt worden war, wenn ich nicht zur Arbeit erscheinen würde, würde ich anderen Tages mit der Polizei geholt werden.«[1069] Am Ende des Verhörs konkretisierte sie noch, wer

1066 Eine kurze Zusammenfassung des Hadamarprozesses findet sich auf der homepage der Gedenkstätte Hadamar: http://www.gedenkstaette-hadamar.de/webcom/show_article.php/_c-616/_lkm-613/i.html [Zugriff 28.Oktober 2014].

1067 Dr. Ernst Baumhard unterzeichnete in Grafeneck mit dem Tarnnamen Dr. Jäger, in Hadamar, wo er seine Arbeit fortsetzte, mit Dr. Moos. Zur Biografie siehe Klee, »Euthanasie«, S. 545 f. und: http://www.gedenkstaette-hadamar.de/webcom/show_article.php/_c-860/_lkm-643/i.html [Zugriff 28.Oktober 2014].

1068 BArch B 162/17542.

1069 Ebd.

sie vor allem einschüchterte und Zwang auf sie ausübte: »Ich hatte Angst vor Wörgers [sic!] Drohungen.«[1070] Dieser war jedoch bereits seit August 1940 nicht mehr in Grafeneck beschäftigt.

Wenige Tage nach diesen ersten Verhören wurde Lina Gerst am 25. September 1946 in Frankfurt im Frauenjugendgefängnis in Untersuchungshaft[1071] genommen. In ihren Verhör- und Gerichtsprotokollen sind unterschiedliche Angaben zum Dienstantritt in Grafeneck zu finden. Das Landgericht Frankfurt kam trotz ihrer abweichenden Angaben zu dem Schluss, Lina Gerst habe im Herbst 1940 und nicht im März, wie oben angeführt, in Grafeneck ihre Arbeit begonnen.[1072] Eine spätere Datierung und Angaben langer Krankheits- und Abwesenheitszeiten, z. B. ein Vierteljahr wegen eines »Kopfleidens (Tumor) [...] von Sommer bis Herbst 1941«[1073] oder die Auflistung ihrer Urlaube dienen dazu, die eigentliche Zeit in der Vernichtungsanstalt zu reduzieren. Das weitere Thema, das sie zur Minderung der eigenen Verstrickung in den Vernichtungsapparat anführte, war die fehlende Information und die Geringfügigkeit der eigenen Tätigkeit. Auch hier waren ihre Aussagen gespickt mit Widersprüchen.

Das Gericht stellte fest: Mit ihrer Dienstverpflichtung nach der Ankunft in Grafeneck »wurde sie über den Zweck der Anstalt und darüber unterrichtet, dass ein geheimes Gesetz bestehe, nach dem Geisteskranke getötet würden. Sie erhielt die Zusicherung, dass sie mit den Kranken nichts zu tun und reine Büroarbeiten zu erledigen habe.«[1074] Direkten Kontakt zu Kranken hatte Lina Gerst tatsächlich nicht, doch einen indirekten sehr wohl: »Ich schrieb auch teilweise Trostbriefe. Es handelte sich um Schemabriefe, in die man lediglich Namen und die Todesursache einsetzen musste, nach Angabe des Arztes. Es wurde aber jeder Trostbrief extra geschrieben, damit er nicht nach Abzug oder Schema ausgesehen hat«, räumte sie im Verlauf des Grafeneckprozesses am 24. Oktober 1947 ein.[1075] Zudem fiel ihr auf, dass die Todesursachen nicht nur fingiert, sondern wissentlich falsch eingetragen waren.[1076]

Mit der Schließung von Grafeneck im Dezember 1940 wurde Lina Gerst nach Hadamar versetzt. Dort traf sie auf den ihr von Grafeneck bekannten Dr. Baumhard. Auch in dieser Vernichtungsanstalt war sie wiederum in der Trostbriefabteilung eingesetzt. Dort blieben ihr im Gegensatz zu Grafeneck von ihrem Bürofenster aus die Transporte nicht verborgen. Sie räumte bei der Vernehmung ein: »Bei der Entladung und Verbringung nach den Vernichtungsräumen habe ich nicht mit zugesehen. Erst als wir geschlossen aufgefordert wurden, an einer ›Feier‹ anlässlich der 10.000 Verbrennung teilzunehmen, habe ich die Kellerräume betreten, in denen die Vernich-

1070 Ebd.
1071 StAS Wü 29/3 T 1 Nr. 1759/03/03.
1072 De Mildt, Tatkomplex, Bd. 1, S. 212.
1073 BArch B 162/17542.
1074 De Mildt, Tatkomplex, Bd. 1, S. 212.
1075 Grafeneckprozess zitiert nach: Klee, »Euthanasie« im Dritten Reich, S. 148. Eine Woche zuvor, am 18. Oktober 1947 hatte sie den Textilkaufmann August Otto Schlatter in Esslingen geheiratet. Bereits am 22. Juli 1946 war sie wieder in die evangelische Kirche eingetreten.
1076 BArch B 162/17542.

tungsräume untergebracht waren. Ich habe hierbei keine Leiche gesehen und die Vernichtungsstätten nicht sehen können.«[1077]

Zum Jahresbeginn 1942 erfolgte für sie eine erneute Versetzung in eine Mordanstalt, nun in die »Kinderfachabteilung« Eichberg in Eltville/Rheingau. Mehr als 500 Kinder wurden auf dem Eichberg ermordet. Die »Kinderfachabteilung« Eichberg schleuste zudem der Universitätsklinik Heidelberg Kinder zu Forschungszwecken und Menschenversuchen zu. Auch versorgte Dr. Schmidt, Oberarzt in Eichberg, den Leiter der Universitätsklinik Heidelberg Dr. Carl Schneider[1078] mit Gehirnen ermordeter Kinder.

Lina Gersts Aufgabe in Eichberg erscheint in der juristischen Erhebung, die nach ihren Angaben erstellt wurde, wenig spektakulär und gar harmlos: »Hier schrieb die Angeklagte für Dr. Schmidt nach Diktat oder Stenogramm Krankheitsbefunde, Krankengeschichten, Meldungen an Berlin über die Kinderfachabteilung und sonstige Korrespondenz mit dem ›Reichsausschuss‹ in Berlin. Diese Tätigkeit hat die Angeklagte bis Ende März 1945 ausgeübt.«[1079] Angaben zur Präzisierung ihrer Arbeit, zu Inhalten der von ihr getippten oder stenographierten Briefe und Krankenakten oder zu weiteren Vorgängen in der Anstalt oder gar zum Wissen von Tötungen machte Lina Gerst nicht. Entweder erklärte sie, sich nicht mehr erinnern zu können, oder sie berief sich wiederholt darauf, von diesem Geschehen nichts erfahren zu haben.[1080] Im Widerspruch zu ihren ansonsten vorgebrachten Erinnerungslücken stand die Beteuerung, sich genau daran entsinnen zu können, in Grafeneck ein Schweigegelübde unterzeichnet zu haben.[1081]

In beiden Prozessen, Hadamar und Grafeneck, wurden Lina Gerst und das gesamte Büropersonal freigesprochen. In der Urteilsbegründung des Landgerichts Frankfurt vom 21. März 1947 heißt es: »Diese Angeklagten sind auf Grund einer Dienstverpflichtung, deren Erfüllung durch erhebliche Freiheitsstrafen erzwungen werden konnte, nach Hadamar gekommen. Erst nach der Dienstverpflichtung und nach Dienstantritt sind sie über den Zweck der Anstalt dahin unterrichtet worden, dass hier entsprechend einem Erlass oder einem Gesetz Hitlers unheilbar Geisteskranke schmerzlos erlöst würden. Einigen von ihnen ist anschliessend der Vergasungsraum und das Krematorium gezeigt worden. Dass sie mehr als die Tatsache der Vernichtung von Geisteskranken über die ›Aktion‹ erfahren hätten, ist nicht erwiesen. [...] Nach der unwiderlegten Einlassung der Angeklagten hat sie das unter Androhung schwerster Strafen auferlegte Schweigegebot auch daran gehindert, unter-

1077 Ebd.

1078 Zu ihm siehe u. a.: KLEE, »Euthanasie«, S. 589f.; Schneider, am 19 . Dezember 1891 in Posen geboren, wurde Leiter der »T4«-Forschung und Gutachter der »T4-Aktion«. Er verübte am 11. Dezember 1946 in Untersuchungshaft in Frankfurt/M. Suizid. Umfangreich und mit unterschiedlichen Schwerpunkten zu ihm: HOHENDORF, ROTZOLL, »Kindereuthanasie« in Heidelberg; DIES., Krankenmord im Dienst des Fortschritts?; BRAND-CLAUSSEN, HOHENDORF, ROTZOLL, Carl Schneider; HOHENDORF, ROELCKE, ROTZOLL, Psychiatrische Genetik; HOHENDORF, ROELCKE, ROTZOLL, WEIBEL-SHAH, Die »Kinderfachabteilung«.

1079 DE MILDT, Tatkomplex, Bd. 1, S. 212.

1080 BArch B 162/17542.

1081 StAS Wü 29/3 T 1 Nr. 1759/03/03.

einander über ›die Aktion‹ zu sprechen. [...] Die Angeklagten des Büropersonals sind deshalb wegen dieses möglichen Mangels an Vorsatz aus Mangel an Beweisen freigesprochen worden.«[1082]

Schwierig ist nachzuvollziehen, warum Lina Gerst fünf Jahre lang als Schreibkraft in den drei Mordanstalten blieb. Mögliche Repressionen beim Weggang erklären dies nur unzureichend und scheinen zudem vornehmlich eine in der Retrospektive zentrale Schutzbehauptung zu sein. Wahrscheinlicher ist die Interpretation, die die Historikerin Ute Hoffmann im Hinblick auf das Pflegepersonal gegeben hat: »dass die Beteiligten die Tätigkeit in einer ›Euthanasie‹-Anstalt mit jeder anderen Tätigkeit gleichsetzten und nicht als Problem ansahen.«[1083] Dies macht auch begreiflich, warum Lina Gerst ihren Arbeitsplatz nicht aufgab: Es bestand schlicht kein Grund zu gehen. Die Bürotätigkeit entsprach ihren bisher erworbenen Qualifikationen, war gut bezahlt und im Vergleich zu Arbeitsplätzen in der Rüstungsindustrie weniger anstrengend. Sie hatte zudem keine entsprechende alternative berufliche Option. Dass eine Verweigerung, eine solche Tätigkeit auszuüben, zu schwerwiegenden Konsequenzen führen würde, wie sie vor Gericht andeutete, konnte empirisch nicht belegt werden.

Über Lina Gersts weiteren Lebensweg ist wenig bekannt. Die zweite Heirat fiel in die Zeit ihrer Vernehmung im Grafeneckprozess. Ihr Mann August Otto Schlatter war Textilkaufmann in Esslingen. Die Ehe wurde nach zwei Jahren am 28. November 1950 geschieden. Lina Schlatter verstarb am 11. Februar 1955 in Esslingen.

Sie war der Typus einer Mitarbeiterin, die die Tätigkeit wie jede andere normale Berufstätigkeit ausübte. Vom Schreibtisch aus konnte sie zwar in Hadamar die Opfer sehen, sie musste aber das Geschehen nicht wahrnehmen. Da sie als Witwe auf einen Verdienst angewiesen war, mit dem sie sich versorgen konnte, unternahm sie keinerlei Bemühungen, die Beschäftigung beim Staat zu beenden. Örtlich ungebunden und auf Arbeit angewiesen, nahm sie jede Versetzung – von Grafeneck nach Hadamar und anschließend nach Eichberg – an. Entgegen ihren Andeutungen im Prozess lässt sich kein Hinweis finden, dass sie die Arbeit nur fortführte, weil sie bei einer Kündigung schwerste Konsequenzen zu befürchten hatte. Weder finden sich solche Drohungen noch irgendwelche Bemühungen, einen Arbeitsplatzwechsel zu vollziehen. Vielmehr scheint es für sie außer Frage gewesen zu sein, regelmäßig dieser Tätigkeit nachzugehen.

5.3 Friedrich Mauz – »T4«-Gutachter und Militärpsychiater

Friedrich Mauz wurde am 1. Mai 1900 als Sohn des praktischen Arztes Dr. med. Immanuel Mauz und seiner Frau Ida in Esslingen geboren.[1084] Die Familie Mauz, die

1082 De Mildt, Tatkomplex, Bd. 1, S. 220.
1083 Hoffmann, Normale Leute?, S. 254.
1084 Dieses Kapitel ist eine leicht überarbeitete und ergänzte Fassung des von Hans-Walter Schmuhl und der Autorin verfassten Aufsatzes. Schmuhl, Silberzahn-Jandt, Friedrich Mauz – T4-Gutachter und Militärpsychiater. Der Vater war in erster Ehe mit Bertha Julie

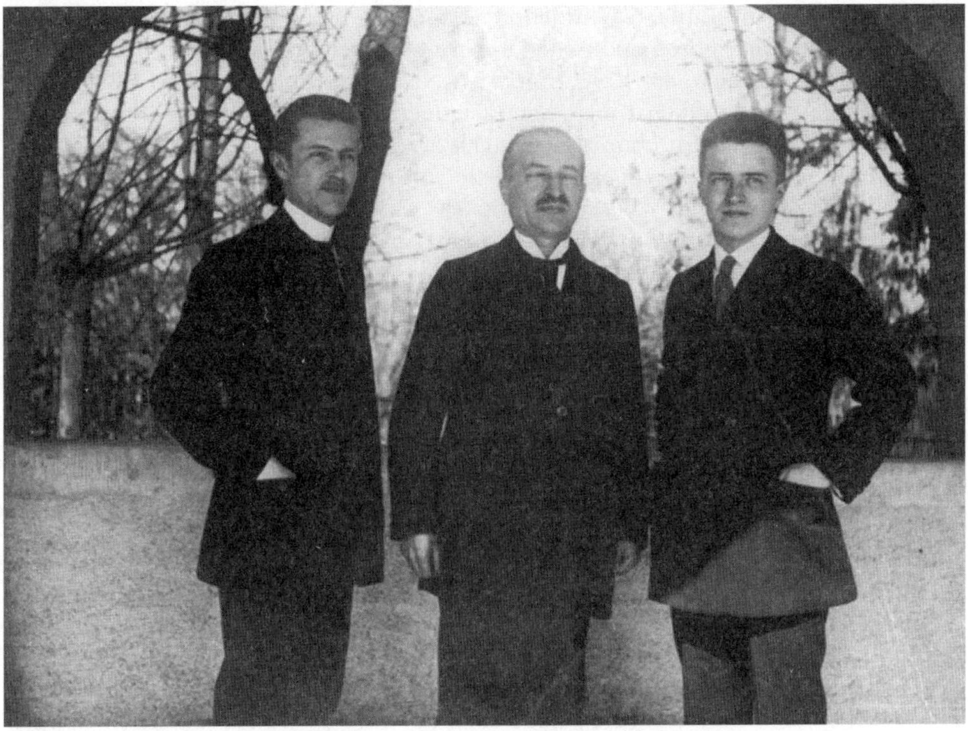

Abb. 42 Friedrich Mauz (rechts im Bild) mit seinem Vater Immanuel Mauz und seinem Bruder Eberhard. StAE Fotosammlung 3498

seit Generationen Ärzte, Apotheker, Pfarrer und Universitätstheologen hervorgebracht habe, sei – so betonte Mauz 1946 – fest im württembergischen Pietismus verwurzelt gewesen und dieses religiöse Milieu habe auch ihn geprägt.[1085] Die bürgerliche Herkunft wird zudem bei der Wahl der insgesamt sechs Taufpaten deutlich. Drei Frauen, davon zwei unverheiratete, bekleideten das Ehrenamt, im Weiteren die Regierungsbeamtenehefrau Frida Roscher aus Dresden, der Pharmaziestudent Paul Mauz aus Tübingen, der Prokurist Wilhelm Gaupp aus Leipzig und der Kaufmann Robert Haldenwang aus Mannheim. Nach ihm war Friedrich mit dem zweiten Namen Robert benannt.[1086] Mauz besuchte nach der Elementarschule ab September 1908 das Lyceum, das heutige Georgii-Gymnasium, in Esslingen, wo er im Frühjahr

Friederike Weiß verheiratet, die bereits nach zwei Jahren verstarb. Aus dieser Ehe ging ein Sohn hervor, Eberhard, der 1933 verunglückte. Mit seiner zweite Frau Ida hatte Imanuel Mauz fünf Kinder; Friedrich war das zweite Kind dieser Ehe. StAE Personenstandsregister: FR 41, 438.

1085 UAT 308/45.

1086 Ev. Kirchenregisteramt Esslingen, Taufzettel No. 251.

1918 die Reifeprüfung ablegte. Aufgrund der Zeugnislisten[1087] kann man ihn durchaus als zunächst sehr guten und in den höheren Klassen guten Schüler mit konstanten Leistungen bezeichnen. Kein Eintrag, weder einer über besondere Begabung, noch über einen Lausbubenstreich, kennzeichneten seinen Schulweg, er befand sich unauffällig im Mittelfeld. Unmittelbar nach der Abiturprüfung am 31. Mai wurde er zum Heeresdienst eingezogen und diente von Juni bis November 1918 als Artillerist.[1088]

Im Dezember 1918 nahm Friedrich Mauz, nachdem er sich zunächst bei der Philologischen Fakultät immatrikuliert hatte, das Studium der Medizin an der Universität Tübingen auf.[1089] Bereits während seiner Schulzeit war er Mitglied der Verbindung des Georgii-Gymnasiums und trug dort den Namen »Spruch«.[1090] In Tübingen trat er der nicht schlagenden studentischen Verbindung Virtembergia bei. Als Freiwilliger des Tübinger Studentenbataillons nahm er im April/Mai 1919 an der gewaltsamen Unterdrückung eines Generalstreiks in Stuttgart und an der Zerschlagung der bayerischen Räterepublik teil. Im März/April 1920 war er erneut dabei, als das Tübinger Studentenbataillon mobilisiert wurde, um die Rote Ruhrarmee niederzuschlagen.[1091] Der Prorektor der Universität München Friedrich von Müller dankte am 21. Mai 1919 im Auftrag des Senats öffentlich für diesen Einsatz. Die politische Einstellung dieser Kämpfer war nicht homogen, jedoch einte sie ihr antikommunistischer Standpunkt und der Wille, die Arbeiter- und Soldatenräterepublik abzusetzen.[1092]

Anschließend studierte Mauz in Freiburg, Tübingen, Würzburg und wieder in Tübingen. Dort wohnte er für ein Jahr auch zur Miete bei dem jüdischen Bankier Weil, was er nach 1945 in seinem Entnazifizierungsverfahren als antinationalsozialistisches Verhalten darstellte und dabei die Dauer des Mietverhältnisses falsch angab, wenn er schreibt: »Im Hause des jüdischen Bankiers Sigmund Weil, in dem ich fast meine ganze Studentenzeit gewohnt hatte, verkehrten wir auch späterhin freundschaftlich.«[1093] In den letzten beiden Semestern 1922/23 arbeitete Mauz erst als studentische Hilfskraft, dann als Hilfsassistent bei Prof. Robert Gaupp und sei-

1087 Archiv des Georgii-Gymnasiums Esslingen, Anmeldungs- und Zeugnisliste der Jahre 1908–1918. Dank an Alfred Hottenträger für den Hinweis und die Einsicht in die Dokumente. Zu seinen Mitschülern zählte von Beginn der Gymnasialzeit der Sohn des Oberbürgermeisters, Wolfgang Mülberger. In den letzten zwei Schuljahren kam Else Kienle als einziges Mädchen in seine Klasse, die sofort Klassenprima wurde und die Abiturrede hielt. Sie studierte Medizin, avancierte zur vehementen Verfechterin einer liberalen Sexualethik und setzte sich gemeinsam mit Friedrich Wolf in Stuttgart für die Abschaffung des § 218 ein. Steinecke, Ich musste zuerst Rebellin werden; Kienle, Frauen.

1088 UAT 258/12109; BAB R 601/1824; PK H 0427.

1089 UAT 258/12109, Universitätsmatrikel 5/35, S. 506.

1090 Archiv des Georgii-Gymnasiums Esslingen, Anmeldungs- und Zeugnisliste der Jahre 1908–1918, Kommersbuch.

1091 UAM, Friedrich Mauz, Lebenslauf, o. D. (nach 1933); BAB PK H 0427.

1092 BAB PK H 0427. Siehe hierzu vor allem: Schmid, Die Tübinger Studentenschaft nach dem Ersten Weltkrieg.

1093 UAT 258/12109; 308/45, hier im undatierten – um 1946 verfassten – Lebenslauf für die Bewerbung in Tübingen.

nem Oberarzt Dr. Ernst Kretschmer an der Universitätsklinik für Gemüts- und Nervenkranke in Tübingen.

Im Dezember 1923 legte Friedrich Mauz das medizinische Staatsexamen und die Promotionsprüfung ab – seine Dissertation »Über Schizophrenie mit pyknischem Körperbau«[1094] wurde mit der Note »summa cum laude« bewertet. Wenige Tage nach der Promotion, auf dem Höhepunkt der Hyperinflation, heiratete der 23-jährige Doktor der Medizin die ein Jahr jüngere Emma Thürlings. Die erste Zeit dürfte für das junge Ehepaar ökonomisch sehr schwierig gewesen sein. 1925 wurde als erstes Kind der Sohn Gerhard geboren, der sich als Gerichtsreporter des »SPIEGEL« bei den »Auschwitzprozessen« einen Namen machen sollte. Am 1. Juli 1924 erhielt Mauz wiederum eine Stelle bei Robert Gaupp an der Universitätsklinik Tübingen, zunächst als Volontär, dann als Assistenzarzt. Im Juni 1926 folgte Mauz seinem anderen Mentor Ernst Kretschmer nach Marburg, wo dieser zum Ordinarius und Direktor der Psychiatrischen- und Nervenklinik berufen worden war. In Marburg arbeitete Mauz zunächst als Assistenz-, dann als Oberarzt und habilitierte sich am 10. März 1928 mit einer Arbeit über »Die Prognostik der endogenen Psychosen«.[1095]

Die ersten Stufen der Karriereleiter hatte Friedrich Mauz, nachhaltig gefördert durch seine beiden akademischen Lehrer Gaupp und Kretschmer, denen er auch privat eng verbunden war, zügig erklommen. In den folgenden Jahren geriet seine Karriere jedoch ins Stocken, nicht weil er politisch aneckte, sondern weil sein wissenschaftliches Werk schmal war und als wenig originell galt, er zudem mit der Konstitutionsforschung und der Psychotherapie Interessenschwerpunkte gewählt hatte, die seit der Machtübernahme der Nationalsozialisten im Schatten der erbpsychiatrischen Forschung standen.

1933 war Mauz kurz als Ordinarius in Heidelberg im Gespräch, er zog aber gegen den Chefarzt der Psychiatrischen Abteilung der von Bodelschwinghschen Anstalten in Bethel, Dr. Carl Schneider, den Kürzeren. Die Heidelberger Fakultät lehnte ihn, dem Urteil führender Fachkollegen folgend, gleich von vornherein ab und fand es nicht wert, sich weiter mit ihm und seinem Werk zu beschäftigen und argumentierte: Mit seinen wissenschaftlichen Arbeiten sei er kaum »hervorgetreten«. Er versuche, anthropologische Fragen »mit solchen der Psychiatrie« zu verbinden, aber auch darin sei er »nicht ursprünglich«, sondern bewege sich im Fahrwasser Kretschmers und es sei »dabei auch nicht viel Neues herausgekommen«, auch »seine Betätigung als praktischer Psychiater heben ihn nicht aus der Reihe vieler Anderer heraus.«[1096] Dass er in Heidelberg keine Berücksichtigung fand, war ein erster Rückschlag für Friedrich Mauz. Eigenen Angaben zufolge bewarb er sich daraufhin um die leitende Stelle in der Nervenabteilung des Städtischen Krankenhauses Altona – wieder vergeblich.[1097] Dieses Muster sollte sich in den nächsten Jahren noch häufiger

1094 Mauz, Über Schizophrenie mit pyknischem Körperbau.
1095 Mauz, Prognostik der endogenen Psychosen.
1096 UAH H – III – 587–1, Schreiben des Dekans der Medizinischen Fakultät Heidelberg an das Badische Kultusministerium, 12. September 1933.
1097 UAT 308/45.

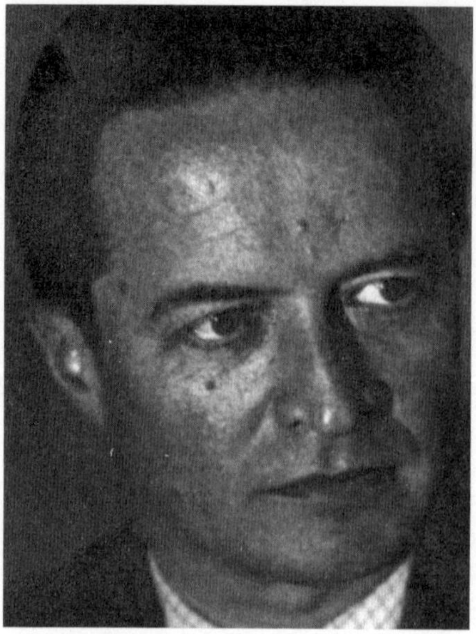

Abb. 43 Friedrich Mauz. Staatsarchiv Hamburg, 352–10 402 Foto Mauz

wiederholen. In insgesamt neun Berufungsverfahren[1098] war Mauz, der im November 1934 zum nicht beamteten außerordentlichen Professor an der Universität Marburg ernannt worden war, im Gespräch, doch scheiterte er immer wieder. Es gibt Archivalien zu erfolglosen Bewerbungen in Rostock – um die Nachfolge des altershalber ausscheidenden Max Rosenfeld im Jahr 1936,[1099] in Köln – um die Nachfolge Max de Crinis[1100] 1938/39[1101] und in Würzburg – hier 1939 um die Nachfolge Martin Reichardts.[1102] Auch Lehrstuhlvertretungen in Gießen im Sommersemester 1936 und in Kiel im Wintersemester 1937/38 mündeten nicht in eine Berufung. Wiederholt dachte Mauz, persönlich gekränkt, daran, die Universität zu verlassen und ein privates Sanatorium zu erwerben. Friedrich Mauz war ein Privatdozent in der Warteschleife mit ungewisser Zukunft, dessen Aussichten auf einen angesehenen Lehrstuhl nach so vielen vergeblichen Anläufen nicht gerade günstig waren. Es kann nicht verwundern, dass er sich in dieser prekären Situation um politische Linientreue bemühte.

Nach 1945 stilisierte er sich zu einem unpolitischen Menschen. Er habe ausschließlich für die Arbeit gelebt, »alles andere« habe für ihn »nur am Rande existiert«. Die »politische Tragweite« der braunen Revolution habe er nicht erkannt, der

1098 HHStAW Abt. 520 Me Nr. 569/46.
1099 UAR Medizinische Fakultät 426.
1100 De Crinis spielte eine maßgebliche Rolle bei der Planungsphase der »Euthanasie«-Aktion. Siehe hierzu: Klee, Personenlexikon, S. 97; Beddies, Universitätspsychiatrie im NS, Bd. 2, S. 68–70; Lifton, Ärzte im Dritten Reich, S. 141–143; Süss, Der Volkskörper, S. 356. Das Universitätsarchiv der Humboldt-Universität Berlin verwahrt den Nachlass von de Crinis.
1101 UAK, Zugang 67, 197.
1102 BayHStA, MK 72463.

Situation »hilflos und naiv« gegenübergestanden. Am Nationalsozialismus habe ihn »einfach alles« abgestoßen: »das Laute und Schreiende, die Aufmärsche und Uniformen, das ›Heil-Hitler‹ und das Horst-Wessel-Lied und vor allem der Antisemitismus.« Mauz betonte nach 1945, »dass er auch nach 1933 mit jüdischen Freunden verkehrt, mit jüdischen Kollegen zusammengearbeitet, jüdische Patienten behandelt habe. Immerhin räumte Mauz nach 1945 ein, er habe sich »zu allerlei demütigenden Zugeständnissen«[1103] bereit gefunden.

Dazu gehörte, dass er das »Bekenntnis der Professoren an den deutschen Universitäten und Hochschulen zu Adolf Hitler und dem nationalsozialistischen Staat« vom 11. November 1933 unterzeichnete. Kurz zuvor, am 1. November 1933, trat er in die SA ein[1104] und stieg im Sanitätssturm der SA zum Oberscharführer auf,[1105] auch wenn er später vorgab, nur wenige Male in der SA Dienst getan zu haben und im Mai 1939 ausgetreten zu sein.[1106] Am 1. Mai 1937 – nach Aufhebung der Aufnahmesperre in die NSDAP – wurde Friedrich Mauz Mitglied der NSDAP[1107] – später behauptete er wie so viele Akademiker, dies sei ohne sein Zutun erfolgt. Auch war er Mitglied des NS-Ärzte- und des Dozentenbundes.[1108] Mauz habe, so urteilte der Vertrauensdozent der Medizinischen Fakultät der Universität Marburg im Jahre 1936, aufgrund seiner »liberalistischen Haltung« der NSDAP früher ablehnend gegenübergestanden, entwickele aber jetzt »eine ganz auffallende Geschäftigkeit, um Versäumtes nachzuholen.«

Nach dem Zweiten Weltkrieg nahm Mauz – seine eigene Bedeutung maßlos überzeichnend – für sich in Anspruch, durch seine Monographie »Die Veranlagung zu Krampfanfällen«[1109] wesentlich dazu beigetragen zu haben, dass die Erbgesundheitsgerichte bei der Sterilisierung Epilepsiekranker »mehr und mehr zurückhaltender«[1110] geurteilt hätten. Seine eigene gutachterliche Tätigkeit verschwieg er.

Mauz diente sich durchaus spätestens ab 1935 offensiv der NS-Erbgesundheitspolitik an. Während seiner Vertretung des Gießener Lehrstuhls stellte er in mindestens drei Fällen Anzeige zur Sterilisation.[1111] Zugleich beteiligte er sich als ärztlicher Gutachter an Verfahren nach dem »Gesetz zur Verhütung erbkranken Nachwuchses«. Hierbei verfolgte er tatsächlich vor allem eine sehr differenzierte und sehr exakte medizinische Diagnostik. Nach mindestens einwöchigem Aufenthalt der Klienten in der Gießener Klinik und eingehender Beobachtung mit anschließender Diagnose formulierte er seine Gutachten sehr abwägend. Bei einem an Krampfanfällen leidenden Mann zog er sogar Kriegstagebücher heran und resümierte für diesen Mann entlastend: »Ein Anlagemoment ist sicher vorhanden; ebenso sicher ist

1103 UAT 308/45. Lebensbeschreibung um 1946.
1104 UAM, Lebenslauf, o. D. – nach 1933. Siehe als Quellenedition: NAGEL, Die Philipps-Universität Marburg.
1105 BAB R 601/1824.
1106 UAHH 352–10, Nr. 402. Spruchkammerentscheid vom 3. Oktober 1946.
1107 BAB R 601/1824.
1108 UAHH 352–10, Nr. 402. Spruchkammerentscheid vom 3. Oktober 1946.
1109 MAUZ, Die Veranlagung.
1110 UAT 308/45.
1111 HStAD G 29 U Nr. 1137; G 29 U Nr. 138.

131

Gutachter:

Dr. Pfannmüller	17.11.1939	
/Dr. Wagenknecht	17.11.1939	– 16.2.1940
Dr. Hefter	17.11.1939	
Dr. Heinze	17.11.1939	
/Dr. Kaldewey	28.2.1940	– 29.1.41
/Dr. Rodenberg	28.2.1940	– 14.11.40
/Dr. Schreck	28.2.1940	– 30.11.40
Dr. Steinmeyer	28.2.1940	
Prof. Nitsche	28.2.1940	
Dr. Mennecke	28.2.1940	
/Prof.Dr. Panse	14.5.1940	– 16.12.40
Prof.Dr. Schneider	20.4.1940	
/Prof.Dr. Pohlisch	14.5.1940	– 6.1.41
Prof.Dr. Zucker	8.5.1940	
Dr. Renno	31.5.1940	
/Prof.Dr. Reisch	30.5.1940	– 2.7.40
Dr. Hebold	8.5.1940	
Dr. Lonauer	9.5.1940	
/Dr. Schmitz	20.5.1940	– 14.11.40
? Prof. Kihn	5.6.1940	
/Dr. Munkwitz	25.7.1940	– 31.1.41
Dr. Schumacher	5.8.1940	
Dr. Begusch	2.9.1940	– 4.7.41
Dr. Sorger	2.9.4940	– 8.3.41
Dr. Schmidt	2.9.1940	– Okt. 1940
Prof. Mauz	2.9.1940	– 29.1.41
Dr. Faltlhauser	6.9.1940	
/Dr. Heene	6.9.1940	– Okt. 1940
Dr. Fehringer	6.9.1940	– 13.1.41
/Dr. Bertha	30.9.1940	– März 1941
/Dr. Jekelius	14.10.1940	– Febr. 1941
Dr. Müller	4.3.1941	
Prof. Villinger	28.3.1941	
Dr. Straub	8.7.1941	
Dr. Wischer	2.8.1941	
Dr. Schmalenbach	28.8.1941	
Dr. Ratka	10.9.1941	
Dr. Runckel	3.10.1942	
Dr. Schulz	7.5.1943	
Dr. G. Schneider	31.5.1943 (?)	

127891

Abb. 44 T4-Gutachter-Liste, darunter »Prof. Mauz«. BArch B 162/807 Bl 127891

aber auch das exogene Moment. Welches von beiden ursächlich die Führung hatte, lässt sich nicht mehr entscheiden. Da es sich um einen 45-jährigen Mann handelt, dessen 48-jährige Ehefrau bereits die Wechseljahre erreicht hat und die außereheliche Fortpflanzungsgefahr gering ist, andererseits die exogene Schädigung einwandfrei im Kriegsdienst erlitten ist, neige ich persönlich zu der Annahme, die Unfruchtbarmachung abzulehnen.«[1112] Bei einer 20-jährigen Frau konnte Mauz »angeborenen Schwachsinn« ausschließen, vielmehr sei die Ursache für ihr auffälliges Verhalten eine im Alter von sechs Jahren durchgestandene Encephalitis: »Eine Fortpflanzung ist unter eugenischem Gesichtspunkt zwar wenig wünschenswert[,] doch sind die Bedingungen für eine Sterilisation nicht gegeben«,[1113] lautete seine Stellungnahme. Bei einer dritten begutachteten Patientin führte die Untersuchung aufgrund des Urteils von Mauz einer »erbliche[n] Epilepsie im Sinne des Gesetzes zur Verhütung erbkranken Nachwuchses« zu einem Sterilisationsbeschluss.[1114]

Mauz ließ sich sogar im Oktober 1935 bei einem Erbgesundheitsverfahren eines Mannes aus Esslingen in einem Gutachten aus, das maßgeblich zur Sterilisation führte, obgleich er diesen Mann »nie selbst ärztlich behandelt« und ihn lediglich ab und an gesehen hatte. Seine Argumentation baute er vor allem auf Kenntnissen über die Familie und die Konstitutionslehre auf, wobei die Heredität »in erster Linie manisch-depressives Irresein in schwerer und leichterer Form« aufweise und er bei dem Betroffenen ein verändertes Erscheinungsbild festgestellt habe. Er »hatte früher ein volles Gesicht mit lebhaften Farben, jetzt ist es ein steiles, eingefallenes asthenisches Gesicht. Ich persönlich zweifele gerade auch auf Grund des Vergleichs zwischen früher und jetzt an der Diagnose Schizophrenie nicht.«[1115]

Von September 1935 bis Januar 1939 war Mauz, wie sein Mentor Ernst Kretschmer, als ärztlicher Beisitzer am Erbgesundheitsobergericht Kassel tätig. In dieser Eigenschaft nahm er an 18 Revisionsverhandlungen teil, in denen kein einziger Sterilisationsbeschluss aufgehoben wurde. Mitunter urteilte das Gericht unter seiner Beteiligung über drei Einsprüche an einem Vormittag.[1116] Parallel dazu wirkte er als Gutachter in Sterilisationsverfahren in der Universitätsklinik Marburg in weiteren drei Fällen mit.[1117]

Nach vielen Enttäuschungen gelang Friedrich Mauz doch noch der berufliche Durchbruch. Am 1. April 1939 wurde er zunächst mit der Vertretung des Lehrstuhls für Psychiatrie und Neurologie an der Universität Königsberg beauftragt, wo er am 1. September 1939 zum außerordentlichen, am 1. September 1941 schließlich zum ordentlichen Professor ernannt wurde.[1118]

1112 HStAD G 29 U Nr. 2150.
1113 HStAD G 29 U Nr. 1434.
1114 HStAD G 29 U Nr. 1121.
1115 StAL FL 30/6 I Bü 987.
1116 HStAM 279 Kassel.
1117 HStAM 279 Kassel Nr. 112, Nr. 855, Nr. 80.
1118 BAB R 601/1824; BAB PK H 0427, Lebenslauf v. 5. Juli 1944; UAMünster Bestand 8, Nr. 8713. Melde- und Personalbogen 11. Mai 1953

In der Zeit zwischen der Verleihung der außerplanmäßigen und der planmäßigen Professur ließ sich Mauz als »T4-Gutachter« anwerben. Dies geschah in der von der »Reichsarbeitsgemeinschaft Heil- und Pflegeanstalten« für den 15. August 1940 in der Tiergartenstraße 4 in Berlin anberaumten Sitzung zur Anwerbung von Gutachtern, in der der Göttinger Ordinarius Prof. Gottfried Ewald vehementen Protest gegen die laufende »Euthanasie«-Aktion einlegte. 1948 sagte Mauz zunächst aus, er sei in der Sitzungspause gegangen und nicht von der »T4-Zentrale« angeworben worden,[1119] in einer zweiten Vernehmung im Jahre 1960 räumte er dann aber ein, bis zum Schluss geblieben und als Gutachter verpflichtet worden zu sein. Mitgemacht habe er, um »zu retten, was zu retten« war. Er habe insgesamt nur eine Sendung mit etwa 25 Meldebögen erhalten, diese monatelang liegen gelassen und erst, nachdem er gemahnt worden sei, zurückgeschickt und sich dabei in allen Fällen gegen die »Euthanasie« ausgesprochen.[1120] In der Mitarbeiterliste der »T4-Zentrale« ist seine Person mit dem Hinweis vermerkt, dass er vom 2. September 1940 bis zum 29. Januar 1941 als Gutachter tätig gewesen sei.[1121] Indizien, dass er nur widerstrebend mitgemacht und das Verfahren verschleppt habe, finden sich in der internen Korrespondenz der »T4-Zentrale« nicht – im Gegensatz etwa zu Werner Villinger.[1122] Dieser nationalkonservative Psychiater hatte ein sehr ambivalentes Verhältnis zur NSDAP und ihrer Ideologie. Zunächst lehnte er die eugenische Sterilisation ab, beschleunigte dann aber als Chefarzt der von Bodelschwinghschen Anstalten in Bethel die Verfahren. 1941, als er bereits in Breslau die Professur an der dortigen Nervenklinik innehatte, wurde er zugleich »T4-Gutachter«, unterstützte aber nach eigenen Angaben die leisen diplomatischen Versuche Fritz Bodelschwinghs zur Beendigung der Mordaktion. Gleichzeitig war er in Menschenversuche involviert.[1123]

Dass Mauz im Oktober 1940 zu den Beratungen über ein künftiges »Gesetz über Sterbehilfe« hinzugezogen wurde, spricht im Gegenteil eher dafür, dass er das uneingeschränkte Vertrauen der »T4-Zentrale« hatte. Dort hatte man Mauz' Habilitationsschrift über die »Prognostik der endogenen Psychosen« wahrgenommen[1124] und erhoffte sich von ihm wohl Hinweise zur Differentialdiagnostik der Schizophrenien, die für die Formulierung der Selektionskriterien von Bedeutung sein könnten. Tatsächlich nahm Mauz zum § 4 des geplanten Gesetzes Stellung. Im Entwurf hieß es, dass Menschen mit »unheilbaren Geisteskrankheiten« grundsätzlich erst nach »zweijähriger Anstaltsbeobachtung« für eine Selektion zur »Euthanasie« durch einen staatlichen »Sachverständigenausschuss« in Frage kommen, dass aber nach Anhörung des »Sachverständigenausschusses« Ausnahmen von dieser Regel zulässig sein sollten. Mauz sprach sich nun dafür aus, »bei Schizophrenie grundsätz-

1119 BArch B 162/18133, Vernehmung durch Staatsanwalt Richter, 31. August 1948.

1120 BArch B 162/18133, Vernehmung durch Staatsanwalt Zinnall, 10. August 1960.

1121 BAB R 96/I, 1.

1122 Villinger, geb. 9. Oktober 1887 in Besigheim am Neckar, verstorben am 8. August 1961. Klee, »Euthanasie«, S. 599 f. Siehe sehr differenziert: Schmuhl, Zwischen vorauseilendem Gehorsam. Holtkamp, Villinger.

1123 1945 übernahm er für kurze Zeit in Tübingen eine Professur und wechselte anschließend nach Marburg a. L.

1124 Eine Abschrift von Passagen dieses Buches finden sich in BAB R 96/I, Nr. 14.

lich keine Ausnahmen« zuzulassen, zugleich aber die »Mindestfrist« bei Schizophrenen auf fünf Jahre heraufzusetzen.[1125] Dieses Votum war insofern konsequent, als Mauz' klinische Studien an über 1.000 Schizophrenen eine Fülle von Abweichungen vom Kraepelinschen Prognoseschema aufgezeigt hatten. Es fällt indessen auf, dass Mauz seine Thesen zum Einfluss der Konstitution auf den Verlauf der Schizophrenie an dieser Stelle nicht zur Sprache brachte – es hätte nahe gelegen, den Konstitutionstyp heranzuziehen, um wahrscheinliche Verlaufsmuster der Schizophrenie frühzeitig vorherzusagen. Dieser Befund lässt verschiedene Interpretationen zu: Man könnte argumentieren, dass Mauz bestrebt war, dem Gesetz eine weniger scharfe Fassung zu geben; es könnte aber auch sein, dass er sich scheute, seine nicht unumstrittenen Positionen in diesem Kreis darzulegen.

Laut Protokoll meldete sich Mauz in der ganzen Sitzung nur zweimal zu Wort. Nachdem er für die Heraufsetzung der Mindestfrist der Anstaltsbeobachtung Schizophrener votiert hatte, bezog er noch einmal Stellung zu einem Passus der geplanten Ausführungsverordnung, die wohl für den Fall, dass ein todkranker Patient um Sterbehilfe bat, eine Eilfrist von 24 Stunden für das Begutachtungs- und Entscheidungsverfahren vorsah. Mauz sprach sich gegen eine solche Frist aus, »da der Wunsch nach Euthanasie bei Patienten und Angehörigen allmählich reife.«[1126]

Im Zweiten Weltkrieg war Friedrich Mauz zunächst einer Sanitätsstaffel zugeteilt, die während des Polenfeldzugs in Preußisch Eylau stationiert war. Danach war er als Beratender Psychiater im Wehrkreis I Königsberg tätig – in dieser Funktion stieg er bis zum Oberfeldarzt der Reserve auf.[1127] Friedrich Mauz fiel auch hier nicht besonders auf. In einem Bericht vom Januar 1940 vertrat er die Ansicht, »dass in Kriegszeiten minderwertige Typen sich nicht selbst überlassen werden dürfen, auch wenn sie aus der Wehrmacht entlassen« seien. »Was die zivile Überwachung von soziologisch minderwertigen Individuen anlangt«, kommentierte der Beratende Psychiater beim Heeres-Sanitätsinspekteur, Oberstarzt Prof. Dr. Otto Wuth, mit leichter Ironie, »so weiß offenbar Prof. Dr. Mauz nicht, welche Maßnahmen von der Staatspolizei schon eingeleitet sind, dass es Sonderabteilungen des Feldheeres und des Ersatzheeres, dass es Strafgefangenenlager der Wehrmacht, der Justizbehörde und Konzentrationslager gibt.« Auch Mauz' temperamentvolles Plädoyer gegen die »sanktionierten Bordelle« stieß auf wenig Gegenliebe.[1128]

Während manche der Beratenden Psychiater zur Behandlung der psychogenen Reaktionen die neuartige Elektrokrampftherapie anwandten,[1129] lehnte Mauz dies mit der Begründung ab, diese hinterlasse kein »Engramm«,[1130] es fehle also die von den Medizinern so behauptete heilsame und somit wirkmächtige Erinnerung an die Tortur. Mauz blieb deshalb bei der Methode der suggestiven Faradisation, einer äl-

1125 BAB R 96/I, 2 »Meinungsäußerungen zum Gesetz«, o. D. (Oktober 1940), S. 11.
1126 Ebd.
1127 UAHH 352–10, Nr. 402 Spruchkammerentscheid 3. Oktober 1946.
1128 BA-MA RH 12–23, 677, Bericht des Beratenden Psychiaters beim Heeres-Sanitätsinspekteur, 9. Februar 1940.
1129 Berger, Die Beratenden Psychiater, S. 115.
1130 BA-MA RH 12–23, 679. Sammelbericht Nr. 3, März 1943

teren hochfrequenten und daher gefährlicheren Reizstromtherapie, kombiniert mit massiver, sprachlicher – folterähnlicher – Beeinflussung und machte auch die Weiterentwicklung dieses neueren Verfahrens durch Friedrich Panse – das sogenannte »Pansen« – nicht mit, obwohl dieses die Rate der Todesfälle deutlich senkte.[1131] Als der Leitende Arzt im Reservelazarett III Maraunenhof 1943 »stärkere elektrische Ströme« dazu benutzte, die »Vortäuschung von Krankheitszeichen festzustellen«, belehrte Mauz zwar die ihm unterstellten Fachärzte, dass dies unzulässig sei, er stellte ihnen aber zugleich frei, »dass man gewissermaßen zusätzlich zur Illustration für den Richter noch eine Elektro-Suggestiv-Behandlung nach Feststellung einer Vortäuschung anwenden könnte«. Dies brachte ihm eine scharfe Rüge von Oberstabsarzt Dr. Alfred Christukat, dem Stellvertreter Wuths, ein. Die Erfahrung habe gezeigt, dass man die besten Therapieerfolge erziele, wenn »alle disziplinierenden und moralisierenden Maßnahmen weggelassen« würden. Da die Behandlung mit stärkeren Strömen »mit gewissen Schmerzen verbunden« sei, dürfe sie nur zu diagnostischen und therapeutischen Zwecken eingesetzt werden; man laufe Gefahr, dass sie von juristischer Seite verboten würde, »wenn man sie gleicherweise als eine Art inquisitorischer Foltermaßnahme zur Erzwingung eines Geständnisses benutzte.«[1132]

Nach 1945 nahm Mauz für sich in Anspruch, auch im Krieg eine obstruktive Haltung gegenüber der NS-Wissenschaftspolitik eingenommen zu haben. Als Dekan der Medizinischen Fakultät habe er die Neubesetzung des Lehrstuhls für Rassenbiologie nach dem Wechsel von Prof. Lothar Löffler nach Wien im Jahre 1942 trotz politischen Drucks bis zum Kriegsende verschleppt und die Berufung des in Bethel tätigen Dr. Hellmuth Marx auf den Lehrstuhl für Innere Medizin betrieben. Auch habe er sich 1944 dafür eingesetzt, dass Ernst Kretschmer anlässlich des 400-jährigen Jubiläums der Universität Königsberg die Ehrendoktorwürde verliehen werde – eine Darstellung, die von Kretschmer bestätigt wurde. Als sich dies politisch nicht durchsetzen ließ, habe Mauz verhindert, dass zum Universitätsjubiläum überhaupt Ehrendoktortitel verliehen wurden.

Am 1. Juni 1944 sorgte Mauz für die Evakuierung seiner Frau und der beiden Töchter aus Ostpreußen – sie kamen bei der befreundeten Familie Hayessen in Mittelhof bei Gensungen[1133] unter. Die gesamte Familie wurde nach dem 20. Juli 1944 verhaftet, weil der Sohn Egbert Hayessen an der sogenannten Operation Walküre, dem Attentat auf Hitler und der Vorbereitung des Machtwechsels, beteiligt war. Egbert Hayessen wurde in Berlin-Plötzensee am 15. August 1944 erhängt. So sei auch die Familie Mauz in das Fadenkreuz des Sicherheitsdienstes geraten und Mauz versuchte, sich nach dem Krieg in die Nähe des militärischen Widerstandes zu rücken. Dem steht freilich entgegen, dass er noch im Januar 1945 vom NS-Dozentenführer der Universität Tübingen als charakterlich und politisch »einwandfrei« bewertet wurde.[1134]

1131 Berger, Die Beratenden Psychiater, S. 11.
1132 BA-MA RH 12–23, 668, Christukat an Mauz, 8. Oktober 1943.
1133 UAT 308/45, Lebensbeschreibung.
1134 UAT 315/21, Dozentenführer Tübingen an Rektor, 6. Januar 1945.

Anfang Februar 1945 verließ Mauz mit einem Lazarettschiff das von der Roten Armee eingeschlossene Königsberg. Er wurde als Beratender Psychiater zur Sanitätsabteilung Stuttgart und dann am 15. März 1945 zu einer Armee in Holland abkommandiert. Auf dem Weg besuchte er seine Familie in Mittelhof und geriet dort am Ostersamstag 1945 in amerikanische Gefangenschaft. Bis zu seiner Entlassung am 16. Februar 1946 leitete er ein Kriegsgefangenenlazarett in Südfrankreich.[1135]

Am 3. Oktober 1946 wurde Friedrich Mauz durch die Spruchkammer Melsungen in die Gruppe der Entlasteten eingeordnet. Die Spruchkammer konnte bei ihm jegliche Nähe zum Nationalsozialismus ausschließen, nicht einmal seine Parteimitgliedschaft wurde, wie in anderen solchen Verfahren üblich, als Mitläufertum gewertet.

Mauz hatte auf ein schnelles Verfahren gedrängt, um sich rasch bewerben zu können. Er behauptete von sich selbst, er habe »Nachteile infolge meiner polit. Haltung« erfahren. Die Verteidigung im Spruchkammerverfahren nahm der exzellente Redner Mauz selbst vor und präsentierte »Persilscheine« von seinen Freunden und Förderern Gaupp und Kretschmer sowie von einem Pfarrer der Bekennenden Kirche, von einem Referenten bei der Spruchkammer Esslingen, einem seiner Schüler und seinem nach Amerika ausgewanderten Bruder. Die Kammer verzichtete auf Mauz' Wunsch darauf, die Entlastungszeugen einzuladen – er hatte dies mit der weiten Anreise begründet – und schenkte allein den schriftlichen Erklärungen Glauben. Gaupp attestierte schriftlich, Mauz habe »in seiner wissenschaftlichen Arbeit sich von den Irrlehren des Nationalsozialismus (Rassentheorien, Antisemitismus, Vernichtung lebensunwerten Lebens) so wenig beeinflussen lassen wie sein damaliger (1933) Chef Ernst Kretschmer in Marburg.«[1136] Kretschmer bezeugte, dass Mauz jüdische Patienten behandelt habe, eine klar antinationalsozialistische Grundgesinnung gehabt habe und ihm, der oft angegriffen worden sei, loyal zur Seite gestanden sei. Seine Tätigkeit beim Erbgesundheitsobergericht Kassel verschwieg Mauz genauso wie die als »T4-Gutachter« oder seine Beratertätigkeit im Expertengremium zur Vorbereitung des »Euthanasiegesetzes«.

Die Spruchkammer bescheinigte Mauz, er habe »nach dem Maß seiner Kräfte aktiv durch Wort und Schrift Widerstand« geleistet, und so konnte Mauz in der Bundesrepublik Deutschland schnell weiter Karriere machen. Er hatte jetzt den Bonus eines »Ostflüchtling[s]«,[1137] es herrschte nicht gerade Überfluss an Bewerbern um frei werdende Lehrstühle, auch passten Mauz' Ausrichtung auf anthropologische Fragestellungen und seine Spezialisierung auf die Psychotherapie in der Nachkriegszeit immer besser in die akademische Neuorientierung. Von 1947 bis 1953 leitete er das Psychiatrische Krankenhaus Ochsenzoll in Hamburg-Langenhorn, 1953 wurde er Ordinarius an der Universitätsnervenklinik Münster, wo er blieb, auch als er 1958 einen Ruf an die Universität Tübingen erhielt.

Mauz wurde 1955 zum Mitglied der Deutschen Akademie der Naturforscher Leopoldina in Halle/Saale gewählt, 1956 zum Mitglied im Ärztlichen Sachverstän-

1135 UAT 308/45 Lebensbeschreibung; 315/21 Lebenslauf, o. D. (1950er Jahre).

1136 HHStAW Abt. 520 Me Nr. 569/46. Gutachterliche Äußerung vom 26. September 1946.

1137 Mamali, Psychiatrische und Nervenklinik Münster, S. 118.

digenrat für Fragen der Kriegsopferversorgung des Bundesarbeitsministeriums berufen. 1957/58 war er Präsident der Deutschen Gesellschaft für Psychiatrie und Nervenheilkunde und der Allgemeinen Ärztlichen Gesellschaft für Psychotherapie und hatte in dieser Doppelfunktion den Vorsitz des gemeinsamen Kongresses in Bad Nauheim 1958 inne.[1138] 1972 ernannte die Deutsche Gesellschaft für Psychiatrie und Nervenheilkunde Friedrich Mauz zum Ehrenmitglied. Er starb am 7. Juli 1979.

Am 24. November 2011 erkannte die DGPPN (Deutsche Gesellschaft für Psychiatrie, Psychotherapie und Nervenheilkunde) Mauz offiziell die Ehrenmitgliedschaft ab. Die Begründung lautet: »Entsprechend der Satzung der DGPPN vom 26.11.2009 bekennt die Fachgesellschaft sich uneingeschränkt zu »ihrer besonderen Verantwortung um die Würde und Rechte der psychisch Kranken [...], die ihr aus der Beteiligung ihrer Vorläuferorganisationen an den Verbrechen des Nationalsozialismus, massenhaften Krankenmorden und Zwangssterilisierungen erwachsen. Vor diesem Hintergrund ist ein Aberkennen der Ehrenmitgliedschaft für Personen, die uneingeschränkt dem nationalsozialistischen Staat und dessen menschenverachtender Vernichtungspolitik dienten, nicht nur geboten, sondern zwingend. Die Fachgesellschaft duldet keine Ehrenmitglieder in ihren Reihen, die in ihrem Denken und Handeln entschieden dem für die Formulierung der Satzung zugrunde liegenden Menschenbild widersprechen sowie die Würde des Menschen, und hier insbesondere der psychisch kranken Menschen, missachten.«[1139]

Friedrich Mauz war sicherlich keiner der ärztlichen Vordenker und Schrittmacher der NS-»Euthanasie«, er verband mit seinem Engagement keine sozialsanitäre Utopie oder den Plan zu einer grundlegenden Umgestaltung der praktischen Psychiatrie. Man gewinnt eher den Eindruck, dass hier ein Arzt und Wissenschaftler, der es nach vielen vergeblichen Versuchen auf einen Lehrstuhl geschafft hatte, sich aus Opportunismus andiente und mitmachte, um die einmal erreichte berufliche Stellung nicht zu gefährden und im System weiter und ungehindert an seiner Karriere zu arbeiten. Die von ihm erwünschte fachinterne Anerkennung und Stellung erhielt er nach Kriegsende mit seiner raschen Entnazifizierung, der fehlenden juristischen Verfolgung und dem Lehrstuhl in Münster, der von ihm geprägt wurde. Nun gereichte es ihm zum Vorteil in der, von ihm ungeliebten, zerstörten Stadt Königsberg gearbeitet zu haben, und nicht befürchten zu müssen, dass irgendwelche ihn belastenden Schriftstücke[1140] in die Bundesrepublik Deutschland gelangen konnten. Eine Auseinandersetzung mit der eigenen aktiven Beteiligung im System der Eugenik und als Gutachter der »Euthanasie«-Aktion und Mitbeteiligter an dem geplanten Gesetz zur »Euthanasie« fand nicht statt.

1138 UAT 315/21 Lebenslauf, o. D. (1950er Jahre).

1139 http://www.dgppn.de/fileadmin/user_upload/_medien/dokumente/mitgliederversammlungen/mv2011/2011-11-24-beschluss-ehrenmitgliedschaften.pdf [Zugriff 28. Oktober 2014].

1140 Trotz sehr vieler Anfragen in polnischen und russischen Archiven, waren keine Quellen zur Universität Königsberg in der Zeit des Zweiten Weltkriegs aufzufinden. Lediglich gedruckte Werke wie die Vorlesungsverzeichnisse konnten über andere Bibliotheken besorgt werden.

5.4 Zusammenfassung

Mit Jakob Wöger, Lina Gerst und Friedrich Mauz konnten drei aus Esslingen stammende, in unterschiedlicher Weise an der »Euthanasie«-Aktion Beteiligte porträtiert werden. Wie bei den Opfern ist auch bei den Mitwirkenden davon auszugehen, dass bei genauer Suche in jeder Stadt ähnlicher Größe ebenfalls zwei oder drei Akteure zu finden sind. Die drei Beteiligten aus Esslingen arbeiteten in Grafeneck, Hadamar und Eichberg oder in beratender Funktion und als Gutachter – und somit in der Entscheidung über Leben und Tod – örtlich flexibel. Durch ihre jeweilige Tätigkeit – egal ob es sich um eine anscheinend einfache unbedeutende Bürotätigkeit handelte oder eine organisatorisch komplexe oder medizinisch abwägende, den Tod bringende – funktionierte das komplexe und als »Geheimsache« geführte System des Massenmords. Die jeweiligen Motive, eine solche Arbeit aufzunehmen, sind unterschiedlich und erscheinen wie bei Mauz wohl abgewogen, um endlich einen der ersehnten Lehrstühle zu erlangen, oder kurz entschlossen wie bei Lina Gerst, die sich eine bessere Bezahlung versprach, aber ansonsten ohne große inhaltliche Überlegungen die Arbeit aufnahm. Jakob Wöger, der selbst nachweislich mindestens sechs Personen anwarb, verließ Grafeneck im August 1940 krankheitsbedingt und machte keinerlei Anstrengungen, dorthin zurückzukehren oder in einer der anderen Mordanstalten Karriere zu machen. Er, der viel Wert auf Macht und Anerkennung – speziell auch von Frauen – legte, ließ sich in den Ruhestand versetzen, um dann an seinem Wohnort in Esslingen Zwangsarbeiter und -arbeiterinnen zu beaufsichtigen und auf diese Weise den eigenen Handlungsspielraum mit Macht, Respekt, Angst und Strafe auszukosten.

Jakob Wöger und Lina Gerst wurden wegen ihrer Mitwirkung am Krankenmord inhaftiert und von den Gerichten aufgrund des von den Richtern akzeptierten Befehlsnotstandes freigesprochen. Beide erfuhren damit zunächst eine Zäsur; Wöger nahm jedoch seine Arbeit bei der Polizeidirektion Esslingen wieder auf, Lina Gerst musste sich beruflich gänzlich neu ausrichten und heiratete zunächst. Friedrich Mauz flüchtete mit seiner Familie noch rechtzeitig und hatte dann mit dem Status des Ostflüchtlings bessere Chancen bei künftigen Bewerbungen. Seine Karriere, die während des Nationalsozialismus eher zögerlich begann, erfuhr nun besonderen Auftrieb. Ermittlungen gegen ihn wegen seiner Gutachtertätigkeit führten zu keiner Verurteilung. Eine kritische Auseinandersetzung der ärztlichen Fachgesellschaft führte 2011 zu einer Aberkennung seiner Ehrenmitgliedschaft in der Deutschen Gesellschaft für Psychiatrie, Psychotherapie und Nervenheilkunde.

6 ZUSAMMENFASSUNG UND FORSCHUNGSPERSPEKTIVEN

Erstmals können mit dieser Studie für die Stadt Esslingen die Themen Zwangssterilisation und »Euthanasie« während des Nationalsozialismus in ihrer Breite präsentiert werden. Für den Komplex der Zwangssterilisation wird insbesondere die quantitative Dimension der im Städtischen Krankenhaus durchgeführten Operationen beleuchtet. Für die Morde an behinderten und als krank geltenden Erwachsenen und Kindern wird neben der quantitativen auch die qualitative lebens- und familiengeschichtliche Bedeutung manifest. Als eigener, aber dennoch eng in die kommunale Entwicklung verwobener Mikrokosmos zeigt sich die Privatheilanstalt Kennenburg, deren Schließung im Juni 1941 die Verlegung von acht Kranken in die Mordanstalten Grafeneck und Hadamar voranging. Deutlich wird für alle diese beschriebenen und analysierten rassenpolitischen Themen die Bedeutung einzelner mit Entscheidungsmacht ausgestatteter Akteure, sei es als Mitglied der Erbgesundheitsgerichte oder als Polizist, der die Ausstellung eines Passes verweigerte, oder als Klinikarzt, der um das Leben der zum Tod bestimmten Patienten und Patientinnen verhandelte.

Mit dem »Gesetz zur Verhütung erbkranken Nachwuchses« vom 14. Juli 1933 wurde die ideologische Maxime einer »Aufartung« des deutschen Volkes zementiert und das Prinzip, die »Volksgesundheit« vorrangig vor der des Individuums zu betrachten, zur Realität. Am Amtsgericht Esslingen wurde sogleich ein Erbgesundheitsgericht institutionalisiert, das über die einzelnen Anträge zu verhandeln hatte. Als ärztliche Vertreter nahmen der Amtsarzt und sein Stellvertreter sowie auch der am Städtischen Krankenhaus Esslingen angestellte Chefarzt der Inneren Abteilung Dr. Bruno Niekau diese nebenberufliche Aufgabe an. Unter diesen und den weiteren dort berufenen Ärzten bestand kein Dissens über die Sterilisationspolitik als eine die »Volksgesundheit« regulierende und für den Staat notwendige ökonomische Maßnahme. Dennoch zeigen sich unterschiedliche Positionen in der Beurteilung der Erblichkeit einzelner Erkrankungen sowie insbesondere auch in der Frage von »asozialem« Lebenswandel. Niekau fiel dabei in den Verfahren durch eine äußerst rigide Auslegung des Gesetzes zu Ungunsten der zu Sterilisierenden auf. Nach einer Umorganisation der Amtsgerichts- und Erbgesundheitsgerichtsbezirke war ab 1937 das Erbgesundheitsgericht Stuttgart für die Verfahren zuständig. Niekau engagierte sich in diesem Gremium nicht mehr, hingegen der inzwischen in Esslingen tätige Amtsarzt Förstner.

Die Teilnahme der Bevölkerung an der Sterilisationsaktion zeigt ein differenziertes Bild. Nachbarn, Wirtsleute oder Arbeitgeber stellten, nach Sichtung der für diese Studie verwendeten Quellen, keine Anzeigen zur Sterilisation. Auch Angehörige verlangten nur äußerst selten von sich aus eine Operation. Eine Sterilisation forderten hingegen diejenigen, die als Staats- oder Kommunalbedienstete in ihrer jeweiligen Funktion Verantwortung für diese Personen trugen und ihre Fürsprecher sein sollten: der Bürgermeister von Berkheim, Lehrer und Lehrerinnen oder Fürsorgerinnen. Diese Befunde weisen auf einen breiten Konsens unter den Funktionsträgern über diese Maßnahmen hin. Der Wert der »Volksgesundheit« rangierte auch im Verständnis der Esslinger Bevölkerung weit vor dem der körperlichen Unversehrtheit des Einzelnen oder gar der selbstbestimmten Sexualität und einer individuellen Lebensplanung.

Viele Betroffene äußerten bereits während der Verfahren ihren Unmut und ihr Unverständnis. Manche wiesen darauf hin, dass sie ohnehin keinen Geschlechtsverkehr ausübten, andere versuchten nachzuweisen, dass ihre Erkrankung nicht erblich sondern erworben sei. Einige wenige widersetzten sich und wurden polizeilich vorgeladen.

Zeitgenössische Statistiken über die quantitative Dimension der Sterilisationen liegen in Archiven[1141] vor, müssen aber äußerst quellenkritisch gelesen werden. Aufgrund von Nachmeldungen, Korrekturen, Veränderungen der Gesundheitsamtsbezirke und der Meldezeiträume ist zum einen die Fehlerquote recht hoch und zum anderen eine regionale Vergleichbarkeit über einen längeren Zeitraum hinweg kaum möglich.

In den wenigen Hinweisen zur Ärzteschaft in Esslingen wird ebenfalls eine grundsätzliche breite Zustimmung zur Sterilisationspolitik und dem Verfahren deutlich. Paul Krauß trat wiederholt mit Referaten über erbbiologische Fragen an die Öffentlichkeit; Reinhold Krauß meldete – wie es das Gesetz vorschrieb – von seinen Patienten und Patientinnen alle diejenigen, bei denen der Verdacht einer Erbkrankheit vorlag. Es gibt Hinweise darauf, dass er zumindest im Jahr 1934 eine sehr großzügige Auslegung des Gesetzes vornahm und eine nicht erwartete hohe Anzahl von Patienten und Patientinnen als erbkrank anzeigte.

Das Erbgesundheitsgericht betraute wiederholt Fritz Landenberger mit Gutachten bezüglich Fragen zur Erblichkeit von Augenerkrankungen. Von ihm sind kritisch reflektierende Äußerungen zum Paradigma der Leistungsfähigkeit Kranker im Allgemeinen und speziell zu Sehbehinderten überliefert.

Vor allem in den Spruchkammerverfahren, die selbstverständlich unter dem Aspekt apologetischer Aussagen kritisch betrachtet werden müssen, fällt der breite Konsens der Ärzteschaft zur Sterilisationspolitik auf. Viele Ärzte argumentieren damit, ausschließlich im Rahmen der Gesetze agiert zu haben und dass das Gesetz selber kein Unrecht darstelle. Dabei verweisen sie in wiederkehrender Regelmäßigkeit in ihren Verfahren auf andere demokratische Länder, die ebenfalls Gesetze zur Sterilisation an Behinderten beschlossen hatten und Operationen durchführten.

Im Städtischen Krankenhaus Esslingen wurden Männer und Frauen aus Esslingen, von den Fildern, einigen Schurwaldgemeinden und den neckaraufwärts gelegenen Orten sterilisiert. Dr. Julius Wagner als Chefarzt der chirurgischen Abteilung des Städtischen Krankenhauses Esslingen erhielt bereits 1934 die Genehmigung, Sterilisationen an Männern und Frauen durchführen zu dürfen. Er oder einer seiner Oberärzte nahmen – nach den im Kontext dieser Forschungen ermittelten Daten[1142] – an insgesamt 108 Frauen und 96 Männern Sterilisationen vor. Zudem fand im Städtischen Krankenhaus eine Interruptio aus eugenischer Indikation statt. Wei-

1141 HStAS E 151/54 Bü 4.

1142 Wiederholt wurde darauf hingewiesen, dass trotz sorgfältigster Auswertung Fehler aufgrund der inkonsistenten Quellenlage möglich sind – die Forschung daher stets eine ist, die als vorläufig gelten muss.

tere Schwangerschaftsabbrüche nahmen Ärzte in der Frauenklinik Stuttgart vor. Es findet sich kein Hinweis darauf, dass Ärzte oder Schwestern, darunter auch die in Esslingen beschäftigten Diakonissen, diesen Eingriffen kritisch gegenüberstanden oder gar ihre Partizipation verweigerten. Drei Viertel aller Sterilisationen im Städtischen Krankenhaus Esslingen wurden in den Vorkriegsjahren durchgeführt. Da seit dem Beginn des Krieges die medizinische Versorgung der Bevölkerung mit weniger Personal aufrecht erhalten werden musste und sich diese Situation im weiteren Kriegsverlauf noch verschärfte, wies im Januar 1942 Reichsinnenminister Wilhelm Frick die Amtsärzte an, mit Sterilisationsanzeigen und Verfahren zurückhaltender zu sein. Nun räumte die NS-Politik dem Krieg nach außen Vorrang ein vor dem Krieg nach innen gegen das eigene Volk.

Nicht als eugenisch durch NS-Gesetze legalisiert, sondern außerhalb dieser Verfahren, wurden sieben als »Zigeunermischlinge« klassifizierte Männer in den Jahren 1943 bis 1944 sterilisiert. Die Unfruchtbarmachung dieser Personen ging vom »Reichsausschuss zur wissenschaftlichen Erfassung von erb- und anlagebedingten Leiden« aus, der mit dem Gesundheitsamt Esslingen und der Kriminalpolizeidienststelle Stuttgart sowie der örtlichen Polizei eng zusammenarbeitete. Unter der realen Drohung einer Einweisung und Ermordung im Konzentrationslager Auschwitz wurden die Männer zur Sterilisation gezwungen. Wagner ließ sich nicht davon abbringen, lediglich eine Unterbindung der Samenleiter und nicht eine Resektion vorzunehmen.

Nach Kriegsende gestaltete sich für Wagner die Rückkehr in seine vorherige Position als Chefarzt wegen dieser Operationen an den Sintomännern als schwierig. Im Mittelpunkt des Interesses der Spruchkammer stand bei seinem Entnazifizierungsverfahren die Frage, wie und aus welchen Beweggründen er bei diesen Sterilisationen agierte. Die amerikanische Besatzungsmacht beobachtete das Verfahren und unterstellte der Kammer zu große Milde gegenüber Wagner. Die Bevölkerung Esslingens unterstützte in Unterschriftenaktionen den anerkannten Chirurgen. Beim Prozess erlebten die Sinti sich erneut als gedemütigte Opfer, da der Großteil der Esslinger Bevölkerung sie nun als diejenigen betrachtete, derentwegen Dr. Wagner nicht sogleich und unbehelligt in sein Amt als Chefarzt hatte eingesetzt werden können. Nach Urteil, Revision und erneutem Urteil wurde Dr. Wagner rehabilitiert, die Opfer mussten jahrelang – zum Teil erfolglos – um eine Wiedergutmachung kämpfen.

Im Gegensatz zum Städtischen Krankenhaus erscheint die Privatklinik Kennenburg als eigener Mikrokosmos an der städtischen Peripherie. Die meisten Patienten und Patientinnen kamen auf Empfehlung renommierter Nervenärzte, zuweilen von weit her, oder hatten in anderen Kliniken und Sanatorien bereits Behandlungen erfahren. Viele dieser kranken Menschen entstammten der bürgerlichen Mittelschicht, der industriellen oder agrarischen Oberschicht. Die meisten konnten eine gute Schul- oder Berufsausbildung oder ein Studium vorweisen. Vor der Machtübernahme der Nationalsozialisten war bis zu einem Sechstel des Klientels jüdischer Herkunft. Trotz eines auffallenden Rückgangs jüdischer Patienten und Patientinnen nach 1933 blieb der Anteil deutlich über dem der Gesamtbevölkerung des Reiches.

Die medizinische und pflegerische Versorgung orientierte sich an sehr hohen und stets aktuellen medizinischen und pflegerischen Standards. Wirtschaftliche Krisen schlugen sich immer in einem Rückgang der Belegungszahlen nieder, so dass die Klinik wiederholt um ihre Existenz bangen musste. Nach einer ersten Phase der wirtschaftlichen Erholung zeichnete sich während der Zeit des Nationalsozialismus erneut eine Krise für die Klinik ab, vor allem, weil in dieser Einrichtung neben kurativer Therapie auch weiterhin eine jahrelange Pflege vorgehalten wurde und diese der Grundmaxime der NS-Ideologie, den Menschen nach seinem Wert und seiner Leistung zu bemessen, nicht mehr entsprach – und spätestens mit der Vernichtungspolitik im Rahmen der »Euthanasie«-Aktion konterkariert wurde. Wie jede andere Heil- und Pflegeeinrichtung war die Klinik ebenfalls per Gesetz verpflichtet, alle diejenigen dem Erbgesundheitsgericht anzuzeigen, die unter dem Verdacht standen, an einer Erbkrankheit erkrankt zu sein. Hier fällt für das Jahr 1934 die unerwartet hohe Zahl an Meldungen auf, die darüber hinaus noch mit einem Hinweis versehen war, wie und wie schnell das Erbgesundheitsgericht entscheiden solle. In den darauf folgenden Jahren hielten sich die Ärzte der Klinik Kennenburg hinsichtlich gutachterlicher Äußerungen zu eigenen Patienten und Patientinnen eher zurück. Damit zeigten sich abermals das Dilemma, dem diese Klinik ausgesetzt war, und das widersprüchliche Agieren der Klinikleitung: Aus wirtschaftlichen Gründen meinte die Klinikleitung auch Anordnungen der NS-Machthaber, die den Vorstellungen ihrer Klientel widersprachen wie das Sterilisationsgesetz, nicht unterlaufen zu dürfen. Gleichwohl konnten Angehörige, die diese Maßnahme ablehnten, mit einer kurzfristigen Entlassung ihrer kranken Verwandten ebenfalls ökonomischen Druck auf die Klinikleitung ausüben. Damit zeigt sich die Klinikpolitik äußerst ambivalent: zustimmend und unterstützend bei der Durchführung der rassenpolitischen Maßnahmen und – vor allem im weiteren Verlauf – zugleich zurückhaltend.

Die Klinik gehörte zu den ersten Einrichtungen, die bereits im Herbst 1939 die kurz zuvor eingetroffenen Formulare zur Erfassung der Kranken ausfüllte und somit ihre über Jahre hinweg versorgten Patienten und Patientinnen in Berlin meldete. Wer diese Angaben vorgenommen hatte und warum so früh, konnte nicht geklärt werden. Mit der Erfassung begann für die dort versorgten Patienten und Patientinnen die Selektion. Dr. Paul Krauß bemühte sich intensiv um ihre Rettung vor der Ermordung, wohl wissend, dass der Preis der Rettung einiger seiner langjährig behandelten Kranken mit dem Billigen des Todes anderer verbunden war. Zeitgleich verhandelte er mit der Stadt Esslingen über den Verkauf der Klinik und des großzügigen Grundstücks, um einer Beschlagnahme durch die NSDAP oder der Wehrmacht zuvorzukommen. Außerdem bereitete er wegen der geplanten Schließung der Klinik die Übernahme der Patienten und Patientinnen in das Christophsbad in Göppingen vor. Im April 1941, nachdem sieben Männer und Frauen in Grafeneck und eine Patientin in Hadamar ermordet worden waren, wurde der Verkauf an die Stadt Esslingen besiegelt.

Die Lebensgeschichten dieser Ermordeten, insbesondere diejenige der Magdalene Maier-Leibnitz, die aufgrund eines neu aufgefundenen Fundus an Quellen besticht, sollen das Gedenken an die Opfer einleiten und ihr Leben würdigen. Die Biographien dieser Menschen glichen oft einer Odyssee, die durch verschiedene Sanatorien, Kliniken und Heilanstalten führte und von unterschiedlichsten, zuweil extrem invasiven und schmerzhaften Therapieversuchen bestimmt war. Der intensive Blick auf die Überlebenden der zuvor zur Selektion bestimmten Patienten und Patientinnen zeigt, dass sich Paul Krauß vor allem für die weniger aufwendig zu pflegenden Männer und Frauen eingesetzt hatte. Die Ermordeten waren im Vergleich zu den Geretteten häufiger bettlägrig, inkontinent und nicht kooperativ oder gar sehr ablehnend gegenüber jeglicher Fürsorge und den anderen Kranken – oder sie hatten ein anderes als Makel klassifiziertes Merkmal, wie Robert Herzfeld, der als Jude und für die »Rote Hilfe« in der Weimarer Republik tätiger Jurist nicht überleben durfte.

Bei den Gesprächen mit Vertretern der Stadt Esslingen, die der Schließung der Klinik vorausgingen, sorgte Reinhold Krauß dafür, dass die Mitarbeiter und Mitarbeiterinnen mit all ihren Pensionsansprüchen von der Stadt Esslingen übernommen wurden oder anderweitig eine vergleichbare Stelle antreten konnten. Wegen des massiven kriegsbedingten Arbeitskräftemangels profitierte die Stadt Esslingen gar von der Übernahme der Schwestern, der Pfleger und des Dienstpersonals. Mit den Übernahmeverhandlungen unterstrich die Stadt Esslingen bereits im Jahr 1940 ihre Begehrlichkeit nach dieser Immobilie und gleichzeitig ihr Desinteresse an einer fortschrittlichen Psychiatrie und den dort behandelten Menschen.

Auch wenn keine Details zur Mordaktion all denen, die das Geschehen rund um den Transport mit den grauen Bussen von der Klinik Kennenburg am 26. November 1940 beobachteten, bekannt waren, so vermuteten doch viele, dass diese Kranken in Grafeneck ermordet werden: Spätestens seit Sommer 1940 kursierten in der Stadt darüber Gerüchte und Halbwissen. Einige wenige der in Esslingen geborenen, hier aufgewachsenen oder beheimateten Männer, Frauen und Kinder, die in Anstalten verwahrt und Opfer der Mordaktion geworden waren, wurden auf den hiesigen Friedhöfen beigesetzt. Manchen wurde mit einer Traueranzeige in der Eßlinger Zeitung gedacht. Durch akribische Forschung konnte die Zahl der Opfer präzisiert werden, obgleich sie weiterhin als vorläufig zu gelten hat. Außer den acht Opfern der »T4-Aktion« der Klinik Kennenburg konnten weitere 75 aus Esslingen stammende oder hier vor der Anstaltsverwahrung beheimatete Personen identifiziert und ihre Biografien skizziert werden. Im Weiteren konnten Kenntnisse über sechs aus Esslingen stammende Kinder gewonnen werden, die in den euphemistisch »Kinderfachabteilungen« genannten Kliniken ermordet wurden. Diese Morde bereitete in Esslingen bürokratisch Amtsarzt Dr. Förstner vor, der die Eltern zu einer Einweisung in die »Kinderfachabteilungen« überredete oder den Müttern bei Widerspruch mit Arbeitseinsatz drohte. Sechs KZ-Häftlinge wurden im Rahmen der »Aktion 14f13« ermordet, zwei als krank und rassisch minderwertig kategorisierte Jüdinnen wurden nach Sobibor deportiert und umgebracht. Eine Frau kann sicher als Opfer der »regionalen Euthanasie« benannt werden. Bei dieser Art des Mordens, die durch bewusste Vernachlässigung, durch Verhungernlassen, durch Injektion von Barbituraten in einigen Einrichtungen selber vorgenommen wurde, ist die Dunkelziffer noch enorm groß – und die Identifikation der Opfer kaum mehr möglich.

Die Studie zeigt somit, dass Menschen aus Esslingen von allen unterschiedlichen Mordaktionen betroffen waren. Die Bevölkerung nahm kaum und nur selten Anteil an ihrem Tod, gehörten sie – bis auf die von zu Hause aus in die »Kinderfachabteilungen« verlegten Kinder – durch ihren oft jahrelangen Aufenthalt in verschiedenen Einrichtungen bereits nicht mehr zur städtischen Gemeinschaft im engeren Sinne. Auch die evangelischen Pfarrer der Stadt verlasen nicht die von Bischof Theophil

Wurm verfasste Brandschrift. Die Reaktionen der Angehörigen reichen von der Aufforderung, den Tod herbeizuführen, bis zu Bemühungen, den in einer Anstalt Versorgten noch rechtzeitig durch eine kurzfristige oder vorläufige Entlassung vor dem Mord zu bewahren. Dass eine Rettung gelingen konnte oder vereitelt wurde, zeigen die so unterschiedlichen Biographien des noch rechtzeitig vor der Verlegung in eine »Kinderfachabteilung« bewahrten Jörg Leis und die vergeblichen Anstrengungen von Hermann Rilling, seinen Sohn aus der »Kinderfachabteilung« Wiesloch mit nach Hause nehmen zu dürfen.

Der lokalgeschichtliche Blick auf die Akteure der Mordaktion führt zunächst dazu, Beteiligte zu identifizieren. Überdies verweist die Soziographie der bei der Mordaktion in unterschiedlicher Weise Handelnden auf die noch wenig erforschte Frage der Rekrutierung von Personal. In den »Euthanasieprozessen« gaben der Kriminal- und Standesbeamte in Grafeneck Jakob Wöger und die ebenfalls dort und anschließend in Eichberg und Hadamar tätige Büroangestellte Lina Gerst hierüber Auskünfte. Dabei zeigt sich, dass die Frage der Netzwerke vermutlich bedeutender für die Rekrutierung ist als eine bisher angenommene zentralistische Berufung von Berlin aus. Motive, diese Arbeit anzunehmen, werden mit dem in dieser Studie verfolgten biographischen Ansatz deutlich. Während Friedrich Mauz wohl deshalb als »T4-Gutachter« über Tod und Leben Einzelner entschied und außerdem bei einem anvisierten »Euthanasiegesetz« als Berater fungierte, um seine Hochschulkarriere zu befördern, suchte die Büroangestellte Lina Gerst primär einen gut bezahlten Arbeitsplatz. Die Inhalte ihrer Tätigkeit schienen ihr, die von Jakob Wöger für diese Arbeit angeworben worden war, nicht von Belang zu sein. Jakob Wöger sprach Bekannte, Kollegen und Kolleginnen darauf an, in Grafeneck bei der als »Geheimen Reichssache« benannten Dienststelle arbeiten zu können. Wögers Gründe, die Stelle in Grafeneck anzutreten, sind in einem zu erwarteten Prestigegewinn zu sehen. Er leitete dort das Standesamt, bis er im August 1940 die Dienststelle wegen Erkrankung verließ und nicht mehr für das »Euthanasieprogramm« tätig war. Vor Gericht mussten sich in den Nachkriegsprozessen lediglich Jakob Wöger und Lina Gerst verantworten. Beide wurden jedoch freigesprochen, da sie sich glaubhaft auf den Befehlsnotstand beziehen konnten. Die zu Friedrich Mauz aufgenommenen staatsanwaltlichen Ermittlungen führten zu keiner Anklage. Er konnte seine wissenschaftliche Karriere somit fortsetzen und die ihm wichtigen Themen, die während des Nationalsozialismus keine Anerkennung gefunden hatten, wie das der Psychotherapie und Kinder- und Jugendpsychiatrie, ausbauen.

Durch diese Studien konnten am Beispiel einer Stadt viele Forschungsfragen beantwortet werden, die durch Vergleiche mit anderen Kommunen oder Regionen noch besser einzuordnen und zu bewerten wären. Dies bleibt jedoch ein Desiderat, so lange nicht aus anderen Gemeinden ähnlich umfangreiche Studien vorliegen, die diese kontrastierende Beurteilung erlauben. Erst dadurch wird es möglich sein, die unterschiedlichen Dynamiken, die den lokalen und regionalen Entwicklungen immanent sind, wahrzunehmen und adäquat zu interpretieren.[1143]

1143 Timm, Zwangsarbeit, S. 380.

Ob Strukturen auf lokaler Ebene in großem Maße durch einflussreiche Persönlichkeiten geprägt waren oder sich durch Persistenz und Trägheit kennzeichnen, ist bisher ebenfalls nicht beantwortet. Hierzu müssten Ergebnisse regionaler Studien mit biografischen und institutionsgeschichtlichen Arbeiten verknüpft und analysiert werden. Beispielsweise kann nun das Agieren des Amtsarztes Förstner in Esslingen als bekannt gelten, sein Wirken in Langenburg und Bad Mergentheim ist aber noch nicht erforscht. Inwieweit die Handlungsspielräume dieses Arztes und weiterer Akteure vom jeweiligen Milieu mitbestimmt wurden, lässt sich somit bisher nicht darstellen.

Durch die Mitarbeit beider Chefärzte des Städtischen Krankenhauses Esslingen, Dr. Niekau von der Inneren Abteilung und Dr. Wagner von der Chirurgischen Abteilung, in der Ausführung rassenpolitischer Maßnahmen, wirkte die medizinische Elite Esslingens in der Judikative wie in der Exekutive im Rahmen des Erbgesundheitsgesetzes mit. Damit positionierte sich diese Institution in der gesellschaftlichen Öffentlichkeit als politisch und ideologisch konform. Um die Bedeutung des Krankenhauses als zentralen Ort der erbbiolgisch begründeten und »rassischen« Zwangssterilisationen eingehender beurteilen zu können, fehlen hingegen Vergleiche mit anderen kommunalen Krankenhäusern gleicher Größe. Da bei den Zwangssterilisationen Gesundheitsamt, niedergelassene Ärzte und im Krankenhaus angestellte Ärzte mit Parteidienststellen, Polizei und Gericht eng kooperierten, sollte die künftige Forschung die Frage nach Synergien und Reibungen durch die Zusammenarbeit der von unterschiedlichen Interessen geleiteten Personen und Institutionen untersuchen. Inwieweit persönliche und politische Netzwerke Entscheidungen und Handeln beeinflussten, kann bisher nur angedeutet werden, zeigt sich jedoch sowohl bei Formen des Zwangs und Drucks auf Angehörige bei den Sterilisationsmaßnahmen und der »Kindereuthanasie« als auch bei den wenigen erfolgreichen Rettungen vor den »Euthanasie«-Morden. Netzwerke genauer zu analysieren, könnte verschiedene noch offene historische Fragen beantworten. So sind vermutlich private und berufliche Beziehungen bedeutender für die Anwerbung von Mitarbeitern und Mitarbeiterinnen für die Mordanstalten als bisher angenommen und eine Auswahl von den höchsten Mitarbeitern der Reichskanzlei des Führers in Berlin – auch wenn diese formal für die Rekrutierung zuständig waren – weitaus seltener. Eine Analyse der geschäftlichen, persönlichen und ideologischen Verbindungen zeigt außerdem, dass Beziehungen über die Zeit des Nationalsozialismus hinaus selektiv genutzt werden konnten, um in den Entnazifizierungsverfahren Entlastungszeugnisse zu erhalten.

Eine weiter reichende Forschung zur Nachkriegsgeschichte muss schließlich auch den Komplex der Wiedergutmachung[1144] beachten. Kinder einer im Rahmen der »Aktion 14f13« ermordeten Frau aus Esslingen bemühten sich um Wiedergutmachung und finanzielle Entschädigung, erhielten jedoch keinerlei Zahlung, da sie den Grund der erstmaligen Inhaftierung ihrer Mutter nicht in Erfahrung bringen konnten.[1145] Mindestens fünf in Esslingen sterilisierte Männer und Frauen strebten

1144 Siehe hier die Arbeit von Margret Hamm. HAMM, Lebensunwert.

1145 StAL EL 350 I Bü 994.

ein Wiedergutmachungsverfahren[1146] an, vermutlich waren es deutlich mehr. Ob und wann sie eine Entschädigung erhielten, erschließt sich nicht. Dem Antrag zur Entschädigung folgte zunächst die Frage, ob die Sterilisation tatsächlich durchgeführt und das Verfahren rechtmäßig vollzogen worden sei. Dies führte zu der paradoxen Situation, dass das Erbgesundheitsgesetz abermals Grundlage dieser Verfahren wurde. Für die Männer und Frauen aus Esslingen sind bisher lediglich die Anträge und in Einzelfällen die Bescheide, nicht jedoch die Verfahrensakten in Archiven zugänglich. Es ist davon auszugehen, dass sie wie die meisten anderen mit ihren Anträgen scheiterten, denn diese Personengruppe hätte einen extrem langen Atem benötigt. Die Zwangssterilisierten galten nicht als rassisch Verfolgte, weswegen sie nicht unter die Regelung des Bundesentschädigungsrechts fielen. Auch die Ergänzung dazu im Jahre 1956 führte zu keiner Änderung.[1147] Besonders perfide ist die Vorstellung, dass manche der Ärzte, die bei den Erbgesundheitsverfahren die Entscheidung gefällt hatten, die Zwangssterilisierten nun im Rahmen dieser Wiedergutmachungsverfahren erneut begutachteten.[1148] Auch Friedrich Mauz war in Entschädigungsverfahren tätig – genaueres ist jedoch bisher nicht erforscht. Bei Beratungen zum Bundesentschädigungsgesetz im Jahre 1965 wurde als Experte im Wiedergutmachungsausschuss ein hochrangiger Vertreter der nationalsozialistischen Eugenik, Werner Villinger, gehört.[1149] Das Bundesfinanzministerium erklärte bei den Beratungen zu diesem Gesetz, dass eine Entschädigung von »Geisteskranken, Schwachsinnigen und schweren Alkoholikern«[1150] nicht gewünscht sei – und meinte mit dieser Formulierung die von Zwangssterilisation Betroffenen. Die Opfer erlebten sich somit erneut als stigmatisiert.

Zusammenfassend zeigt sich, dass eine feingliedrige, ethnographische Methode mit den hier verfolgten biografischen Zugängen fruchtbar ist, rassenpolitische Maßnahmen wie Zwangssterilisation und »Euthanasie« in einer Kommune darzustellen und einige strukturelle Elemente zu analysieren. Dabei wird auf der lokalen Ebene der Bereich deutlich, in dem Politik ausgestaltet wurde, sich eigene Dynamiken entwickeln konnten, die letztlich dazu beitrugen, dass die nationalsozialistische Rassenpolitik umgesetzt und Morde durchgeführt werden konnten. Auffallend sind hier das Nicht-Beachten der Sterilisationen und Morde durch diejenigen, die nicht direkt davon betroffen waren und das jahrzehntelange Schweigen der Angehörigen. Die Würdigung der Ermordeten durch das Nennen ihrer Namen und ihrer Lebensgeschichte ist daher nicht allein eine wissenschaftliche Aufgabe, sondern Teil einer bewussten zukunftsweisenden kommunalen Erinnerungskultur.

1146 Siehe hierzu den umfangreichen Bestand StAL EL 902/15. Aus Datenschutzgründen können die Büschelnummern nicht genannt werden.

1147 Die Ablehnungsquote lag, so zeigte Henning Tümmers für den Regierungsbezirk Aachen, bei 99 %. Tümmers, Spätes Unrechtsbewusstsein, S. 513.

1148 Ausführlich jetzt bei: Tümmers, Anerkennungskämpfe.

1149 Westermann, Verschwiegenes Leid, S. 85.

1150 Protokoll der 27. Sitzung des Wiedergutmachungsausschusses vom 21. Januar 1965, zitiert nach: Tümmers, Spätes Unrechtsbewusstsein, S. 513.

ABKÜRZUNGEN

ADH	Archiv Diakonie Schwäbisch Hall
ADS	Archiv Diakonie Stetten
AOK	Allgemeine Ortskrankenkasse
BA	Bundesarchiv
BAB	Bundesarchiv Berlin
BA-M	Bundesarchiv Militärarchiv
BArch	Bundesarchiv Berlin Außenstelle Ludwigsburg
BayHstA	Bayerisches Hauptstaatsarchiv München
Bd.	Band
BDM	Bund Deutscher Mädel
Bü	Büschel
DFG	Deutsche Forschungsgemeinschaft
dies.	dieselbe
Diss.	Dissertation
d. V.	die Verfasserin
Ebd.	Ebenda
ESt	Esslingen Standesamt
EZ	Eßlinger Zeitung
f.	folgende
FR	Familienregister
Frl.	Fräulein
geb.	geboren
Gekrat	Gemeinnützige Krankentransport GmbH
gest.	gestorben
GLAK	Generallandesarchiv Karlsruhe
GRP	Gemeinderatsprotokoll
Hg.	Herausgeber
HHStAW	Hessisches Staatsarchiv Wiesbaden
HJ	Hitlerjugend
HStAD	Hessisches Staatsarchiv Darmstadt
HStAM	Hessisches Staatsarchiv Marburg
HStAS	Hauptstaatsarchiv Stuttgart
IST	Internationaler Suchdienst Arolsen
KAE	Kreisarchiv Esslingen
KPD	Kommunistische Partei Deutschlands
KZ	Konzentrationslager
NL	Nachlass
ns, NS	nationalsozialistisch, Nationalsozialismus
NSKK	nationalsozialistische Kraftfahrerkorps
NSV	nationalsozialistische Volkswohlfahrt
Pf.	Pfennig
RM	Reichsmark

SPD	Sozialdemokratische Partei Deutschlands
SS	Schutzstaffel
StadtAS	Stadtarchiv Stuttgart
StAE	Stadtarchiv Esslingen
StAF	Stadtarchiv Freiburg
StAFi	Stadtarchiv Filderstadt
StAL	Staatsarchiv Ludwigsburg
StAS	Staatsarchiv Sigmaringen
u. a.	und andere
UAH	Universitätsarchiv Heidelberg
UAHH	Universitätsarchiv Hamburg
UAK	Universitätsarchiv Köln
UAM	Universitätsarchiv Marburg
UAMünster	Universitätsarchiv Münster
UAR	Universitätsarchiv Rostock
UAT	Universitätsarchiv Tübingen
USPD	Unabhängige Sozialdemokratische Partei Deutschlands
v.	von
vgl.	vergleiche
Württ.	Württemberg

QUELLEN

1 Archive

Archiv Internationaler Suchdienst des Roten Kreuzes Bad Arolsen
Gefangenenbuch des Landgerichtsgefängnisses Hof

Bundesarchiv Berlin
R 179 (»Euthanasie«-Patientenakten)
R 19 (Hauptamt Ordnungspolizei)
R 601 (Büro des Reichspräsidenten/Präsidialkanzlei)
R 96/ I (Reichsarbeitsgemeinschaft für Heil- und Pflegeanstalten)
R 3001 (Reichsjustizministerium)
SS Führerpersonalakte
Personalkartei PK H

Universitätsarchiv Humboldt-Universität Berlin
Nachlass de Crinis

Stadtarchiv Bretten
Familienregister

Hessisches Staatsarchiv Darmstadt
Bestand G U 29 (Erbgesundheitsgerichte)

Stadtarchiv Esslingen am Neckar
Bauakten
Inventuren und Teilungen
Friedhofsregister Oberesslingen
Friedhofsverwaltung
Gemeinderatsprotokolle
Georgii-Gymnasium
Hauptregistratur
Krankenhausverwaltung
Liegenschaftsamt
Nachlass Landenberger
Nachlass Magdalene Maier-Leibnitz
Ordnungsamt
Personenkartei
Personenstandsregister
Heilanstalt Kennenburg
Wohlfahrtsamt

Kreisarchiv Esslingen
Bestand F 1 (Landratsamt Esslingen, Hauptregistratur)

Archiv des Georgii-Gymnasiums Esslingen a. N.
Anmeldungs- und Zeugnisliste der Jahre 1908–1918
Kommersbuch

Evangelisches Kirchenregisteramt Esslingen
Totenbuch Oberesslingen

Pfarrarchiv Evangelische Kirchengemeinde Esslingen-Zell
Beerdigungsbuch
Familienregister

Pfarrarchiv St. Paul Esslingen am Neckar
Sterberegister
Verzeichnis der Beerdigungen

Stadtarchiv Filderstadt
Bernhausen Akten
Melderegister Bernhausen
Melderegister Sielmingen

Bundesarchiv Militärarchiv Freiburg
RH Reichsheer 12–23 (Heeressanitätsinspektion)

Stadtarchiv Freiburg im Breisgau
Einwohnermeldekartei

Archiv Christophsbad Göppingen
Patientenakten
Patientenaufnahmebücher
Kopie der Liste der zum Abtransport vorgesehenen Patienten und Patientinnen der Klinik Kennenburg

Stadtarchiv Göppingen
Familienregister

Gedenkstätte Grafeneck
Transportkalendarium
Datenbank

Gedenkstätte Hadamar
Gedenkbuch
Patientenakten

Universitätsarchiv Hamburg
Personalakten 352

Universitätsarchiv Heidelberg
H-III-587 (Medizinische Fakultät)

Kurheim Hohenpeißenberg
Krankenakte

Generallandesarchiv Karlsruhe
463 Zug 1983–20 (Heil-und Pflegeanstalten, Psychiatrisches Landeskrankenhaus Wiesloch, Patientenakten)

Stadtarchiv Kaiserslautern
Melderegisterauszug

Universitätsarchiv Köln
Zugang 67 (Dekanat der medizinischen Fakultät)
Melderegisterauszug

Bundesarchiv Außenstelle Ludwigsburg
B 162/17542 (Zentrale Stelle der Landesjustizverwaltungen zur Aufklärung nationalsozialistischer Verbrechen)

Staatsarchiv Ludwigsburg
E 162 I (Medizinalkollegium)
E 356 d V (Strafanstalt Ludwigsburg mit Zweiganstalt Hohenasperg, Gefangenenpersonalakten)
EL 20/5 I (Regierungspräsidium Stuttgart, Gesundheits-, Sozial- und Flüchtlingswesen)
EL 30/6 I (Staatliches Gesundheitsamt Esslingen, Erbgesundheitsakten)
EL 30/6 II (Staatliches Gesundheitsamt Esslingen, Verwaltungsakten)
EL 350/I (Landesamt für die Wiedergutmachung Baden-Württemberg, Einzelfallakten)
EL 902/15 (Spruchkammer 30, Ludwigsburg)
EL 902/20 (Spruchkammer 37, Stuttgart)
EL 902/24 (Spruchkammer 49, Waiblingen)
EL 902/6 (Spruchkammer 11, Esslingen)
EL 902/8 (Spruchkammer 16, Göppingen)
F 164 II (Oberamt Esslingen)
F 234 I (Staatliche Heilanstalt Weinsberg, Verwaltungsakten)
F 234 II (Staatliche Heilanstalt Weinsberg, Patientenakten Männer)
F 234 III (Staatliche Heilanstalt Weinsberg, Patientenakten Frauen)
F 235 II (Staatliche Heilanstalt Winnental, Patientenakten)
F 235 III (Staatliche Heilanstalt Winnental, Patientenblätter)
F1/234 (Staatliche Heilanstalt Weinsberg, Rechnungen)
FL 410/4 II (Staatliches Hochbauamt Ludwigsburg, Bauakten)
PL 423 I (Privatheilanstalt Esslingen-Kennenburg, Patientenakten)
PL 423 II (Privatheilanstalt Esslingen-Kennenburg, Verwaltungsakten)

Staatsarchiv Marburg a. L.
279 (Amtsgericht Kassel Erbgesundheitsverfahren)

Universitätsarchiv Marburg a. L.
Lebenslauf Friedrich Mauz

Gedenkstätte Mauthausen
Häftlingszugangsbuch

Bayerisches Hauptstaatsarchiv München
MK 72463 (Bayerisches Staatsministerium für Unterricht, Kultus, Wissenschaft und Kunst)

Universitätsarchiv Münster
Bestand 8 (Rektorat)
Bestand 52 (Medizinische Fakultät)
Bestand 207 (Pressestelle)

Privatklinik Obersendling
Krankenakten

Universitätsarchiv Rostock
Medizinische Fakultät

Stadtarchiv Saalfeld
Geburtenbuch

Kirchbüro Kirchengemeinde Saalfeld
Beerdigungsbuch

Archiv Diakonissenanstalt Schwäbisch Hall
Krankenakten

Archiv der Zeugen Jehovas Selter
Mitgliederliste

Staatsarchiv Sigmaringen
Wü 29/3 T 1 (Staatsanwaltschaft Tübingen, Strafakten)

Gedenkstätte Sonnenstein-Pirna
Häftlingsregister

Archiv Diakonie Stetten
Krankenakten

Hauptstaatsarchiv Stuttgart
E 151/21 (Württ. Innenministerium, Personalakten)
E 151/53 (Württ. Innenministerium, Abt. X Gesundheitswesen)
E 151/54 (Württ. Innenministerium, Abt. X Gesundheitswesen)
EA 2/150 (Württ. Innenministerium, Personalakten)
EA 4/150 (Württ. Justizministerium, Personalakten)
EA 99/001 (Dokumentationsstelle zur Erforschung der Schicksale jüdischer Bürger Baden-Württembergs während der nationalsozialistischen Verfolgungszeit 1933–1945)

Stadtarchiv Stuttgart
Bestand Gesundheitsamt Totenscheine

Universitätsarchiv Stuttgart
Personalakte Maier-Leibnitz, Hermann 57/372

Universitätsarchiv Tübingen
258 (Akademisches Rektoramt Studentenakte II)
308 (Nervenklinik Verwaltungs-Personalakten)
315 (Zentrale Verwaltung Lehrstuhlakte II 1934–1986)
443 (Binswanger Archiv)
Bestand Universitätsnervenklinik Krankenakten
Universitätsmatrikel

Hauptstaatsarchiv Wiesbaden
Abt 430/1 (Heil- und Pflegeanstalt Eichberg)
401–32061–44 (Staatsanwaltschaft Frankfurt/M.)
Abt 520 (Spruchkammer Melsungen)

Sanatorium Wiesneck
Krankenakten

2 Kommunalverwaltungen

Stadtverwaltung Donaueschingen Standesamt
Familienregister

Stadtverwaltung Esslingen am Neckar, Standesamt
Familienregister Esslingen
Familienregister Oberesslingen

Stadtverwaltung Freudenstadt, Standesamt
Familienregister

Stadtverwaltung Stuttgart, Standesamt
Familienregister

Bürgermeisteramt Urbach
Familienregister

Stadtverwaltung Zürich
Einwohnermeldeamt

LITERATUR UND GEDRUCKTE QUELLEN

90 JAHRE BEHINDERTENARBEIT IM EVANGELISCHEN DIAKONIEWERK SCHWÄBISCH HALL (Sonderbeilage zu den Blättern aus dem Evangelischen Diakoniewerk Schwäbisch Hall e.V. Nr. 1/1991)

ABMAYR, Hermann G. (Hg.), Stuttgarter NS-Täter. Vom Mitläufer bis zum Massenmörder. Stuttgart 2009

ABSE, Leo, Wotan, my enemy: can Britain live with the Germans in the European Union? London 1994

Adress- und Geschäftshandbuch der Oberamtsstadt Esslingen am Neckar. Esslingen 1911

Adress- und Geschäftshandbuch der Oberamtsstadt Esslingen am Neckar. Esslingen 1912

Adress- und Geschäftshandbuch der Oberamtsstadt Esslingen am Neckar. Esslingen 1925

ADRESSBUCH DER SANATORIEN UND HEILANSTALTEN UND KLINIKEN. Die deutschen Privatkrankenanstalten. Berlin 1938

ALBERTI, Michael, Die Verfolgung und Vernichtung der Juden im Reichsgau Wartheland 1939 1945 (Quellen und Studien des Deutschen Historischen Instituts Warschau Bd. 17). Wiesbaden 2006

ALY, Götz (Hg.), Aktion T4 1939–1945. Die »Euthanasie«-Zentrale in der Tiergartenstraße 4. 2. Aufl. Berlin 1989

ALY, Götz, Anstaltsmord und Katastrophenmedizin 1943–1945. Die »Aktion Brandt«. In: DÖRNER, Fortschritte. Rehburg-Loccum 1984, S. 33–55

ALY, Götz (Hg.), Aussonderung und Tod. Die klinische Hinrichtung der Unbrauchbaren (Beiträge zur nationalsozialistischen Gesundheits- und Sozialpolitik Bd. 1). Berlin 1985

ALY, Götz, Die Belasteten. Euthanasie 1939–1945. Eine Gesellschaftsgeschichte. Frankfurt/M. 2013

ALY, Götz, Medizin gegen Unbrauchbare. In: DERS., Aussonderung und Tod, S. 9–74

ALY, Götz, ROTH, Karl Heinz, Die restlose Erfassung. Volkszählen, Identifizieren, Aussondern im Nationalsozialismus. Überarb. Neuausgabe. 2. Aufl. Frankfurt/M. 2005

ARBEITSKREIS ZUR ERFORSCHUNG DER NATIONALSOZIALISTISCHEN »EUTHANASIE« UND ZWANGSSTERILISATION (Hg.), Dokumentation der Herbsttagung 19.–21. November 1999 in Gießen. Kassel 2000

ARBEITSKREIS ZUR ERFORSCHUNG DER NATIONALSOZIALISTISCHEN »EUTHANASIE« UND ZWANGSSTERILISATION (Hg.), Der sächsische Sonderweg bei der NS-»Euthanasie«. Fachtagung vom 15.–17. Mai 2001 in Pirna-Sonnenstein (Berichte des Arbeitskreises Bd. 1). Ulm 2001

ARBEITSKREIS ZUR ERFORSCHUNG DER NATIONALSOZIALISTISCHEN »EUTHANASIE« UND ZWANGSSTERILISATION (Hg.), Psychiatrie im Dritten Reich – Schwerpunkt Hessen (Berichte des Arbeitskreises Bd. 2). Ulm 2002

ARBEITSKREIS ZUR ERFORSCHUNG DER NATIONALSOZIALISTISCHEN »EUTHANASIE« UND ZWANGSSTERILISATION (Hg.), Den Opfern ihre Namen geben. NS-»Euthanasie«-Verbrechen, historisch-politische Verantwortung und Erinnerungskultur. Fachtagung vom 13. bis 15. Mai in Kloster Irsee (Berichte des Arbeitskreises Bd. 7). Münster, Ulm 2011.

ARBOGAST, Christine, Herrschaftsinstanzen der württembergischen NSDAP. Funktion, Sozialprofil und Lebenswege einer regionalen NS-Elite 1920–1960 (Nationalsozialismus und Nachkriegszeit in Südwestdeutschland Bd. 7). München 1998

ARNDT, Ino, BOBERACH, Heinz, Deutsches Reich. In: BENZ, S. 23–66

ARNOLD, Birgit, »Deutscher Student, es ist nicht nötig, daß Du lebst, wohl aber, daß Du Deine Pflicht gegenüber Deinem Volk erfüllst.« Gustav Adolf Scheel, Reichsstudentenführer und Gauleiter von Salzburg. In: KISSENER, SCHOLTYSECK, Die Führer der Provinz, S. 567–594

ASSMANN, Aleida, Gedächtnis, Erinnerung. In: BERGMANN, u.a., Handbuch der Geschichtsdidaktik, S. 33–37

ASTFALK, Jürgen, »Das vergess' ich nie mehr, solange ich lebe …« Dokumentation über Sterilisation und Euthanasie in der Gustav-Werner-Stiftung zum Bruderhaus Reutlingen 1934–1945. Reutlingen 1990

AUMÜLLER, Gerhard u. a. (Hg.), Kontinuität und Neuanfang in der Hochschulmedizin nach 1945. Symposium zur Hochschulmedizin am 5. und 6. Juli 1996 in der Philipps-Universität Marburg. Marburg 1997

AYASS, Wolfgang, »Asozialer Nachwuchs ist für die Volksgemeinschaft vollkommen unerwünscht«. Die Zwangssterilisationen von sozialen Außenseitern. Kassel 2007

BECKER, Norbert, QUARTHAL, Franz (Hg.), Die Universität Stuttgart nach 1945. Geschichte – Entwicklungen – Persönlichkeiten. Ostfildern 2004

BEDDIES, Thomas, Universitätspsychiatrie im NS. Die Nervenklinik der Berliner Charité unter Karl Bonhoeffer und Maximinian de Crinis. In: VOM BRUCH, Die Berliner Universität, S. 55–72

BEDDIES, Thomas, DÖRRIES, Andrea (Hg.), Die Patienten der Wittenauer Heilstätten in Berlin 1919–1960 (Abhandlungen zur Geschichte der Medizin und der Naturwissenschaften Bd. 91). Husum 1999

BEDDIES, Thomas, HÜBENER, Kristina (Hg.), Kinder in der NS-Psychiatrie (Schriften zur Medizin-Geschichte des Landes Brandenburg Bd. 10). Berlin 2004

BENZ, Wolfgang (Hg.), Dimensionen des Völkermords. Die Zahl der jüdischen Opfer des Nationalsozialismus (Quellen und Darstellungen zur Zeitgeschichte Bd. 33). München 1991

BENZ, Wolfgang, DISTEL, Barbara, Der Ort des Terrors. Geschichte der nationalsozialistischen Konzentrationslager Bd. 2: Frühe Lager. Dachau, Emslandlager. München 2005

BENZENHÖFER, Udo, Bemerkungen zur Planung der NS-Euthanasie. In: ARBEITSKREIS ZUR ERFORSCHUNG DER NATIONALSOZIALISTISCHEN »EUTHANASIE« UND ZWANGSSTERILISATION, Der sächsische Sonderweg, S. 21–53

BENZENHÖFER, Udo, Der Fall Leipzig (alias Fall »Kind Knauer«) und die Planung der NS-»Kindereuthanasie«. Münster 2008

BENZENHÖFER, Udo, Der gute Tod? Geschichte der Euthanasie und Sterbehilfe. Göttingen 2009

BENZENHÖFER, Udo, »Kinderfachabteilungen« und »NS-Kindereuthanasie« (Studien zur Geschichte der Medizin im Nationalsozialismus Bd. 1). Wetzlar 2000

BENZENHÖFER, Udo, Überblick über die »Kinderfachabteilungen« im Rahmen des »Reichsausschussverfahrens«. In: KAELBER, REITER, Kindermord und »Kinderfachabteilungen« im Nationalsozialismus, S. 67–75

BENZENHÖFER, Udo, OELSCHLÄGER, Thomas, Methodische Bemerkungen zur empirisch-statistischen Erforschung der »NS-Kinder- und Jugendlicheneuthanasie«. In: ARBEITSKREIS ZUR ERFORSCHUNG DER NATIONALSOZIALISTISCHEN »EUTHANASIE« UND ZWANGSSTERILISATION, Psychiatrie, S. 7–24

BERGER, Georg, Die Beratenden Psychiater des deutschen Heeres 1939 bis 1945. Frankfurt/M. 1998

BERGMANN, Klaus u. a., Handbuch der Geschichtsdidaktik, 5. Aufl. Seelze-Velber 1997

Berliner Adreßbuch 1923. Berlin 1923

Berliner Adreßbuch 1927. Berlin 1927

BINDING, Karl, HOCHE, Alfred, Die Freigabe der Vernichtung lebensunwerten Lebens. Ihr Maß und ihre Form. Leipzig 1920

BING-VON HÄFEN, Inga, Die Verantwortung ist schwer. Euthanasiemorde an Pfleglingen der Zieglerschen Anstalten. Ostfildern 2013

BIRK, Hella, Das »Gesetz zur Verhütung erbkranken Nachwuchses«. Eine Untersuchung zum Erbgesundheitswesen im bayerischen Schwaben in der Zeit des Nationalsozialismus. Augsburg 2005

BITZER, Claudia, »Sie war eine von uns«. Esslingen: Georgii-Gymnasium erinnert an ehemalige psychisch kranke Schülerin, die von den Nazis vergast wurde. In: Eßlinger Zeitung vom 20. April 2011

BLASIUS, Dirk, »Einfache Seelenstörung«. Geschichte der deutschen Psychiatrie 1800–1945. Frankfurt/M. 1994

BLÖCKER, Karsten, Tony Buddenbrook in Esslingen am Neckar. »Ach, es ist so hart und traurig!« (Spuren, Heft 58). Marbach a. N. 2002

Bock, Gisela, Sterilisationspolitik im Nationalsozialismus. Die Planung einer heilen Gesellschaft durch Prävention. In: Dörner, Fortschritte, S. 88–104

Bock, Gisela, »Zum Wohle des Volkskörpers ...« Abtreibung und Sterilisation im Nationalsozialismus. In: Journal für Geschichte 2, (1980), S. 58–65

Bock, Gisela, Zwangssterilisation im Nationalsozialismus. Studien zur Rassenpolitik und Frauenpolitik (Schriften des Zentralinstituts für Sozialwissenschaftliche Forschung der Freien Universität Berlin, 48). Opladen 1986

Brand-Claussen, Bettina (Hg.), Todesursache: Euthanasie. Verdeckte Morde in der NS-Zeit (anlässlich der Ausstellung Todesursache: Euthanasie – Verdeckte Morde in der NS-Zeit, Sammlung Prinzhorn, Heidelberg, 3. Oktober 2002–2. März 2003). Heidelberg 2002

Brand-Claussen, Bettina, Hohendorf, Gerrit, Rotzoll, Maike, Carl Schneider, die Bildersammlung, die Künstler und der Mord. In: Brand-Claussen, Fuchs, Jádi, Mundt, Wahn Welt Bild, S. 41–64

Brand-Claussen, Bettina, Fuchs, Thomas, Jádi, Inge, Mundt, Christoph, Wahn Welt Bild. Die Sammlung Prinzhorn. Beiträge zur Museumseröffnung (Heidelberger Jahrbücher 46). Heidelberg, Berlin u. a. 2002

Brass, Christoph, Zwangssterilisation und »Euthanasie« im Saarland. 1935–1945. Paderborn 2004

Braun Kathrin, Herrmann, Svea L., Das Gesetz, das nicht aufhebbar ist. Vom Umgang mit den Opfern der NS-Zwangssterilisation in der Bundesrepublik. In: Kritische Justiz 43 (2010) 3, S. 338–352

Braun, Kathrin, Herrmann, Svea L., Brekke, Ole, Zwischen Gesetz und Gerechtigkeit. Staatliche Sterilisationspolitiken und der Kampf der Opfer um Wiedergutmachung. In: Kritische Justiz 45 (2012), S. 298–315

Brauns, Nikolaus, Schafft Rote Hilfe! Geschichte und Aktivitäten der proletarischen Hilfsorganisation für politische Gefangene in Deutschland (1919–1938). Bonn 2003

Breig, Christine, Anmerkungen zum Esslinger Krankenhaus und zur Gesundheitspolitik im Nationalsozialismus. In: Von Weimar bis Bonn, S. 327–338

Breuning, Renate, »So geschah es bei uns in der Diakonissenanstalt Schwäbisch Hall«. Referat von Schwester Renate Breuning mit Berichten von Schwester Anna Fritz, Schwester Anna Schweizer und Schwester Hedwig Eberle am 13. November 1990. In: 90 Jahre Behindertenarbeit, S. 19–27

Browning, Christopher, Ganz normale Männer. Das Reserve-Polizeibataillon 101 und die »Endlösung« in Polen. Hamburg 1993

Brunner, José, Frei, Norbert, Goschler, Constantin (Hg.), Die Praxis der Wiedergutmachung. Geschichte, Erfahrung und Wirkung in Deutschland und Israel (Beiträge zur Geschichte des 20. Jahrhunderts Bd. 8) (Schriftenreihe des Minerva Instituts für Deutsche Geschichte der Universität Tel Aviv Bd. 28). Göttingen 2009

Buchmann, Erika, Die Frauen von Ravensbrück. Tatsachenbericht. Hg. vom Komitee der Antifaschistischen Widerstandskämpfer der DDR. Berlin 1959

Burlon, Marc, Die »Euthanasie« an Kindern während des Nationalsozialismus in den zwei Hamburger Kinderfachabteilungen. Diss. 2009

Buske, Sybille, Fräulein Mutter und ihr Bastard. Eine Geschichte der Unehelichkeit in Deutschland 1900–1970 (Moderne Zeit 5). Göttingen 2004

Carius, Dirk, Steinberg, Holger, Allgemeinsprachliche Bezeichnungen für psychisch Kranke und Auffällige im Deutschen. Etymologisch-sprachweltbildliche Reflexionen. In: Psychiatrische Praxis 27 (2000), S. 321–326

Chroust, Peter (Hg.), Friedrich Mennecke. Innenansichten eines medizinischen Täters im Nationalsozialismus. Eine Edition seiner Briefe 1935–1947. 2 Bde. 2. Aufl. Hamburg, 1988

Czarnowski, Gabriele, Frauen als Mütter der »Rasse«. Abtreibungsverfolgung und Zwangseingriff im Nationalsozialismus. In: Deutsches Hygienemuseum Dresden, Unter anderen Umständen, S. 58–72

Czarnowski, Gabriele, Das kontrollierte Paar. Ehe und Sexualpolitik im Nationalsozialismus (Ergebnisse der Frauenforschung 24). Weinheim 1991

Dapp, Hans-Ulrich, Emma Z. Ein Opfer der Euthanasie. Stuttgart 1990

De Mildt, Dick (Hg.), Tatkomplex NS-Euthanasie. Die ost- und westdeutschen Strafurteile seit 1945. 2 Bde., Amsterdam 2010

Denk-Zeichen e.V. (Hg.), Esslinger Stolpersteine. Esslingen 2008

Deutsches Hygienemuseum Dresden (Hg.), Unter anderen Umständen. Zur Geschichte der Abtreibung. Dresden 1993

Dickel, Horst, Alltag in einer Landesheilanstalt im Nationalsozialismus. Das Beispiel Eichberg. In: Landeswohlfahrtsverband Hessen, Euthanasie. S. 105–113

Dickel, Horst, Der Eichberg – Opfer und Täter. »Lebensunwertes« Leben in der hessischen psychiatrischen Anstalt, 1935–1945. Geisenheim 1983

Doetz, Susanne, Alltag und Praxis der Zwangssterilisation. Die Berliner Universitätsfrauenklinik unter Walter Stoeckel 1942–1944. Berlin 2011

Doneith, Thorsten, August Mayer. Ein Klinikdirektor in Weimarer Republik, Nationalsozialismus und Nachkriegszeit (Contubernium 69, Geschichte). Stuttgart 2008

Donhauser, Johannes, Das Gesundheitsamt im Nationalsozialismus. Der Wahn vom »gesunden Volkskörper« und seine tödlichen Folgen. Eine Dokumentation (Das Gesundheitswesen; Sonderheft). Stuttgart 2007

Dörner, Klaus (Hg.), Fortschritte der Psychiatrie im Umgang mit Menschen. Wert und Verwertung des Menschen im 20. Jahrhundert. Rehburg-Loccum 1984

Dörner, Klaus, Nationalsozialismus und Lebensvernichtung. In: Vierteljahrshefte für Zeitgeschichte 15 (1967), S. 121–152

Dörner, Klaus, u. a. (Hg.), Der Krieg gegen die psychisch Kranken. Nach »Holocaust«. Erkennen – Trauern – Begegnen. Gewidmet den im »Dritten Reich« getöteten psychisch, geistig und körperlich behinderten Bürgern und ihren Familien. Rehburg-Loccum 1980

Dörries, Andrea, Der Würzburger Schlüssel von 1933 – Diskussionen um die Entwicklung einer Klassifikation psychischer Störungen. In: Beddies, Dies., Die Patienten der Wittenauer Heilstätten, S. 188–205

Dussik, Karl Theo, Sakel, Manfred, Ergebnisse der Hypoglykämieschockbehandlung der Schizophrenie. In: Zeitschrift für die gesamte Neurologie und Psychiatrie 1936, S. 352–415

Ebbinghaus, Angelika, Mediziner vor Gericht. In: Henke, Tödliche Medizin im Nationalsozialismus, S. 203–224

Ebbinghaus Angelika, Dörner, Klaus (Hg.), Vernichten und Heilen. Der Nürnberger Ärzteprozeß und seine Folgen, Berlin 2001

Ebbinghaus, Angelika, Kaupen-Haas, Heidrun, Roth, Karl-Heinz (Hg.), Heilen und Vernichten im Mustergau Hamburg. Bevölkerungs- und Gesundheitspolitik im Dritten Reich. Hamburg 1984

Ebbinghaus, Angelika, Linne, Karsten (Hg.), Der Nürnberger Ärzteprozeß 1946/47. Wortprotokolle, Anklage- und Verteidigungsmaterial, Quellen zum Umfeld (Mikrofiche-Edition). München 1999

Eckart, Wolfgang, Mundt, Christoph, Geleitwort. In: Fuchs, u. a., »Das Vergessen der Vernichtung ist Teil der Vernichtung selbst«, S. 9–14

Eder, Karl Rudolf (Hg.), 150 Jahre Mariaberger Heime. Beiträge zur Geschichte geistig behinderter Menschen. Gammertingen 1997

Edingshaus, Anna-Lydia, Heinz Maier-Leibnitz. Ein halbes Jahrhundert experimentelle Physik. München 1986

Einhaus, Carola, Zwangssterilisation in Bonn (1934–1945). Die medizinischen Sachverständigen vor dem Erbgesundheitsrecht (Rechtsgeschichtliche Schriften 20). Köln u. a. 2006

Eitel, Peter, Ravensburg im Dritten Reich. Beiträge zur Geschichte der Stadt. 2. Aufl. Ravensburg 1998

Elling, Hanna, Frauen im deutschen Widerstand 1933–45. Frankfurt/M. 1978

Endres, Sonja, Zwangssterilisation in Köln 1934–1945 (Schriftenreihe des NS-Dokumentationszentrums der Stadt Köln Bd. 16). Köln 2010

Ernst, Albrecht, Terroranschläge gegen Spruchkammern in Stuttgart und Umgebung. Der Fall Kabus. In: Archivnachrichten 36 (2008), S. 10–11

Fangerau, Heiner, Nolte, Karen (Hg.), »Moderne« Anstaltspsychiatrie im 19. und 20. Jahrhundert – Legitimation und Kritik (Medizin, Gesellschaft und Geschichte – Beihefte Bd. 26). Stuttgart 2006

Färber, Gisela (Hg.), Bibersfeld. Geschichte eines Dorfes im Rosengarten und seiner Teilorte (Veröffentlichungen des Stadtarchivs Schwäbisch Hall Bd. 18). Schwäbisch Hall 2002

Faulstich, Heinz, Abseits von T4-Aktion und Reichsausschußprogramm. Hungersterben in der Psychiatrie. In: Kopke, Medizin und Verbrechen, S. 84–96

Faulstich, Heinz, Goebbels' Tagebücher und der Abbruch der »Aktion T4«. In: Gerlach, »Durchschnittstäter«, S. 211

Faulstich, Heinz, Hungersterben in der Psychiatrie 1914–1949. Mit einer Topographie der NS-Psychiatrie. Freiburg i. Br. 1998

Faulstich, Heinz, Von der Irrenfürsorge zur »Euthanasie«. Geschichte der badischen Psychiatrie bis 1945. Freiburg i. Br. 1993

Faulstich, Heinz, Die Zahl der »Euthanasie«-Opfer. In: Frewer, Eickhoff, »Euthanasie«, S. 218–234

Felder, Björn, Menschenversuche mit Insulin. Die Insulin-Koma-Therapie im Kontext von Eugenik, Euthanasie und wissenschaftlicher Profilierung am Beispiel der klinischen Psychiatrie in den baltischen Staaten der Zwischenkriegszeit 1920–1945. In: Das Gesundheitswesen Nr. 8/9, 73 (2011), S. 554

Ferdinand, Horst: Scheel, Gustav Adolf. NS-Politiker, Reichsstudentenführer, Arzt. In: Kommission für Geschichtliche Landeskunde in Baden-Württemberg, Baden-Württembergische Biographien 2, S. 395–399

Fisch, Stefan, Gauzy, Florence (Hg.), Lernen und Lehren in Frankreich und Deutschland. Apprendre et enseigner en Allemagne et en France (Schriftenreihe des Deutsch-Französischen Historikerkomitees 2) Stuttgart 2007

Franz-Willing, Georg, »Bin ich schuldig?«, Leben und Wirken des Reichsstudentenführers und Gauleiters Dr. Gustav Adolf Scheel, 1907–1979. Eine Biographie. Leoni am Starnberger See 1987

Frauenbeauftragte der Stadt Esslingen am Neckar (Hg.), Frauen. Schicksale – Karrieren – Berufungen. 1850–1950. Esslingen 2005

Frauengeschichtswerkstatt Nürtingen (Hg.), Wir hatten alle eine Vision. Nürtinger Frauen im Fürsorgewesen. Nürtingen 2003

Frei, Norbert, Vergangenheitspolitik. Die Anfänge der Bundesrepublik und die NS-Vergangenheit. 2. Aufl. München 1997

Frei, Norbert, Brunner, José, Goschler, Constantin (Hg.), Die Praxis der Wiedergutmachung. Geschichte – Erfahrung – Wirkung in Deutschland und Israel (Beiträge zur Geschichte des 20. Jahrhunderts Bd. 8, zugleich Schriftenreihe des Minerva Instituts für Deutsche Geschichte der Universität Tel Aviv Bd. 28). Göttingen 2009

Freidl, Wolfgang, Sauer, Werner (Hg.), NS-Wissenschaft als Vernichtungsinstrument. Rassenhygiene, Zwangssterilisation, Menschenversuche und NS-Euthanasie in der Steiermark. Wien 2004

Frewer, Andreas, Eickhoff, Clemens (Hg.), »Euthanasie« und die aktuelle Sterbehilfe-Debatte. Die historischen Hintergründe medizinischer Ethik. Frankfurt/M., New York 2000.

Friedel, Josef H., Gegen das Vergessen. Die NS-Verbrechen der Euthanasie an Menschen der Stiftung Liebenau. Bd. 1 (Veröffentlichung des Kulturkreises Meckenbeuren 8). Meckenbeuren 2008

Friedel, Josef, H., Gegen das Vergessen. Die Euthanasieopfer. Bd. 2 (Materialien zur Ortsgeschichte Meckenbeurens, 7). Meckenbeuren 2009

Friedländer, Henry, Viktor Brack – Parteimann, SS-Mann und Mordmanager. In: Smelser, Syring, Die SS, S. 88–99

Friedländer, Henry, Der Weg zum NS-Genozid. Von der Euthanasie zur Endlösung. Berlin 1997

FRIESE, Peter, Kurt Hahn. Leben und Werk eines umstrittenen Pädagogen. Bremerhaven 2000

FUCHS, Petra, Die Opfer als Gruppe. Eine kollektivbiografische Skizze auf der Basis empirischer Befunde. In: FUCHS u. a. (Hg.), »Das Vergessen der Vernichtung ist Teil der Vernichtung selbst.«, S. 53–72

FUCHS, Petra, »Ich rechne für jeden Fall 20 Minuten.« Zur Tätigkeit des Potsdamer Erbgesundheitsgerichts in der Zeit von 1934 bis 1945. In: WESTERMANN, KÜHL, GROSS, Medizin im Dienst der »Erbgesundheit«, S. 23–37

FUCHS, Petra u. a., Minderjährige als Opfer der Krankenmordaktion »T4«. In: HÜBENER, Kinder in der NS-Psychiatrie, S. 55–70

FUCHS, Petra u. a., »Unerträgliche Belästigung« als Todesurteil. Störendes Verhalten war Selektionskriterium der nationalsozialistischen »Euthanasie-Aktion T4«. In: Kerbe 22 (2004) Heft 3, S. 32–34

FUCHS, Petra u. a. (Hg.), »Das Vergessen der Vernichtung ist Teil der Vernichtung selbst.« Lebensgeschichten von Opfern der nationalsozialistischen »Euthanasie«. Göttingen 2007

FUHRY, Hans, Über psychische Insulinresistenz. In: Der Nervenarzt 11 (1938), S. 527–529

GABRIEL, Eberhard, NEUGEBAUER Wolfgang (Hg.), Von der Zwangssterilisierung zur Ermordung. Zur Geschichte der NS-Euthanasie in Wien. Teil 2. Wien u. a. 2002

GAUPP, Robert Eugen, Die Freigabe der Vernichtung lebensunwerten Lebens. In: Deutsche Strafrechtszeitung 7 (1920), Sp. 332–337

GEERTZ, Clifford, Dichte Beschreibung. Beiträge zum Verstehen kultureller Systeme. Frankfurt/M. 1983

GEMEINDE BONDORF (Hg.), Ortssippenbuch der Gemeinde Bondorf. Bondorf o. J.

GEORGE, Uta, LILIENTHAl, Georg, ROELCKE, Volker (Hg.), Hadamar. Heilstätte – Tötungsanstalt – Therapiezentrum (Historische Schriftenreihe des LWV Hessen, Quellen und Studien Bd. 12). Marburg 2006

GERLACH, Christian (Hg.), »Durchschnittstäter« – Handeln und Motivation (Beiträge zur Geschichte des Nationalsozialismus Bd. 16). Berlin 2000

GLÄSER, Wihelm, Die Erbkranken in den Kreisen Eßlingen a. N., Kirchheim-Teck, Stuttgart-Amt und ihre regionäre Verteilung. Dissertation Tübingen 1939

GLEINIG, Wolf Rainer, Der Weißenhof zwischen den Jahren 1933 und 1945. Ein Beitrag zur Geschichte der Anstaltspsychiatrie. Typoskript Dissertation Universität Heidelberg 1974

GLEINIG, Wolf Rainer, GABRYSCH, Wendelyn, Der Weissenhof im Dritten Reich (Beiträge zur psychiatrischen Weiterbildung und Forschung Heft 3). Weinsberg 1978

GOLASZEWSKI, Marcin, Clemens August Graf von Galen. Ein politischer Prediger im Nationalsozialismus. Analysen der Predigten und Hirtenbriefe (Gießener Arbeiten zur neueren deutschen Literatur und Literaturwissenschaft Bd. 31). Frankfurt/M. u. a. 2010

GOTTWALDT, Alfred B., SCHULLE, Diana, Die »Judendeportationen« aus dem Deutschen Reich 1941–1945. Eine kommentierte Chronologie. Wiesbaden 2005

GRABITZ, Helge, NS-Prozesse. Psychogramme der Beteiligten (Recht, Justiz, Zeitgeschehen 39). Heidelberg 1985

GRODE, Walter, Die »Sonderbehandlung 14f13« in den Konzentrationslagern des Dritten Reiches. Ein Beitrag zur Dynamik faschistischer Vernichtungspolitik (Europäische Hochschulschriften Reihe 31, Politikwissenschaft Bd. 100). Frankfurt/M. 1987

GÜTT, Arthur, RÜDIN, Ernst, RUTTKE, Falk, Gesetz zur Verhütung erbkranken Nachwuchses vom 14. Juli 1933 nebst Ausführungsverordnungen. München 1936

HACHMANN, Barbara, Der Degen. Dietrich von Jagow, SA-Obergruppenführer. In: KISSENER, SCHOLTYSECK, Die Führer der Provinz, S. 267–287

HAHN, Joachim, Jüdisches Leben in Esslingen. Geschichte, Quellen und Dokumentation (Esslinger Studien, Schriftenreihe Bd. 14). Esslingen 1994

HALBWACHS, Maurice, Das kollektive Gedächtnis. Frankfurt/M. 1985

HALLING, Thorsten, SCHÄFER, Julia, VÖGELE, Jörg, Volk, Volkskörper, Volkswirtschaft. Bevölkerungsfragen in Forschung und Lehre von Nationalökonomie und Medizin. In: MACKENSEN, REULECKE, Das Konstrukt »Bevölkerung«, S. 388–428

HAMM, Margret (Hg.), Lebensunwert. Zerstörte Leben. Zwangssterilisation und »Euthanasie«. Frankfurt/M. 2005

HARDTWIG, Wolfgang (Hg.), Utopie und politische Herrschaft im Europa der Zwischenkriegszeit (Schriften des Historischen Kollegs Bd. 56). München 2003

HARTEN, Hans-Christian, NEIRICH, Uwe, SCHWERENDT, Matthias, Rassenhygiene als Erziehungsideologie des Dritten Reichs. Bio-bibliographisches Handbuch (Edition Bildung und Wissenschaft Bd. 10). Berlin 2006

HAUSER, Katharina, Julie Aichele. Eine pädagogisch-biografische Sicht auf alltagsnahe Psychotherapie (Forschung und Entwicklung in der Erziehungswissenschaft). Wiesbaden 2012

HÄUSSERMANN, Martin, Winnentaler Patientenblätter. Grundlage der erbbiologischen Gesamtaufnahme Württembergs. In: Archivnachrichten 20 (2000), S. 8

HÄUSSERMANN, Martin, HAUG, Carmen, Digitale Präsentation des Staatsarchivs Ludwigsburg. »Tötung in einer Minute«. Quellen zur Euthanasie im Staatsarchiv Ludwigsburg. Eine virtuelle Ausstellung des Staatsarchivs Ludwigsburg 2004

HÄUSSERMANN, Martin, Wege in den Tod. Krankenbücher Weinsberg. In: Archivnachrichten 40 (2010), S. 40

HEBERER, Patricia, Von der »Aktion T4« zum Massenmord an den europäischen Juden. Der Transfer des Tötungspersonals. In: MORSCH, PERZ, Neue Studien, S. 165–175

HEINTZ, Erik Robert, Die Einführung der Elektrokrampftherapie an der Psychiatrischen und Nervenklinik der Universität München 1941 bis 1945. Dissertation Universität München 2004. http://edoc.ub.uni-muenchen.de/3032/1/Heintz_Erik_R.pdf. [Zugriff 28. Oktober 2014]

HEITZER, Horst W., Zwangssterilisation in Passau. Die Erbgesundheitspolitik des Nationalsozialismus in Ostbayern (1933–1939) (Passauer Historische Forschungen Bd. 13). Köln u.a. 2005

HELD, Katrin Charlotte, Untersuchung der Gutachten der Universitätsnervenklinik Tübingen aus dem Jahr 1938 unter besonderer Berücksichtigung der Sterilisationsgutachten. Dissertation Universität Tübingen 1995

HENKE, Klaus-Dietmar (Hg.), Tödliche Medizin im Nationalsozialismus. Von der Rassenhygiene zum Massenmord. (Schriften des Deutschen Hygiene-Museums Dresden Bd. 7). Köln, Weimar, Wien 2008

HENZLER, Andrea, Zur Technik in Ludwig Binswangers ersten psychoanalytisch orientierten Behandlungen. Dissertation Universität Tübingen 2007. https://publikationen.uni-tuebingen.de/xmlui/handle/10900/45023

HEPP, Michael (Hg.), Die Ausbürgerung deutscher Staatsangehöriger 1933–45 nach den im Reichsanzeiger veröffentlichten Listen. Bd. 1, München 1985

HIERDEIS, Helmwart, Landerziehungsheimbewegung. In: LIEDTKE, Handbuch, S. 125–138

HIMMELREICH, Bojan, The Nazi »Euthanasie« in Slovenia in 1941. In: ROTZOLL u.a., Die nationalsozialistische »Euthanasie«-Aktion »T4«, S. 184–188

HINZ-WESSELS, Annette, Antisemitismus und Krankenmord. Zum Umgang mit jüdischen Anstaltspatienten im Nationalsozialismus. 2013. In: Vierteljahrshefte für Zeitgeschichte 61 (2013), S. 65–92

HINZ-WESSELS, Annette, NS-Erbgesundheitsgerichte und Zwangssterilisation in der Provinz Brandenburg (Schriftenreihe zur Medizin-Geschichte des Landes Brandenburg Bd. 7). Berlin 2004

HINZ-WESSELS, Annette, Überblick über historische Fakten zu »Euthanasie« und Zwangssterilisation im Nationalsozialismus. Vortrag 2. September 2011 in der Topographie des Terrors, Berlin. Dokumentation_Gedenkveranstaltung_110902–03–1.pdf. [Zugriff 10. Juni 2013]

HOCHSTUHL, Kurt, Leo Wohleb und das Land Baden. Zum 50. Todestag des letzten badischen Staatspräsidenten am 12.3.1955. In: Badische Heimat 85 (2005), S. 15–25

HOFFMAN, Ute, Normale Leute? Kollektivbiographische Anmerkungen zu den Tätern der NS-»Euthanasie«. In: ROTZOLL, u.a., Die nationalsozialistische »Euthanasie«-Aktion »T4«, S. 252–258

HOFFMANN, Ute, Todesursache »Angina«. Zwangssterilisation und »Euthanasie« in der Landes-Heil- und Pflegeanstalt Bernburg. Magdeburg 1996

HOFFMANN, Ute, »Wir haben nur unsere Pflicht getan ...« Täter und Täterinnen in den Gasmordanstalten der »Euthanasie«. In: JÜDISCHES MUSEUM BERLIN, Tödliche Medizin, S. 116–122

HOFFMANN, Ute, SCHULZE, Dietmar, »... wird heute in eine andere Anstalt verlegt«. Nationalsozialistische Zwangssterilisation und »Euthanasie« in der Landes-Heil- und Pflegeanstalt Bernburg. Eine Dokumentation. Dessau 1997

HOHENDORF, Gerrit, Ideengeschichte und Realgeschichte der nationalsozialistischen »Euthanasie« im Überblick. In: FUCHS u.a., »Das Vergessen der Vernichtung ist Teil der Vernichtung selbst.«, S. 36–52

HOHENDORF, Gerrit u.a., Die Opfer der nationalsozialistischen »Euthanasie-Aktion T4« – Erste Ergebnisse eines Projektes zur Erschließung von Krankenakten getöteter Patienten im Bundesarchiv Berlin. In: Der Nervenarzt 73 (2002), S. 1065–1074

HOHENDORF, Gerrit, ROELKE, Volker, Akten der »Euthanasie«-Aktion T4 gefunden. In: Vierteljahrshefte für Zeitgeschichte 42 (1993), S. 479–481

HOHENDORF, Gerrit, ROELCKE, Volker, ROTZOLL, Maike, Psychiatrische Genetik und »Erbgesundheitspolitik« im Nationalsozialismus: Zur Zusammenarbeit zwischen Ernst Rüdin, Carl Schneider und Paul Nitsche. In: NISSEN, BADURA, Schriftenreihe der Deutschen Gesellschaft für Geschichte der Nervenheilkunde, S. 59–73

HOHENDORF, Gerrit, ROELCKE, Volker, ROTZOLL, Maike, WEIBEL-SHAH, Stephan, Die »Kinderfachabteilung« der Landesheilanstalt Eichberg 1941 bis 1945 und ihre Beziehung zur Forschungsabteilung der Psychiatrischen Universitätsklinik Heidelberg unter Carl Schneider. In: VANJA u.a., Wissen und Irren, S. 221–243

HOHENDORF, Gerrit, ROTZOLL, Maike, Kindereuthanasie in Heidelberg. In: HÜBENER, Kristina, BEDDIES, Thomas (Hg.), Kinder in der NS-Psychiatrie (Schriftenreihe zur Medizin-Geschichte des Landes Brandenburg 10). Berlin 2004, S. 125–148

HOHENDORF, Gerrit, ROTZOLL, Maike, Krankenmord im Dienst des Fortschritts? Der Heidelberger Psychiater Carl Schneider als Gehirnforscher und »therapeutischer Idealist«. In: Der Nervenarzt 83 (2012), S. 311–320

HOLTKAMP, Martin, Werner Villinger (1887–1961). Die Kontinuität des Minderwertigkeitsgedankens in der Jugend- und Sozialpsychiatrie (Abhandlungen zur Geschichte der Medizin und der Naturwissenschaften Heft 97). Husum 2002

HÖLZER, Ariane, Die »T4«-Zwischenanstalt Zschadraß und die Sterblichkeit in den Kriegsjahren. In: ARBEITSKREIS ZUR ERFORSCHUNG DER NATIONALSOZIALISTISCHEN »EUTHANASIE« UND ZWANGSSTERILISATION, Der sächsische Sonderweg, S. 127–138

HOLZWART-SCHÄFER, Iris, Vom Klarissenkloster zum Altenpflegeheim Obertor. 700 Jahre Sorge für Seele und Leib in Esslingen (Kleine Schriften des Stadtarchivs Esslingen am Neckar 2). Esslingen a. N. 2004

HUNDT, Helmut Erhard, Die Betrachtung ärztlicher Gutachten der Universitätsnervenklinik Tübingen des Jahres 1937. Unter besonderer Berücksichtigung der Indikation zur Sterilisation. Dissertation Universität Tübingen 1996

INSTITUT FÜR ZEITUNGSFORSCHUNG (Hg.), Das Institut für Zeitungsforschung in Dortmund. 1926. Eine Disziplin nimmt Gestalt an. Festschrift zum 80-jährigen Jubiläum. Dortmund 2006

JANTZEN, Wolfgang, (Hg.), »Euthanasie« – Krieg – Gemeinsinn. Solidarisch handeln, demokratisch verantworten: für ein humanes Leben aller! Kongress Universität Bremen 26.–28. November 1993; Protokollband, (Jahrbuch für systematische Philosophie Bd. 94), Münster 1995

JANZOWSKI, Franz, Reichsausschusskinder und andere Minderjährige in der Wieslocher Heil- und Pflegeanstalt 1940 bis 1944. In: KAELBER, REITER, Kindermord, S. 91–120

JENKNER, Lukas, Am Ende verhandeln die Göppinger Ärzte um jeden Pflegling. Das Verfahren gegen den Mediziner Karl John. In: Stuttgarter Zeitung vom 11. Juli 2005

JENKNER, Lukas, Vom Schmalen Pfad zwischen Anpassung und Verstrickung. Der Esslinger Chefarzt Julius Wagner hat im Jahr 1944 Menschen zwangssterilisiert. In: Stuttgarter Zeitung vom 27. Juni 2005

JENNER, Harald, Quellen zur Geschichte der »Euthanasie«-Verbrechen 1939–1945 in deutschen und österreichischen Archiven. Ein Inventar. bearb. 2003/2004. http://www.bundesarchiv.de/geschichte_euthanasie/Inventar_euth_doe.pdf. [Zugriff 28. Oktober 2014]

JÜDISCHES MUSEUM BERLIN (Hg.), Tödliche Medizin. Rassenwahn im Nationalsozialismus. Begleitbuch zur Ausstellung. Berlin 2009

JUNKER, Detlef (Hg.), Deutschland und die USA im Zeitalter des Kalten Krieges, 1945–1990. Ein Handbuch, Bd. 1. Stuttgart, München 2001

JUSTIZMINISTERIUM NRW (Hg.), Justiz und Erbgesundheit: Zwangssterilisation, Stigmatisierung, Entrechtung. Das »Gesetz zur Verhütung erbkranken Nachwuchses« in der Rechtsprechung der Erbgesundheitsgerichte 1934–1945 und seine Folgen für die Betroffenen bis in die Gegenwart. Geldern 2008

JÜTTE, Robert (Hg.), Medizin und Nationalsozialismus. Bilanz und Perspektiven der Forschung. Göttingen 2011

KAASCH, Imke Marion, Zur Alltagsgeschichte des Gesetzes zur Verhütung erbkranken Nachwuchses am Beispiel der Begutachtung von Frauen an der Universitäts-Nervenklinik Tübingen im Jahr 1936. Universität Tübingen. Med. Dissertation 2006

KAELBER, Lutz, REITER, Raimond (Hg.), Kindermord und »Kinderfachabteilungen« im Nationalsozialismus. Gedenken und Forschung. Frankfurt/M. 2011

KALUSCHE, Martin, »Das Schloß an der Grenze.« Kooperation und Konfrontation mit dem Nationalsozialismus in der Heil- und Pflegeanstalt für Schwachsinnige und Epileptische Stetten im Remstal. 2. überarb. Aufl. Hamburg 2012

KAMINSKY, Uwe, »Aktion Brandt« – Katastrophenschutz und Vernichtung. In: ARBEITSKREIS ZUR ERFORSCHUNG DER NATIONALSOZIALISTISCHEN »EUTHANASIE« UND ZWANGSSTERILISATION, Dokumentation, S. 68–83

KAMINSKY, Uwe, Die NS-»Euthanasie«. Ein Forschungsüberblick. In: HENKE, Tödliche Medizin im Nationalsozialismus, S. 268–290

KAMINSKY, Uwe, Zwangssterilisation und »Euthanasie« im Rheinland. Evangelische Erziehungsanstalten sowie Heil- und Pflegeanstalten 1933–1945 (Schriftenreihe des Vereins für Rheinische Kirchengeschichte Bd. 116). Köln, Bonn 1995

KATER, Michael, Frauen in der NS-Bewegung. In: Vierteljahrshefte für Zeitgeschichte 31 (1983), S. 202–241

KATER, Michael, The Nazi Party. A Social Profile of Members and Leaders 1919–1945. Oxford 1983

KAUFMANN, Doris, Eugenische Utopie und wissenschaftliche Praxis im Nationalsozialismus. In: HARDTWIG, Utopie und politische Herrschaft im Europa der Zwischenkriegszeit, S. 309–325

KELLER, Cindy Miriam, Die Umsetzung des Gesetzes zur Verhütung erbkranken Nachwuchses an der Universitätsnervenklinik und der Frauenklinik Tübingen in den Jahren 1933/1934. Eine Untersuchung der Sterilisationsgutachten bei weiblichen Probanden. Dissertation Universität Tübingen 2009

KEPPLINGER, Birte u. a. (Hg.), Tötungsanstalt Hartheim 1940–1945. 2. erw. Aufl., Linz 2008

KERSHAW, Ian, Der Hitler-Mythos. Führerkult und Volksmeinung. Stuttgart 1999

KIENAST, Ernst, Der große deutsche Reichstag 1938. Berlin 1938

KIENLE, Else, Frauen. Aus dem Tagebuch einer Ärztin. Mit historischen Erläuterungen von Maja Riepl-Schmidt. 2. Aufl. Stuttgart 1989

KIESSLING, Constanze Verena, Die Umsetzung des nationalsozialistischen Gesetzes zur Verhütung erbkranken Nachwuchses an der Universitätsnervenklinik Tübingen am Beispiel der im Jahr 1936 begutachteten Männer. Dissertation Universität Tübingen 2005

KINZIG, Jörg, Fragwürdige Freisprüche. In: Tübinger Blätter 96 (2010), S. 30–35

KINZIG, Jörg, STÖCKLE, Thomas (Hg.), 60 Jahre Tübinger Grafeneck-Prozess. Betrachtungen aus historischer, juristischer, medizinethischer und publizistischer Perspektive. Zwiefalten 2011

KINZIG, Jörg, Der Grafeneck-Prozess vor dem Landgericht Tübingen. Anmerkungen aus strafrechtlicher Sicht. In: DERS., STÖCKLE, 60 Jahre Tübinger Grafeneck Prozess, S. 35–53

Kissener, Michael, Scholtyseck, Joachim (Hg.), Die Führer der Provinz. NS-Biographien aus Baden und Württemberg (Karlsruher Beiträge zur Geschichte des Nationalsozialismus Bd. 2). Konstanz 1997

Klee, Ernst (Hg.), Dokumente zur »Euthanasie«. Frankfurt/M. 1985

Klee, Ernst, Was sie taten – Was sie wurden. Ärzte, Juristen und andere Beteiligte am Kranken- oder Judenmord. 2. Aufl., Frankfurt/M. 1990

Klee, Ernst, »Euthanasie« im Dritten Reich. Die »Vernichtung lebensunwerten Lebens«. Überarb. Neuaufl., Frankfurt/M. 2010

Klee, Ernst, Das Personenlexikon zum Dritten Reich. Wer war was vor und nach 1945? Frankfurt/M. 2003

Königstein, Rolf, Der lange Schatten der Vergangenheit. Neue Forschungen zum Krankenmord im Nationalsozialismus. In: Zeitschrift für württembergische Landesgeschichte 70 (2011), S. 519–531

Königstein, Rolf, Nationalsozialistischer »Euthanasie«-Mord in Baden und Württemberg. In: Zeitschrift für württembergische Landesgeschichte 63 (2004), S. 381–489

Koepcke, Cordula, Edith Stein. Ein Leben. Würzburg 1991

Körting, Ehrhardt, Namensnennung von Opfern der NS Euthanasie von 1939 bis 1945, 1. Juli 2014. http://blog.gedenkort-t4.eu/wp-content/files/2014/08/Gutachten-Namensnennung-Copyright-Erhart-K%C3%B6rting.pdf [Zugriff 30. August 2014]

Kohler-Gehrig, Eleonora, Krüger, Friederike, Vom Sozialdarwinismus zur Euthanasie. In: Frauenbeauftragte der Stadt Esslingen am Neckar, Frauen, S. 169–196

Kolle, Kurt (Hg.), Große Nervenärzte Bd. 2. Stuttgart 1970.

Kommission für Geschichtliche Landeskunde in Baden-Württemberg (Hg.), Baden-Württembergische Biographien 2. Stuttgart 1999

Kopke, Christoph (Hg.), Medizin und Verbrechen. Festschrift zum 60. Geburtstag von Walter Wuttke. Ulm 2001

Kraulis, Verners, Über die Behandlung der Schizophrenie mit protrahiertem Insulinschock. In: Zeitschrift für die gesamte Neurologie und Psychiatrie 166 (1939), S. 36–49

Krause, Heike, Beschlagnahme des Gottlob-Weißer-Hauses im November 1940. In: Dies., Maisch, »Ausmerzen«, S. 107–116

Krause, Zwangsabtreibungen aus »eugenischen und medizinischen Gründen«. In: Dies., Maisch, »Ausmerzen«, S. 79–82

Krause, Heike, Maisch, Andreas (Hg.), »Ausmerzen«. Eugenik, Zwangssterilisierung und Krankenmord in Schwäbisch Hall 1933–1945 (Veröffentlichungen des Stadtarchivs Schwäbisch Hall Heft 25). Schwäbisch Hall 2009

Krauss, Paul, Der ersehnte Tod. Tötung auf Verlangen. Stuttgart 1976

Krauss, Paul, Kapillaruntersuchungen an Paralytikern, Epileptikern, Imbezillen und Kretins. Rostock 1927

Krauss, Paul, Kennenburg 1840–1940. Die Geschichte einer Privatanstalt für Nerven- und Gemüthskranke während eines Jahrhunderts. Esslingen 1940

Krauss, Paul, Zur Psychotherapie paranoider Entwicklungen und Reaktionen. In: Der Nervenarzt 10/1939, S. 464

Krauss, Reinhold, Die Berechtigung der Vernichtung des kindlichen Lebens mit Rücksicht auf Geisteskrankheit der Mutter. In: Vorträge gehalten auf der Versammlung von Juristen und Ärzten in Stuttgart 1905. Halle a.d.S. 1906, S. 79–89

Krauss, Reinhold, Über die Resultate der Behandlung congenitaler Klumpfüße in der chirurgischen Universitätspoliklinik zu Berlin in den Jahren 1888–1894. Berlin 1896

Kretschmer, Manfred, Das Gesetz zur Verhütung erbkranken Nachwuchses. Zentrum für Psychiatrie Südwürttemberg Januar 2011. http://www.zfp-web.de/uploads/media/Aufsatz_Zwangssterilisation.pdf [21. [Zugriff 28. Oktober 2014]

Kretschmer, Manfred, Die Heilanstalt Weißenau 1933 bis 1945. In: Eitel, Ravensburg im Dritten Reich, S. 361–378

Kretschmer, Manfred, Patient verreist. Korrespondenz um »verlegte Patienten« der Heil- und Pflegeanstalt Weißenau 1940/41. Weißenau 1992

Krokowski, Heike, Die Last der Vergangenheit. Auswirkungen nationalsozialistischer Verfolgung auf deutsche Sinti. Frankfurt/M., New York 2001

Kulesza, Witold, »Euthanasie«-Morde an polnischen Psychiatriepatient/innen während des Zweiten Weltkriegs. In: Rotzoll, u. a., Die nationalsozialistische »Euthanasie«-Aktion »T4«, S. 174–178

Kurrer, Karl-Heinz, Ein vergessener Wegbereiter des fordistischen Industriebaus in Württemberg. Hermann Maier-Leibnitz. In: Becker, Quarthal, Die Universität Stuttgart nach 1945, S. 146–152

KZ-Gedenkstätte Dachau (Hg.), Gedenkbuch für die Toten des Konzentrationslagers Dachau. Dachau 2011

Labisch, Alfons, Tennstett, Florian, Der Weg zum »Gesetz zur Vereinheitlichung des Gesundheitswesens« vom 3. Juli 1934. Entwicklungslinien und -momente des staatlichen und kommunalen Gesundheitswesens in Deutschland, 2 Bde. Düsseldorf 1985

Ladwig-Winters, Simone/Rechtsanwaltskammer Berlin (Hg.), Anwalt ohne Recht, Das Schicksal jüdischer Rechtsanwälte in Berlin nach 1933. 2. erw. Aufl., Berlin 2007

Landeswohlfahrtsverband Hessen (Hg.), Euthanasie in Hadamar. Kassel 1991

Landeswohlfahrtsverband Württemberg-Hohenzollern (Hg.), Behindertenheim Markgröningen 1897–1997. Stuttgart, Markgröningen 1997

Landeszentrale für Politische Bildung Baden-Württemberg (Hg.), »Euthanasie« im NS-Staat – Grafeneck im Jahr 1940. Historische Darstellung, didaktische Impulse, Materialien für den Unterricht. Stuttgart 2000

Laschet, Rolf, Der ehemalige Schüler Otto Dirlewanger. In: Schelztor-Gymnasium (Hg.), 175 Jahre Schelztor-Gymnasium 1838–2013. Festschrift. Esslingen 2013, S. 44–52

Lauterbach, Katrin, Anstalt als sozialer Raum. Gewährung und Entzug von Raum als Behandlungsmethode am Beispiel der Privatheilanstalt Kennenburg/Esslingen 1876–1907. Dissertation Universität Heidelberg 2013

Ley, Astrid, Die »Aktion 14f13« in den Konzentrationslagern. In: Morsch, Perz, Neue Studien zu nationalsozialistischen Massentötungen durch Giftgas, S. 231–243

Ley, Astrid, Vom Krankenmord zum Genozid. Die »Aktion 14f13« in den Konzentrationslagern. In: Dachauer Hefte 25/2009, S. 36–49

Ley, Astrid, Zwangssterilisation und Ärzteschaft. Hintergründe und Ziele ärztlichen Handelns 1934–1945 (Kultur der Medizin. Geschichte – Theorie – Ethik Bd. 11). Frankfurt/M. 2004

Leygraf, Jan, Die Behandlung der Schizophrenie vor Einführung antipsychotischer Medikamente (im Zeitraum vom 1928–1940). Dissertation Universität Münster 2006

Liedtke, Max (Hg.), Handbuch der Geschichte des bayerischen Bildungswesens Bd. 4. Bad Heilbrunn 1997

Lifton, Robert Jay, Ärzte im Dritten Reich, Stuttgart 1988

Lilienthal, Georg, Jüdische Patienten als Opfer der NS-»Euthanasie«-Verbrechen. In: Medaon. Magazin für Jüdisches Leben in Forschung und Bildung. 5 (2009), S. 1–16

Lilienthal, Georg, Wie die T4-Aktion organisiert wurde. In: Hamm, Lebensunwert, S. 143–157

Link, Gunter, Eugenische Zwangssterilisationen und Schwangerschaftsabbrüche im Nationalsozialismus. Dargestellt am Beispiel der Universitätsfrauenklinik Freiburg. Frankfurt/M. 1999

Lockot, Regine, Erinnern und Durcharbeiten. Zur Geschichte der Psychoanalyse und Psychotherapie im Nationalsozialismus. 2. Aufl., Gießen 2002

Lübbe, Hermann, Der Nationalsozialismus im deutschen Nachkriegsbewußtsein. In: Historische Zeitschrift 236 (1983), S. 579–599

Luchterhand, Martin, Der Weg nach Birkenau. Entstehung und Verlauf der nationalsozialistischen Verfolgung der »Zigeuner« (Schriftenreihe der Deutschen Gesellschaft für Polizeigeschichte e. V. Bd. 4). Lübeck 2000

Lutz, Petra, Herz und Vernunft. Angehörige von »Euthanasie«-Opfern im Schriftwechsel mit den Anstalten. In: Fangerau, Nolte, »Moderne« Anstaltspsychiatrie, S. 143–167

LUTZ, Petra, PLAGEMANN, Sophie, SCHNEIDER, Frank, Erfasst, verfolgt, vernichtet. Kranke und behinderte Menschen im Nationalsozialismus [eine Ausstellung]. Berlin 2014

LUXENBURGER, Hans, Fortschritte im schizophrenen und zyklothomen Erbkreis. In: Fortschritte der Erbpathologie, Rassenhygiene und ihrer Grenzgebiete 1 (1938), S. 49–77

MACKENSEN, Rainer, REULECKE, Jürgen (Hg.), Das Konstrukt »Bevölkerung« vor, im und nach dem »Dritten Reich«. Wiesbaden 2005

MAIER, Rudi, SCHÖNBERGER, Klaus, Die Landesfürsorgeanstalt in den Jahren 1933 bis 1946. In: LANDESWOHLFAHRTSVERBAND WÜRTTEMBERG-HOHENZOLLERN, Behindertenheim, S. 16–19

MAIER, Rudi, SCHÖNBERGER, Klaus, Die Unfähigkeit zur Erinnerung. »Euthanasie« in der Landesfürsorgeanstalt Markgröningen. In: SCHÖNBERGER, ULMER, Erinnern gegen den Schlussstrich, S. 115–124

MALLMANN, Klaus-Michael, PAUL, Gerhard (Hg.), Karrieren der Gewalt. Nationalsozialistische Täterbiographien (Veröffentlichungen der Forschungsstelle Ludwigsburg der Universität Stuttgart Bd. 2). Darmstadt 2004

MAMALI, Ioanna, Psychiatrische und Nervenklinik Münster. Anfänge der Universitätspsychiatrie in Westfalen. Dissertation Universität Münster 2011. http://repositorium.uni-muenster.de/document/miami/352fe7dc-15f7-4368-a0ed-987e0c85e3ec/diss_mamali.pdf [Zugriff 3. Mai 2014]

MANN, Golo, Kurt Hahn. In: ZIEGENSPECK, Jörg, Kurt Hahn – Erinnerungen – Gedanken – Aufforderungen. Lüneburg 1987

MARQUART, Karl-Horst, »Kindereuthanasie« in Stuttgart. Verdrängen statt Gedenken? In: KAELBER, REITER, Kindermord, S. 145–167

MARQUART, Karl-Horst, Karl Lempp. Verantwortlich für Zwangssterilisierungen und »Kindereuthanasie«. In: ABMAYR, Stuttgarter NS-Täter, S. 100–107

MARQUART, Karl-Horst, Gerhard Durner – Ein Opfer der NS-»Kindereuthanasie«, In: REDIES, Zehn Jahre, S. 80–83

MARQUART, Karl-Horst, Die Stuttgarter Opfer der Krankenmorde in den Jahren 1940 und 1941 In: ARBEITSKREIS, Den Opfern ihre Namen geben, S. 175–180

MARSALEK, Hans, Die Geschichte des Konzentrationslagers Mauthausen. Dokumentation. 4. Aufl., Wien 2006

MARTIN, Elke (Hg.), Verlegt. Krankenmorde 1940–41 am Beispiel der Region Stuttgart. Stuttgart 2011

MARX, Alfred, Das Schicksal der jüdischen Juristen in Württemberg und Hohenzollern 1933–1945. O. O. 1965

MAUZ, Friedrich, Über Schizophrenie mit pyknischem Körperbau. Ein Beitrag zur klinischen Diagnostik und Prognostik. Berlin 1923

MAUZ, Friedrich, Die Prognostik der endogenen Psychosen. Leipzig 1930

MAUZ, Friedrich, Die Veranlagung zu Krampfanfällen. Leipzig 1937

MAUZ, Friedrich, Robert Gaupp. In: KOLLE (Hg.), Große Nervenärzte, Bd. 2, Stuttgart 1970, S. 139–149

MAY, Johannes, Die Staatliche Heilanstalt Schussenried in den Jahren 1933 bis 1945. In: DERS, PRETSCH, REXER, RÜDENBURG, »Euthanasie«, S. 46–56

MAY, Johannes, PRETSCH, Hermann Josef, REXER, Martin, RÜDENBURG, Bodo (Hg.), »Euthanasie« in den staatlichen Heilanstalten Zwiefalten und Schussenried. Die Rechtfertigung, Vorbereitung und Durchführung der »Vernichtung lebensunwerten Lebens« in der nationalsozialistischen Aktion T4. Zwiefalten 1991

MENDE, Claudia, Georg Deuschle. In: VON WEIMAR BIS BONN, S. 448–449

MENDE, Claudia, Oskar Dirlewanger. In: VON WEIMAR BIS BONN, S. 450–451

MENDE, Claudia, Alfred Klaiber. In: VON WEIMAR BIS BONN, S. 454–455

MEYER, Beate, Gratwanderung zwischen Verantwortung und Verstrickung – die Reichsvereinigung der Juden in Deutschland und die Jüdische Gemeinde zu Berlin 1938–1945. In: SIMON, DIES., Juden in Berlin, S. 291–337

MEYER, Winfried, Beseitigung eines Zeugen des nationalsozialistischen Krankenmords: Die Ermordung des Gendarmeriemeisters a. D. Jakob Küchle im KZ Sachsenhausen. In: Zeitschrift für Geschichtswissenschaft 60 (2012), Heft 1, S. 28–53

MITSCHERLICH, Alexander, MIELKE, Fred (Hg.), Medizin ohne Menschlichkeit. Dokumente des Nürnberger Ärzteprozesses. Neuaufl. Frankfurt/M. 1960

MITSCHERLICH, Alexander, Mielke, Fred (Hg.), Wissenschaft ohne Menschlichkeit. Medizinische und eugenische Irrwege unter Diktatur, Bürokratie und Krieg. Heidelberg 1949

MITSCHERLICH, Alexander, MIELKE, Fred, Das Diktat der Menschenverachtung. Der Nürnberger Ärzteprozeß und seine Quellen. Heidelberg 1947

MOESSBAUER, Rudolf L., Heinz Maier-Leibnitz: 28.3.1911–16.12.2000. In: Bayerische Akademie der Wissenschaften München. Jahrbuch 2001, S. 309–312

MOLL, Christiane (Hg.), Alexander Schmorell, Christoph Probst – gesammelte Briefe. Berlin 2011

MORLOK, Karl, Wo bringt ihr uns hin? »Geheime Reichssache« Grafeneck. 2. Aufl., Stuttgart 1990

MORSCH, Günter, PERZ, Bertrand (Hg.), Neue Studien zu nationalsozialistischen Massentötungen durch Giftgas. Historische Bedeutung, technische Entwicklung, revisionistische Leugnung (Schriftenreihe der Stiftung Brandenburgische Gedenkstätte Bd. 29). Berlin 2011

MÜLLER, Martin Eitel, Euthanasie und Sterilisation in Winnental 1933–1945. In: Winnenden gestern und heute Bd. 10. Heidelberg 2005, S. 143–173

MÜLLER, Max, Die Insulinschockbehandlung der Schizophrenie. In: Der Nervenarzt 1936, S. 569–580

MÜLLER, Roland, Krankenmord im Nationalsozialismus. Grafeneck und die »Euthanasie« in Südwestdeutschland. Eine Tagung der Bibliothek für Zeitgeschichte, der Gedenkstätte Grafeneck und des Stadtarchivs Stuttgart am 26. Januar 2000 (Veröffentlichungen des Archivs der Stadt Stuttgart Bd. 87). Stuttgart 2001

MÜLLER, Ulrich, Metamorphosen. Krankenakten als Quellen für Lebensgeschichten. In: FUCHS u. a., »Das Vergessen der Vernichtung ist Teil der Vernichtung selbst.«, S. 80–94

MÜLLER-BALLIN, Gabi, Die Nürnberger Prozesse 1945–1949. Vorgeschichte – Verlauf – Ergebnisse – Dokumente (BZ-Materialien Bd. 1). Nürnberg 1995

MUNDT, Christoph, Die Erinnerungskultur zur NS-»Euthanasie« an der Heidelberger Psychiatrischen Klinik. Ein persönlicher Rückblick. In: ROTZOLL u. a., Die nationalsozialistische »Euthanasie«-Aktion »T4«, S. 364–374

MUSEUM IM RITTERHAUS, Franz Karl Bühler, Offenburg 1864 – Grafeneck 1940. Bilder aus der Prinzhornsammlung. Ausstellung im Museum im Ritterhaus Offenburg, 31. Oktober 1993–2. Januar 1994. Offenburg 1993

NAEVE, Detlev, Geschichte der Pflegeanstalt Heggbach und des Kinderasyls Ingerkingen im Nationalsozialismus 1933–1945. Eitorf 2000

NAGEL, Anne Christine (Hg.), Die Philipps-Universität Marburg im Nationalsozialismus. Dokumente zu ihrer Geschichte. Stuttgart 2000

NEUGEBAUER, Eva-Gabriele, Das nationalsozialistische Gesetz zur Verhütung erbkranken Nachwuchses am Beispiel der 1940 an der Psychiatrischen Universitätsklinik Tübingen begutachteten Frauen und Männer. Dissertation Universität Tübingen 1994

NIETHAMMER, Lutz, Die Mitläuferfabrik. Die Entnazifizierung am Beispiel Bayerns. 2. Aufl., Bonn 1982

NISSEN, Gerhardt, BADURA, Frank, Schriftenreihe der Deutschen Gesellschaft für Geschichte der Nervenheilkunde. Bd. 6. Würzburg 2000

NITSCHKE, Asmus, Die »Erbpolizei« im Nationalsozialismus. Zur Alltagsgeschichte der Gesundheitsämter im Dritten Reich. Das Beispiel Bremen. Opladen, Wiesbaden 1999

NOWAK, Kurt, »Euthanasie« und Sterilisierung im »Dritten Reich«. Die Konfrontation der evangelischen und katholischen Kirche mit dem Gesetz zur Verhütung erbkranken Nachwuchses und der »Euthanasie«-Aktion, Göttingen 1980

OBERBORBECK, Klaus W., Julie Aichele (1887–1946). Eine der wenigen Kindertherapeutinnen in Deutschland zwischen 1933 und 1945. In: Analytische Psychologie 24 (1993) Heft 2, S. 184–203

OERTEL, Burkhart, Ortssippenbuch Bondorf, Kreis Böblingen, Württemberg 1562–1983. 2. Aufl., Neubiberg 1983

OWEN, Anna Patricia, Die psychiatrische Begutachtung an der Universitäts-Nervenklinik Tübingen im Jahre 1941 unter besonderer Berücksichtigung der Sterilisationsgutachten. [E-Book] 2013

PALETSCHEK, Sylvia, Die permanente Erfindung einer Tradition. Die Universität Tübingen im Kaiserreich und in der Weimarer Republik (Tübinger Beiträge zur Universitäts- und Wissenschaftsgeschichte Bd. 53) Stuttgart 2001

PANIFLOVA, Svetlana, Darstellung der Insulinbehandlung und der Elektrokrampftherapie im »Nervenarzt« in den Jahren 1928 bis 1947 mit einer ergänzenden Übersicht über die heutige Anwendung der EKT. Dissertation Universität München 2005

PESCHKE, Franz, Schreck's Anstalt. Eine Dokumentation zur Psychiatrie und »Euthanasie« im Nationalsozialismus am Beispiel der Pflegeanstalt Rastatt. Rastatt 1992

PETER, Jürgen, Der Nürnberger Ärzteprozeß. Im Spiegel seiner Aufarbeitung anhand der drei Dokumentensammlungen von Alexander Mitscherlich und Fred Mielke (Schriften aus dem Sigmund-Freud-Institut Bd. 2). Münster 1994

PFEIFFER, Jürgen, Wissenschaftliches Erkenntnisstreben als Tötungsmotiv? Zur Kennzeichnung von Opfern auf deren Krankenakten und zur Organisation und Unterscheidung von Kinder-»Euthanasie« und T4-Aktion (Ergebnisse 23). Berlin 2005

PIELORZ, Anja, GRATEL, Gilbert, Liberale Pädagogik und politischer Liberalismus. Die Bildungspolitik Kurt Hahns zwischen Wertekontinuität und Wertewandel. In: Liberal 34 (1992), Heft 3, S. 65–72

PIPIORKE, Hans-Dieter, »Bedeutende Persönlichkeiten aus der Geschichte Beurens« Julie Aichele (1887–1946). In: Beurener Mitteilungen (2006), Nr. 4, S. 5

POHL, Dieter, Nationalsozialistische Judenverfolgung in Ostgalizien, 1941–1944. Organisation und Durchführung eines staatlichen Massenverbrechens (Studien zur Zeitgeschichte 50). München 1996

POSTEL-VINAY, Anise, Die Massentötungen durch Gas. In: TILLION, Frauenkonzentrationslager Ravensbrück, S. 357–392

PRETSCH, Hermann Josef (Hg.), »Euthanasie«. Krankenmorde in Südwestdeutschland. »Die Benachrichtigungen von Angehörigen sind bei Zwischenverlegungen bis auf weiteres zu unterlassen« – die nationalsozialistische »Aktion T4« in Württemberg 1940 bis 1945. Zwiefalten 1996

PROJEKTGRUPPE SCHWABENBILDER (Hg.), Schwabenbilder. Zur Konstruktion eines Regionalcharakters. Begleitband zur Ausstellung »Schwabenbilder« im Haspelturm des Tübinger Schlosses, 18.4.–1.6.1997. Tübingen 1997

PROJEKTGRUPPE VOLK UND GESUNDHEIT (Hg.), Volk und Gesundheit. Heilen und vernichten im Nationalsozialismus. Begleitbuch zur gleichnamigen Ausstellung im Ludwig-Uhland-Institut für Empirische Kulturwissenschaft der Universität Tübingen. Tübingen 1982

PROSKE, Wolfgang (Hg.), Täter, Helfer, Trittbrettfahrer. NS-Belastete von der Ostalb. Münster, 2010

PROSKE, Wolfgang, Der Standesbeamte von Grafeneck: Jakob Wöger: * 03.05.1897 in Steinheim a. A., † 03.12.1962 in Esslingen, Kriminal-, SD- und Standesbeamter, zuletzt SD-Obersturmführer. In: PROSKE, S. 257–264

RABERG, Frank, Biographisches Handbuch der württembergischen Landtagsabgeordneten 1815–1933. Stuttgart 2001

RABINBACH, Ansin, Begriffe aus dem Kalten Krieg. Totalitarismus, Antifaschismus, Genozid (Vorträge und Kolloquien/Jena Center Geschichte des 20. Jahrhunderts Bd. 5) Göttingen 2009

RAUH-KÜHNE, Cornelia, Die Entnazifizierung und die deutsche Gesellschaft. In: Archiv für Sozialgeschichte 35 (1995), S. 35–70

RAUH-KÜHNE, Cornelia, Wer spät kam, den belohnte das Leben. Entnazifizierung im Kalten Krieg. In: JUNKER, Deutschland und die USA, S. 112–123

REDIES, Rainer (Hg.), Zehn Jahre Stolpersteine für Stuttgart. Ein bürgerschaftliches Projekt zieht Kreise. Stuttgart 2013

REXER, Martin, »Euthanasie« in der Heil- und Pflegeanstalt Zwiefalten. In: MAY u. a., »Euthanasie«, S. 12–38
RICHTER, Gabriel (Hg.), Die Heil- und Pflegeanstalt Emmendingen 1933–1945 – und danach. Die Fahrt ins Graue(n). Emmendingen 2002
RICHTER, Gabriel, »Es ist jetzt genug des Leidens und der Qual.« Das Schicksal der Maria Birgel, Überlebende in Grafeneck. In: RICHTER, S. 169–193
RICHTER, Gabriel, Die Psychiatrische Abteilung des Fürst-Carl-Landeskrankenhauses in Sigmaringen im »Dritten Reich«. Leiden, Stigmatisierung, Sterilisation und Tötung angeblich unheilbar Kranker am Beispiel der Hohenzollerischen Lande. In: Zeitschrift für Hohenzollerische Geschichte 30/31 (1994/95), S. 241–282
RICHTER, Gabriel u. a., Sie holten sie mit grauen Bussen. Die Heil- und Pflegeanstalt Emmendingen 1933–1945. Psychiatrisches Landeskrankenhaus Emmendingen. Emmendingen 1993
RIESS, Volker, Christian Wirth. In: MALLMANN, PAUL, Karrieren, S. 239–251
RIESS, Volker, Die Anfänge der Vernichtung »lebensunwerten Lebens« in den Reichsgauen Danzig-Westpreussen und Wartheland 1939/40. Frankfurt/M. u. a. 1995
RISSOM, Renate, Fritz Lenz und die Rassenhygiene (Abhandlungen zur Geschichte der Medizin und der Naturwissenschaften 47) Husum 1983.
ROEMER, Hans, Die praktische Einführung der Insulin- und Cardiazolbehandlung in den Heil- und Pflegeanstalten. In: Allgemeine Zeitschrift für Psychiatrie und ihre Grenzgebiete. 2 (1938), S. 121–128
ROER, Dorothee, HENKEL, Dieter (Hg.), Psychiatrie im Faschismus. Die Anstalt Hadamar 1933–1945, 2. Aufl., Frankfurt/M. 1996
RÖHM, Eberhard, Mariaberg zwischen Rassenhygiene und »Euthanasie«– Morden. In: EDER, S. 47–80
RÖSSNER, Franka, »Im Dienste der Schwachen«. Die Samariterstiftung zwischen Zustimmung, Kompromiss und Protest 1930–1950. Nürtingen 2011
RÖSSNER, Franka, Opfer staatlicher Gewalt – Gedenkstättenarbeit am Beispiel Grafeneck. In: FRECH, Siegfried, MEIER, Frank, Unterrichtsthema Staat und Gewalt. Kategoriale Zugänge und historische Beispiele. Schwalbach am Taunus 2012, S. 117–137
RÖSSNER, Franka, STÖCKLE, Thomas, Christian Wirth und Jakob Wöger. Polizeibeamte und ihr Einsatz beim Massenmord in Grafeneck. In: ABMAYR, Stuttgarter NS-Täter, S. 82–89
ROTZOLL, Maike, HOHENDORF, Gerrit, FUCHS, Petra, Die nationalsozialistische »Euthanasie«-Aktion »T4« und ihre Opfer. Von den historischen Bedingungen bis zu den Konsequenzen für die Ethik in der Gegenwart. Eine Einführung. In: DIES. u. a., Die nationalsozialistische »Euthanasie«-Aktion »T4«, S. 13–22
ROTZOLL u. a. (Hg.), Die nationalsozialistische »Euthanasie«-Aktion »T4« und ihre Opfer. Geschichte und ethische Konsequenzen für die Gegenwart. Paderborn 2010
RUCK, Michael, Korpsgeist und Staatsbewußtsein. Beamte im deutschen Südwesten 1928 bis 1972 (Nationalsozialismus und Nachkriegszeit in Südwestdeutschland 4). München 1996
RÜDENBURG, Bodo, Die »Aktion T4« in Zwiefalten. In: PRETSCH, »Euthanasie«, S. 37–46
RÜDENBURG, Bodo, Die »Rückkehrer« aus Grafeneck in der Heil-und Pflegeanstalt Zwiefalten. In: ROTZOLL, u. a., Die nationalsozialistische »Euthanasie«-Aktion »T4«, S. 152–155
SABROW, Martin (Hg.), Skandal und Öffentlichkeit in der Diktatur. Göttingen 2004
SAKEL, Manfred, Neue Behandlungsmethode der Schizophrenie. Wien 1935
SANDNER, Peter, Der Eichberg im Nationalsozialismus. Die Rolle einer Landesheilanstalt zwischen Psychiatrie, Gesundheitsverwaltung und Rassenpolitik. In: VANJA u. a., Wissen und Irren, S. 164–220
SANDNER, Peter, Die »Euthanasieakten« im Bundesarchiv. Zur Geschichte eines lange verschollenen Bestandes. In: Vierteljahrshefte für Zeitgeschichte 47 (1999), S. 385–400
SANDNER, Peter, Verwaltung des Krankenmordes. Der Bezirksverband Nassau im Nationalsozialismus (Historische Schriftenreihe des Landeswohlfahrtsverbandes Hessen, Hochschulschriften Bd. 2). Gießen 2003

SAUER, Paul, In stürmischer Zeit. Lebensbild des Menschen und Politikers Reinhold Maier (1889–1971) (Veröffentlichungen des Archivs der Stadt Stuttgart, Bd. 44). Stuttgart 1989

SCHÄFER, Silke, Zum Selbstverständnis von Frauen im Konzentrationslager. Das Lager Ravensbrück. Dissertation Technische Universität Berlin 2002

SCHAUDE, Anne: »wenn Seele und Geist sich wieder vereinen«: Julie Aichele. In: FRAUENGESCHICHTSWERKSTATT NÜRTINGEN, Vision, S. 62–70

SCHILD, Thomas, Jüdisches Leben. Einladung zu einem Rundgang. Hg. Denk-Zeichen e.V. 2. Aufl., Haigerloch 2008

SCHILTER, Thomas, Psychiatrieverbrechen im Dritten Reich. Die Karriere Horst Schumanns. In: Internationale Zeitschrift für Geschichte und Ethik der Naturwissenschaften, Technik und Medizin 6 (1998), S. 42–55

SCHILTER, Thomas, Unmenschliches Ermessen. Die nationalsozialistische »Euthanasie«-Tötungsanstalt Pirna-Sonnenstein 1940/41, Leipzig 1999

SCHLOSSER, Susanne: Die Heilbronner NSDAP und ihre »Führer«. Eine Bestandsaufnahme zur nationalsozialistischen Personalpolitik auf lokaler Ebene und ihren Auswirkungen »vor Ort«. In: heilbronicca 2. Beiträge zur Stadtgeschichte. (Quellen und Forschungen zur Stadtgeschichte Heilbronn, 15) Heilbronn 2003, S. 281–318

SCHLÖSSER, Susanne, Neues vom größten Sohn der Stadt. Das Robert-Mayer-Archiv wurde durch eine private Stiftung ergänzt. In: heilbronnica 2. Beiträge zur Stadtgeschichte (Quellen und Forschungen zur Geschichte der Stadt Heilbronn 15). Heilbronn 2003, S. 375–386

SCHMID, Jochen Hans Egon, Die ärztlichen Gutachten der Universitätsnervenklinik Tübingen des Jahres 1935 unter besonderer Berücksichtigung des Gesetzes zur Verhütung erbkranken Nachwuchses vom 14. Juli 1933. Dissertation Universität Tübingen 1994

SCHMID, Manfred, Die Tübinger Studentenschaft nach dem Ersten Weltkrieg 1918–1923 (Werkschriften des Universitätsarchivs Tübingen. Reihe 1, Quellen und Studien 13). Tübingen 1988

SCHMIDT v. BLITTERSDORF, Heidi, DEBUS, Dieter, KOLKOWSKY, Birgit, Die Geschichte der Anstalt Hadamar von 1933 bis 1945 und ihre Funktion im Rahmen von T4. In: ROER, HENKEL, Psychiatrie im Faschismus, S. 58–120

SCHMIDT, Gerhard, Selektion in der Heilanstalt 1939–1945. Stuttgart 1965

SCHMIDT, Ulf, Hitlers Arzt Karl Brandt. Medizin und Macht im Dritten Reich. Aus dem Englischen von Helmut Ettinger. Berlin 2009

SCHMIDT-DEGENHARD, Tobias Joachim, Robert Ritter (1901–1951). Zu Leben und Werk des NS-»Zigeunerforschers«. Tübingen 2008

SCHMOLL, Friedemann, Iß langsam und kaue tüchtig. Die Geschichte von Luise Haarers schwäbischem Nationalkochbuch, das eigentlich nie ein solches werden sollte. In: PROJEKTGRUPPE SCHWABENBILDER, S. 149–154

SCHMUHL, Hans-Walter, Eugenik und Rassenanthropologie. In: JÜTTE, Medizin und Nationalsozialismus, S. 24–38

SCHMUHL, Hans-Walter, »Euthanasie« und Krankenmord. In: JÜTTE, Medizin und Nationalsozialismus, S. 214–255

SCHMUHL, Hans-Walter, Massenmord, Genozid, Demozid. In: WITTWER, SCHÄFER, FREWER, Sterben und Tod, S. 351–357

SCHMUHL, Hans-Walter, Nürnberger Ärzteprozess und »Euthanasie«-Prozesse. In: JÜTTE, Medizin und Nationalsozialismus, S. 267–282

SCHMUHL, Hans-Walter, Rassenhygiene, Nationalsozialismus, Euthanasie. Von der Verhütung zur Vernichtung »lebensunwerten Lebens« 1890–1945. Göttingen 1987

SCHMUHL, Hans-Walter, Rassenhygiene, Nationalsozialismus, Euthanasie. Von der Verhütung zur Vernichtung »lebensunwerten Lebens« 1890–1945 (Kritische Studien zur Geschichtswissenschaft Bd. 75). 2. Aufl., Göttingen 1992

SCHMUHL, Hans-Walter, Vom Krankenmord zum Judenmord. Verschüttete Verbindungslinien zwischen zwei nationalsozialistischen Vernichtungsaktionen. In: MÜLLER, Krankenmord im Nationalsozialismus, S. 71–84

SCHMUHL, Hans-Walter, Zwangssterilisation. In: JÜTTE, Medizin und Nationalsozialismus, S. 201–213

SCHMUHL, Hans-Walter, Zwischen vorauseilendem Gehorsam und halbherziger Verweigerung. Werner Villinger und die nationalsozialistischen Medizinverbrechen. In: Der Nervenarzt 73 (2002), S. 1058–1063

SCHMUHL, Hans-Walter, RÜRUP, Reinhard (Hg.), Rassenforschung an Kaiser-Wilhelm-Instituten vor und nach 1933 (Geschichte der Kaiser-Wilhelm-Gesellschaft im Nationalsozialismus 4). Göttingen 2003

SCHMUHL, Hans-Walter, SILBERZAHN-JANDT, Gudrun, Friedrich Mauz – T4-Gutachter und Militärpsychiater. In: Der Nervenarzt 83 (2012), Nr. 3, S. 321–328

SCHNEIDER, Corinna, Die ersten ordentlichen Studentinnen an der Universität Tübingen. Anna Stettenheimer, Gertrud Stockmayer und Martha Vollmöller. Anna Stettenheimer (1884–1953). PDF aus www.uni-tuebingen.de/frauenstudium. [Zugriff 22. Juni 2010]

SCHNEIDER, Heinz-Jürgen, SCHWARZ, Erika Sophie, SCHWARZ, Josef, HALLE, Felix, Die Rechtsanwälte der Roten Hilfe Deutschlands, Politische Strafverteidiger in der Weimarer Republik: Geschichte und Biografien. Bonn 2002

SCHNEIDER, Hannelore Maria, Das nationalsozialistische »Gesetz zur Verhütung erbkranken Nachwuchses am Beispiel der 1939 an der Psychiatrie Tübingen durchgeführten Sterilisationsgutachten. Tübingen 2014. http://nbn-resolving.de/urn:nbn:de:bsz:21-opus-73981 [Zugriff 27. März 2014]

SCHNEIDER, Wolfgang Christian, Die Chronik der Stadt Stuttgart 1933–1945 und die »Ausscheidung Minderwertiger«. In: Demokratie- und Arbeitergeschichte, Jahrbuch 4/5, 1985, S. 232–310

SCHÖNBERGER, Klaus, ULMER, Martin (Hg.), Erinnern gegen den Schlussstrich. Zum Umgang mit dem Nationalsozialismus (Geschichtswerkstatt Nr. 29). Freiburg i. Br. 1997

SCHÖNHOVEN, Klaus, Bayern in der NS-Zeit. Die Parteien KPD, SPD, BVP in Verfolgung und Widerstand. München 1983

SCHRÖDER, Wilhelm Heinz, Lebenslauf und Gesellschaft. Zum Einsatz von kollektiven Biographien in der historischen Forschung. Stuttgart 1985

SCHULZ Matthias, Golo Manns Bildungserfahrungen in Deutschland und Frankreich von Schloss Salem nach St. Cloud (1923–1935). In: FISCH, GAUZY, Lernen und Lehren in Frankreich und Deutschland, S. 41–63

SCHULZE, Dietmar, »Euthanasie«-Verbrechen in Oberschlesien. In: ROTZOLL u. a., Die nationalsozialistische »Euthanasie«-Aktion »T4«, S. 179–183

SCHULZE, Winfried (Hg.), Ego-Dokumente. Annäherung an den Menschen in der Geschichte, Berlin 1996

SCHWANNINGER, Florian, »Wenn Du nicht arbeiten kannst, schicken wir Dich zum Vergasen.« Die »Sonderbehandlung 14f13« im Schloss Hartheim 1941–1944. In: KEPPLINGER u. a., Tötungsanstalt Hartheim 1940–1945, S. 155–208

SCHWARTZ, Johannes, Die Selektion und Zusammenstellung der Vernichtungstransporte nach Bernburg im Februar und März 1942 im Frauen-KZ Ravensbrück. In: Ravensbrückblätter 29. Jg. Nr. 115, Juni 2003 online auf: www.ravensbrueckblaetter.de/alt/archiv/115/10_115.html [Zugriff 20. Dezember 2011]

SCHWARTZ, Michael, »Rassenhygiene, Nationalsozialismus, Euthanasie?« Kritische Anfragen an eine These Hans-Walter Schmuhls. In: Westfälische Forschungen 46/1996, S. 604–622

SCHWARZ, Peter, Mord durch Hunger. »Wilde Euthanasie« und »Aktion Brandt« am Steinhof in der NS-Zeit. In: GABRIEL, NEUGEBAUER, Von der Zwangssterilisierung zur Ermordung, S. 113–142

SCHWINDT, Barbara, Das Konzentrations- und Vernichtungslager Majdanek. Funktionswandel im Kontext der »Endlösung«. Würzburg 2005

SEIDLER, Horst, RETT, Andreas, Rassenhygiene. Ein Weg in den Nationalsozialismus. Wien 1988

SEISCHAB, Steffen, Die NS-Rassenpolitik und ihre Opfer, In: TIETZEN, Nürtingen 1918–1950, S. 278–290

SELG, Peter (Hg.), Anfänge anthroposophischer Heilkunst. Ita Wegman, Friedrich Husemann, Eugen Kolisko, Frederik Willem Zeylmans van Emmichoven, Karl König, Gerhard Kienle (Pioniere der Anthroposophie Bd. 18). Dornach 2000

SELG, Peter, Friedrich Husemann. In: DERS., Anfänge anthroposophischer Heilkunst. S. 77–112

SIEMEN, Hans-Ludwig, Psychiatrie im Nationalsozialismus, In: VON CRANACH, DERS., Psychiatrie im Nationalsozialismus, S. 15–34

SILBERZAHN-JANDT, Gudrun, Die Ermordung psychisch erkrankter Menschen. In: ZENTRUM FÜR ARBEIT UND KOMMUNIKATION E.V., Verortung der Seele, S. 41–47

SILBERZAHN-JANDT, Euthanasieopfer sollen nicht vergessen werden. In: Eßlinger Zeitung vom 11. Juli 2007

SILBERZAHN-JANDT, Fachabteilungen für den Tod. In: Eßlinger Zeitung vom 17. Dezember 2011

SILBERZAHN-JANDT, Gudrun. Kennenburg in Esslingen. Diagnose und Therapie – gibt es die »schwäbische Psychose«? In: ZENTRUM FÜR ARBEIT UND KOMMUNIKATION E.V., Verortung der Seele, S. 28–38

SILBERZAHN-JANDT, GUDRUN, Quelleninventar. Typoskript Esslingen 2006

SILBERZAHN-JANDT, Gudrun, …über Pipas Tod wurde in der Familie jahrzehntelang nicht gesprochen. In: MARTIN, Elke, Verlegt, S. 55–61

SILBERZAHN-JANDT, Gudrun, »Euthanasie«-Opfer. In: STADT FILDERSTADT, Filderstadt im Zweiten Weltkrieg, S. 137–161

SIMON, Hermann, MEYER, Beate (Hg.), Juden in Berlin 1938–1945, Berlin 2000

SMELSER, Ronald M.,SYRING, Enrico, Die SS, Elite unter dem Totenkopf. 30 Lebensläufe. Paderborn 2000

SPRING, Claudia Andrea, Zwischen Krieg und Euthanasie. Zwangssterilisationen in Wien 1940–1945. Wien, u. a. 2009

STADT FILDERSTADT (Hg.), Filderstadt im Zweiten Weltkrieg (Filderstädter Schriftenreihe Bd. 22). Filderstadt 2012

STAHL, Hans, Abgeholt und verschwunden. In: Jahrbuch Landkreis Freudenstadt 2006. Freudenstadt 2005, S. 138–165

STANG, Knut, Dr. Oskar Dirlewanger – Protagonist der Terrorkriegsführung. In: MALLMANN, PAUL, Karrieren der Gewalt, S. 66–75

STARK, Christian, Die Heilanstalt Kennenburg ihre Lage, Einrichtungen und Leistungen innerhalb der letzten neun Jahre. Stuttgart 1869

STEINECKE, Verena, Ich musste zuerst Rebellin werden. Trotz Bedrohung und Gefahr – das gute und wunderbare Leben der Ärztin Else Kienle. Biografie. Stuttgart 1992

STEINERT, Tilman, Die Geschichte des psychiatrischen Landeskrankenhauses Weissenau. Darstellung der Anstaltsgeschichte von 1888–1945 im ideengeschichtlichen und sozio-ökonomischen Kontext. Weinsberg 1985

STÖCKLE, Thomas, Die »Aktion T4« Die »Vernichtung lebensunwerten Lebens« in den Jahren 1940/41 und die Heilanstalt Christophsbad in Göppingen. Göppingen 1998

STÖCKLE, Thomas, Eugen Stähle und Otto Mauthe. Der Massenmord in Grafeneck und die Beamten des Innenministeriums. In: ABMAYR, Stuttgarter NS-Täter, S. 58–67

STÖCKLE, Thomas, Grafeneck 1940. Die Euthanasie-Verbrechen in Südwestdeutschland. 2. Aufl., Tübingen 2005; 3. erw. Aufl., Tübingen 2012

STÖCKLE, Thomas, Die Heilanstalt Winnenden im Nationalsozialismus und die »Euthanasie«-Aktion T4 in den Jahren 1940/41. In: Winnenden – Gestern und Heute. (Veröffentlichungen des Stadtarchivs Bd. 7). Winnenden 1999, S. 119–170

STÖCKLE, Thomas, Die Landesfürsorgeanstalt Rabenhof/Ellwangen in der Zeit des Nationalsozialismus und die »Euthanasie«-Aktion T4 in den Jahren 1940/41. Ellwangen 2002

STÖCKLE, Thomas, Die Landesfürsorgeanstalt Reutlingen-Rappertshofen und die »Euthanasie«-Aktion T4 – Eine Dokumentation. Reutlingen 2000

STÖCKLE, Thomas, Die Reaktionen der Angehörigen und der Bevölkerung auf die »Aktion T4«. In: ROTZOLL u. a., Die nationalsozialistische »Euthanasie«-Aktion »T4«, S. 118–124

Stöckle, Thomas, Die Vernichtungsanstalt Grafeneck und die »Euthanasie«-Verbrechen in Südwestdeutschland im Jahr 1940. In: Müller, Krankenmord im Nationalsozialismus, S. 27–42
Stöckle, Thomas, Reutlingen in der »Euthanasie«-Aktion T4. Die »Vernichtung lebensunwerten Lebens« in den Jahren 1940/41. In: Reutlinger Geschichtsblätter 34 (1995), S. 103–124
Stöckle, Thomas u. a., »Euthanasie« im NS-Staat. Grafeneck im Jahr 1940. Historische Darstellung. Didaktische Impulse. Materialien für den Unterricht. Hrsg. Landeszentrale für Politische Bildung. Stuttgart 2000
Strohkendl, Paul Robert, Zur Begutachtung der männlichen Probanden der Jahre 1933 und 1934 an der Universitätsnervenklinik Tübingen unter besonderer Berücksichtigung des Gesetzes zur Verhütung erbkranken Nachwuchses vom 01.01.1934. Dissertation Universität Tübingen 1995
Strohm, Theodor, Bestandsaufnahme. Die Haltung der Kirchen zu den NS-»Euthanasie«-Verbrechen. In. Rotzoll u. a., Die nationalsozialistische »Euthanasie«-Aktion »T4«, S. 125–133
Strüber, Reinhard, Dr. Fritz Landenberger – Landrat und Oberbürgermeister in Esslingen. In: Schwäbische Heimat 41 (1990), S. 223–230
Süss, Winfried, »Dann ist keiner von uns seines Lebens mehr sicher.« Bischof von Galen, der katholische Protest gegen die »Euthanasie« und der Stopp der »Aktion T4«. In: Sabrow, Skandal und Öffentlichkeit in der Diktatur, S. 102–129
Süss, Winfried, Der »Volkskörper« im Krieg. Gesundheitspolitik, Gesundheitsverhältnisse und Krankenmord im nationalsozialistischen Deutschland. 1939–1945. München 2003
Theierl, Wanda, Sinti und Roma in Esslingen. In: Frauenbeauftragte der Stadt Esslingen am Neckar, Frauen. Schicksale – Karrieren – Berufungen, S. 147–168
Thom, Achim, Kontinuitäten und Brüche in der Wissenschaftsentwicklung der deutschen Psychiatrie der Nachkriegszeit. In: Aumüller u. a., Kontinuität und Neuanfang in der Hochschulmedizin nach 1945, S. 54–66
Tietzen, Reinhard (Hg.), Nürtingen 1918–1950. Weimarer Republik, Nationalsozialismus, Nachkriegszeit. Nürtingen 2011
Tillion, Germaine, Frauenkonzentrationslager Ravensbrück. Lüneburg 1998
Timm, Elisabeth, Zwangsarbeit in Esslingen 1939–1945. Kommune, Unternehmen und Belegschaften in der nationalsozialistischen Kriegswirtschaft (Esslinger Studien Schriftenreihe Bd. 21). Ostfildern 2008
Topp, Sascha, Der »Reichsausschuss zur wissenschaftlichen Erfassung erb- und anlagebedingter schwerer Leiden«. Zur Organisation der Ermordung minderjähriger Kranker im Nationalsozialismus 1939–1945. In: Beddies, Hübener, Kinder in der NS-Psychiatrie, S. 17–54
Topp, Sascha, Gertrud N. – Im Netz. In: Fuchs u. a., »Das Vergessen der Vernichtung ist Teil der Vernichtung selbst.«, S. 219–224
Topp, Sascha, Krankentötungen in Ostpreußen. Ein Vergleich der »Aktion Lange« und der »Aktion T4«. In: Rotzoll u. a., Die nationalsozialistische »Euthanasie«-Aktion »T4«, S. 169–174
Tuczek, Karl, Die Kombination des manisch-depressiven und schizophrenen Erbkreises. Eine klinisch-erbbiologische Studie. In: Archiv der Julius-Klaus-Stiftung für Vererbungsforschung, Sozialanthropologie und Rassenhygiene 8 (1933), Heft 3, S. 333
Tümmers, Henning, Justitia und die Krankenmorde. Der »Grafeneck«-Prozess in Tübingen. In: Westermann, Kühl, Ohnhäuser, NS-»Euthanasie« und Erinnerung, S. 95–122
Tümmers, Henning, Anerkennungskämpfe. Die Nachgeschichte der nationalsozialistischen Zwangssterilisationen in der Bundesrepublik. Göttingen 2011
Tümmers, Henning, Spätes Unrechtsbewusstsein. Über den Umgang mit den Opfern der NS-Erbgesundheitspolitik. In: Brunner, Frei, Goschler, Die Praxis der Wiedergutmachung, S. 494–530
Tümmers, Henning, Wiederaufnahmeverfahren und der Umgang deutscher Juristen mit der nationalsozialistischen Erbgesundheitspolitik nach 1945. In: Justizministerium NRW, Justiz und Erbgesundheit, S. 173–193
Vanja, Christina u. a. (Hg.), Wissen und Irren. Psychiatriegeschichte aus zwei Jahrhunderten – Eberbach und Eichberg (Historische Schriftenreihe des Landeswohlfahrtsverbandes Hessen Quellen und Studien Bd. 6). Kassel 1999

VERWEY, Gerlof, Wilhelm Griesinger. Psychiatrie als ärztlicher Humanismus. Nijmegen 2004
VOELKEL, Ulrich, Robert Gaupp. In: JANTZEN, Wolfgang (Hg.) »Euthanasie« S. 311–315
VOLLNHALS, Clemens (Hg.), Entnazifizierung. Politische Säuberung und Rehabilitierung in den vier Besatzungszonen 1945–1949. München 1991
VOM BRUCH, Rüdiger (Hg.), Die Berliner Universität unterm Hakenkreuz, Bd. 2, Berlin 2004
VON CRANACH, Michael, Mitwissen und Kooperation. Die Haltung der Anstaltspsychiatrie. In: ROTZOLL, u. a., Die nationalsozialistische »Euthanasie«-Aktion »T4«, S. 83–90
VON CRANACH, Michael, SIEMEN, Hans-Ludwig (Hg.), Psychiatrie im Nationalsozialismus. Die bayerischen Heil- und Pflegeanstalten zwischen 1933 und 1945. München 1999
VON HASE, Hans Christoph (Hg.), Evangelische Dokumente zur Ermordung der »unheilbar Kranken« unter nationalsozialistischer Herrschaft in den Jahren 1939–1945. Stuttgart 1964
VON LEESEN, GESA, »Kein Mensch ist eines Zweckes wegen da.« Esslingen: Geriatrisches Zentrum Kennenburg erinnert mit Gedenktafel an Opfer der Euthanasie. Eßlinger Zeitung 15. Juni 2009
VON WEIMAR BIS BONN. Esslingen 1919–1949. Begleitband zur Ausstellung »Esslingen 1919–1949. Von Weimar bis Bonn«. Sigmaringen 1991
VORMBAUM, Thomas (Hg.), »Euthanasie vor Gericht« Die Anklageschrift des Generalstaatsanwalts beim OLG Frankfurt/M. gegen Dr. Werner Heyde u. a. vom 22. Mai 1962. Berlin 2005
VOSSEN, Johannes, Gesundheitsämter im Nationalsozialismus. Rassenhygiene und offene Gesundheitsfürsorge in Westfalen, 1900–1950. Düsseldorfer Schriften zur neueren Landesgeschichte und zur Geschichte Nordrhein-Westfalens Bd. 56). Essen 2001
WAIBEL, Alfons, Das Euthanasieprogramm des Dritten Reiches. Die Ereignisse in Heggbach und Ingerkingen. Eine Dokumentation. Heggbach 1990
WALTHER, Therese, Die »Insulin-Koma-Behandlung« – Erfindung und Einführung des ersten modernen psychiatrischen Schockverfahrens. Berlin 2000
WECKER, Regina (Hg.), Wie nationalsozialistisch ist die Eugenik?: Internationale Debatten zur Geschichte der Eugenik im 20. Jahrhundert. What is national socialist about eugenics? Wien, Köln, Weimar 2009
WEBER, Hermann, HERBST, Andreas, Deutsche Kommunisten. Biographisches Handbuch 1918 bis 1945. 2. Aufl. Berlin 2008
WECKER, Regina, Eugenik und Sexualität. Die Regulierung reproduktiven Verhaltens in der Schweiz 1900–1960. Zürich 2013
WEIN, Susanne, Alles erforscht? Nationalsozialismus in Württemberg und Hohenzollern. Literaturbericht und Bibliografie. Norderstedt 2013
WEINACHT, Paul-Ludwig, Leo Wohleb (1888–1955). In: DERS., Politische Kultur am Oberrhein, S. 90–104
WEINACHT, Paul-Ludwig, Politische Kultur am Oberrhein, Studien zur Geschichte Badens (Schriftenreihe der Badischen Heimat, Bd. 4). Karlsruhe 2012
WEINDLING, PAUL, Menschenversuche und »Euthanasie« – das Zitieren von Namen, historische Aufarbeitung und Gedenken. In: ARBEITSKREIS ZUR ERFORSCHUNG DER NATIONALSOZIALISTISCHEN »EUTHANASIE« UND ZWANGSSTERILISATION (Hg.), Den Opfern ihre Namen geben, S. 115–132
WEINGART, Peter, KROLL, Jürgen, BAYERTZ, Kurt, Rasse, Blut und Gene. Geschichte der Eugenik und Rassenhygiene in Deutschland. Frankfurt/M. 1992
WELZER, Harald, Die Deutschen und ihr »Drittes Reich«. In: Aus Politik und Zeitgeschichte 14/15 (2007), S. 21–28
WESTERMANN, Stefanie, Verschwiegenes Leid. Der Umgang mit den NS-Zwangssterilisationen in der Bundesrepublik Deutschland (Menschen und Kulturen. Beihefte zum Saeculum Jahrbuch für Universalgeschichte Bd. 7). Köln, Weimar, Wien 2010
WESTERMANN, Stefanie, KÜHL, Richard, GROSS, Dominik (Hg.), Medizin im Dienst der »Erbgesundheit«. (Beiträge zur Geschichte der Eugenik und »Rassenhygiene«. Medizin im Nationalsozialismus Bd. 1). Münster 2009

WESTERMANN, Stefanie, KÜHL, Richard, OHNHÄUSER, Tim (Hg.), NS-»Euthanasie« und Erinnerung. Vergangenheitsaufarbeitung – Gedenkformen – Betroffenenperspektiven (Medizin und Nationalsozialismus 3). Münster 2011

WIESEMANN, Claudia, FREWER, Andreas (Hg.), Medizin und Ethik im Zeichen von Auschwitz. 50 Jahre Nürnberger Ärzteprozeß, Erlangen 1996

WILLING, Franz-Georg, Bin ich schuldig? Leben und Wirken des Reichsstudentenführers und Gauleiters Dr. Gustav Adolf Scheel 1907–1979. Eine Biographie. Leoni am Starberger See 1987

WITTWER, Héctor, SCHÄFER, Daniel, FREWER, Andreas (Hg.), Sterben und Tod. Geschichte – Theorie – Ethik. Ein interdisziplinäres Handbuch. Stuttgart, Weimar 2010

ZAMECNIK, Stanislav, Dachau-Stammlager. In: BENZ, DISTEL, Der Ort des Terrors, S. 233–274

ZENTRUM FÜR ARBEIT UND KOMMUNIKATION E. V. (Hg.), Verortung der Seele. Ein psychiatriegeschichtlicher Spaziergang durch Esslingen. Esslingen 2006

ZIEGENSPECK, Jörg, Kurt Hahn – Erinnerungen – Gedanken- Aufforderungen. Lüneburg 1987

ZIMMERMANN, Michael, Rassenutopie und Genozid. Die nationalsozialistische »Lösung der Zigeunerfrage« (Schriftenreihe der Deutschen Gesellschaft für Polizeigeschichte e. V. 4). Hamburg 1996

ZIMMERMANN, Michael, Verfolgt, vertrieben, vernichtet. Die nationalsozialistische Vernichtungspolitik gegen Sinti und Roma. 2. Aufl., Essen 1993